本书得到国家重点研发计划中医药现代化专项"基于知识元理论与临床需求深度融合的中医古籍整理及专题文献研究（2019YFC1709200）"支持

U0669253

重大疾病中医古籍病脉证并治研究丛书

脑卒中中医古籍病脉证并治研究

陶晓华◎总主编

常静玲◎主编

北京科学技术出版社

图书在版编目（CIP）数据

脑卒中中医古籍病脉证并治研究 / 常静玲主编. --
北京 ：北京科学技术出版社，2025.2
ISBN 978 - 7 - 5714 - 3804 - 3

Ⅰ．①脑… Ⅱ．①常… Ⅲ．①脑血管疾病 - 辨证论治
Ⅳ．①R277.73

中国国家版本馆 CIP 数据核字（2024）第 068731 号

责任编辑：刘　雪　李兆弟　侍　伟
责任校对：贾　荣
责任印制：李　茗
出 版 人：曾庆宇
出版发行：北京科学技术出版社
社　　　址：北京西直门南大街 16 号
邮政编码：100035
电　　　话：0086 - 10 - 66135495（总编室）　0086 - 10 - 66113227（发行部）
网　　　址：www.bkydw.cn
印　　　刷：北京中科印刷有限公司
开　　　本：700 mm×1 000 mm　1/16
字　　　数：444 千字
印　　　张：25.5
版　　　次：2025 年 2 月第 1 版
印　　　次：2025 年 2 月第 1 次印刷
ISBN 978 - 7 - 5714 - 3804 - 3

定　　价：98.00 元

编写委员会

前　　言

　　脑卒中，又称脑中风、中风病，是一种急性脑血管病，包括缺血性脑卒中和出血性脑卒中两大类，是目前全球第二大死亡原因，更是我国成人致残、致死的首位原因。脑卒中因具有高发病率、高复发率、高致残率、高死亡率的"四高"特点，给个人、家庭、社会造成沉重负担。目前脑卒中防治仍面临着巨大挑战，亟待更为高效的防治手段。自古以来，历代医家将风、劳、臌、膈视为中医四大难治之证，而风即中风，其位列病首，足以体现医者对其的重视。中医古籍关于脑卒中的记载历史悠久、内容丰富，"卒中"一词即源于《素问·本病论》，该书云："久而化郁，即大风摧拉，折陨鸣紊。民病卒中偏痹，手足不仁。"古籍中所蕴含的脑卒中防治经验可为现代临床提供参考。

　　如何将古籍中复杂、分散的脑卒中内容进行系统化梳理，从而便于医者浏览、查阅，是古籍整理、研究的核心。"病脉证并治"思维是医圣张仲景《伤寒杂病论》中贯穿始终的临床诊疗思维，是张仲景临证过程的高度概括，为后代医家提供了诊病思辨范式。"病脉证并治"思维所强调的"辨病、平脉、析证、定治"全面而又逐级递进的诊疗逻辑，既符合古籍中脑卒中内容的论述体系，可将散在知识点梳理为知识网络，又与临床医生诊疗思路相吻合，构建逻辑脉络，从而可提高医者的工作效率，发挥古籍优势。

　　本书依托国家重点研发计划"基于知识元理论与临床需求深度融合的中医古籍整理及专题文献研究"项目支持，前期将600本古籍以"病脉证并治"知识元标引体系进行深度标引，可提供语义知识元级别的古籍内容。同时，结合前期国家临床研究基地脑卒中研究成果基础，保证古籍纳入范围全面、权威。

　　本书主要包括概述、病脉证并治知识体系、医案举隅、附录四部分，正文共五章。第一部分，即第一章脑卒中概述，主要介绍脑卒中源流与"病脉证并治"临床诊疗思维，脑卒中源流通过以时代为轴，纵向梳理古籍内容，反映疾病认识的发展演变。第二部分包含第二章至第四章，介绍脑卒中"辨病—平脉—析证—定治"知识体系，将古籍中与脑卒中有关的内容进行横向梳理、归纳。第二章辨病包含辨病证、辨病因、辨病机、辨病位、鉴别诊断五方面内容；第三章平脉析证总结了实证、虚证、虚实夹杂证 3 类 24 型脉证信息；第四章定治分为方药、针灸、其他疗法，其中方药总结了 10 类主要治法与对应代表方，针灸梳理了核心针灸治疗方法与高频穴位。第三部分为第五章医案举隅，医案是医家将理论应用于实践的体现，并充分反映临证思路，本章共纳入医案 103 则，每则医案下均撰写"病脉证并治"思路解析，提高医案阅览的可读性。第四部分为附录，古籍索引、方剂索引便于读者快速定位查阅相关信息；脑卒中古籍名词术语集参照《中医药学名词》《中医名词术语精华辞典》等现代权威注释，古今相证，有利于读者更全面地认识疾病术语，有利于加深专病古籍内容认识；古今度量衡对照为方剂使用提供现代换算标准，提升了使用便利性。

本书以"病脉证并治"思维从纵、横两个角度梳理脑卒中古籍内容，全书内容撰写秉持最大程度还原古籍对于脑卒中疾病认识原貌的理念，论述部分均以【古籍原文】进行上下互参，有利于提高医者临证应用古籍知识的效率，并保证读者对于古籍有个人诠释与理解的空间。当然，关于脑卒中专病的古籍研究是一个不断精益求精的过程，受限于编写周期与编者水平，书中的学术观点旨在与读者探讨争鸣，存在不妥与错误之处，需请专家学者批评指正，和合共进。

本书自拟定编写目的、制订编写大纲与框架、修缮编写目录、撰写初稿，历经三年之期，其间受到中医文献学、脑卒中专病等多领域专家的支持与指导，同时部分硕、博研究生参与了本书古籍内容筛选、整理，章节撰写，稿件统稿等细节工作，为本书如期成稿发挥了重要作用。

《脑卒中中医古籍病脉证并治研究》编写委员会

2022 年 11 月

目　　录

第一章　脑卒中概述

　　脑卒中是急性脑血管病的主要临床类型，是急性发病的局灶性血管源性神经功能缺损综合征，包括急性缺血性脑卒中与急性出血性脑卒中。中风病是在气血内虚的基础上，因劳倦内伤、忧思恼怒、饮食不节等，引起脏腑阴阳失调，气血逆乱，直冲犯脑，导致脑脉痹阻或血溢脑脉之外；临床以突然昏仆，半身不遂，口舌歪斜，言语謇涩或不语，偏身麻木为主证；具有起病急、变化快的特点；多发于中老年人的一种常见病。中华人民共和国中医药行业标准《中医内科病证诊断疗效标准》（ZY/T 001.1—94）认为中风病是由于气血逆乱，导致脑脉痹阻或血溢于脑；以昏仆、半身不遂、肢麻、舌謇等为主要临床表现；属于脑血管病范畴。因此，中风病的现代定义基本等同于脑卒中。

　　脑卒中作为全球第二大死亡原因，具有发病率高、复发率高、致残率高和死亡率高的特点，是全球重大公共卫生问题之一。在中国，脑卒中带来的负担同样严峻，《中国卒中报告2019（英文版）》显示：2013年我国卒中患病率为1 114.8/10万，年发病率为246.8/10万，2018年，脑卒中死亡率为149.49/10万，我国已经成为卒中终生风险最高和疾病负担最重的国家，脑卒中是我国成人致残、致死的首位原因。因此，脑卒中防治仍面临着巨大的挑战，亟待更为高效的防治手段。当前，在我国脑卒中临床实践中，除了专科常规治疗外，还采用中药、针灸等中医药治疗手段，这些治疗手段体现了独具中国特色的中西医结合的治疗模式。

　　中医古籍记载四大难治病为风、劳、臌、膈，其中的风即为中风，自古以来中风即为历代医家所重视，故中风相关的中医古籍内容记载历史悠久、理论内涵丰富。深入整理、挖掘中医古籍中脑卒中防治的相关内容，对提升疾病现代防控水平具有重要价值。

脑卒中一词，最早可追溯至先秦时期的《黄帝内经》。《素问·本病论》记载卒中："久而化郁，即大风摧拉，折陨鸣紊。民病卒中偏痹，手足不仁。"描述了脑卒中后患者出现半身不遂、偏身麻木等神经功能缺损表现。《黄帝内经》中关于脑卒中的病名、病因、病机、病位、证候表现、预后调护等内容均有详尽的记载。《素问·生气通天论》："阳气者，大怒则形气绝，而血菀于上，使人薄厥。"《素问·调经论》："血之与气并走于上，则为大厥。"脑卒中神昏又名为薄厥、大厥，病机为气血上逆。《素问·通评虚实论》："仆击、偏枯……甘肥贵人，则膏粱之疾也。"强调饮食失宜为脑卒中的病因之一。《素问·脉解》云："内夺而厥，则为喑痱，此肾虚也。""喑"即指语言——言语功能障碍，"痱"指半身不遂、肢体瘫痪无力的表现。《黄帝内经》还首次提出肾虚这一脑卒中的病机。汉代，张仲景《伤寒杂病论》首次提出"中风"病名。《金匮要略·中风历节病脉证并治》云："夫风之为病，当半身不遂，或但臂不遂者，此为痹，脉微而数，中风使然。"中风既是病名，又是病因病机，半身不遂是其主要表现。张仲景还提出以邪中经络脏腑之浅深分证，曰："邪在于络，肌肤不仁；邪在于经，即重不胜；邪入于府，即不识人；邪入于藏，舌即难言，口吐涎。"中经、中络病轻，中脏、中腑病重，且多有神志的改变。中经络与中脏腑的辨证分类法对后世影响深远，是目前仍在临床使用的脑卒中证型分类法。隋代，巢元方《诸病源候论》首篇即论风病，提出包括中风候、风癔候、风口㖞候、风痱候、偏风候等50余种与脑卒中相关的疾病证候，极大地丰富了古籍中风相关病证名的描述用语，如中风后语言不利，该书载有风失音不语候、风舌强不得语候、风癔候等证候；中风后偏瘫，该书载有风半身不遂候、偏风候、风偏枯候等证候。每一证候的描述均较细致，不仅包含了巢元方对中风病因病机的理解，还记录了症状表现，如风偏枯候，该书云："由血气偏虚，则腠理开，受于风湿，风湿客于半身，在分腠之间，使血气凝涩，不能润养，久不瘥，真气去，邪气独留，则成偏枯。其状半身不随，肌肉偏枯，小而痛，言不变，智不乱是也。"唐代，孙思邈《备急千金要方》强调脑卒中容易复发，须重视药物外生活习惯的调整，云："人不能用心谨慎，遂得风病，半身不遂，言语不正，庶事皆废，此为猥退病，得者不出十年……当须绝于思虑，省于言语，为于无事，乃可永愈，若还同俗类，名利是务，财色为心者，幸勿苦事医药，徒劳为疗耳。宜于此善以意推广。"宋代，《太平惠民和剂局方》《圣济总录》作为官修方书，载有大量防治脑卒中的方剂，如至宝丹、牛黄清心丸、紫雪丹、苏合香丸等，这些方剂现在仍是防治脑卒中的急救方药。

唐宋时期及其以前，脑卒中主要以外风论治，而自金元时期开始，逐渐主张从内伤论治脑卒中，这一时期金元四大家的学术观点尤为突出，他们的观点为后世论治脑卒中提供了新思路。刘完素（世称刘河间）主火，故在《素问玄机原病式》论："所以中风瘫痪者，非谓肝木之风实甚，而卒中之也。亦非外中于风尔。由乎将息失宜，而心火暴甚，肾水虚衰，不能制之，则阴虚阳实，而热气怫郁，心神昏冒，筋骨不用，而卒倒无所知也。多因喜、怒、思、悲、恐之五志，有所过极，而卒中者。"认为脑卒中病因在于将息失宜、情志过激，基本病机则是脏腑阴阳失调和，体内气血津液运行异常而引起的综合性病理反应，即心火暴甚，肾水虚衰，水不制火，阴虚阳实。同时，刘完素对于中脏与中腑的辨证分型提出了个人见解，特别是在中脏方面的阐释更为独到，如《素问病机气宜保命集》云："中脏者，唇吻不收，舌不转而失音，鼻不闻香臭，耳聋而眼瞀，大小便秘结，皆曰中脏也。"此外，刘完素提出中脏以三化汤通腑行滞，现代医家王永炎院士以星蒌承气汤治疗脑卒中痰热腑实证，即有此方之立意。对于中风后遗症的治疗，刘完素则强调治其本，《黄帝素问宣明论方》云："舌喑不能言，二足废不为用，肾脉虚弱，其气厥不至，舌不仁……地黄饮子主之。"地黄饮子补益肾精，使火归水中，疗效甚佳，目前仍被临床医家广为应用。李杲主气，《医学发明》云："人之气，以天地之疾风名之。故中风者，非外来风邪，乃本气病也。凡人年逾四旬，气衰者，多有此疾。壮岁之际，无有也。若肥盛，则间有之，亦形盛气衰如此。"年老体衰、正气亏虚是疾病发生的内在病机与前置条件，这一观点与现代中医认为本虚标实是脑卒中的病机之一的观点相同。治疗上，李杲主张"和脏腑，通经络，便是治风"。朱震亨主痰，《局方发挥》云："虽然岐伯、仲景、孙思邈之言风，大意似指外邪之感，刘河间之言风，明指内伤热证，实与痿论所言诸痿生于热相合。"朱丹溪（名震亨）同意刘河间中风因火而起的认识，并进一步提出痰热生风的病机理论："案《内经》已下，皆谓外中风邪，然地有南北之殊，不可一途而论。惟刘守真作将息失宜，水不能制火，极是。由今言之，西北二方，亦有真为风所中者，但极少尔。东南之人，多是湿土生痰，痰生热，热生风也。"治疗上，朱丹溪在《丹溪心法》提出"治痰为先，次养血行血。或属虚，挟火（一作痰）与湿，又须分气虚、血虚。半身不遂，大率多痰，在左属死血、瘀（一作少）血；在右属痰、有热，并气虚"。朱震亨重视虚实兼顾，标本并治，强调补益气血、化痰祛瘀之法。王履总结诸子之说，正式提出"类中风"之病名，云："因于火、因于气、因于湿者，类中风，而非中风也。"除金元四大家外，陈自明亦于《妇人大全良方》中指出脑卒中应重在理血："医风先医血，血行风自灭是也。治之先宜养血，然后驱风，无不愈者。"

明清时期，医家对于脑卒中的认识逐渐趋于完善。明代张景岳首提"非风"，并专设"非风"篇，旨在强调脑卒中非外邪所中的病因观点，不可合而论之，这一观点令后世医家对脑卒中病因、病机的认识有了更深刻的理解。《景岳全书》云："凡《内经》所不言者，皆不得谓之风证；即或稍有相涉，亦必以四诊相参，必其真有外感实邪，方可以风论治，否则误人不小也。"清代叶桂（字天士）正式明确了"内风"的概念与病机演变，《临证指南医案》云："今叶发明内风，乃身中阳气之变动。肝为风脏，因精血衰耗，水不涵木，木少滋荣，故肝阳偏亢，内风时起。"论神昏属于"风阳上僭，痰火阻窍"，论肢体拘挛、半身不遂、口眼歪斜、舌强言謇、二便不爽为"本体先虚，风阳挟痰火壅塞，以致营卫脉络失和"，并首次提出了"缓肝之急以息风，滋肾之液以驱热"的中风治法。清代医家王清任于《医林改错》中赞成张景岳"论半身不遂大体属气虚，易中风之名，著非风之论"，进一步提出半身不遂主因为"元气一亏，经络自然空虚""经络所藏者，无非气血"，创制补阳还五汤益气活血、化瘀通络，开治疗脑卒中后遗症的先河，为后世医家重视从虚、从瘀论治脑卒中提供了理论依据。

近代，西学东渐，中医走向中西汇通的道路。以张士骧（字伯龙）、张寿颐（字山雷）、张锡纯（字寿甫）为代表的中西汇通派，衷中参西，为脑卒中辨治思路的发展提供了新的理论基础。张伯龙参西医"血冲脑气筋"之理论，引《黄帝内经》所述的"血之与气并走于上"，于《雪雅堂医案》论脑卒中的病因病机："阴虚阳扰，水不涵肝，木旺生风而气升、火升、痰升，冲激脑经所致，是以顷刻瞀乱、神志迷蒙，或失知觉，或失运动，皆脑神经为之震动而失其功用之病。"张锡纯则受西医"脑贫血"的启发，于《医学衷中参西录》曰："况人之脑髓神经，虽赖血以养之，尤赖胸中大气上升以斡旋之。是以《内经》谓：'上气不足，脑为之不满，耳为之苦鸣，头为之倾，目为之眩。'……因上气不足，血之随气而注于脑者必少，而脑为之不满，其脑中贫血可知。且因上气不足，不能斡旋其神经，血之注于脑者少，无以养其神经，于是而耳鸣、头倾、目眩，其人可忽至昏仆可知。"在脑卒中的治法上，张伯龙提出"潜阳滋降、镇摄肝肾"之法，张山雷治以"镇肝息风、潜阳降逆"，张锡纯则提倡"滋补其血，尤当峻补其胸中宗气，以助其血上行"。在遣方用药上，张山雷《中风斠诠》论："潜阳镇逆，必以介类为第一主药，如珍珠母、紫贝齿、玳瑁、石决明、牡蛎之类，咸寒沉降，能定奔腾之气火。而气味俱清，不碍痰浊，最为上乘。"张锡纯创立镇肝熄风汤、建瓴汤，重用代赭石、牛膝二味药。上述三位医家对于脑卒中理、法、方、药的见解，仍为现代中医所效仿。

　　综上，中医药学重视守正创新，古籍是理论创新的源头活水，脑卒中辨治理论的进步是从悠久的诊疗历史不断传承发展而来。"病脉证并治"思维是医圣张仲景《伤寒杂病论》中贯穿始终的临床诊疗思维，是对其临证过程的高度概括，为后代医家提供了诊病思辨范式。"病脉证并治"思维强调"辨病、平脉、析证、定治"逐级分类递进的诊疗过程，相较辨证论治，"病脉证并治"思维重视疾病分类，即在临证中首要辨清"病"。同时，"病脉证并治"思维的各级过程可再细化分解，"辨病"包含辨病因、病机、鉴别诊断等细节，以明确疾病范畴；"平脉""析证"是通过四诊获得患者的主兼症、舌脉象等症状体征，综合分析确立证型，既是对"辨病"思考之延续，也是对其进一步验证；"定治"是在上述环节的基础上，确定具体的治法方药，并且包括随证加减等内容。因而，"病脉证并治"思维具有整体性、复杂性、动态性特点。

　　唐宋时期及其以前，医家普遍认为脑卒中由外受风邪引起；而自金元时期开始，部分医家逐渐意识到脑卒中应为内伤所致。自此，脑卒中论治开启首先辨外感、内伤是否同病，而后因证施治的诊疗思路。"病脉证并治"诊疗思维模式的首要环节即辨病，旨在辨清外感和内伤（杂病），然后在两大范畴内再经过"平脉—析证—定治"环节判断精准的病证，与金元以降的中风之辨病思维相似。因此，基于"病脉证并治"临床诊疗思维，系统梳理脑卒中相关古籍内容，以"辨病—平脉—析证—定治"的思维线索逐级挖掘诊治规律，既符合古籍中脑卒中内容的论述体系，又与临床医生的诊疗思路相吻合，能够提高古籍查阅效率，为医生临证提供古籍证据，拓宽辨治思路，完善治疗方案。

一、脑卒中源流

（一）先秦两汉时期

先秦两汉时期是祖国医学探索与奠基的时期。在这一时期，中医学对脑卒中这一疾病的认识由纷繁到清晰，并初步形成了理论体系。这一时期的两部最重要的中医学典籍《黄帝内经》和《伤寒杂病论》都对脑卒中的病脉证并治有着比较全面的论述。

1.脑卒中病名与概念的提出

脑卒中这一疾病名称的由来，可追溯至《黄帝内经》。《素问·本病论》有"民病卒中偏痹，手足不仁"之语，与现代脑卒中之症状相符[1]①。《素问·风论》论及风邪伤人所导致的多种疾病，如"寒热""热中""寒中""疠风""肝风""心风""脾风""肺风""肾风""脑风""目风""漏风""内风""首风""肠风""泄风"等[2]，并详述每种疾病的病名、症状，甚至预后。然观其病名，基本以风邪侵袭的不同部位命名；察其病证，多非现代脑卒中的疾病范畴。唯其中有"偏枯"与"偏风"二者，在《素问·风论》中未有详细论述，究其所指，确与上述"风之伤人"所致诸病不同，当属脑卒中[3]。《素问·通评虚实论》亦有关于"偏枯""仆击"的论述，亦属现代脑卒中之类[4]。此外，与脑卒中相关的疾病名称，《黄帝内经》中尚有"煎厥""薄厥""大厥""暴厥""僵仆""击仆""痱"等，可谓丰富[5-11]。可见，《黄帝内经》对于脑卒中的命名，多体现了脑卒中的典型症状特征，如偏身不遂、肌肤不仁、猝然昏仆、不省人事、四肢不收、言语不利等，《黄帝内经》中虽有"卒中"病名，但相关病名繁多，后世乃至今人观之，难免混淆，造成误解。

汉代，张仲景《伤寒杂病论》将脑卒中之古代病名明确。《金匮要略·中风历节病脉证并治》中首见"中风"病名，其所述临床症状与现代脑卒中这一疾病大体吻合[12]。至此，以"中风"称脑卒中，其病名得以统一，概念愈

---

① 为较详细地展示本书所提及的古籍原文，编者将古籍原文集中列出，并予以编号。例如，此处的编号"1"，对应"【古籍原文】"的第1条。

加明晰。

2. 脑卒中外风病机学说的形成

关于脑卒中的病因病机，《黄帝内经》强调风邪致病，将内风与外风并重。《黄帝内经》认为，外邪伤人，"偏中于邪风"是脑卒中的直接病因[10]。同时，《灵枢·刺节真邪》提到，脑卒中的发生，是"荣卫稍衰"、正气不足等内因，与外因风邪共同作用所致[13]。实际上，《黄帝内经》已经充分认识到了劳逸失度、饮食失宜、七情所伤等内因与脑卒中的密切关系。例如，《素问·通评虚实论》中"甘肥贵人，则膏粱之疾"见"偏枯"，《素问·生气通天论》和《素问·脉解》两篇中"烦劳"与"善怒"致"煎厥"，《素问·生气通天论》中"大怒则形气绝"致"薄厥"等论述，均指出上述内在因素在脑卒中发病过程中的重要作用[4-6,14]。这些内在因素引动内风，导致气血上逆，"血之与气并走于上"，是脑卒中的重要病机[7]。总之，《黄帝内经》对脑卒中病因病机的认识是较为全面的，对外风和内风致病均有论及，奠定了中医学脑卒中病因病机学说的理论基础。

到了汉代，张仲景在明确提出"中风"这一概念的同时，亦对脑卒中的病因病机进行了深入的论述。张仲景认为，风邪为病，正虚邪盛，经络痹阻，气血不通是脑卒中的基本病机，并指出经络空虚，营卫失调，气血不足是脑卒中的内在病因[15]。他强调脑卒中是内外病因共同作用的结果，确立了"内虚邪中"的病因病机理论。对于内在因素，以正气先虚为发病基础；对于风邪致病，则以外风入中为主。张仲景的这些观点实际上是对《黄帝内经》脑卒中病因病机理论的深化和发挥。这些理论经后世不断发展，至宋代，形成了以外风学说为主导的脑卒中病机理论。

此外，张仲景还描述了风邪"在于络""在于经""入于府""入于藏"的不同症状表现，并论述了其对病势传变的影响[16]。这也是对《灵枢·邪气脏腑病形》中"身之中于风也，不必动脏"及"中阳则溜于经，中阴则溜于腑"这一病机理论的阐发[17]。

3. 脑卒中平脉析证规律的建立

在这一时期，对脑卒中的诊断，首先是以临床症状为主要依据。《黄帝内经》以"手足不仁""汗出偏沮""身偏不用而痛"，且"言不变，志不乱"为"偏枯"之临床表现，属后世脑卒中之中经络者，病势较轻；以猝然昏仆，出现神志障碍，"不知与人言"为"薄厥""大厥""暴厥""煎厥""仆击""痱"等，属后世脑卒中之中脏腑者，病势较重[5-11,18-19]。

《金匮要略·中风历节病脉证并治》则将脉象与临床症状相结合，对脑卒中的诊断与辨证规律做出了更为系统的论述。在这一篇中，张仲景以"半身不遂，或但臂不遂"为"中风"，以"脉微而数""卫缓"为脉象特征，脉证合参，作为脑卒中的诊断和辨证依据[12,20]。同时，该篇根据临床症状和病势轻重，确立了脑卒中的辨证规律，以风邪侵袭经、络、脏、腑之病情进行分类辨证，而非内风或外风。这种分类辨证方法对后世脑卒中之中经络与中脏腑的诊断与辨证具有深远的影响[15-16]。

4. 脑卒中治疗方药的出现

在脑卒中的治疗方面，《黄帝内经》首重针刺。《灵枢·热病》治疗"偏枯"以"巨针取之"，并以"益其不足，损其有余"为治则；治疗"痱"以针刺"浮而取之"，并根据疾病的传变，提出"先取其阳，后取其阴"的治则，这些理论对后世脑卒中的治疗原则具有重要的指导意义[19,21]。

《灵枢·经筋》治疗"腹筋急，引缺盆及颊，卒口僻，急者，目不合，热则筋纵，目不开"，以"燔针劫刺"为治则，同时配合"马膏"温熨，并"以白酒和桂"外用，以"桑钩"牵正。虽然该篇并未记载具体的针刺穴位，但这是对外治法和针、药并用治疗脑卒中口眼歪斜之早期实践的重要记述[22]。

先秦时期的医学典籍，对脑卒中的口服药物疗法没有明确论述。自秦汉以来，随着中药学的快速发展，脑卒中的治疗用药也随之丰富起来。除宋代以后所附诸方外，仲景在《金匮要略·中风历节病脉证并治》中，对脑卒中的治疗有侯氏黑散、风引汤等[23-25]。其中，侯氏黑散"治大风，四肢烦重，心中恶寒不足"，风引汤则能"除热瘫痫"，这些方剂为后世治疗脑卒中的遣方用药提供了重要参照。

5. 其他医学典籍的创见

在先秦两汉时期，除《黄帝内经》和《伤寒杂病论》外，还有托名东汉著名医家华佗所著之《华氏中藏经》，亦对脑卒中进行了较为系统全面的论述。其中，《风中有五生死论》篇提到"心脾俱中风，则舌强不能言也；肝肾俱中风，则手足不遂也"，这既是对《黄帝内经》脑卒中病因病机理论的发扬和补充，也为后世内风学说的提出奠定了基础。对于脑卒中的病因，该篇还注意到了"劳"与"房中"因素导致"癫厥"和"手足不中""言语謇涩"等病证发生的重要影响。[26]

《华氏中藏经》对脑卒中的治疗，主要在《论治中风偏枯之法》篇中得以体现。该篇提出了治疗脑卒中的吐、泻、补、发、温、按、熨7种治法，并根据不同脉象选择治法，实属首创。"吐，谓吐出其涎也；泻，谓通其塞也；补，谓益其不足也；发，谓发其汗也；温，谓驱其湿也；按，谓散其气也；熨，谓助其阳也"。这7种治法，经后世不断阐发与完善，至今仍应用于脑卒中的临床治疗中[27]。此外，该书于《疗诸病药方六十道》篇中有醉仙丹方，为治疗脑卒中"偏枯不遂，皮肤不仁"之方剂[28]。从该方的药物组成和方解可以看出，其在祛除外风之邪外，还注重化痰祛瘀，意在对"风寒暑湿之邪蓄积于中"进行调治，这对后世脑卒中病因病机学说和治疗学的发展具有极为重要的影响。

综上所述，先秦两汉时期是脑卒中病脉证并治思维体系初步形成时期，也是奠基时期。这一时期最为重要的两部中医学典籍《黄帝内经》和《伤寒杂病论》均有论及脑卒中，相关论述反映了这一时期脑卒中病脉证并治理论的特点。先秦两汉时期，脑卒中的疾病名称得以统一，疾病概念得到厘清；脑卒中的病因病机学说在正虚邪中的基础上，逐渐形成了以外风学说为主导的理论；脑卒中的诊断已形成了脉证合参的格局，建立了辨证分类规律；脑卒中的治疗在针灸和方药两方面都进行了实践，专病方药已问世。

可以说，先秦两汉时期的脑卒中病脉证并治理论由多元并立走向有机融合，从经验总结到形成理论，并在实践中发展进步，为两晋至五代时期脑卒中病脉证并治思维体系的全面发展奠定了坚实的基础。

【古籍原文】

1. 胜相会，抑伏使然。是故辰戌之岁，木气升之，主逢天柱，胜而不前。又遇庚戌，金运先天，中运胜之，忽然不前。木运升天，金乃抑之，升而不前，即清生风少，肃杀于春，露霜复降，草木乃萎。民病温疫早发，咽嗌乃干，四肢满，肢节皆痛。久而化郁，即大风摧拉，折陨鸣紊。民病卒中偏痹，手足不仁。《素问·本病论》

2. 风之伤人也，或为寒热，或为热中，或为寒中，或为疬风，或为偏枯，或为风也，其病各异，其名不同。或内至五藏六府，不知其解，愿闻其说。《素问·风论》

3. 风中五藏六府之俞，亦为藏府之风，各入其门户所中，则为偏风。《素问·风论》

4. 凡治消瘅、仆击、偏枯、痿厥，气满发逆，甘肥贵人，则膏粱之疾也；隔塞闭绝，上下不通，则暴忧之病也；暴厥而聋，偏塞闭不通，内气暴薄也。不从内、外中风之病，故瘦留著也。《素问·通评虚实论》

5. 阳气者，烦劳则张，精绝，辟积于夏，使人煎厥。《素问·生气通天论》

6. 阳气者，大怒则形气绝，而血菀于上，使人薄厥。《素问·生气通天论》

7. 血之与气并走于上，则为大厥，厥则暴死。气复反则生，不反则死。《素问·调经论》

8. 脉至如喘，名曰暴厥。暴厥者，不知与人言。《素问·大奇论》

9. 木郁之发，太虚埃昏，云物以扰，大风乃至，屋发折木，木有变。故民病胃脘当心而痛，上支两胁，膈咽不通，食饮不下，甚则耳鸣眩转，目不识人，善暴僵仆。《素问·六元正纪大论》

10. 其有三虚而偏中于邪风，则为击仆偏枯矣。《灵枢·九宫八风》

11. 痱之为病也，身无痛者，四肢不收，智乱不甚，其言微知，可治；甚则不能言，不可治也。《灵枢·热病》

12. 夫风之为病，当半身不遂，或但臂不遂者，此为痹。脉微而数，中风使然。《金匮要略·中风历节病脉证并治》

13. 虚邪偏客于身半，其入深，内居荣卫，荣卫稍衰，则真气去，邪气独留，发为偏枯。《灵枢·刺节真邪》

14. 所谓少气善怒者，阳气不治，阳气不治则阳气不得出，肝气当治而未得，故善怒；善怒者，名曰煎厥。《素问·脉解》

15. 寸口脉浮而紧，紧则为寒，浮则为虚，寒虚相搏，邪在皮肤。浮者血虚，络脉空虚，贼邪不泻，或左或右；邪气反缓，正气即急，正气引邪，喎僻不遂。《金匮要略·中风历节病脉证并治》

16. 邪在于络，肌肤不仁；邪在于经，即重不胜；邪入于府，即不识人；邪入于藏，舌即难言，口吐涎。《金匮要略·中风历节病脉证并治》

17. 身之中于风也，不必动脏。故邪入于阴经，则其脏气实，邪气入而不能客，故还之于腑。故中阳则溜于经，中阴则溜于腑。《灵枢·邪气脏腑病形》

18. 有伤于筋，纵，其若不容，汗出偏沮，使人偏枯。《素问·生气通天论》

19. 偏枯，身偏不用而痛，言不变，志不乱，病在分腠之间，巨针取之，益其不足，损其有余，乃可复也。《灵枢·热病》

20. 寸口脉迟而缓，迟则为寒，缓则为虚；荣缓则为亡血，卫缓则为中风。《金匮要略·中风历节病脉证并治》

21. 病先起于阳，复入于阴者，先取其阳，后取其阴，浮而取之。《灵枢·热病》

22. 其病足中趾支胫转筋，脚跳坚，伏兔转筋，髀前肿，瘄疝，腹筋急，引缺盆及颊，卒口僻，急者，目不合，热则筋纵，目不开。颊筋有寒则急，引颊移口；有热则筋弛纵，缓不胜收，故僻。治之以马膏，膏其急者，以白酒和桂，以涂其缓者，以桑钩钩之，即以生桑炭置之坎中，高下以坐等，以膏熨急颊，且饮美酒，啖美炙肉，不饮酒者，自强也，为之三拊而已。治在燔针劫刺，以知为数，以痛为输，名曰季春痹也。《灵枢·经筋》

23. 侯氏黑散　治大风，四肢烦重，心中恶寒不足者。《金匮要略·中风历节病脉证并治》

24. 风引汤　除热瘫痫。《金匮要略·中风历节病脉证并治》

25. 头风摩散方　大附子一枚（炮）盐等分。上二味为散，沐了，以方寸匕，已摩疾上，令药力行。《金匮要略·中风历节病脉证并治》

26. 中风之病，鼻下赤黑，相兼吐沫，而身直者，七日死也。又，心脾俱中风，则舌强不能言也；肝肾俱中风，则手足不遂也。风之厥，皆由于四时不从之气，故为病焉。有瘾疹者，有偏枯者，有失音者，有历节者，有癫厥者，有疼痛者，有聋聩者，有疮癞者，有胀满者，有喘乏者，有赤白者，有青黑者，有瘙痒者，有狂妄者，皆起于风也。其脉浮虚者，自虚而得之；实大者，自实而得之；弦紧者，汗出而得之；喘乏者，饮酒而得之；癫厥者，自劳而得之；手足不中者，言语謇涩者，房中而得之；瘾疹者，自痹（一作卑）湿而得之；历节疼痛者，因醉犯房而得之；聋聩疮癞者，自五味饮食冒犯禁忌而得之。千端万状，莫离于五脏六腑而生矣。所使之候配以此耳！《华氏中藏经·风中有五生死论》

27. 人病中风偏枯，其脉数而面干黑黧，手足不遂，语言謇涩，治之奈何？在上则吐之，在中则泻之，在下则补之，在外则发之，在内则温之、按之、熨之也。吐，谓吐出其涎也；泻，谓通其塞也；补，谓益其不足也；发，谓发其汗也；温，谓驱其湿也；按，谓散其气也；熨，谓助其阳也。治之各合其宜，安可一揆在求其本？脉浮则发之，脉滑则吐之，脉伏而涩则泻之，脉紧则温之，脉迟则熨之，脉闭则按之。要察其可否，故不可一揆而治者也。《华氏中藏经·论治中风偏枯之法》

28. 醉仙丹　主偏枯不遂，皮肤不仁。麻黄（一升，去节，水煮，去沫，焙干，作末）南星（七个，大者）大附子（三个，黑者）地龙（七条，去土）上除麻黄外，先末之。次将麻黄末，用醇酒一方熬成膏，入末，圆如弹子大。每服食后，临睡，酒化一圆，汗出为度。偏枯不遂，皮肤不仁者，皆由五脏气虚，风寒暑湿之邪蓄积于中，久而不散，乃成疾焉。以前法主之。

《华氏中藏经·疗诸病药方六十道》

（二）两晋至五代时期

两晋至五代时期，社会文化空前繁荣，祖国医学也得到了全方位的发展。与此相应，中医学脑卒中的病脉证并治思维进入全面发展时期，主要表现在中医学在脑卒中的理论、辨证和治法等方面的丰富与提升。

1. 经典理论的继承与发扬

这一时期，中医脑卒中疾病理论的发展，显著体现在对《黄帝内经》和仲景学说的继承与发扬。隋代杨上善所著《黄帝内经太素》乃分类研究《黄帝内经》之首。杨氏在该书伤寒、风论、经脉、杂病等大类之下，对《黄帝内经》中脑卒中的疾病理论进行了较为精辟的阐释。例如，对于"偏风"之病名，杨氏提出"邪气所中之处，即偏为病"，从风邪入中的特点进行了解释[1]。对于《黄帝内经》中"三虚而偏中于邪风，则为击仆偏枯"的病机理论，杨氏也进行了阐释，并指出脏腑之气内虚，加之"阳气外衰"表虚风中，导致脑卒中相关疾病，这是对秦汉以来"内虚邪中"的病因病机理论的阐发[2-3]。此外，杨氏还对《黄帝内经》中"偏枯""痱"等脑卒中相关疾病的症状与治疗进行了较为详细的论述[4-6]。

西晋医家王叔和对仲景学说的发展贡献突出，开创以治法分析《伤寒论》之先河。王氏所著《脉经》，在全面总结《黄帝内经》《难经》及扁鹊、华佗等古人脉学要旨的同时，更受到仲景学说平脉析证的影响。《脉经》强调脉、证、治的结合，并收录了大部分《金匮要略》的内容，包括《平中风历节脉证》篇。在《脉经》寸口脉法和二十四脉的参照下，脑卒中的平脉更加精细准确。

2. 脑卒中病机证候学的进步

两晋至五代时期，中医证候学取得了相当大的成就，其中首推隋代医家巢元方的《诸病源候论》。对于脑卒中，该书重视外风在其发病过程中的作用，基于外风致病的病机理论，因"风气中于人"的不同部位，导致临床症状的不同与偏重，形成了脑卒中诸病候，该书将这些脑卒中诸病候列于风病诸候59种之中，包括"中风候""风舌强不得语候""风失音不语候""风角弓反张候""风口㖞候""风痱候""偏风候"等[7-13]。该书对脑卒中的病因病机、症状诊断、治疗预后以及预防康复等方面都形成了较为准确清晰的认识。例如，该书论"风偏枯候"，以"血气偏虚""风湿客于半身"为病机，详议其症状与脉象，并根据病情轻重给予"温卧取汗"或"汤熨针石"等不同治法，内容详细[14]。

《诸病源候论》是我国现存第一部论述病因证候学的专著，该书对脑卒中疾病理论有相当重要的贡献，主要体现在其丰富的病候记载和系统的病机论述两个方面。该书对脑卒中脉象的描述亦颇为多样，更有对脑卒中口唇、面色的首次记载。这些成果对后世脑卒中病脉证并治思维体系的完善起到了重要的启发与推动作用。

到了唐代，脑卒中病机学说得到进一步发展。唐代著名医家孙思邈在其所著《千金方》（包括《备急千金要方》和《千金翼方》）中，首先将脑卒中分为"偏枯""风痱""风懿""风痹"4种，这是对《黄帝内经》的补充，更加明确了脑卒中的概念与分类[15]。在病机方面，孙思邈仍持外风学说理论[16-17]。但他在强调外风的同时，也对内风致病予以重视，并由此创立中风主热学说，提出"凡患风人多热"，明确指出了脑卒中是由火热内扰致脏腑失调而发病，即"凡中风多由热起"，这对后世内风学说的形成有着极为重要的影响[18-20]。

王焘所著《外台秘要》亦是一部综合性医学巨著。该书分门别类地对临床各科疾病的病因病机与诊断治疗加以论述，其理论多承袭仲景学说和《诸病源候论》，是对唐以前之医学较为全面的总结。对于脑卒中的病机，《外台秘要》认为正虚风中是其中关键，即其人"血气偏虚"，又"为风邪所乘"[21]。同时，王焘对孙思邈中风主热学说亦有议及，虽少有新论，但亦为当时脑卒中的病机学说提供了重要参照。

3. 脑卒中治疗手段的繁荣

两晋至五代时期，中医脑卒中治疗学也有了新的进步。由东晋葛洪撰、南北朝时期陶弘景增补的《肘后备急方》，记述了多种急性病证和慢性病急性发作的治疗方法，内容完备。该书对脑卒中之"卒中急风"和"卒风喑不得语"设有专论。对于脑卒中急症，该书列有 22 种常见证候，如"不能语""眼反口噤""手足不随""口㖞僻""卒中风瘫"等，略记病因、症状，直述治疗之法[22-26]。这些治法不仅包括口服膏散方药，还包括灸、敷、摩等外治疗法。

对于脑卒中的针灸治疗，在西晋皇甫谧所著《针灸甲乙经》中有较为详细的记载。《针灸甲乙经》是我国现存最早的针灸学专著，该书全面总结了西晋以前针灸学的理论与实践，被《千金方》《外台秘要》等引为参考，对后世针灸学的发展影响深远。该书详述了脑卒中诸证候的主治穴位与针刺手法，极大地丰富和完善了脑卒中的治疗手段[27-28]。除采用针灸治疗外，《针灸甲乙经》还对脑卒中"正虚邪中"的病机进行了论述，并对《黄帝内经》中"三虚"与脑卒中发病相关联的理论进行了阐发和完善[29-30]。

在《千金方》《外台秘要》中，也有关于脑卒中治疗的论述。孙思邈治疗脑卒中，或予续命汤祛风扶正，或予竹沥汤清热涤痰，卓有创见[15,20]。孙氏亦有数种治疗脑卒中后遗症的方剂，如蛮夷酒、大八风汤、八风散、鲁王酒等，汤、散、酒、膏、丸各类剂型齐备，更有针灸按摩诸法，治疗手段丰富多样，对脑卒中临床治疗的发展有巨大的贡献[31-35]。

王焘论治脑卒中，以扶正疏风、活血通络为法。因重视正虚在脑卒中病机中的作用，故王焘选方强调扶正。因他亦重外风致病，故在用药时虽中风有热，但仍多用温药，旨在辛温疏散[36]。《外台秘要》所录治疗脑卒中诸方之中，尤重续命汤类，以"此方为诸汤之最要"[37]。该书载录方剂众多，出处来源明确，集汉唐以来方剂之大成，实为难得的文献资料。

实际上，两晋至五代时期治疗脑卒中的方剂丰富多样，在很大程度上得益于这一时期本草药物学的进步。南北朝时期陶弘景《本草经集注》在前代《神农本草经》的基础上，增录药物品种，首创按药物的自然属性和治疗属性分类的新方法。其创设"诸病通用药"，如"治风通用药"一类，对脑卒中的治疗有一定贡献。至唐代，世界上首部国家药典《新修本草》问世，较《本草经集注》又新增药物百余种。这些本草药物学专著，较为详细地记载了当时医家治疗脑卒中常用的组方药物，为脑卒中诊治水平的提升打下了基础[38-39]。

"药食同源"是中医学特色理论。两晋至五代时期，随着社会经济的进步与生活水平的提高，人们对日常饮食的养生防病作用有了更多追求，药食两用的药物以及食疗方愈发受到重视。其中，唐代咎殷所著《食医心鉴》可为这一时期的代表作。该书为食疗专著，理论与实践兼顾，所录食疗方用材易得、制法简明。《食医心鉴》中记载了数种针对脑卒中的食疗方，包括索饼、粥、肉、酒等[40-43]。这些简便易行的食疗手段，对脑卒中的预防与调护都大有裨益，为后世医家所推崇和发扬。

两晋至五代时期是脑卒中病脉证并治思维体系全面发展的时期，传承和发展是时代的主题。随着古籍注疏方面的成就，先秦两汉时期脑卒中病脉证并治理论在这一时期得到了系统性的总结和阐发。在两晋至五代时期，脑卒中的疾病分类更加明晰，相关疾病名称更加规范；在外风学说的主导下，脑卒中的病机理论进一步完善，在正虚风中、中风主热等方面有了新的发展；基于证候学和诊断学的进步，脑卒中的辨证诊断更臻成熟，这主要体现在脑卒中诸病候的诊断和诊脉水平的提高；得益于本草学以及针灸学等临证各科的发展，极大地丰富了脑卒中的治疗手段，针灸和其他外治疗法形成了系统的理论，针灸取穴和针刺手法愈加完备，内服方剂品种更加多样，在辨证论治思想的指导下，脑卒中治疗的常用药物进一步充实，名方、类方大量涌现，且脑卒中的预防调护与饮食疗法也得到总结与发扬。

综上所述，两晋至五代时期社会经济的进步与繁荣，催生了医药领域的诸多成就。脑卒中病脉证并治思维的发展，也从理论体系奠基阶段进入到全面提升的新阶段。

【古籍原文】

1. 各入其门户之中，则为偏风。门户，空穴也。邪气所中之处，即偏为病，故名偏风也。《黄帝内经太素·风·诸风数类》

2. 其有三虚而偏中于邪风，则为击仆偏枯矣。（风从冲后来，故称虚乡来也。三虚谓年虚、月虚、时虚。三虚之中，纵使二实，但令一虚遇邪，尤为淋洛寒热，居处湿地，即为痿厥。况二虚一实遇邪，其病安得不甚？若先三虚逢邪，遂致击仆偏枯之病也。）《黄帝内经太素·风·九宫八风》

3. 内夺而厥，则为喑痱，此肾虚也。阳气外衰，故但为喑也。左肾气内虚夺而厥者，则为喑痱，音肥，风病不能言也。谓四肢不用，喑不能言，心无所知，甚者死，轻者生可疗也。《黄帝内经太素·经脉之一·经脉病解》

4. 偏枯，身偏不用而痛，言不变，知不乱，病在分腠之间，巨针取之，益其不足，损其有余，乃可复也。偏枯病有五别：有偏一箱不收，一也；有偏不痛，此不用并痛，二也；其言不异于常，三也；神智不乱，四也；病在分肉间，五也。具此五者，名曰偏枯病也。《黄帝内经太素·伤寒·热病说》

5. 痱为病也，身无痛者，四肢不收，知乱不甚，其言微知，可治，甚则不能言，不可治也。痱，扶非反，风病也。痱风之状，凡有四别：身无痛处，一也；四肢不收，二也；神智错乱，三也；不能言，四也。具此四者，病甚不可疗也。身虽无痛，四肢不收，然神不乱，又少能言，此可疗也。俗称此病种种名字，皆是近代医人相承立名，非古典也。《黄帝内经太素·伤寒·热病说》

6. 病先起于阳，后入于阴者，先取其阳，后取其阴，浮而取之。疗法先取其本，后取其标，不可深取也。《黄帝内经太素·伤寒·热病说》

7. 中风者，风气中于人也。《诸病源候论·风病诸候上》

8. 脾脉络胃，夹咽，连舌本，散舌下。心之别脉，系舌本。今心脾二脏受风邪，故舌强不得语也。《诸病源候论·风病诸候上》

9. 喉咙者，气之所以上下也。会厌者音声之户，舌者声之机，唇者声之扇。风寒客于会厌之间，故卒然无音。皆由风邪所伤。故谓风失音不语。《诸病源候论·风病诸候上》

10. 风邪伤人，令腰背反折，不能俯仰，似角弓者，由邪入诸阳经故也。《诸病源候论·风病诸候上》

11. 风邪入于足阳明、手太阳之经，遇寒则筋急引颊，故使口㖞僻，言语不正，而目不能平视。诊其脉，浮而迟者，可治。《诸病源候论·风病诸候上》

12. 风痱之状，身体无痛，四肢不收，神智不乱，一臂不随者，风痱也。时能言者可治，不能言者不可治。《诸病源候论·风病诸候上》

13. 偏风者，风邪偏客于身一边也。人体有偏虚者，风邪乘虚而伤之，故为偏风也。其状或不知痛痒，或缓纵，或痹痛是也。其汤熨针石，别有正方；补养宣导，今附于后。《诸病源候论·风病诸候上》

14. 风偏枯者，由血气偏虚，则腠理开，受于风湿，风湿客于半身，在分腠之间，使血气凝涩，不能润养。久不瘥，真气去，邪气独留，则成偏枯。其状半身不遂，肌肉偏枯，小而痛，言不变，智不乱是也。邪初在分腠之间，宜温卧取汗，益其不足，损其有余，乃可复也。诊其胃脉沉大，心脉小牢急，皆为偏枯。男子则发左，女子则发右。若不喑、舌转者可治，三十日起。其年未满二十者，三岁死。又左手尺中神门以后脉，足太阳经虚者，则病恶风偏枯。此由愁思所致，忧虑所为。其汤熨针石，别有正方；补养宣导，今附于后。《诸病源候论·风病诸候上》

15. 岐伯曰：中风大法有四，一曰偏枯，二曰风痱，三曰风懿，四曰风痹。夫诸急卒病多是风，初得轻微，人所不悟，宜速与续命汤，依腧穴灸之。夫风者，百病之长。岐伯所言四者，说其最重也。偏枯者，半身不遂，肌肉偏不用而痛，言不变，智不乱，病在分腠之间。温卧取汗，益其不足，损其有余，乃可复也。（《甲乙经》云：温卧取汗，则巨取之。）风痱者，身无痛，四肢不收，智乱不甚，言微可知则可治，甚即不能言，不可治。风懿者，奄勿不知人，咽中塞，窒窒然（《巢源》作噫噫然有声），舌强不能言，病在脏腑，先入阴后入阳。治之先补于阴，后泻于阳，发其汗，身转软者生。汗不出，身直者，七日死。（《巢源》作眼下及鼻人中左右白者，可治；一黑一赤，吐沫者，不可治。）风痹、湿痹、周痹、筋痹、脉痹、肌痹、皮痹、骨痹、胞痹，各有证候，形如风状，得脉别也，脉微涩，其证身体不仁。《备急千金要方·诸风·论杂风状》

16. 邪客半身入深，真气去则偏枯。《备急千金要方·诸风·论杂风状》

17. 凡风多从背五脏俞入，诸脏受病。《备急千金要方·诸风·论杂风状》

18. 贼风邪气所中则伤于阳，阳外先受之，客于皮肤，传入于孙脉，孙脉满则入传于络脉，络脉满则输于大经中成病。归于六腑则为热，不时卧止为啼哭。《备急千金要方·诸风·论杂风状》

19. 凡患风人多热。荆沥、竹沥、生姜汁各五合。上三味，相和，温为一服，每日旦服煮散，午后当服此荆沥，常作此将息。《千金翼方·中风下·中风》

20. 凡初得风，四肢不收，心神昏目愦，眼不识人，言不出口。凡中风多由热起，服药当顺慎酒、面、羊肉、生菜、冷食、猪、鱼、鸡、牛、马肉、蒜，乃可瘥。竹沥汤：竹沥（二升），生姜汁（三合），生葛汁（一升）。上三味，相和，温暖分三服，平旦、日晡、夜各一服。《千金翼方·中风下·中风》

21. 《病源》：风半身不随者，脾胃气弱，血气偏虚，为风邪所乘故也。脾胃为水谷之海，水谷之精化为血气，润养身体。脾胃既弱，水谷之精润养不周，致血气偏虚，而为风邪所侵，故半身不遂也。诊其脉，寸口沉细，名阳中之阴，苦悲伤不乐，恶闻人声，少气，时汗出，臂偏不举。又寸口偏绝者，则不随。其两手尽绝者，不可疗。《外台秘要·风半身不随方八首》

22. 不能语者，灸第二椎或第五椎上，五十壮。又别有不得语方，在后篇中矣。《肘后备急方·治中风诸急方》

23. 若眼反口噤，腹中切痛者。灸阴囊下第一横理，十四壮。又别有服膏

之方。《肘后备急方·治中风诸急方》

24. 若手足不随，方取青布烧作烟，就小口器中熏痛处。又方，豉三升，水九升，煮取三升，分三服。又，取豉一升（微热），囊贮，渍三升酒中三宿，温服，微令醉为佳。《肘后备急方·治中风诸急方》

25. 若口㖞僻者，衔奏灸口吻口横纹间，觉火热便去艾，即愈。勿尽艾，尽艾则太过。若口左僻灸右吻，右僻灸左吻。又灸手中指节上一丸，㖞右灸左也。又有灸口㖞法，在此后也。又方，取空青末，著口中，入咽即愈。姚同。又方，取蜘蛛子摩其偏急颊车上，候视正则止。亦可向火摩之。又方，牡蛎、矾石、附子、灶中黄土分等。捣末，以三岁雄鸡冠血和敷急上，持水著边，视欲还正，便急洗去药。不著更涂上，便愈。又方，鳖甲、乌头涂之，欲正，即揭去之。《肘后备急方·治中风诸急方》

26. 若卒中风瘫，身体不自收，不能语，迷昧不知人者。陈元狸骨膏至要，在备急药方中。《肘后备急方·治中风诸急方》

27. 口不禁水浆，㖞僻，水沟主之。口僻噤，外关主之。《针灸甲乙经·阳受病发风》

28. 偏枯，四肢不用，善惊，大巨主之。《针灸甲乙经·阳受病发风》

29. 诸所谓风者，发屋拔树，扬沙石，起毫毛，发腠理者也。风从其冲后来者，名曰虚风，贼伤人者也，主杀害，必谨候虚风而谨避之。《针灸甲乙经·八正八虚八风大论》

30. 得三虚者，其死疾；得三实者，邪不能伤也。乘年之衰，逢月之空，失时之和，人气乏少，因为贼风邪气所伤，是谓三虚。故论不知三虚，工反为粗。若逢年之盛，遇月之满，得时之和，虽有贼风邪气，不能伤也。《针灸甲乙经·八正八虚八风大论》

31. 蛮夷酒　主久风枯挛，三十年著床，及诸恶风，眉毛堕落方。《备急千金要方·诸风·诸风》

32. 大八风汤　主毒风顽痹䐜曳，手脚不遂，身体偏枯，或毒弱不任，或风入五脏，恍恍惚惚，多语喜忘，有时恐怖，或肢节疼痛，头眩烦闷，或腰脊强直不得俯仰，腹满不食，咳嗽，或始遇病时，卒倒闷绝，即不能语使失喑，半身不随不仁沉重，皆由体虚，恃少不避风冷所致。《备急千金要方·诸风·诸风》

33. 八风散　主八风十二痹，猥退，半身不遂，历节疼痛，肌肉枯燥，皮肤瞤动，或筋缓急痛，不在一处，卒起目眩，失心恍惚，妄言倒错，身上瘰瘰，面上疱起，或黄汗出，更相染渍，或燥或湿，颜色乍赤乍白，或青或黑，

角弓反张，乍寒乍热方。《备急千金要方·诸风·诸风》

34. 鲁王酒　治风眩心乱，耳聋目暗，泪出，鼻不闻香臭，口烂生疮，风齿瘰疬，喉下生疮，烦热，厥逆上气，胸胁肩胛痛，手不上头，不自带衣，腰脊不能俯仰，脚酸不仁，难以久立，八风十二痹，五缓六急，半身不遂，四肢偏枯，筋挛不可屈伸，贼风，咽喉闭塞，哽哽不利，或如锥刀所刺，行人皮肤中，无有常处。久久不治，入人五脏，或在心下，或在膏肓，游走四肢，偏有冷处，如风所吹，久寒积聚，风湿，五劳七伤，虚损百病，悉主之方。《备急千金要方·诸风·诸风》

35. 卒中风，口噤不得开，灸机关（《千金翼》名颊车）二穴，穴在耳下八分小近前，灸五壮即得语。又灸随年壮，僻者逐僻，左右灸之。中风失喑，不能言，缓纵不随，先灸天窗五十壮，息火仍移灸百会五十壮毕，还灸天窗五十壮者，始发先灸百会，则风气不得泄。内攻五脏，喜闭伏仍失音也，所以先灸天窗，次百会佳，一灸五十壮，悉泄火势，复灸之。视病轻重，重者一处三百壮大效。凡中风，服药益剧者，但是风穴悉皆灸之三壮，无不愈也，神良。决定勿疑惑也，不至心者，勿浪尽灸。《备急千金要方·诸风·风懿》

36.《广济》：疗风失音不得语方。羌活（十分），甘草（炙），人参（二分），荆沥、竹沥、生地黄（汁，各二升），大附子（一枚，炮，八破），荆沥、竹沥、生地黄（汁，各二升）。上七味，切，诸药纳三汁中，煎取一升六合，去滓，分温二服。未瘥，四、五日更进一剂，取微利。忌热面、海藻、菘菜、猪肉、冷水、芜荑、鱼、蒜、粘食。出第一卷中。《外台秘要·风失音不语方八首》

37. 崔氏：小续命汤，疗卒中风欲死，身体缓急，口目不正，舌强不能语，奄奄惚惚，神情闷乱，诸风服之皆验，不令人虚方。出《小品》。余昔任户部员外，忽婴风疹，便服此汤，三年之中，凡得四十六剂，风疾迄今不发。余曾任殿中少监，以此状说向名医，咸云此方为诸汤之最要。《外台秘要》

38. 乌头　味辛、甘，温、大热，有大毒。主治中风，恶风洗洗，出汗，除寒湿痹，咳逆上气，破积聚，寒热。消胸上痰冷，食不下，心腹冷疾，脐间痛，肩胛痛不可俯仰，目中痛不可力视，又堕胎。其汁：煎之名射罔，杀禽兽。射罔，味苦，有大毒。治尸疰症坚，及头中风，痹痛。一名奚毒，一名即子，一名乌喙。乌喙，味辛，微温，有大毒。主风湿，丈夫肾湿，阴囊痒，寒热历节，掣引腰痛，不能步行，痈肿脓结。又堕胎。生朗陵川谷。正月、二月采，阴干。长三寸以上为天雄。（莽草为之使，反半夏、栝楼、贝

19

母、白敛、白及，恶藜芦。）今采用四月乌头与附子同根，春时茎初生有脑形似乌鸟之头，故谓之乌头，有两歧共蒂，状如牛角，名乌喙，喙即乌之口也。亦以八月采，捣榨茎取汁，日煎为射罔，猎人以傅箭射禽兽，中人亦死，宜速解之。（敦煌本《新修》卷十，《大观》卷十，《政和》二四三页）《本草经集注·草木下品》

39. 乌头：味辛、甘，温、大热，有大毒。主中风，恶风，洗洗出汗，除寒湿痹，咳逆上气，破积聚寒热。消胸上淡冷，食不下，心腹冷疾，脐间痛，肩胛痛不可俯仰，目中痛不可力视。又堕胎。生朗陵川谷。正月、二月采，阴干。长三寸以上为天雄。《新修本草·草部下品》

40. 治中风，心脾热，言语謇涩，精神愦愦，手足不遂，宜吃葛粉索饼方。葛粉（四两），荆芥（一握）。右以水四升，煮荆芥六七沸，去滓，澄清，软和葛粉，作索饼于荆芥汁中，食之。《食医心鉴·论中风疾状食治诸方》

41. 治中风，五脏壅热，言语謇涩，手足不随，神情冒昧，大肠涩滞，宜吃冬麻子粥方。冬麻子（半斤），白米（三合）。右以水二升，研滤麻子，取汁煮粥，空心食之。《食医心鉴·论中风疾状食治诸方》

42. 治中风，手足不随，筋骨疼痛，心烦躁，口面㖞斜，宜吃蒸乌驴皮方。乌驴皮（一颌）。右㸆洗如法，蒸令熟，切于豉汁中，五味更煮，空心食之。《食医心鉴·论中风疾状食治诸方》

43. 治大风，手足摊缓，一身动摇，驴头酒方。乌驴头一枚。右㸆洗如法，煮熟，和汁，浸曲如常家酝酒法，候熟，任性饮之。《食医心鉴·论中风疾状食治诸方》

（三）宋金元时期

宋金元时期，是祖国医学蓬勃发展的重要阶段，在医药理论、临证各科、本草方药等领域均有突出成就。正所谓"儒之门户分于宋，医之门户分于金元"，此时正是医学新说涌现、学术流派纷呈的时期。中医脑卒中病脉证并治思维体系空前进步，在系统总结的基础上承前启后，各家学派争鸣，进入了变革创新时期。

1.脑卒中病因病机的深入讨论

从先秦两汉时期脑卒中病脉证并治思维体系形成以来，脑卒中的病因学说一直强调内外因并重。其中，劳逸失度、饮食失宜、七情所伤等内因是发病的基础，风邪入中之外因是致病的条件，并在此基础上形成了以外风学说为主导的病机理论。

病脉证并治思维是一套理论指导实践的、严谨的学术体系，其方法一致，法随证定，证从论出。在这一学术体系下，很多医籍在记述方药时，往往也会对疾病的病因病机理论有着比较深入的探讨。如北宋政府颁行的三大方书（《太平惠民和剂局方》《太平圣惠方》《圣济总录》）即有论及脑卒中的病因病机。《太平惠民和剂局方》对脑卒中病因的论述具体而系统。其强调脉虚邪中，指出"人或中邪"是脑卒中的外因，而人体自身"经络空虚而中伤"，会引发一系列严重症状，这实际上也是对外风学说的进一步阐发[1]。《太平圣惠方》亦论及脑卒中的病因病机，同样以脏腑气血亏虚，"邪气毒风，从外而入"为病因，主张"风邪乘虚而伤"的观点[2-3]。《圣济总录》同样也提到风邪乘间而入，作为导致脑卒中的病机，显然也是对外风学说的阐述[4]。

除政府官修著作外，宋代医家的著书对脑卒中的病因病机学说亦有比较深入的讨论和见解。南宋名医陈无择所撰《三因极一病证方论》，既是一部很有价值的方书，也是一部中医病因病机学专著，"方"与"论"皆有深意。该书继承《金匮要略》释病因之要旨，提出了三因致病学说，将病因归为内、外、不内外因三类，为后世探讨病因之宗。基于这一学说，陈无择论脑卒中病因更为系统[5]。

南宋医家严用和著《严氏济生方》，精选古方，阐释治法，发扬陈无择三因之论，使理论与方药紧密结合，系临证杰作。该书论脑卒中，以"真气先虚，荣卫失度，腠理空疏"为本，以"邪气乘虚而入"为因，从而导致诸多病证[6]。此外，元代李仲南著《永类钤方》，更强调风邪中人的脑卒中病因，直指"暴卒中僵仆"之病乃外因所致[7]。

从以上诸家论述可以看出，直至宋代，诸多医家对脑卒中的病因病机进行了充分的探讨，虽然病因病机理论仍以外风学说为主导，但此时已经对多种内因导致的脏腑气血失调与脑卒中发病之间的关联有了愈加深刻的认识。

2.学派争鸣与内风病机学说的肇兴

宋金元时期，随着医学的进一步发展，医学理论的创新成为必然。医药理论的进步，孕育了诸多新的学派与学说，逐渐形成了各家争鸣的局面。

金代医家刘完素是这一时期最早的革新者之一，创立"河间学派"。刘完素主张"六气皆能化火",倡导"火热论",善用寒凉药物,自成"寒凉派"。同样,刘完素主张"风本生于热",更发挥《黄帝内经》对内风的论述,认为脑卒中致病之风"非谓肝木之风实甚",且"亦非外中于风",指出脑卒中之病因是五志过极而致"热甚",病机则是"心火暴甚,肾水虚衰"[8-10]。这一理论的提出具有极为重要的意义,率先指出了脑卒中的病机并非仅为"正虚风中",极大地推动了其后的学派争鸣。

与刘完素同时代的著名医家张元素,亦于杏林独树一帜,创"易水学派"。张元素对脑卒中病因病机理论见解独到,以"气血凝滞,营卫郁结"为脑卒中的基本病机。同时,张氏宗《金匮要略》之说,根据病位的浅深和病情的轻重,分析脑卒中的病机,强调脑卒中"有中脏、中腑之分",前者"多滞九窍",后者"多著四肢",且"中腑者多兼中脏之证",不可不察。"易水学派"对后世影响深远,其传人王好古、罗天益等当世名家,对张元素的脑卒中病机理论皆有传承和发扬。[11-14]

金代医家李杲,号东垣老人,得易水之学,为医家大宗。李东垣发展了张元素脏腑理论,创立脾胃内伤学说,临证长于温补脾胃,世称"补土派"。东垣对脑卒中的认识亦是如此,认为"气衰"是其病机的关键,直言"中风者,非外来风邪,乃本气病也",亦为内风病机理论之发端[15]。

金代医家张从正继承了刘完素的学术思想,独有创见。张从正指出,风属"厥阴肝之用",认为脑卒中乃"肝木为病,人气在头",其病"内不得通,外不得泄",不可"一概作风冷治之,下虚补之"。可见,张从正对脑卒中病机从"肝木"立论,并指出"肝木"过甚的原因是"肺金为心火所制,不能胜木",这与刘完素的"心火"理论各有偏重,相得益彰。[16-19]

元代医家朱震亨,字彦修,世称丹溪先生。朱丹溪在博采众家之长的基础上,对内风和外风进行了区别,指出刘完素以"内伤热证"为内风,实"皆是虚证"[20]。基于相火妄动的理论,朱丹溪提出脑卒中"湿土生痰,痰生热,热生风"的病机,强调"血虚有痰",重视血虚、痰湿、火热相兼为病[21-22]。这为脑卒中病机理论补充了新的重要内容,也是内风病机学说的早期萌芽。

总之,这一时期医学领域的学术气氛十分活跃,脑卒中的病因病机理论之嬗变,可谓"大异于昔人"[23]。各家学派之间既有传承发展,亦有不同侧重,其中一个重要变革就是脑卒中病机理论由外风转向内风。脑卒中的内风病机学说正是肇兴于此,成为金元以降直至明清的主流学说。

3. 脑卒中平脉析证新思路

南宋陈无择诊疗脑卒中重视脉证合参、审证求因，指出"唯详其所因，合以脉诊"，方能知其"在络在经，入腑入脏"，析证定治[24]。实际上，自《金匮要略》提出脑卒中经、络、脏、腑之分以来，至宋金元时期，中经络、中脏腑的脑卒中辨证理论已有了全面的发展。彼时，由于各家学派新理论的不断提出，脑卒中的辨证分型也出现了具有代表性的创新。

刘完素辨脑卒中，分中腑与中脏二型。其中，中腑者病势轻浅，"有表证"或偏中一侧，预后较好；中脏者病势较重，症状复杂，预后不佳。[25]同时，刘氏取六经之形，将仲景六经辨证体系与脑卒中的脏腑辨证相结合，为针药并用治疗脑卒中提供了理论指导。[26-27]

师承"易水学派"的李东垣，亦强调脑卒中的六经辨证。[28]基于"气衰"的病机理论，李氏根据病情轻重，将脑卒中分为中血脉、中腑、中脏三型。[29]需要明确的是，刘河间、李东垣等所言脑卒中六经证，乃"六经之形证"，无仲景六经传变之意。《伤寒论》六经中风病与脑卒中之别，本章开篇已明，此处不赘。刘河间、李东垣等所著古籍论脑卒中，仍多用中风之名，又涉六经之说，故特此指出，以防误解。

朱丹溪对脑卒中的诊断与辨证亦有新意。首先，朱丹溪陈述宋代以来将痿与风混同论治之弊，指出医家鉴别不明、忽视辨证的危害，主张医家当根据病情详加诊断，方能定治遣方。[30]朱丹溪辨证自有心得。对于半身不遂，其认为病在左侧为瘀血，病在右侧为痰热。在以中腑、中脏分型之余，朱氏认为脑卒中的辨证，尚有气虚、血虚、痰热、瘀血及相互兼夹等证型。[21]

可以看出，宋金元时期医家对脑卒中的辨证诊断新论颇多，在中经络、中脏腑的基础上各有发挥。这与宋金元时期脑卒中病机理论的创新是密不可分的。

4. 脑卒中治疗水平的提升

宋金元时期，脑卒中的治疗水平显著提升。这主要得益于宋代方书的总结集成和金元诸派的理论革新。

宋代，政府和医家编著了多部方书，这些方书大多都记载了治疗脑卒中的方剂。《太平惠民和剂局方》卷首即论治诸风，与当时众多其他方书一样，该书受到外风病机学说的影响，仍将脑卒中与外感诸风病证混杂而论。该书收录的陈师文《指南总论》，对脑卒中的病因病机、临床症状和常用方剂进行了总结[31]。在治法上，《太平惠民和剂局方》注重祛风，且重视对丸剂、丹剂等剂型的运用，这在其记载的脑卒中急症的救治中亦有体现。《太平惠民和剂局方》记载的脑卒中常用方中对祛痰、活血药物的使用，也成为后世脑卒中治疗的重要发展方向之一。北宋末年编修的《圣济总录》对脑卒中的治疗方剂载录较多。该书按疾病主证或风邪侵袭部位对方剂进行分类记述，如"卒中风""风痱""风口噤""风口㖞""中风舌强不语""中风身体不随""风弹曳"等。这种记述方法对脑卒中的治疗具有针对性，同时对疾病症状名称的规范性也有促进作用。

严用和治脑卒中强调"法当调气"，主张不论内伤七情或外感六淫，都应先行调气，再随证论治。[32]这与严氏"真气先虚"的脑卒中病机理论是一脉相承的。南宋医家陈自明创"医风先医血，血行风自灭"之说，治疗脑卒中强调养血、活血。[33]

金元诸家对脑卒中的治疗更是别开生面。"易水学派"鼻祖张元素论治脑卒中，提出了"以静胜其燥"的治则，治法通补灵活，以发汗、通下通其滞，以行经和血调血脉，以温通行气疏壅滞，加以搜风息风、升阳益气、调和荣卫等法，并戒过汗过下之弊，内外兼治、气血同调、动静结合，别具一格。[12-13,34-36]

刘完素主"火热论"，故治疗脑卒中多用寒凉药而慎用热药[37]。刘氏辨脑卒中之证分中腑、中脏，又将六经形证之说应用于脑卒中的辨证，对脑卒中的针药治疗都有指导作用[26,38]。

李东垣根据脑卒中之中血脉、中腑、中脏三型，提出以"和脏腑，通经络"为治则，辨证施治。[39-40]同时，李东垣还特别指出了治疗脑卒中的用药宜忌，避免误治而"引风深入"或"损其阴血"。[41]李氏临证针药并用，《医学发明》中即有针灸治法的论述，在《东垣试效方》中还有长针深刺放血治疗偏枯的记载[42]。

张从正医学派别世称"攻下派"，治疗脑卒中亦常施汗、吐、下三法。张从正《儒门事亲》中论述对三圣散的应用，就是灵活运用吐法治疗脑卒中的一个典型例证[43]。张氏的观点对化痰通腑等治法在脑卒中治疗中的应用颇有指导意义。

朱丹溪强调脑卒中与痿不可同治，反对拘泥宋代"局方"，并在《局方发挥》中陈其弊端，驳其谬误。朱丹溪强调脑卒中病机须注重血虚、痰热，在治疗时主张先治痰，再治血，治疗手段丰富[44-45]。化痰不致损阴，养血不致滋腻，是其治疗脑卒中遣方用药的独到之处。

罗天益是李东垣晚年门生，亦即张元素的再传弟子，为金末元初"易水学派"的代表医家。罗氏亦将脑卒中分为中血脉、中腑兼中脏、中脏三型。在《卫生宝鉴》中，除方药外，罗氏还对治疗脑卒中的针灸理论、疗法记述颇详[46]。

元代名医危亦林著《世医得效方》，对脑卒中的治疗亦有心得，特别强调用药当慎，注意"分辨冷热"，辨证施治，不可一概而用[47]。此外，危亦林还注重总结脑卒中的预防保健和早期治疗经验，防微杜渐之心，不可不察[48]。

宋金元时期，针灸学的发展亦有很大进步。除上述医籍载有的针灸内容外，尚有很多针灸学专著，对脑卒中的针灸治疗皆有记述。南宋医家窦材著有《扁鹊心书》，主论针灸，尤崇灸法。其中"窦材灸法"治脑卒中采用"灸关元五百壮"法，并录有药灸结合治疗脑卒中验案，具有临床参考应用价值[49]。南宋医家王执中撰写的《针灸资生经》，是一部十分重要的针灸类书。该书以同身寸法取穴，因证配穴，将"偏风""中风不语"与"中风寒热"分论，载有脑卒中治疗选穴与刺灸法，内容极丰[50]。元代王国瑞著《扁鹊神应针灸玉龙经》，其中有"一百二十穴玉龙歌"，以"中风不语"为首，用歌诀的形式记载了独到的针灸治疗脑卒中的经验[51]。这些针灸学专著的记载，也反映出脑卒中针灸疗法的发展进入了新的阶段。

宋金元时期是脑卒中病脉证并治思维体系变革创新的时期。宋代医家在对秦汉以来之理论与实践成就的系统总结与挖掘中，对脑卒中的病脉证并治理论进行了深入的探讨，对脑卒中病因病机的认识更加全面，形成了以外风学说为主导，兼重脏腑内因的病因病机理论；中经络、中脏腑的脑卒中辨证体系和脉证诊断方法得到进一步完善；政府与民间医家修撰的众多方书问世，为脑卒中的临证治疗提供了重要参照。这些都成为了脑卒中病脉证并治思维的创新之源。

及至金元时期，医学创新成果大量涌现，各家学派百花齐放。众多医家从不同角度对脑卒中的病因病机进行了新的思考和探索，形成了不同的学术流派，外风病机学说的主导地位受到动摇。虽然诸家对脏腑失调生风的病机各有侧重，但内风病机学说兴起，并逐渐在实践中成为主流。基于上述病机理论的嬗变，金元诸家对脑卒中的辨证亦有新知，主要体现在中腑、中脏的分型，以及六经形证与脏腑辨证的结合等方面。这样的辨证体系更加贴近临床实际，各派医家在各自病机理论的指导下析证定治，遣方用药各具一格。

较诸前代，在传承中变革，在总结中创新，是宋金元时期脑卒中病脉证并治思维体系发展的特色。这些变革与创新的影响是深远的，为后世脑卒中病脉证并治思维体系的发展成熟注入了新的动力。

【古籍原文】

1. 夫风为天地浩荡之气，正顺则能生长万物，偏邪则伤害品类。人或中邪，固鲜有不致毙者，故入脏则难愈。如其经络空虚而中伤者，为半身不遂，手脚瘫痪，涎潮昏塞，口眼㖞斜，肌肤不仁，痹瘓挛僻。随其脏气，所为不同，或左或右，邪气反缓，正气反急，正气引邪，㖞僻不遂。盖风性紧暴，善行数变，其中人也卒，其眩人也晕，激人涎浮，昏人神乱，故推为百病长，圣人先此以示教，太医编集，所以首论中风也。《太平惠民和剂局方·附指南总论·论中风证候》

2. 夫脏腑久虚，气血衰弱，腠理开泄，阴阳不和，真气散失，荣卫虚竭，邪气毒风，从外而入，伤于经络，故名卒中风也。《太平圣惠方·治卒中风诸方》

3. 夫偏风者，为风邪偏客于身一边也。人体有偏虚者，风邪乘虚而伤之，故为偏风也。《太平圣惠方·治偏风诸方》

4. 卒中风之人，由阴阳不调，府藏久虚，气血衰弱，荣卫乏竭，故风之毒邪，尤易乘间，致仆倒闷乱，语言謇涩，痰涎壅塞，肢体瘫痪，不识人事者，此其证也。《圣济总录·诸风门》

5. 凡因不内不外而致风中者，亦各从其类也。如新沐中风，名曰首风；饮酒中风，名曰漏风，又曰酒风；入房中风，名曰内风，又曰劳风。治之各有方。《三因极一病证方论·不内外因中风凡例》

6. 医经云：夫风者，百病之长也。由是观之，中风在伤寒之上，为病急卒。岐伯所谓大法有四：一曰偏枯，二曰风痱，三曰风懿，四曰风痹，言其最重者也。外有五脏诸风，皆载之于《千金》矣，兹不复叙。大抵人之有生，以元气为根，荣卫为本，根气强壮，荣卫和平，腠理致密，外邪客气，焉能为害？或因喜怒，或因忧思，或因惊恐，或饮食不节，或劳役过伤，遂致真气先虚，荣卫失度，腠理空疏，邪气乘虚而入。及其感也，为半身不遂，肌肉疼痛，为痰涎壅塞，口眼㖞斜，偏废不仁，神智昏乱，为舌强不语，顽痹不知，精神恍惚，惊惕恐怖，或自汗恶风，筋脉挛急，变证多端。《严氏济生方·诸风门·中风论治》

7. 诸暴卒中僵仆，不省人事。【因】皆外因。《永类钤方·中风》

8. 凡病肝木风疾者，以热为本，以风为标。故火本不燔，遇风冽乃焰。肝本不甚热，因金衰而旺。肺金不胜心火，木来侮于金，故诸病作矣。《素问病机气宜保命集·病机论》

9. 暴病暴死 火性疾速故也。斯由平日衣服饮食，安处动止，精魂神志，性情好恶，不循其宜，而失其常，久则气变兴衰而为病也。或心火暴甚，而肾水衰弱，不能制之，热气怫郁，心神昏冒，则筋骨不用，卒倒而无所知，是为僵仆也。其则水化制火，热甚而生涎。至极则死，微则发过如故，至微者，但眩瞑而已。俗云暗风，由火甚制金不能平木，故风木自甚也。《素问玄机原病式·六气为病》

10. 所以中风瘫痪者，非谓肝木之风实甚，而卒中之也。亦非外中于风尔，由乎将息失宜，而心火暴甚，肾水虚衰，不能制之，则阴虚阳实，而热气怫郁，心神昏冒，筋骨不用，而卒倒无所知也。多因喜、怒、思、悲、恐之五志，有所过极，而卒中者，由五志过极，皆为热甚故也。若微则但僵仆，气血流通，筋脉不挛，缓者发过如故。或热气太甚，郁结壅滞，气血不能宣通，阴气暴绝，则阳气后竭而死。俗谓中，不过尔。或即不死而偏枯者，由经络左右双行，而热甚郁结，气血不得宣通，郁极乃发，若一侧得通，则痞者痹，而瘫痪也。《素问玄机原病式·六气为病》

11. 神仙换骨丹 治气血凝滞，营卫郁结，风热湿气相搏筋骨之间，内舍偏虚，发为不遂之病，气感八风，血凝五痹，筋挛、骨痛、瘫痪、偏枯，一切风证，并宜治之。《医学启源·六气方治·风》

12. 风者，百病之始，善行而数变。行者，动也。风本为热，热胜则风动，宜以静胜其躁，是养血也。治须少汗，亦宜少下。多汗则虚其卫，多下则损其荣。汗下各得其宜，然后宜治其在经。虽有汗下之戒，而有中脏、中腑之分。《卫生宝鉴·中风门·中风论（出〈洁古家珍〉）》

13. 六腑不和，留结为痈。五脏不和，九窍不通……初证既定，宜以大药养之，当须按时令而调阴阳，安脏腑而和荣卫，少有不愈者也。《卫生宝鉴·中风门·中风论（出〈洁古家珍〉）》

14. 大抵中腑者多著四肢，中脏者多滞九窍，虽中腑者多兼中脏之证，至于舌强失音，久服大药，能自愈也。《卫生宝鉴·中风门·中风论（出〈洁古家珍〉）》

15. 《内经》曰：人之气，以天地之疾风名之。故中风者，非外来风邪，乃本气病也。凡人年逾四旬，气衰者，多有此疾。壮岁之际，无有也。若肥

盛，则间有之，亦形盛气衰如此。《医学发明·中风有三》

16. 夫风之为状，善行而数变。《内经》曰：诸风掉眩，皆属肝木。掉摇眩运，非风木之象乎？纤曲劲直，非风木之象乎？手足掣颤，斜目㖞口，筋急挛搐，瘈疭惊痫。发作无时，角弓反张，甚则吐沫，或泣或歌，喜怒失常，顿僵暴仆，昏不知人，兹又非风木之象乎？故善行而数变者，皆是厥阴肝之用也。夫肝木所以自甚而至此者，非独风为然。盖肺金为心火所制，不能胜木故也。《儒门事亲·指风痹痿厥近世差玄说》

17. 夫风者，厥阴风木之主也。诸风掉眩，风痰风厥，涎潮不利，半身不遂，失音不语，留饮飧泄，痰实呕逆旋运，口㖞抽搦，僵仆目眩，小儿惊悸狂妄，胃脘当心而痛，上支两胁，咽膈不通，偏正头痛，首风沐风，手足挛急，肝木为病，人气在头。《儒门事亲·风》

18. 风之伤人，或为寒热，或为疼痛，或为偏枯，或为拘挛，其候不一。风者，善行而数变。此乃风者，百病之始，万病之长也。盖内不得通，外不得泄，此谓之病生于变乱也。《儒门事亲·风论》

19. 夫风痹痿厥四证，本自不同，而近世不能辨，一概作风冷治之，下虚补之，此所以旷日弥年而不愈者也。《儒门事亲·指风痹痿厥近世差玄说》

20. 虽然岐伯、仲景、孙思邈之言风，大意似指外邪之感，刘河间之言风，明指内伤热证，实与痿论所言诸痿生于热相合。外感之邪，有寒热虚实，而挟寒者多；内伤之热，皆是虚证，无寒可散，无实可泻。《局方》本为外感立方，而以内伤热证混同论治，其为害也，似非细故。《局方发挥》

21. 中风大率主血虚有痰，治痰为先，次养血行血。或属虚，挟火（一作痰）与湿，又须分气虚、血虚。半身不遂，大率多痰，在左属死血、瘀（一作少）血；在右属痰、有热，并气虚。《丹溪心法·丹溪先生心法·中风》

22. 案《内经》已下，皆谓外中风邪，然地有南北之殊，不可一途而论。惟刘守真作将息失宜，水不能制火，极是。由今言之，西北二方，亦有真为风所中者，但极少尔。东南之人，多是湿土生痰，痰生热，热生风也。《丹溪心法·丹溪先生心法·中风》

23. 三子之论，河间主乎火，东垣主乎气，彦修主乎湿，反以风为虚象，而大异于昔人矣。《医经溯洄集·中风辨》

24. 寒热诸痹所有证候，皆如风状，须得脉别可也。要知脉浮则为风，紧则为寒，细则为湿，数则为热；外证走注自汗则为风，疼痛无汗则为寒，缓弱热顽则为暑，停着肿满则为湿。随其并合，尤宜历辨，唯详其所因，合以

脉诊，在络在经，入腑入脏，依而调之，乃可为治。《三因极一病证方论·叙中风论》

25. 其中腑者，面加五色，有表证，脉浮而恶寒拘急不仁，或中身之后，或中身之前，或中身之侧，皆曰中腑也，其治多易。中脏者，唇吻不收，舌不转而失音，鼻不闻香臭，耳聋而眼瞀，大小便秘结，皆曰中脏也，其治多难。《素问病机气宜保命集·中风论》

26. 凡中风，不审六经之加减，虽治之不能去其邪也。《内经》云："开则渐然寒，闭则热而闷。"知暴中风邪，宜先以加减续命汤，随证治之。中风无汗恶寒，麻黄续命主之。麻黄，防风，杏仁。依本方添加一倍，宜针太阳至阴出血，昆仑举跷。中风有汗恶风，桂枝续命主之。桂枝，芍药，杏仁。依本方添加一倍，宜针风府。以上二证，皆太阳经中风也。《素问病机气宜保命集·中风论》

27. 古之续命，混淆无六证之别，今各分经疗治。又分经针刺法：厥阴之井大敦，刺以通其经；少阳之经绝骨，灸以引其热。是针灸同象，法治之大体也。《素问病机气宜保命集·中风论》

28. 始治中风，不审六经之形证加减，虽治，与不治无异也。《医学发明·脚气论》

29. 然轻重有三：中血脉，则口眼㖞斜，亦有贼风袭虚伤之者也；中腑，则肢废；中脏，则性命危急。《医学发明·脚气论》

30. 今世所谓风病，大率与诸痿证浑同论治，良由《局方》多以治风之药，通治诸痿也。古圣论风、论痿，各有篇目；源流不同，治法亦异，不得不辨。按风论，风者，百病之长，至其变化，乃为他病。又曰善行数变，曰因于露风，曰先受邪，曰在腠理，曰客，曰入，曰伤，曰中。历陈五脏与胃之伤，皆多汗而恶风。其发明风邪系外感之病，有脏腑、内外、虚实、寒热之不同，若是之明且尽也。别无瘫痪、痿弱、卒中不省、僵仆、㖞斜、挛缩、眩晕、语涩、不语之文。新旧所录治风之方凡十道，且即至宝丹、灵宝丹论之，曰治中风不语，治中风语涩。夫不语与语涩，其可一例看乎？有失音不语，有舌强不语，有神昏不语，有口噤不语；有舌纵语涩，有舌麻语涩。《局方发挥》

31. 夫中风者，皆因阴阳不调，脏腑气偏，荣卫失度，血气错乱，喜怒过伤，饮食无度，嗜欲恣情，致于经道或虚或塞，体虚而腠理不密。风邪之气中于人也，其状奄忽，不省人事，涎潮昏塞，舌强不能言者，可先与通关散搐鼻，次服至宝丹，此药性凉，稍壮人可与，气虚及年高人不可与服，只与后药。卒中风，筋急头眩者，可与七宝丹。中风半身不遂，口眼㖞斜，筋挛骨痛者，可与小续命汤、追风应痛圆。中风邪气入脏，狂言恍惚，与排风汤。中风手足瘫痪，多与青州白圆子。中风项背拘强，牙关紧急者，可与三五七散。中风手足战掉，腰脚缓弱，可与活络丹、七宝丹。年高脚弱者，可与黄芪圆。《太平惠民和剂局方·附指南总论·论中风证候》

32. 治疗之法，当推其所自。若内因七情而得之者，法当调气，不当治风；外因六淫而得之者，亦先当调气，然后依所感六气，随证治之，此良法也。但发直吐沫，摇头上撺，面赤如妆，或头面青黑，汗缀如珠，眼闭口开，声如鼾睡，遗尿不知人者，皆不可治。《严氏济生方·诸风门·中风论治》

33. 《内经》云：汗出偏沮，使人偏枯。详其义理，如树木或有一边津液不荫注而先枯槁，然后被风所害。人之身体，或有一边血气不能荣养而先枯槁，然后被风所苦，其理显然。王子亨有云：舟行于水，人处于风。水能泛舟而亦能覆舟，风能养体而亦能害体。盖谓船漏水入，体漏风伤。古人有云：医风先医血，血行风自灭是也。治之先宜养血，然后驱风，无不愈者。宜用大八风汤、增损茵芋酒、续断汤。《妇人大全良方·妇人贼风偏枯方论》

34. 手足不遂者，中腑也，病在表也，当先发汗，羌活、防风、升麻、柴胡、甘草各二钱，作一服，取发汗，然后行经养血，当归、秦艽、甘草、独活各一两，行经者，随经用之。《医学启源·主治心法》

35. 治风有二法，行经和血及开发腠理。经脉凝滞，非行经则血不顺，是治于内也。皮肤郁结，非开发则荣卫不和，是调理于外也。《医学启源·六气方治·风》

36. 治中府之病，宣外阳，补脾胃，泻风木，实表里，养荣卫。《医学启源·六气方治·风》

37. 凡觉中风，必先审六经之候，慎勿用大热药乌、附之类。故阳剂刚胜，积火燎原，为消、狂、疮、肿之属，则天癸竭而荣卫涸，是以中风有此诫。故经所谓"邪风之至，疾如风雨"。《易》曰："挠万物者，莫疾乎风。"若感之浅者留于肌肤，感之深者达于骨髓。盖祸患之机藏于细微，非常人之豫见，及其至也，虽智者不能善其后，是以"圣人之教下，皆谓之'虚邪贼风，避之有时'"。故中风者，俱有先兆之证，凡人如觉大拇指及次指麻木不仁，或手足不用，或肌肉蠕动者。三年内必有大风之类。经曰："肌肉蠕动，名曰微风。"宜先服八风散、愈风汤、天麻丸各一料为效。故手大指、次指，手太阴、阳明经，风多着此经也，先服祛风涤热之剂，辛凉之药，治内外之邪，是以圣人治未病，不治已病。又曰"善治者治皮毛"，是止于萌芽也。故"初成者获愈，固久者伐形"，是治病之先也。中风之人，不宜用龙、麝、犀、珠，譬之提铃巡于街，使盗者伏而不出，益使风邪入于骨髓，如油入面，莫能出也，此之类焉。若痰潮不省，昏愦不知事，宜用药下其痰涎，故风者乃百病之长，庸可忽诸？《素问病机气宜保命集·中风论》

38. 若风中腑者，先以加减续命汤，随证发其表。若忽中脏者，则大便多秘涩，宜以三化汤通其滞。表里证已定，别无他变，故以大药和治之。《素问病机气宜保命集·中风论》

39. 治法和脏腑，通经络，便是治风。《医学发明·脚气论》

40. 此三者，治各不同。如中血脉，外有六经之形证，则从小续命汤加减及疏风汤治之。中腑，内有便溺之阻隔，宜三化汤或《局方》中麻仁丸通利。外无六经之形证，内无便溺之阻隔，宜养血通气，大秦艽汤、羌活愈风汤治之。中脏，痰涎昏冒，宜至宝丹之类镇坠。《医学发明·脚气论》

41. 若中血脉、中腑之病，初不宜用龙、麝、牛黄。为麝香治脾入肉，牛黄入肝治筋，龙脑入肾治骨。恐引风深入骨髓，如油入面，莫之能出。又不可一概用大戟、芫花、甘遂泻大便，损其阴血，真气愈虚。《医学发明·脚气论》

42. 陕帅郭巨济，病偏枯，二指着足底不能伸，迎先师千京治之。至，则以长针刺委中，深至骨而不知痛，出血一二升，其色如墨，又且缪刺之。如是者六七次，服药三月，病良愈。《东垣试效方·杂方门》

43. 或失音而昏冒，或口目而㖞斜，可用三圣散吐之；或不知人事者，或牙关紧急者，粥不能下、不能咽者，煎三圣散，鼻内灌之，吐出涎沫，口自开也；次服无忧散、通解丸、通圣、凉膈、人参半夏丸、桂苓甘露散、消风散热、除湿润燥养液之寒药，排而用之。切忌鸡、猪、鱼、兔、油腻、酒醋、荞面动风之物及引痰之食。《儒门事亲·风论》

44. 左以四物汤加桃仁、红花、竹沥、姜汁；右以二陈汤、四君子等汤，加竹沥、姜汁。痰壅盛者、口眼㖞斜者、不能言者，皆当用吐法，一吐不已，再吐。轻者用瓜蒂一钱，或稀涎散，或虾汁。以虾半斤，入酱、葱、姜等料物水煮，先吃虾，次饮汁，后以鹅翎探引吐痰。用虾者，盖引其风出耳。重者用藜芦半钱，或三分，加麝香少许，姜汁调，吐。若口噤昏迷者，灌入鼻内吐之。虚者不可吐。气虚卒倒者，用参、芪补之。有痰，浓煎参汤加竹沥、姜汁。血虚用四物汤，俱用姜汁炒，恐泥痰故也。胃痰再加竹沥，姜汁入内服。能食者，去竹沥，加荆沥。肥白人多湿，少用乌头、附子行经。凡用乌、附，必用童便煮过，以杀其毒。初昏倒，急掐人中至醒，然后用痰药，以二陈汤、四君子汤、四物汤加减用之。瘦人阴虚火热，用四物汤加牛膝、竹沥、黄芩、黄柏，有痰者，加痰药。治痰，气实而能食，用荆沥；气虚少食，用竹沥。此二味开经络，行血气故也。入四物汤必用姜汁助之。遗尿属气，以参芪补之。筋枯者，举动则痛，是无血，不能滋养其筋，不治也。《丹溪心法·丹溪先生心法·中风》

45. 治风之法，初得之即当顺气，及日久即当活血，此万古不易之理，惟可以四物汤吞活络丹，愈者正是此义。若先不顺气化痰，遂用乌、附，又不活血，徒用防风、天麻、羌活辈，吾未见能治也。又见风中于肤腠，辄用脑、麝治之者，是引风入骨髓也，尤为难治，深可戒哉。《丹溪心法·丹溪先生心法·中风》

46. 手太阴列缺，偏风，半身不遂。天府，卒中恶鬼疰，不得安卧。手阳明肩髃、曲池，偏风，半身不遂。足阳明大巨，偏枯，四肢不举。冲阳，偏风，口眼㖞斜，足缓不收。手太阳腕骨，偏枯狂惕。足太阳辅阳，风痹不仁，四肢不举。足少阴照海，大风偏枯，半身不遂，善悲不乐。足少阳阳陵泉，半身不遂。环跳，风眩偏风，半身不遂。失音不语。手阳明天鼎，暴喑并喉痹。合谷，喑不能言。足阳明颊车、地仓，不语，饮食不收。承浆，漏落，左治右，右治左。手少阴阴郄，喑不能言。灵道，暴喑不语。手少阳支沟，暴喑不语。三阳络，暴哑不能言。手太阳天窗，暴喑不能言。足少阴通谷，暴喑不语。手厥阴间使，喑不能言。黄帝灸法，疗中风、眼戴上不能视者，灸第二椎并第五椎上各七壮，一齐下火，炷如半枣核大，立愈。《卫生宝鉴·名方类集·中风针法》

47. 中风昏闷，先须通关散，探鼻令喷嚏，次以苏合香丸行其气，仍须分辨冷热为治，不可混滥。五脏正中者，迅雷不及掩耳。手足偏中者，但徐服顺气疏风豁痰等药，不宜用大风药，急治则不得尽其天年。其有牙关紧闭，亦用通关散搐鼻，喷嚏即开矣。《世医得效方·大方脉杂医科·集治说》

48. 凡人居止之室，心须周密，勿令有细隙，致有风气得入。小觉有风，勿强忍，久坐必须急急避之，久居不觉，使人中风，古来忽得偏风，四肢不随，或如角弓反张，或失音不语者，皆由忽此耳。身既中风，诸病总集，邪气得便，遭此致卒者，十中有九，是以大须周密，无得轻之，慎焉慎焉。《世医得效方·孙真人养生书·居处法》

49. 中风半身不遂，语言謇涩，乃肾气虚损也，灸关元五百壮。《扁鹊心

50. 列缺治偏风口㖞，手腕无力（《明下》作腕劳），半身不遂（《明》同），咳嗽，掌中热，口噤不开（《铜》）。下关治偏风口目㖞，牙车脱臼。上关治偏风口眼㖞（《明》云：眼㖞通睛），耳中如蝉声（《明》同）。完骨治偏风口面㖞，颈项痛不得顾，小便赤黄，喉痹，颊肿。承浆治偏风口㖞，面肿（《明》同）。冲阳（见口㖞）、地仓治偏风口㖞（见口㖞）。迎香治偏风口㖞，面痒浮肿，风动叶叶，状如虫行，或唇肿痛（《明》同）。环跳治冷风湿痹，风疹，偏风半身不遂，腰胯痛不得转（《明》下同）。肩髃治偏风半身不遂，热风瘾疹，手臂挛急（《明》云：手不得向头），捉物不得，挽弓不开，臂细无力，筋骨酸疼。若灸偏风，可七七壮，不宜多。《针灸资生经·偏风》

51. 中风不语最难医，顶门发际亦堪施。百会穴中明补泻，即时苏醒免灾危。顶门：即囟会穴。上星后一寸。禁不可刺，灸七壮，针泻之。百会：顶中央旋毛中，取眉间印堂至发际折中是穴。针一分许。中风，先补后泻，多补少泻。灸七壮，无补。《扁鹊神应针灸玉龙经》

（四）明清时期

明清时期至鸦片战争爆发以前，社会经济有所发展，科学技术持续进步，思想文化承古萌新，这些时代特征都对祖国医学产生了深刻影响。在这一时期，中医脑卒中病脉证并治思维体系也有了新的发展，在不断完善中走向成熟，不但集前代成就之大成，还涌现了很多意义重大的卓越创见。

1.循因别真类，卒中属非风

脑卒中的疾病概念与名称在秦汉时期已有明确的定义。在长期的医疗实践中，历代医家的理论探讨不断深入，特别是金元时期以来，不同流派关于脑卒中病因病机的新学说，启发了后世对脑卒中疾病概念的新思考。

明初医家王履总结金元诸家的脑卒中病机理论，并与前代《黄帝内经》《金匮要略》等古籍中所述理论进行比较研究，提出了"真中风""类中风"的概念。王氏将前人所谓外风所致者称为"真中风"，将金元诸家所言"火""气""痰""湿"等生风致者定义为"类中风"，主张临证当辨，不可混同为治[1]。这是从病因病机的角度对脑卒中概念的新发展，影响深远。明代医家龚廷贤在此基础上进一步明确了"真中风"和"类中风"的概念与王履所述各有侧重，并论及病因、症状、治法等方面，对临证诊疗有重要的指导意义[2-3]。

张介宾，号景岳，亦在总结前人理论的基础上，赞同王履的观点，提出"真风""属风"之别[4]。同时，张景岳也提出了自己的主张，即"中风非风"，指出医经所言"中风"很多并非脑卒中范畴，故其理论与实践皆不可互相参照，脑卒中则当以"非风"为名。[5-6]这实际上是对金元医家，特别是李东垣"中风者，非外来风邪"等学术思想的发展。"非风"的概念对后世亦有一定影响。清代著名医家王清任即推崇此说，认为脑卒中"原非外感"，"非风"的提出实乃"高人之见"[7]。

此外，明初医家楼英在《医学纲目》中则以"卒中"为名，直因证候称之，亦成一理[8]。对脑卒中之名，明代医家虞抟在《医学正传》中的论述颇有见地。虞氏指出，医经述脑卒中之名是"言其证"，而金元诸家则是"言其因"[9-10]。历代医家的见解都是从不同角度对脑卒中病名与概念的归纳总结，蕴含着医家们对脑卒中病因病机学说的思考。

2. 内外风并重，病机论两纲

金元医家的理论创新，启发了明清时期医家对脑卒中病机学说更加深入的认识。总结历代脑卒中病机学说的演变，正如楼英所言，《黄帝内经》论脑卒中的病因病机属"内伤外感相兼"，两汉时期乃至宋代，皆"专主外感"，金元时期以降，则"专主内伤"[11]。

在内风病机学说成为主流的背景下，明代医家系统梳理前代论述，并提出了自己的观点。戴思恭师承朱丹溪，深得其传。戴氏总结了朱丹溪的著作并附自己的观点，著成《秘传证治要诀》。对于朱丹溪认为脑卒中病机源于痰的理论，戴氏亦有阐发，并进一步提出气逆痰壅，即"气急"上逆，"肺金克木"而致"痰涎壅盛"的病机[12]。而孙一奎（字文垣）于气、痰之外，更重瘀血，融合金元诸家思想，形成瘀血痰饮的脑卒中病机理论[13]。

正所谓"邪之所凑，其气必虚"，不少医家论脑卒中的病机，亦从虚中求。其中，明代名医赵献可倡导命门学说，主张脑卒中以阴虚为本，强调真阴亏虚的病机[14]。明末医家缪希雍宗前贤之学，赞同真中、类中之分，进而提出"内虚暗风"的观点。所谓"暗风"即内风，从虚立论，认为"阴虚者为多"[15]。

到了清代，著名医家叶桂（字天士）更明确指出，脑卒中是"内风"致病。叶氏取历代医籍论脑卒中病机之长，提出肝阳化风的脑卒中病机，"发明内风"之名[16]。此为这一时期内风学说主导脑卒中病机理论的最直接体现。

不同时期的医家对外风、内风学说各有侧重。特别是到了清代，已经有越来越多的医家认识到，内风、外风在脑卒中病机中的地位不可偏废，而应兼顾。清代医家尤怡提出，风邪"有外感之风，亦有内生之风"，但无论外感内生，其导致脑卒中的关键和基础是"肝风"[17]。尤怡除了脑卒中"其本在肝"的观点外，其对脑卒中外风、内风兼而言之的思想，是对历代脑卒中病机学说的中肯概括，亦值得关注。

清代御医吴谦主持编纂《医宗金鉴》。该书指出，"贼风从外而中"与"痰火从内而发"皆可导致脑卒中，"或内或外，单病轻，兼病重"[18]。这一观点是对内外风学说的有机融合。

通过这些例证可以看出，纵观明清时期，肇兴于金元时期的内风学说被进一步发扬光大。与此同时，脑卒中的病因病机理论在内外风学说的交锋中得到完善，形成了内外风结合、两纲并重的格局。

3. 脑卒中析证定治的多样化

经过长期的理论积淀与创新发展，明清医家总结临证实践中的经验，对脑卒中的析证定治理论进行了极大的丰富，呈现出前所未有的多样化。

明初，真中、类中理论的提出，对后世医家的影响是巨大的。明代医家薛己在校注王纶《明医杂著》时就指出，真中、类中不可混同，临证当加以辨别[19]。对于脑卒中的治疗，薛己注重补益脾肾之气，善用四物、六君、补中益气诸方补脾，且多用六味、八味等剂益肾[20]。其法承前启后，宗金代李东垣补土之学，又启发后世。赵献可命门学说即由此发挥而成。赵氏又将李东垣与朱丹溪的学术思想结合，以痰为标，脾胃为本，提出调补脾肾以治痰的思路[21]。

对于真中、类中，明代医家缪希雍亦强调分别论治。缪氏认为，真中者当先"解散风邪"，再"补养气血"，类中者则当先"清热顺气，开痰"治其标，再因其所虚施以补益治法[22-23]。从其用药可以看出，因缪氏论脑卒中强调阴虚，故其顺气化痰多用养阴清润之品，即使补阳，亦避免过用辛热。诚如清代医家姜天叙所言，此法看似"平淡"，却"诚可恃"[24]。

明代医家龚廷贤亦主真中、类中之说，论述可谓精详。同时，龚氏临证发展李东垣辨证之法，更将脑卒中分为中腑、中脏、中经络、中血脉四型，但表里浅深有别，以中腑为表，中脏在里，中经络、中血脉俱在半表半里[25]。

清代医家程国彭再论真中、类中。程氏认为，"真中风"包括"中于太阳"和"偏枯喎斜之证"，"类中风"则指八种"专气致病"[26-27]。程氏在中腑、中血脉、中脏之由浅入深三型基础上，以中脏者又有闭证、脱证。闭者主热，治当"疏风开窍"；脱者主寒，治当"温补元气"[28]。

其后，沈金鳌进一步发展了真中、类中，以及中腑、中血脉、中脏的学术思想，认为脑卒中有表里、阴阳、脏腑、气血之别，更列脑卒中十二病候，分别论治[29-32]。此外，沈氏还提出"小中"的概念，提倡脑卒中的预防与早期调治[33]。

从上述医家的论述也不难看出，明清医家对脑卒中临证定治时，亦很重视对表里病位的诊断。这一思想的渊源，及远者可追溯至仲景所论中经络、中脏腑的辨证规律，及近者则受到李东垣中血脉、中腑、中脏三型的影响。

明代医家李时珍所编著的《本草纲目》虽然是一部本草学巨著，但其对脑卒中的治疗却有总结。首先，该书总结了李东垣治疗脑卒中之法[34]。其次，李时珍在系统归纳诸风用药时，记述了脑卒中治疗用药的内容[35]。虽然由于多方面的原因，该书仍将脑卒中用药与诸风统论，但其纲目条理清晰，仍不失为指导后世选方用药的宝库。

明代著名医家王肯堂析证亦尊李东垣之法而分三型，所创见者，更有"中腑者多兼中脏"之论[36]。王氏将脑卒中分为十一种常见证候施治，辨治灵活，析证之余，随证加减，进一步启发了后世因证施治的诊疗思维。

清代名医喻昌（字嘉言），法宗仲景，以经络脏腑辨脑卒中之证，认为中脏腑为邪深病重，并提出"中腑必归胃府，中脏必归心脏"之说[37]。喻嘉言治脑卒中，选方推崇侯氏黑散。[38]

其后，尤怡论脑卒中病治，除立"肝风"之说外，亦善用仲景之法。尤氏著《金匮翼》，意在丰《金匮要略》之羽翼。在仲景经络脏腑理论的基础上，尤怡提出脑卒中之"络病""经病""腑病""脏病"四证，以及"经病兼腑""脏病连经""腑脏经络齐病"等，"要在临病详察"[39]。同时，尤氏根据病之虚实缓急，立脑卒中治疗"八法"，分别为开关、固脱、泄大邪、转大气、逐痰涎、除热风、通窍隧、灸腧穴，并立"五藏中风分治之方"，是为"五方"，即新定肾风苁蓉丸、新定肺风人参汤、新定脾风白术汤、新定心风犀角丸、新定肝风天麻散。[40]其析证定治、立法选方皆有新意。

除此以外，明清医家对脑卒中析证定治尚有众多特色鲜明的理论与学说，治疗方法亦堪称完备。

在"非风"概念的指导下，张景岳论治脑卒中，强调"在经在脏"之外，更重寒热虚实、气血阴阳之别[41]。"非风"症状表现多样，临证常有诸症兼见，故张景岳治"非风而有兼证者"，主张灵活运用"通经佐使之法"，对"风闭""寒凝""热燥""湿滞"等兼证灵活辨治，体现出张氏丰富的临证经验。[42]

清代叶天士亦是医术极精的临证大家。叶氏在金元各家的影响下，汲取众家精髓，倡导内风学说。基于其肝阳化风病机理论，叶天士主张"缓肝之急以息风，滋肾之液以驱热"的治法[43]。

清代医家王清任论治脑卒中强调气虚血瘀，认为"亏损元气是其本源"，元气既虚，血行无力，必留成瘀[44]。这是对金元以来脑卒中治法方药的重要补充。王氏创补阳还五汤，成为后世治疗脑卒中的经典有效方剂[45]。

除方药外，针灸治疗脑卒中在明清时期亦有发展。明代医家杨继洲著《针灸大成》，其中设专篇论治脑卒中，详列二十余种脑卒中病候，不仅有选穴配穴之法，更有"先针无病手足，后针有病手足"等施针原则[46]。如此系统的论述，代表了明代针灸治疗脑卒中的水平。

4. 脑卒中专著的问世

自《黄帝内经》以来，脑卒中在历代医家撰著的传世医籍中多有论述，理法方药不可谓不详。脑卒中作为一种重要疾病，在古籍中的记载多以篇章组成的形式出现，从与诸风病证统论，到单独设有专论，其地位也历经变化。然而，直至明清时期，一直未有脑卒中专著问世。

清代医家熊笏著成《中风论》。该书初刊于道光元年，即公元 1821 年，是我国现存最早的脑卒中专著。全书一卷十八论，包括论脏象、论经络次序、论经络浅深、论奇经八脉、论总、论宗气、论营气、论卫气、论脉诀、论病因、论中风、论八风、论轻重、论寒热、论证候、论风脉、论治法、论药饵，并附有医案数则以明其说。

熊笏明确辨别伤寒中风与脑卒中，认为此二者"判然不同"，前者为感"六气之风"，后者则是"八方之风"致病[47]。

对于脑卒中的病机，熊笏也提出了新的见解，即卫气"少有罅隙"或"少衰"，"卫气之虚而有隙"，邪风由孔隙而入，即所谓"内风感召外风"[48-49]。熊氏指出，卫气孔隙所在之处，即此病症状所见之处，并由此解释了此病好发于中年的原因。

熊笏结合临证所见，提出了"初起时所必有者凡七症，或有或无者凡十七症"的观点。熊氏以"昏不知人""痰涎壅盛""皮肤发亮""短气""自汗""半身不动""体重"七种症状为脑卒中初发病时必见的主证，"若无以上诸症，则非中风"[50]。同时，熊氏依经络判断病情轻重，分为在孙络、在大经与在脏[51]。这是对仲景脑卒中之邪在经络脏腑理论的发挥。此外，熊氏还对脑卒中之脉象，特别是脑卒中之缓脉与平人之缓脉的鉴别提出了自己的理解[52]。熊笏的这些观点都为脑卒中的平脉析证提供了宝贵的借鉴。

对于脑卒中的治疗，熊笏提出"专从卫气治之"的治法，主张治病求本，根据不同证候，以"四法"治"卫气之根"[53-54]。

熊笏所著《中风论》，从病脉证治的各个角度对脑卒中进行了系统论述，理法方药俱备，确为脑卒中临证与研究的重要古籍文献。目前，该书尚存清光绪十年（1884年）醉经阁校刊本、1923年《三三医书》刊本等，以及少量抄本传世。

5. 脑卒中医案的规范与充实

脑卒中医案的记载，流传至今者，可追溯至《史记》所载淳于意"诊安阳武都里成开方"患"苦沓风"[55]。然而，经过漫长历史时期的发展，历代医案规格不一，详略有别，记项各异。直至明代，方形成了较为详细且固定的医案记录形式。脑卒中的医案记录也正是在这一时期逐渐规范化。

明清时期，大量医案著作集中涌现，《临证指南医案》就是其中之一。该书记录了不少叶天士诊治脑卒中的医案。熊笏所著《中风论》之卷末，亦附有数则医案，为脑卒中之专案。

这一时期，诞生了很多医案专著。明代医家江瓘及其子江应元、江应宿编著的《名医类案》，是我国现存第一部医案类书，其中记录了大量医家治疗脑卒中的医案。其他如《孙文垣医案》《古今医案按》《南雅堂医案》《吴鞠通医案》等，皆为著名医家之传世医案专著，均载有很多脑卒中治疗医案，或以病为纲，或以人为纲，或为对前人治疗经验的继承，或为对当时医案的整理与评述，都反映了这一时期众多医家丰富的脑卒中治疗经验和高超的诊疗水平。

对于脑卒中古籍医案，本书设有专章，此处不予赘举。古籍中的这些脑卒中医案，对于脑卒中病脉证并治思维的发展、临证经验的总结、治疗效果的提升都具有十分重要的价值。

明清时期是脑卒中病脉证并治思维体系完善成熟的时期。这一时期，脑卒中出现了真中、类中的分类，脑卒中之名出现了"非风"等新的解读，脑卒中的概念与内涵更加清晰明确；脑卒中病因病机理论趋于完善，从以内风学说为主导，发展成为内外风结合、两纲并重的新局面；脑卒中的析证定治理论呈现出空前的多样化，新的治法与方剂在对前贤经验的系统总结中应运而生。同时，此时期脑卒中专著和脑卒中医案更加规范和充实。

经过了先秦两汉、两晋至五代、宋金元时期的漫长发展，脑卒中病脉证并治思维体系在传承中积累，在创造中革新，在探索中前进，终于在明清时期走进了成熟的新阶段。历史的进程和医学的进步都不会停歇，面对新的机遇与挑战，脑卒中病脉证并治思维体系也将迎来新的发展。

【古籍原文】

1. 吁！昔人也，三子也，果孰是欤？果孰非欤？以三子为是，昔人为非，则三子未出之前，固有从昔人而治愈者矣。以昔人为是，三子为非，则三子已出之后，亦有从三子而治愈者矣。故不善读其书者，往往致乱。以予观之，昔人、三子之论，皆不可偏废。但三子以相类中风之病视为中风而立论，故使后人狐疑而不能决。殊不知因于风者，真中风也；因于火，因于气，因于湿者，类中风而非中风也。三子所论者，自是因火、因气、因湿而为暴病、暴死之证，与风何相干哉？如《内经》所谓三阴三阳发病，为偏枯痿易，四肢不举，亦未尝必因于风而后能也。夫风、火、气、湿之殊，望、闻、问、切之异，岂无所辨乎？辨之为风，则从昔人以治；辨之为火、气、湿，则从三子以治。如此，庶乎析理明而用法当矣。惟其以因火、因气、因湿之证，强因风而合论之，所以真伪不分而名实相紊。若以因火、因气、因湿证分出之，则真中风病彰矣。《医经溯洄集·中风辨》

2. 真中风者，中时卒倒，皆因体气虚弱，荣卫失调，或喜、怒、忧、思、悲、惊、恐，或酒、色、劳力所伤，以致真气耗散，腠理不密，风邪乘虚而入，乃其中也。有中腑、中脏、中血脉、气虚、血虚之不同，因而治法亦有异也。《万病回春·中风》

3. 类中风者，则常有之。有中寒、中暑、中湿、中火、中气、食厥、劳伤、房劳、痰厥、血晕、中恶卒死等症，皆类中风者甚多，各有治法，不可作风治。如用风药，误之甚矣。《万病回春·中风》

4. 夫中于风者，即真风也；属于风者，即木邪也。真风者，外感之表证也；属风者，内伤之里证也，即厥逆内夺之属也。《景岳全书·杂证谟》

5. 继自越人、仲景，亦皆以外感言风，初未尝以非风言风也。迨至汉末华元化所言五脏之风，则稍与《内经》不同，而始有吐沫，身直口噤，筋急，舌强不能言，手足不遂等说，然犹不甚相远。再自隋唐以来，则巢氏《病源》、孙氏《千金》等方，以至宋元诸家所列风证，日多日详，而是风非风始混乱莫辨，而愈失其真矣。《景岳全书·杂证谟》

6. 非风一证，即时人所谓中风证也。此证多见卒倒，卒倒多由昏愦，本皆内伤积损颓败而然，原非外感风寒所致，而古今相传，咸以中风名之，其误甚矣。故余欲易去中风二字，而拟名类风，又欲拟名属风。然类风、属风，仍与风字相近，恐后人不解，仍尔模糊，故单用河间、东垣之意，竟以非风名之，庶乎使人易晓，而知其本非风证矣。《景岳全书·非风》

7. 独张景岳有高人之见，论半身不遂大体属气虚，易中风之名，著非风之论，惟引用《内经》厥逆，并辨论寒热、血虚及十二经之见症，与症不符，其方不效者，可惜先生于此症，阅历无多。《医林改错·半身不遂论叙》

8. 中风，世俗之称也。其症卒然仆倒，口眼歪斜，半身不遂，或舌强不言，唇吻不收是也。然名各有不同，其卒然仆倒者，经称为击仆，世又称为卒中，乃初中风时如此也。《医学纲目·肝胆部》

9. 曰卒中，曰暴仆，曰暴喑，曰蒙昧，曰喎僻，曰瘫痪，曰不省人事，曰语言謇涩，曰痰涎壅盛，其为中风之候不过如此，无此候者非中风之病也。《医学正传·中风》

10. 夫中风之证，盖因先伤于内而后感于外之候也，但有标本轻重之不同耳。假如百病皆有因有证，因则为本，证则为标。古人论中风者，言其证也。三先生论中风者，言其因也。知乎此，则中风之候可得而详论矣。《医学正传·中风》

11. 上经四节论偏枯，前二节属内伤，后二节属外感，盖此症内伤外感相兼而成也。至于河间、东垣、丹溪则专主内伤，仲景、陈无择、孙思邈则专主外感。《医学纲目·肝胆部》

12. 肥人多有中病，以其气盛于外而歉于内也。肺为气出入之道，人肥者气必急，气急必肺邪盛，肺金克木，胆为肝之腑，故痰涎壅盛，所以治之必先理气为急。《秘传证治要诀及类方·秘传证治要诀·诸中门》

13. 人身之血，内行于脉络，而外克于皮毛，渗透肌肉，滋养筋骨，故百体平和，运动无碍。若气滞则血滞，气逆则血逆，得热则瘀浊，得寒则凝泣，衰耗则顺行不周，渗透不遍，而外邪易侵矣。津液者，血之余，行乎脉外，流通一身，如天之清露。若血浊气滞，则凝聚而为痰。痰乃津液之变，遍身上下，无处不到，津液生于脾胃水谷所成，浊则为痰，故痰生于脾土也。是以古人论中风偏枯麻木等证，以血虚、瘀血、痰饮为言，是论其致病之源。至其得病，则必有所感触，或因风，或因寒，或因湿，或因酒，或因七情，或劳役、房劳、汗出，因感风寒湿气，遂成此病。此血病、痰病为本，而外邪为标。《赤水玄珠·风门·中风》

14. 愚意邪之所凑，其气必虚，内伤者间而有之，"间"字当作"五百年间出"之"间"。当专主虚论，不必兼风。河间、东垣各发前人所未发，至为精妙。但有论无方，后人何所依从？而彦修以阴虚立论，亦发前人所未发。惜乎以气、血、湿、痰为主，而不及真阴，不能无遗弊于后世焉。《医贯·主客辨疑·中风论》

15. 真阴既亏，内热弥甚，煎熬津液，凝结为痰，壅塞气道，不得通利，热极生风，亦致猝然僵仆类中风证。或不省人事，或言语謇涩，或口眼喎斜，或半身不遂。其将发也，外必先显内热之候，或口干舌苦，或大便闭涩，小便短赤，此其验也。刘河间所谓此证全是将息失宜，水不制火。丹溪所谓湿热相火，中痰中气是也。此即内虚暗风，确系阴阳两虚，而阴虚者为多，与外来风邪迥别。《先醒斋医学广笔记·中风》

16. 今叶氏发明内风，乃身中阳气之变动，肝为风脏，因精血衰耗，水不涵木，木少滋荣，故肝阳偏亢，内风时起。《临证指南医案·中风》

17. 以愚观之，人之为病，有外感之风，亦有内生之风。而天人之气，恒相感召，真邪之动，往往相因。故无论贼风邪气从外来者，必先有肝风为之内应。即痰火食气从内发者，亦必有肝风为之始基。设无肝风，亦只为他病已耳。宁有卒倒、偏枯、歪僻、牵引等症哉。经云：风气通于肝。又云：诸风掉眩，皆属于肝；诸湿肿满，皆属于脾；诸寒收引，皆属于肾。由此观之，则中风之病，其本在肝，犹中湿之属于脾，中寒之属于肾也。《金匮翼·中风统论》

18. 风，谓虚邪，贼风从外而中，伤人四肢躯体，故名曰中风，痰火，谓痰火从内而发，病人心主之官，故名曰痰火，体中风邪，轻则顽麻不仁，重则瘫痪不用，心病痰火，轻则舌强难语，重则痰壅神昏。此证或内或外，单病轻，兼病重，当细辨其中络、中经、中府、中藏及中经络兼中府藏。《医宗金鉴·杂病心法》

19. 夫中风者，《内经》主于风，此真中风也。若河间主于火，东垣主于气，丹溪主于湿，皆是因火、因气、因湿而为暴病暴死之症类中风，而非真中风也。治者审之！《明医杂著·风症》

20. 大尹刘孟春，素有痰，两臂顽麻，两目流泪。服祛风化痰药，痰愈甚，臂反痛不能伸，手指俱挛。余曰：麻属气虚，误服前药，肝火炽盛，肝血干涸，筋无所养，虚而挛耳！当补脾肺、滋肾水，则风自息、热自退、痰自清。遂用六味地黄丸、补中益气汤，不三月而痊。一儒者，素勤苦，恶风寒，鼻流清涕，寒喋，喷嚏，属脾肺气虚，反服祛风之药，肢体麻倦，痰涎自出，殊类风症。余以为风剂耗散元气，阴火乘其土位，以补中益气汤加麦门、五味子治之而愈。举人于尚之，素肾虚积劳，足痿不能步履，后舌喑不能言，面色黧黑。余谓肾气虚寒，不能运及所发，用地黄饮子治之而愈。后不慎调摄而复作，或用牛黄清心丸之类，发热痰甚，诚似中风，用祛风化痰之类，小便秘涩，口舌干燥，仍用前饮及加减八味丸渐愈，又用补中益气汤而痊。《明医杂著·风症》

21. 若夫所谓痰者，凡人将死之时必有痰，何独中风为然？要之痰从何处来？痰者，水也，其原出乎肾。张仲景曰："气虚痰泛，以肾气丸补而逐之。"观此凡治中风者，既以前法治其根本，则痰者不治而自去矣。《医贯·主客辨疑·中风论》

22. 凡言中风，有真假内外之别。差之毫厘，谬以千里。何者？西北土地高寒，风气刚猛，真气空虚之人，猝为所中，中脏者死，中腑者成废人，中经络者可调理而瘳。治之之道，先以解散风邪为急，次则补养气血。此真中外来风邪之候也。其药以小续命汤，桂枝、麻黄、生熟附子、羌独活、防风、白芷、南星、甘草之属为本。《先醒斋医学广笔记·中风》

23. 法当清热顺气，开痰以救其标；次当治本，阴虚则益血，阳虚则补气，气血两虚则气血兼补，久以持之。设若误用治真中风药，如前种种风燥之剂，则轻变为重，重则必死。祸福反掌，不可不察也。初清热则天门冬、麦门冬、甘菊花、白芍药、白茯苓、栝楼根、童便；顺气则紫苏子、枇杷叶、橘红、郁金；开痰则贝母、白芥子、竹沥、荆沥、栝楼仁。次治本，益阴则天门冬、甘菊花、怀生地、当归身、白芍药、枸杞子、麦门冬、五味子、牛膝、人乳、白胶、黄柏、白蒺藜之属；补阳则人参、黄芪、鹿茸、大枣。《先醒斋医学广笔记·中风》

24. 近代缪仲纯取用白蒺藜、菊花、首乌、黄芪、二冬、漆叶、牛膝、地

黄、鳖甲、竹沥，一派甘寒之味，虽无近效，而阴虚内热之人，诚可恃也，不可因其平淡而忽之。《风劳臌膈四大证治·中风》

25. 夫中腑者，为在表；中脏者，为在里；中血脉，中经络，俱为在中。在表者宜微汗，在里者宜微下，在中者宜调荣。中腑者，多着四肢，手足拘急不仁，恶风寒，为在表也，其治多易，用疏风汤之类。中脏者，多滞九窍，唇缓失音，耳聋目瞀，二便闭涩，为在里也，其治多难，用滋润汤之类。中血脉者，外无六经之形证，内无便溺之阻隔，肢不能举，口不能言，为在中也，用养荣汤之类。中经络者，则口眼㖞斜，亦在中也，用复正汤之类。《寿世保元·中风》

26. 真中风者，中于太阳，则与伤寒外感传经相符。若中血脉，必有偏枯㖞斜之证。中脏虽为在里，亦必兼有经络偏枯之证。若类中者，寒则厥冷呕泻而暴痛也；暑则赤日中行而卒倒也；湿则痰涎壅盛而闭塞也；火则面赤、烦渴、唇燥而便闭也；食则因于过饱而胸胀满闷也；气则因于盛怒而闭塞无音也；恶则因登冢入庙、冷屋栖迟而卒然头面青黯也；虚则面色㿠白、鼻息轻微也。见症各殊，与真中之偏枯㖞斜自是不同。其间或有相同者，乃真中、类中相兼也。《医学心悟·中风类中辨证法》

27. 类中风者，谓火中、虚中、湿中、寒中、暑中、气中、食中、恶中也。共有八种，与真中相类而实不同也。然类中有与真中相兼者，须细察其形证而辨之。凡真中之证，必连经络，多见歪斜偏废之候，与类中之专气致病者自是不同。《医学心悟·类中风》

28. 中脏者，中在里也。其人眩仆昏冒，不醒人事，或痰声如曳锯，宜分脏腑寒热而治之。假如其人素挟虚寒，或暴中新寒，则风水相遭，寒冰彻骨，而风为寒风矣。假如其人素有积热，或郁火暴发，则风乘火势，火借风威，而风为热风矣。为热风，多见闭证，其证牙关紧急，两手握固。法当疏风开窍，先用搐鼻散吹之，次用牛黄丸灌之。若大便闭结，腹满胀闷，火热极盛者，以三化汤攻之。为寒风，多见脱证，其证手撒脾绝，眼合肝绝，口张心绝，声如鼾肺绝，遗尿肾绝，更有两目直视，摇头上窜，发直如妆，汗出如珠，皆脱绝之症。法当温补元气，急用大剂附子理中汤灌之。若痰涎壅盛，以三生饮加人参灌之。间亦有寒痰壅塞，介乎闭、脱之间，不便骤补者，用半夏、橘红各一两，浓煎至一杯，以生姜自然汁对冲，频频灌之，其人即苏，然后按其虚而调之。然予自揣生平，用附子理中治愈者甚多，其用牛黄丸治愈者亦恒有之，惟三化汤一方并未举用。此必天时、地土、人事之不同。然

寒热之剂，屹然并立，古方具在，法不可泯。故两存之，以备参酌。《医学心悟·中风门》

29. 兹试撮其略曰：真中风须分表里，病在表者，照前六经形症治之。在里者，便溺阻隔，须下之（宜三化汤）。若表里俱见，先解表，后攻里。《沈氏尊生书·杂病源流犀烛·六淫门》

30. 又曰：治中风须分阴阳，阴中者，或青或白或黑，痰喘，昏乱眩冒，多汗，甚者手足厥冷；阳中者，面赤唇焦，牙关紧闭，上视强直，掉眩烦渴。又曰：中腑者，多兼中脏，如左关脉浮弦，面目青，左胁痛，筋脉拘急，肉瞤，头目眩，手足不收，坐踞不得，此中胆兼中肝也（宜犀角散）。《沈氏尊生书·杂病源流犀烛·六淫门》

31. 总之，治中风大法，猝然昏倒，必先顺气，然后治风（宜苏合丸，用竹沥、姜汁调灌，如口不开，急用吹鼻散吹入，有嚏可治，无则死）。亦须辨明气血之所属，气虚者，右手足必不仁（宜六君子汤加钩藤、姜汁）；血虚者，左手足必不仁（宜八珍汤加竹沥、钩藤、姜汁）。此其要法也。《沈氏尊生书·杂病源流犀烛·六淫门》

32. 今将中风条款根由方治开列于后。一曰口噤不开，足阳明颔颊之脉急则口噤，肝风乘胃故也，急将皂荚、乳香、黄芪、防风煎汤熏之，然须大作汤液，如蒸如雾乃得力。南星、冰片为细末，擦牙龈。或藜芦、郁金末擤鼻。或明矾一两、飞盐五钱擦牙，更用钱许棉裹安牙尽处。甘草五寸截五段，麻油浸透，火炙，抉口令咬之，约人行十里许，又换一段，从此灌药甚便。二曰口眼歪邪，耳鼻常静，故风不作。口眼常动，故风易生。摇风则血液衰耗，无以养筋，故筋脉拘急，而口目为僻，眦急不能卒视（宜疏风饮），急以桂枝三两，酒煎浓汁，以旧布浸之，右歪拓左，左歪拓右，乳香二两、皂荚一两，烧烟熏之。《沈氏尊生书·杂病源流犀烛·六淫门》

33. 又有小中，小中者何？其风之中人，不至如脏腑血脉之甚，止及手足者是也。若遇小中症，切不可用正风药深切治之，或至病反引而向里，只须平和之剂调理，虽未必为完人，亦不至有伤性命也。若风病既愈，而根株未能悉拔，隔一二年，或数年，必再发，发则必加重，或至丧命，故平时宜预防之，第一防房劳，暴怒郁结调气血，养精神，又常服药以维持之（宜定风饼子），庶乎可安。《沈氏尊生书·杂病源流犀烛·六淫门》

34. 风中六腑手足不遂，先发其表，羌活、防风为君，随证加药。然后行经养血，当归、秦艽、独活之类，随经用之。风中五脏耳聋目瞀，先疏其里，

三化汤。然后行经，独活、防风、柴胡、白芷、川芎，随经用之。《本草纲目·序例下·李东垣随证用药凡例》

35. 天南星中风中气痰厥，不省人事，同木香煎服。诸风口噤，同苏叶、生姜煎服。半夏消痰除湿，痰厥中风，同甘草、防风煎服。前胡化痰热，下气散风。旋覆花风气湿痹，胸上痰结留饮。中风壅滞，蜜丸服。《本草纲目·百病主治药上·诸风》

36. 中腑者多兼中脏：如左关脉浮弦，面目青，左胁偏痛，筋脉拘急，目睭，头目眩，手足不收，坐踞不得，此中胆兼中肝也。犀角散之类。如左寸脉浮洪，面赤，汗多恶风，心神颠倒，言语謇涩，舌强口干，忪悸恍惚，此中小肠兼中心也。加味牛黄散之类。如右关脉浮缓，或浮大，面唇黄，汗多恶风，口㖞语涩，身重怠惰嗜卧，肌肤不仁，皮肉睭动，腹胀不食，此中胃兼中脾也。防风散之类。如右寸脉浮涩而短，鼻流清涕，多喘，胸中胃闷，短气自汗，声嘶，四肢痿弱，此中大肠兼中肺也，五味子汤之类。如左尺脉浮滑，面目黧黑，腰脊痛引小腹，不能俯仰，两耳虚鸣，骨节疼痛，足痿善恐，此中膀胱兼中肾也。《杂病证治准绳·诸中门》

37. 中络者，肌肤不仁；中经者，躯壳重着；中腑，即不识人；中脏即舌难言，口流涎沫。然中腑必归胃府，中脏必归心脏也。《医门法律·中风门》

38. 然世咸知仲景为立方之祖，至中风证，仲景之方，首推侯氏黑散为主方，后人罔解其意，谨并明之。《医门法律·中风门·中风论》

39. 而其为病，则有脏腑经络浅深之异。口眼歪斜，络病也，其邪浅而易治；手足不遂，身体重痛，经病也，邪差深矣，故多从倒仆后见之；卒中昏厥，语言错乱，腑病也，其邪为尤深矣。大抵倒仆之候，经腑皆能有之。其倒后神清识人者在经，神昏不识人者在腑耳。至于唇缓失音、耳聋目瞀、遗尿声鼾等症，则为中脏，病之最深者也。然其间经病兼腑者有之，脏病连经者有之，腑脏经络齐病者有之，要在临病详察也。《金匮翼·中风统论》

40. 《内经》所谓：邪风之至，疾如风雨是也。脏邪所发者，脏气内虚，肝风独胜，卒然上攻九窍，旁溢四肢，如火之发，如泉之达，而不可骤止。肝象木而应风，而其气又暴故也。又邪气所触者，风自外来，其气多实。肝病所发者，风从内出，其气多虚。病虚者，气多脱。病实者，气多闭。脱者欲其收，不收则死；闭者欲其通，不通亦死。约言治要，盖有八法兹用条列于后，神而明之，存乎其人耳。又五藏中风分治之方，余见古方庞杂失旨，不适于用，谨删正五方，并录出以备检用云。《金匮翼·中风统论》

41. 凡非风等证，当辨其在经在脏。经病者轻浅可延，脏病者深重可畏。经病者病连肢体，脏病者败在神气。虽病在经者无不由中，而表里微甚则各有所主。此经脏之不可不辨也。然在经在脏，虽有不同，而曰阴曰阳，则无不本乎气血。但知气血之缓急，知阴阳之亏胜，则尽其善矣。若必曰某脏某经，必用某方某药，不知通变，多失其真。《景岳全书·非风》

42. 凡非风而有兼证者，则通经佐使之法本不可废。盖其脉络不通，皆由血气，血气兼证，各有所因：如因于风者必闭郁。因于寒者必凝涩。因于热者必干涸。因于湿者必壅滞。因于虚者必不营运。诸如此者，皆能阻塞经络，此佐使之法所以亦有不同也。凡风闭者，宜散而通之，如麻黄、桂枝、柴胡、羌活、细辛、白芷之属是也。寒凝者，宜热而通之，如葱、椒、桂、附、干姜之属是也。热燥者，宜凉而通之，如芩、连、栀、柏、石膏、知母之属是也。湿滞者，宜温利而通之，如苍术、浓朴、茵陈、草薢、五苓之属是也。《景岳全书·非风》

43. 辛寒清上，头目已清，则知火风由脏阴而起，刚药必不见效。缓肝之急以息风，滋肾之液以驱热，治法大旨如此。《临证指南医案·肝风》

44. 或曰：君言半身不遂，亏损元气是其本源，何以亏至五成方病，愿闻其说。余曰：夫元气藏于气管之内，分布周身，左右各得其半。人行坐动转，全仗元气。若元气足则有力，元气衰则无力，元气绝则死矣。若十分元气，亏二成剩八成，每半身仍有四成，则无病。若亏五成剩五成，每半身只剩二成半，此时虽未病半身不遂，已有气亏之症，因不痛不痒，人自不觉。若元气一亏，经络自然空虚，有空虚之隙，难免其气向一边归并。如右半身二成半，归并于左，则右半身无气；左半身二成半归并于右，则左半身无气，无气则不能动，不能动，名曰半身不遂。不遂者，不遂人用也。《医林改错·半身不遂论叙》

45. 补阳还五汤　此方治半身不遂，口服歪斜，语言謇涩，口角流涎，大便干燥，小便频数，遗尿不禁。《医林改错·瘫痿论》

46. 中风，左瘫右痪：三里、阳溪、合谷、中渚、阳辅、昆仑、行间。问曰：数穴针之不效，何也？答曰：风痰灌注经络，血气相搏，再受风寒湿气入内，凝滞不散，故刺不效，复刺后穴。先针无病手足，后针有病手足。《针灸大成·治症总要》

47. 风为八邪之长，夫人而知之矣。至于伤寒之中风与偏枯之中风，其所以判然不同之故，则自晋迄今，千百余年，竟无一人道及，可见历来诸家，多愦愦也。殊不知出在《灵》《素》，特未许浅见窥及耳。夫伤寒之中风，乃六气之风，详在《素问·五运行大论篇》。此系四时天气与宗气相召（宗气即呼吸天气所生，领营血行于脉中者也，）其感于人也，必入营中。故初起必有恶风、发热等症，且营血本左右递注，故病则左右俱病，断无偏枯之症。偏枯之中风，乃八方之风，详见《灵枢》黄帝与岐伯论八风篇中。此是四方贼风与卫气相袭，其入于人也，但在一隅，而不及营血，故起首无恶风、发热等症，且卫气本左右分布，两边各出，故病左者不及右，病右者不及左，此所以有偏枯之症也。知此，则风之源头清矣。《中风论·论中风》

48. 卫气温养形体，《内经》所谓卫外而为固，《难经》所谓守邪之神也。卫气固密，则百邪不能侵，若少有罅隙，则邪即袭之矣。其隙在头，则中于面，但为口眼㖞邪而已，其手足固无恙也；其隙在手经，则中于臂，但为腕臂不举而已，其头足固无恙也；其隙在足经，则中于髀枢，但为步履迟重而已，其头手固无恙也；其隙在左，则中左而右无恙；其隙在右，则中右而左无恙。《中风论·论八风》

49. 是以此症多发于中年以后之人，以其卫气不无少衰也；若少壮之人，则百中无一，以其卫气正盛也。后人不明卫气之义，乃有左血右气之说，失之远矣。又有谓血虚生内风者，亦不甚切，殊不知内风之生，乃卫气之虚而有隙，如谷虚则生风耳，非血虚也。虚则有隙，而邪风入之，故曰内风感召外风也。卫气出于下焦，为生风之根，即《内经》所谓肾间动气也。《中风论·论八风》

50. 初起猝发，必昏不知人。必有痰涎壅盛。痰涎，即人身津液，本随卫气布一身者也。风伤卫，则不能行津布液，于是津液皆随宗气逆居膈中，与呼吸之气相上下，故壅于喉间也。凡风之寒者有之，（此宜温）即风之热者亦有之，（此宜凉）俗医多用热药开痰者，非也。（筌）尝治此症，投以大凉剂，立开。必有皮肤发亮。凡风虽有寒热之不同，然总为阳邪，以阳邪而动卫阳，两阳相合，故发亮。必有短气。卫气不能行津布液，则津液皆聚膈中，而宗气之呼吸为之不利，故短气。必有自汗。风为阳邪，不闭腠理，故自汗。汗即卫气所布之液也，风邪伤卫，不能约束皮毛，汗孔空，故汗自出。（亦有无汗者，热甚也）必有半身不动。（详论八风。）必有体重。两边卫气皆用，则身轻；有一边不用，则身重。以上七症，初起时所必有者也。若无以上诸症，则非中风矣。《中风论·论证候》

51. 两边齐中，左右俱不仁者，最重不能运动；不知痛痒者，名为不仁，此即仲师所谓卒病。(卒病者，陡然猝发，昏不知人也) 或左或右，但中一边者稍轻，此即仲师所谓偏枯也。(详《金匮》) 此二者，皆病之大经者也。若中风入脏，则不可救矣。或但口眼喝斜、或但臂不举、或但足不用、或但舌暗不能言，或但麻木有定处，(麻木即不仁) 此五者，皆病之在孙络者。若久而不治，亦能渐入大经矣。(左右二十八脉名为大经，三百六十五穴名为孙络) 故在藏者极重，其生死只在二三日间；在大经者稍轻，往往连年累月，始可渐愈；在孙络最轻，有不药而亦能自愈者。《中风论·论轻重》

52. 因中风但伤卫而不伤营，故脉应照常缓也。然则何以辨邪风之轻重？曰：浮大异常者，其邪重；浮大同等者，其邪轻；浮大略见者，邪最轻。断病之法，只取浮大为病脉，非指缓为病脉也。缓为平人之脉，故不可作病看。然则但言浮大足矣，何必又言缓？曰：古人言此，正以明病不在营耳，若入营则不能缓矣。后人不识此理，往往将平脉混入病脉，此脉学之所以晦也。《中风论·论风脉》

53. 治法无他，专从卫气治之而已。卫气有根本、有枝叶、有表、有里。卫出下焦，为肾间动气者，根本也。《中风论·论治法》

54. 病在卫气，则当从卫分用药。卫气有表里不同，表者，行津为汗，温养形体之阳气也；里者，受命之根，水中之火，即肾间动气也。肾间动气即卫气之根，出于下焦，附于脂膏，为水中之火，其治有四法：火衰者，温中以益之，如灯之添草也。其药则有附子、肉桂、胡巴、故纸、干姜、吴萸及椒、磺、茴香之属。其方则有四逆回阳、理中温中之类。火盛者，壮水以制之，如灯之添油也。其药则有地黄、白芍、知母、黄柏、元参、龟胶及丹皮、芩、连之属。其方则有八味，(知柏八味) 六味封髓 (古有三方封髓丹) 固精之类。火离于水，虚阳外浮者，则先用温中，引阳下归于根，后用壮水恋阳，使不复越，则阴平阳秘矣。火郁于水，真阳不伸者，则于益阳之中，加以透发，如麻黄附子细辛之意，则阴退阳盛矣。《中风论·论药饵》

55. 臣意尝诊安阳武都里成开方，开方自言以为不病，臣意谓之病苦沓风，三岁四支不能自用，使人喑，喑即死。今闻其四支不能用，喑而未死也。病得之数饮酒以见大风气，所以知成开方病者，诊之，其脉法奇咳言曰"藏气相反者死"。切之，得肾反肺，法曰"三岁死"也。《史记·扁鹊仓公列传》

(五) 近代

19 世纪，自鸦片战争以来，在西学东渐的背景下，西方医学在中国广泛传播，中医学从理论到临证都出现了中西汇通的学术思想，成为近代中医学发展的显著特征。优秀医家不仅在临证中积累了新的经验，也取得了突出成就，这在脑卒中等疾病领域体现得尤为突出，从而使得脑卒中病脉证并治思维体系进入了新的发展阶段。

1. 脑卒中的中西汇通

近代最早提出中西医学汇通主张的是清代名臣李鸿章。李鸿章在为《万国药方》作序时，提出的"合中西之说而会其通，以造于至精极微之境"的论述，对这一时期中医学的发展影响深远。

其后一些医家取西医学之长，补中医学之不足，沟通中西医之学术，形成了中西医汇通学派，使中医学获得了新发展。主张中西医汇通的医家，将西医学的观点融入中医学脑卒中理论中，形成了一些特色鲜明的新学说，促进了近代脑卒中病脉证并治思维的新发展。

张锡纯是近代著名医家，也是中西医汇通学派的重要代表。张锡纯主张以中学为体，西学为用，提出了"衷中参西"的指导思想，并著成《医学衷中参西录》。张氏注意到西医学的"脑髓神经司知觉运动之说"，认为"中西之说皆不可废"[1]。

张锡纯指出，脑髓神经是人体运动、知觉的中枢，其功能的正常发挥，有赖于"脑中血管为之濡润"，而"胸中大气"则是血液正常运行的保障[2]。这一论述在当时具有先进性，是中西医汇通的理论典型。张氏进而指出，脑髓神经"失其司运动之常职"是由于"脑中血管充血过度，甚或至于破裂"，或"胸中大气虚损过甚"，不能助血上行于脑。如此"一虚一实"，是脑卒中的发病基础。同时，张氏还提示，脑卒中之虚实两端，区别"判若天渊"，临证不可混同，否则"必至凶危立见"。

由此，张锡纯提出了"衷中参西"的脑卒中病机理论。对于脑卒中病邪之风，张氏指出，"外受之风为真中风，内生之风为类中风"，并进一步认为脑卒中即属于"内中风"范畴[3-4]。

张锡纯提出，脑卒中临证当辨"脑充血"与"脑贫血"。其中，"脑充血"是由于气血逆乱，上冲于脑所致；"脑贫血"则是由于气虚血少，脑失濡养所致，临证当谨慎辨析，避免误治[5-6]。

与张锡纯同一时期的近代著名医家恽树珏（字铁樵），亦是中西医汇通学派的杰出代表。在中西汇通思想的指导下，恽氏著有《风劳鼓病论》，对脑卒中病脉证并治提出了很多创新观点。

恽铁樵指出，脑卒中的病因病机是"细胞崩坏，内分泌失职"，导致"纤微神经断绝之故"，而这"与血管爆裂，不能混为一谈"[7]。除论述外，恽氏通过分析记录的 5 个医案，说明了其理论的优势，并总结了其治疗脑卒中的经验：其一是把握时机，注重急救，以发病后六小时"为可治期"；其二是高龄者患病，预后不佳，多为"中风险证"；其三是多欲早衰者，首病卒中，"首先败坏者，必为腺体与神经"；其四是病情复杂，谨防失治，贻误至"危险时期"则回天无力；其五是反复发作，病则愈笃，复发则更易"神经断绝"[8-12]。

此外，恽铁樵还对脑卒中之病名的规范提出了建议，如"着痹乃深在感觉神经钝麻，死肌乃浅在感觉神经钝麻，历节痛风新陈代谢病"等，并根据症状提出了鉴别诊断的要点[13]。

可以看出，近代中西医汇通学派医家交流中西，取长补短，以血管和神经等西医学理论对脑卒中这一疾病进行了新的解读，提出了独具特色的新理论，并付诸临床实践，为脑卒中病脉证并治思维的发展融入了新鲜血液。

2. 脑卒中病证理论的新发展

与此同时，在西医学知识源源传入中国的背景下，近代医家在整理考证前贤医籍的过程中继承传统，在临证诊疗的实践中积累经验，取得了卓越的成就。

清末民初医家张山雷，对脑卒中深有见地，著《中风斠诠》，对经典理论进行扬弃发挥，并详细阐述了自己的观点，堪为当时中医学脑卒中理论与临证水平之代表。

张山雷论风邪为病，强调内外两纲。显然，"自外感受者"为"外因"，"自内而发者"为"内因"。内外两纲，"渊源既别，见症亦自不同，而治疗斯各有主义"[14-15]。同时张氏指出，如今脑卒中之病，"多是内因"，不可与外感诸风病证混淆。在系统考证历代脑卒中病机理论的基础上，张山雷专篇探讨外风、内风不得明辨之弊，认为类中之名未得要领，定名内风，"易得旨归"[16-17]。

实际上，张山雷的学术思想有三大渊源，除经旨与西学外，还受到了近代另一著名医家张士骧的深刻影响。张士骧（字伯龙），其所著《雪雅堂医案》中辑有其所撰《类中秘旨》，专论中风，多有独树一帜的新观点。张山雷在《中风斠诠》中对其所论多有评注，十分推崇。

张伯龙认为，脑卒中的病机是"阴虚阳扰，水不涵肝"，肝风内动，气血上冲于脑。这既是对《黄帝内经》等前贤理论的发挥，也与"西医谓之血冲脑者"相契合，被张山雷奉为"二千年来破天荒之第一名论"[18]。值得一提的是，张伯龙为证此说，进行了动物实验，"以两兔，用针锥伤其脑"，其科学精神与实践如此，堪称先锋[19]。

近代医家正是在这样的总结与探索中形成了自己的理论，可谓古今东西，融会贯通，极大地推动了脑卒中病证理论的发展。

3. 临证论治入古出新

近代以来，很多医家继承传统，接纳新说，精于理论，注重实践，为后世提供了宝贵的脑卒中临证论治经验。

费伯雄是晚清"孟河医派"名家，曾将毕生造诣之精华著成《医醇》，可惜毁于战火，后追忆其要义，书命名为《医醇賸义》，其中有专篇论脑卒中证治。费氏认为，脑卒中以正气亏虚为本，正虚风入，金元诸家所谓"火、气、痰偏胜"皆为标，本虚标实[20]。费氏亦法仲景经络脏腑理论，以别脑卒中之轻重浅深，主张腑为"胃腑"，脏乃"心脏"，此又是尊喻嘉言之说[21]。临证遣方，费伯雄极崇仲景之侯氏黑散，以其能固腠理、敛肝气、实中州，使外风不入，内风不生，痰湿尽去，虚火得降[22]。同时，费氏还对古方灵活化裁，创制新方，如自制加味桂枝汤、养血祛风汤、加味竹沥汤、清心饮等，用药甘润平缓，多有效验。

张伯龙治疗脑卒中常以滋水涵木，益肾镇肝为法[23]。张山雷在此基础上进一步完善，提出"镇肝、滋肾两法"，不宜"纠结不解"，当辨标本清浊，"分作两路，层累而进"[24]。张山雷论治亦以"潜镇摄纳"为法，用药随证，标本兼顾，灵活而不拘泥[25]。

张锡纯论治脑卒中，亦贯彻"衷中参西"的理念，主张谨守病机，慎辨寒热虚实，据充血、贫血之不同而遣方用药。对于"脑充血"，治以镇肝降逆、滋阴清热，代表方剂有镇肝熄风汤、起痿汤、养脑利肢汤；对于"脑贫血"，治以补气养血，通经活络，代表方剂为加味补血汤、干颓汤、补脑振痿汤等[26-27]。

总之，近代医家集古今之大成，融中西医于治疗方法中，对提升中医药诊治脑卒中的水平做出了很大贡献。

近代是脑卒中病脉证并治思维体系走进全新发展阶段的时期。西方医学的传入，开阔了国人的眼界，促进了医家对中医学脑卒中理论与实践的再挖掘与新探索。这一时期，在"中西汇通"的背景下，"脑中血管"与"脑髓神经"的概念，为脑卒中的病因病机学说融入了新理论，形成了"衷中参西"的新学说；同时，杰出医家们在中医学经典理论的沃土上继续深耕，并吸纳新鲜空气，在脑卒中证治方面不断发展，取得了卓越的成就。

通过梳理脑卒中病脉证并治思维的源流，我们可以看出，中医学在脑卒中疾病领域，从理论到实践的各层面，都积累了相当丰富而宝贵的财富。脑卒中病脉证并治思维体系源远流长，经历了初步形成、全面发展、变革创新、完善成熟，最终走进新的发展时期，形成了基础扎实、学术严谨、特色鲜明、构架完整的思维体系，时至今日，仍然焕发着新的活力。

【古籍原文】

1. 乃自脑髓神经司知觉运动之说倡自西人，遂谓人之肢体痿废皆系脑髓神经有所伤损。而以愚生平所经验者言之，则中西之说皆不可废。《重订医学衷中参西录·论肢体痿废之原因及治法（附：起痿汤、养脑利肢汤）》

2. 盖人之肢体运动原脑髓神经为之中枢，而脑髓神经所以能司运动者，实赖脑中血管为之濡润，胸中大气为之斡旋。乃有时脑中血管充血过度，甚或至于破裂，即可累及脑髓神经，而脑髓神经遂失其司运动之常职，又或有胸中大气虚损过甚，更或至于下陷，不能斡旋脑髓神经，而脑髓神经亦恒失其司运动之常职。此二者，一虚一实，同为偏枯之证，而其病因实判若天渊，设或药有误投，必至凶危立见。《重订医学衷中参西录·论治偏枯者不可轻用王勋臣补阳还五汤》

3. 中风之证，多因五内大虚，或禀赋素虚，或劳力劳神过度，风自经络袭入，直透膜原而达脏腑，令脏腑各失其职。或猝然昏倒，或言语謇涩，或溲便不利，或溲便不觉，或兼肢体痿废偏枯，此乃至险之证。中之轻者，犹可迟延岁月，中之重者，治不如法，危在翘足间也。《重订医学衷中参西录·治内外中风方》

4. 特是证名内中风，所以别外受之风也。乃自唐宋以来，不论风之外受内生，浑名曰中风。夫外受之风为真中风，内生之风为类中风，其病因悬殊，治法自难从同。若辨证不清，本系内中风，而亦以祛风之药发表之，其脏腑之血，必益随发表之药上升，则脑中充血必益甚，或至于血管破裂，不可救药。《重订医学衷中参西录·治内外中风方》

5. 脑充血病之说倡自西人，而浅见者流恒讥中医不知此病，其人盖生平未见《内经》者也。尝读《内经》至调经论，有谓"血之与气，并走于上，则为大厥，厥则暴死，气反则生，不反则死"云云，非即西人所谓脑充血之证乎？所有异者，西人但言充血，《内经》则谓血之与气并走于上。盖血必随气上升，此为一定之理，而西人论病皆得之剖解之余，是以但见血充脑中，而不知辅以理想以深究病源，故但名为脑充血也。《重订医学衷中参西录·论脑充血之原因及治法》

6. 脑充血者，其脑中之血过多，固能伤其脑髓神经。脑贫血者，其脑中之血过少，又无以养其脑髓神经。是以究其终极，皆可使神经失其所司也。古方有补血汤，其方黄芪、当归同用，而黄芪之分量，竟四倍于当归。诚以阴阳互为之根，人之气壮旺者，其血分自易充长。况人之脑髓神经，虽赖血以养之，尤赖胸中大气上升以斡旋之。是以《内经》谓："上气不足，脑为之不满，耳为之苦鸣，头为之倾，目为之眩。"所谓上气者，即胸中大气上升于脑中者也。因上气不足，血之随气而注于脑者必少，而脑为之不满，其脑中贫血可知。且因上气不足，不能斡旋其神经，血之注于脑者少，无以养其神经，于是而耳鸣、头倾、目眩，其人可忽至昏仆可知。《重订医学衷中参西录·治内外中风方》

7. 读者须知中风之为病，是纤微神经断绝之故。因所断绝者，为司运动之神经。故肢体不仁，而知识无恙。（而西医则谓血管爆裂，按纤微神经断绝，与血管爆裂，不能混为一谈。血管爆裂者，谓血管之壁破裂也。凡血管，皆有神经绕之，谓血管破裂，其纤微神经自无不断，其说近是。然中风之轻者，治之得法，可以恢复如常人，岂血管已裂者，能自再生乎？愚则以为凡中风之轻者，治之可愈，乃其神经原未断绝，不过钝麻。凡断之先一步，必为钝麻为变鞭，用风药使神经弛缓，硬者得柔。已钝麻者遂能自恢复，故可愈。似较血管破裂说为长，抑血管破裂说是否，仅为非医家言之。取其容易了解，余未尝学问，无从臆度。）若问何以神经有断绝之患，则吾亦将归咎于虚，不过此虚字颇耐人寻味，既不能谓之血虚，亦不能谓之气虚，直是细胞崩坏，内分泌失职之故。《风劳鼓病论·中风》

8. 大约得病即治，可以免除危险。若经过六点钟乃至十点钟不与药，则危。予药而不当，亦危，因可治之病机已逸也。然则此六点钟，可名为可治期。《风劳鼓病论·中风》

9. 右第二案，为中风险证，因年事较高故也。《风劳鼓病论·中风》

10. 凡多欲之人，无不早衰，而早衰之见证，大多数见风病，其首先败坏者，必为腺体与神经，故吾谓中风之真因，为细胞崩坏，内分泌失职。至于何故断颜面舌咽神经，而不断四肢运动神经，则其理不可晓矣。《风劳鼓病论·中风》

11. 右第四案，乃失治证，可以证明可治时期与危险时期两时期定名之真确。至初中时，仅不省人事，必经过三数日失治，而后起不随意筋动作，此亦大可注意之一要点。《风劳鼓病论·中风》

12. 右第五案，乃舌咽神经钝麻为病，因尚未断绝，故可以治之使愈。然三五年后必再发，此亦历验不爽者。再发则断，故医者皆谓中风第一次可治，第二次难治，第三次不治。其实苟初次中风，即神经断绝者，初次即难治。若复用药不当，或治之太晚，可治时期已过，第一次即不治耳。《风劳鼓病论·中风》

13. 鄙意凡半身不遂，或颊车舌咽不能动者，乃中枢神经为病。若痹症，不过末梢神经钝麻，当如此分别，较为真确。古人名一中即死者为真中，半身不遂者，为类中，《千金》以喑不能言者为风痱。半身不遂，口眼㖞邪者为风懿。《内经》以风、寒、湿三气，分行痹、着痹、痛痹，此种种名词，颇嫌未能划一。似当参考西国生理病理，重定名词，乃为妥当。例如着痹乃深在感觉神经钝麻，死肌乃浅在感觉神经钝麻，历节痛风新陈代谢病，不得一例以风为名也。《风劳鼓病论·中风》

14. 大率自外感受者，由浅入深，自经络而腑脏，幻化百端，不可思议。古所谓善行而数变者，其故可思也。此外因之风邪，为害固已甚厉，凡古人祛风方药，恒主疏邪解表者，诚以外感为病，仍须治之于外，泄而散之，此外因证治之一大纲也。《中风斠诠·论风之为病以外因内因为两大纲》

15. 大率自内而发者，由静生动，则猝然而震撼，波谲云诡，一往无前。古所谓风为百病之长者，殆即指此。此内因之风火恣肆，又最难驯。凡古人息风良法，必以潜阳镇定者，诚以内因为病，务必治之于内，安而宅之，此内因证治之又一大纲也。斯二因者，渊源既别，见症亦自不同，而治疗斯各有主义。《中风斠诠·论风之为病以外因内因为两大纲》

16. 假使病是外因，而不为疏泄，则坐令深入，譬犹开门揖盗，宁不入室升堂，倾筐倒箧？病是内因而妄与发散，则狂飙益肆，譬犹洪炉鼓扇，宁不摧枯拉朽，栋折榱崩？此则谈医者所必明辨于机先，而不能混淆不清，指鹿为马者。故古之中风，皆是外因，治必温散解表者，所以祛外来之邪风也；今之中风，多是内因，治必潜降镇摄者，所以靖内动之风阳也。诚能判别此外内二因之来源去委，则于古今中风证治，思过半矣。《中风斠诠·论风之为病以外因内因为两大纲》

17. 寿颐以为与其仍类中之名，泛而不切，不能得其要领，毋宁以内风二字，揭诸天下，而顾名思义，易得旨归。是以辑录此编，即以内风挈其纲领，庶几名正言顺，以见潜阳息风一法，本是治内风者应有之要义，而后之学者，乃不复以新奇为疑，则病得有正当之治疗。《中风斠诠·论医学家类中之病名，不如径作内风之明显》

18. 光绪中叶，蓬莱张伯龙著有《雪雅堂医案》，其论内风昏仆，谓是阴虚阳扰，水不涵肝，木旺生风而气升、火升、痰升，冲激脑经所致，是以顷刻瞀乱、神志迷蒙，或失知觉，或失运动，皆脑神经为之震动而失其功用之病。西医谓之血冲脑者，正与《素问·调经论》所谓"血之与气，并走于上，则为大厥"之旨吻合。〔批〕（此是二千年来破天荒之第一名论。）《中风斠诠·论中风之病，汉唐治法皆是外因，金元辨证乃识内因》

19. 今西国医家，以中风证为血冲脑气筋之病，谓人身知觉、运动，皆主于脑，可以兔与鹊试之。余尝以两兔，用针锥伤其脑，以试验此说之是否可信。一则伤其前脑，而即已僵仆不动，然自能饮食，越十余日不死。一则伤其后脑，而时时奔走，遇物碍之则仆，而不知饮食，数日饿毙。因此悟及《素问》血气并走于上，则为大厥，厥则暴死之病，即今所谓中风猝倒、不知人事之病。益信西医血冲脑气筋之论与《素问》暗合，可以互相引证。《中风斠诠·论张伯龙之〈类中秘旨〉》

20. 论治者，河间主火，东垣主气，丹溪主痰，是因火召风，因气召风，因痰召风，反以火、气、痰为主，而风往从之，标本倒置，诚如喻嘉言之所讥。盖其人有火、气、痰偏胜之处，因中于风，则有火者为风火，有气者为风气，有痰者为风痰。风为主，而火与气与痰，乃与风合并交作，方为标本分明。《医醇賸义·中风》

21. 卫气不能捍外，则风入于肌肉，故手指麻木，而肌肉不仁，若是者名曰中络。营血不能固内，则风入于经脉，故身体重着，步履艰难，若是者名曰中经。由此而深入，则为中腑。腑者，胃腑也。胃为六腑之长，职司出纳。风入于胃，胃火炽盛，水谷之气不生津液而化痰涎，痰随火升，阻塞灵窍，故昏不知人也。由此而深入，则为中脏。脏者，心脏也。心体纯阳，风性飘举，风火上扰，神明散乱，故舌不能言，而口流涎沫。此偏枯症中由浅入深之次第也。《医醇賸义·中风》

22. 惟侯氏黑散，填空窍以堵截外风一节，后人每多误解，以为空窍之处，惟肠与胃，若将肠胃之空窍填塞，则水谷且不得通行，人将何以自立？若有形之水谷，仍能灌输，则无形之邪风，岂反不能直走？蓄此疑者，不知凡几。殊不思邪害空窍,《内经》已明明言之。所谓空窍者,乃指毛窍及腠理言之。故侯氏黑散中,用牡蛎、矾石等收涩之药,欲令腠理秘密,毛窍固闭,正如暴寇当前,加筑城垣以堵截之,使不得入耳!非欲将肠胃之空窍,一并窒塞也。只因误会一填字,遂将空窍二字亦一齐错解,故特为明白剖析,庶几积惑可除。且侯氏黑散中,尚有精义,未经揭出,兹再为表章之。其用牡蛎、矾石,为堵截之计,固也。而其尤要者,则在于收涩敛肝,使在内之肝风不动。则先去其内应而勾结之患除,虽有邪风,孤立无援,亦将自退矣。因思保障灵府之法,无如治脾胃以实中州。脾气旺,则积湿尽去,而痰气不生;胃气和,则津液上行,而虚火自降。治病大法,无过于斯。至仓猝之时,病势危急,则又当逆而折之,虽峻猛之剂,不得不随症而施矣。《医醇賸义·中风》

23. 于《素问》所谓气血并走于上之大厥,于西医所谓血冲脑气筋,信而有征。盖肝风内动,气血上冲于脑,扰其后脑,则昏不知人;扰其前脑,在一边则为半身不遂、口眼㖞斜,在两边则为全身瘫痪。此时惟有镇摄其肝,使不妄动,则上升之血亦降,并滋其肾,则木得水涵,可不再动《中风斠诠·论张伯龙之〈类中秘旨〉》

24. 乃伯龙必以"木旺水衰"四字,扭作一团,纠结不解,遂以镇肝、滋肾两法,并为一气,清浊不分,终是贤者之过。颐谓气血并上之时,镇摄肝阳,使不妄动,则气火俱潜,而上升之血自降,最是治此证者无等等咒。然必须合之开泄涤痰,乃为无投不利。至于滋肾一法,则为培本之计,是善后之良图,使已降之气火不再萌动。理虽相因,法不并用,必须分作两路,层累而进,庶无遗害。《中风斠诠·论张伯龙之〈类中秘旨〉》

25. 愚谓潜阳镇逆,必以介类为第一主药,如珍珠母、紫贝齿、玳瑁、石决明、牡蛎之类,咸寒沉降,能定奔腾之气火,而气味俱清,不碍痰浊,最为上乘。金石药中,则龙骨、龙齿、磁石、石英、玄精石、青铅、铁落之属,皆有镇坠收摄之功。而平肝化痰,具有通灵之性情者,则羚羊角、猴枣,尤为神应。若草木类之木瓜、白芍、楝实,则力量较弱,可以辅佐,非专阃材也。若龟板、鳖甲,亦是潜阳沉降之品,但富有脂膏,已趋重于毓阴一路,必也水亏木旺,而无痰涎之上壅者为宜,有痰则已嫌滋腻,尚须审慎。若生地、石斛、玄参、黑豆之属,皆清热养阴之品,亦惟津伤热炽而无痰者,均可采用。苟有痰塞,则甘寒黏腻适以助其壅滞,其弊不小。而人参、阿胶、鸡子黄等,尤为滋填厚味,在真阴告匮,龙雷猝乘,已见目合口开、撒手遗溺脱证之时,非此恋阴益液和入大剂潜镇队中,亦难留恋阴阳,希冀什一。

《中风斠诠·论张伯龙之〈类中秘旨〉》

26. 镇肝熄风汤　治内中风证（亦名类中风，即西人所谓脑充血证），其脉弦长有力（即西医所谓血压过高），或上盛下虚，头目时常眩晕，或脑中时常作疼发热，或目胀耳鸣，或心中烦热，或时常噫气，或肢体渐觉不利，或口眼渐形歪斜，或面色如醉，甚或眩晕，至于颠仆，昏不知人，移时始醒，或醒后不能复原，精神短少，或肢体痿废，或成偏枯。《重订医学衷中参西录·治内外中风方》

27. 加味补血汤　治身形软弱，肢体渐觉不遂，或头重目眩，或神昏健忘，或觉脑际紧缩作疼，甚或昏仆移时苏醒致成偏枯，或全身痿废，脉象迟弱，内中风证之偏虚寒者（肝过盛生风，肝虚极亦可生风），此即西人所谓脑贫血病也，久服此汤当愈。《重订医学衷中参西录·治内外中风方》

二、病脉证并治思维

（一）概述

1.定义

病脉证并治，首见于《伤寒杂病论》，由东汉张仲景所创，基本每篇均以"辨……病脉证并治"或"……病脉证治"为题，将病脉证治视为整体统一的体例。以太阳病篇为例，太阳提纲证"太阳之为病，脉浮，头项强痛而恶寒"，太阳为开，邪气侵袭人体最先受累的往往是太阳经脉，上额交巅，出别下项，进而出现头项强痛、恶寒症状，道明太阳病的本质；同时，脉浮是邪犯体表、卫气抗邪的脉象反馈。紧接其后，阐明太阳病"中风""伤寒"与"温病"不同证型，引申出太阳中风治以解肌祛风、调和营卫，方用桂枝汤；太阳伤寒治以辛温发汗、宣肺平喘，方用麻黄汤；太阳温病治以辛凉解表，虽未详论选方用药却寓意其中。《伤寒论》中虽以六经辨证为主，但六经与脏腑密不可分，六经连接各脏腑，脏腑通过六经的联系合成一个有机整体，故可谓六经辨证以脏腑辨证为基础。综上所述，病脉证并治，是指在整体观与脏腑经络辨证思维的指导下，以病为纲，辨病与辨证相结合的中医基础理论体系。病脉证并治思维即指在病脉证并治理论指导下，在临床实际中进行诊疗的思维模式，包括辨病、平脉、析证、定治四个方面。

辨病，是指根据收集的症状及体征，以及发病的过程与类型，确定疾病分类、明确诊断的过程，包括病名、病因、病位、病程、类证鉴别等内容。病脉证并治以病为纲，将"辨病"列于首位，无疑是强调对疾病分类的重要性。以烦躁病为例，清代吴坤安《伤寒指掌·伤寒变症》记载"身为热动而不安，谓之躁；心为热扰而不宁，谓之烦。烦扰于内，躁动于外也"。明确其病名并进行分类，身体扰动、有形可见，是为躁病，而烦则是指心中懊恼，无特殊外在表现；两者可单见，亦可同见，同时也将两者进行鉴别，鉴别点在于有无外在的身体扰动表现。"烦扰于内而病轻，躁动于外而病重……烦为阳而出于心，躁属阴而出于肾"，内烦外躁，邪火扰心，则生内烦，兼或失眠、恶心等症状，病位在心，病性为实，病程较短；阴寒盛极，格阳于外，则见躁扰不宁，可兼见真寒假热之证，如身虽热但欲加被，口渴喜热饮或饮水量少，脉洪大而无力等症状，病位在肾，病性为虚，病情危重，预后不良[1]。辨病既为病脉证并治最重要的开端，要注意从症状及体征中获取针对性信息，排除影响因素，精准辨病。一如真中风与类中风之分，元代王履在《医经溯洄集·中风辨》提出真中风、类中风之名，"因于风者，真中风也；因于火，因于气，因于湿者，类中风而非中风也"，此为以病因不同鉴别类中风与真中风。清代林佩琴所著《类证治裁·中风论治》阐述两者之辨，"西北高寒风劲……是名真中，经所谓中六腑五脏之俞也"与"东南卑湿酿热……是为类中，实与外风无涉，经所谓阳之气以天地之疾风名之也"，以地理环境区分真中风与类中风[2-3]。尽管医家们对于两者之分鉴别要点繁多，但总体可以归纳鉴别要点主要为病因、地域、症状三大类，各家争鸣，对疾病溯源和思维发展都有着重要意义。目前普遍认为外邪侵袭而引发者为外风，又称真中风或真中，无外邪侵袭而发者为内风，又称类中风或类中。辨病是对疾病的总体宏观把控，要求对疾病的病因病机、起病形式、类证鉴别、病情进展以及转归预后等内容都有相当的认识与理解，在此基础之上才能进行平脉、析证、定治，从而达到治愈疾病的目的。

平脉，即辨别脉象，是指通过对双侧寸口脉的脉位、脉次、脉形、脉势逐一审查推断脉象，明确脉位、主脉、兼脉、死脉的过程。《伤寒杂病论》一书中共涉及百余种脉象，由此平脉在病脉证并治思维中的重要地位可见一斑。西晋王叔和所著《脉经·张仲景论脉》有云："脉有三部，尺寸及关。荣卫流行，不失衡铨……知邪所舍，消息诊看。料度腑脏，独见若神。"此即为平脉之总纲，脉因人、因时、因地而异，揆度奇恒[4]。《难经》中有记载，"尺寸者，脉之大要会也……从关至尺是尺内，阴之所治也；从关至鱼际是寸内，阳之所治也"，详细阐述寸口脉之脉位长短以及其阴阳属性。又可见北宋所编《太平圣惠方·分寸关尺三部脉位法》中详细记载了脉诊的方法及注意事项[5]。在明确脉诊操作的基础上，诊明脉象，明确典型脉象、可见脉、变异脉，即主脉、兼脉，如桂枝汤证的主脉为浮缓，兼脉为浮数、洪大、迟脉等。至于死脉，如"伤寒咳逆上气，其脉散者死，谓其形损故也""久咳数岁，其脉弱者可治，实大数者死"，论述伤寒咳嗽出现散脉，久咳出现实大数脉，皆为所谓死脉，代表预后不良。在病脉证并治思维模式中，平脉以阴阳为总纲，在阴阳相对性的指导下，辨明阴脉、阳脉之后再进行阴证、阳证的细化，不仅可以侧面辅助辨病的诊断，还是析证、预后的重要依据。同时，平脉时要注意地域、季节、气候、先天禀赋、体质等因素，因时、因地、因人辨脉，症状与脉象相结合从而辨证，判断病情，进行诊断与治疗。

析证，是指根据望闻问切四诊所获得的包括症状与体征在内的基本信息要素，在认识疾病的基础上运用中医理论分析判断疾病证候、推导发病机制的思维模式，包括辨证、病机两方面内容。辨证之中又包括辨别主证、兼变证、或然证等内容，认识疾病在发生发展过程中属于某种类型或处于某种阶段的病理本质，探究疾病发生、发展及变化，包括预后的机制及规律。明代虞抟《苍生司命·厥证》有云："厥有七证，寒、热、痰、气、食、尸、蛔七者是也……寒热，即阴阳也。"先辨厥证，阳气衰微而致四肢厥冷是为寒厥，热邪壅盛而致手足厥冷是为热厥，至于痰厥、气厥、食厥、尸厥、蛔厥则是由于痰壅气闭、气机逆乱、食积内停、感受秽毒、蛔虫感染所致[6]。主证是指根据当前主要症状或体征所得出的病证，即所谓本证，如桂枝汤本证、麻黄汤本证。兼变证是指主证失治或内有夙疾，结合主证所诱发的病证。如"太阳病，发汗，汗出不解，其人仍发热，心下悸，头眩，身眴动，振振欲擗地者，真武汤主之"，太阳病本应治以汗法，然过汗伤阳，抑或素体阳虚，汗出伤阳亦甚，伤及肾阳，虚阳外越，故而仍有发热。肾阳不足，化气行水之力衰减，则可见水气凌心等症状，是为肾阳亏虚、水邪泛溢之证。或然证则是指在主证之后可以见到的病证，在古籍中常可列于主证之后以"或"字所引出的内容。清代柯琴《伤寒来苏集·伤寒论注》中提及少阴病，"其人或咳、或悸、或小便不利、或腹中痛者"，均是或然之证，为少阴病发生发展过程中可能出现的病证，与主证构成有机整体，指导治则治法的制定[7]。析证作为病脉证并治思维中承前启后的关键组成部分，既是对之前辨病及四诊合参的进阶，又是对治则治法的指导，指导临床正确处理病治异同、扶正祛邪以及矛盾主次关系。

定治，即根据析证的结果，确定治则治法，从而指导选方用药、预后顾护等具体治疗方案。方随法出，法随证立，治则治法以辨病辨证为先决条件，只有通过辨病辨证，理解并掌握了疾病的病因病机、病位病性之后，才能正确制定疾病的治则治法，为临床实践诊疗夯实基础，力求恢复机体脏腑阴阳气血平衡状态，即"以平为期"。清代何世仁《何元长先生医案》载"阴液亏，内风煽烁，症属偏枯，法当柔剂养营"，阴液亏耗，虚风内动，一侧上下肢痿废不用，是为偏枯，当以滋阴息风、调和营卫为法。治则治法的确立，指导遣方用药，并且有助于针灸、推拿、功法等治疗手段的选择。元代朱震亨所著《丹溪心法·头风》载"属痰者多，有热，有风，有血虚。在左属风，荆芥、薄荷；属血虚，川芎、当归；在右属痰，苍术、半夏；属热，酒芩为主。又属湿痰，川芎、南星、苍术"，"头风"即头痛，临床以风邪夹湿多见，外感风邪头痛多选用荆芥、薄荷等祛风解表的药物，血虚头痛多选用川芎、当归等行气补血之品，痰湿头痛多选用苍术、半夏等燥湿化痰药物，此外还有肝阳头痛、肾虚头痛、气虚头痛等，具体根据证型不同遣方用药。明代张景岳所著《类经图翼·中风》中记载："中脏气塞痰上，昏危不省人事……可依次灸此七穴则愈。"景岳认为小中风之候，无论病因病机，均可于百会、风池、大椎、肩井、间使、曲池、足三里七个穴位上进行灸法，以达痊愈之效[8]。尽管张景岳认为对于小中风而言，灸法较之方剂更具疗效，但不可否认的是其对小中风的病因病机、辨证分型等认知之深，确立治则治法之纲要，进而提出七穴灸法。定治由前文所述病脉证指导而形成，是疾病诊疗过程中的集大成者，是中医思维的具象化体现，是从临床中来到临床中去的有效回馈。与此同时，定治在临床具体实施过程中，呈正向反馈，持续不断地核验、修改并完善，以期疗效。

病脉证并治思维模式与临床实际诊疗过程高度一致，遵循"辨病—平脉—析证—定治"的诊疗原则，重视疾病的等级概念，进一步提升诊疗的整体性与精准度，提高疾病的治愈率，以期为人民生命健康谋福祉。

2.特点

（1）以病为纲，病证结合

病脉证并治思维模式以病为纲，首先明确疾病的病名、病因、病位等内容，将辨病与辨证紧密结合，在临床实践中有深刻的意义。对于疾病而言，不同的类型或不同的阶段所表现出的证候并不相同，如脑卒中的中经、中络、入脏、入腑四大证。明代龚信《古今医鉴》中有记载，"原夫中风，当分真伪。真者，见六经形证，有中脏腑、血脉之分；伪者，遵三子发挥，有属湿火，气虚之谓"，以脑卒中为纲，阐述其"真伪"，论中脏腑、血脉之区别，即"中脏命危，中腑肢废；在经络则口眼㖞斜，中血脉则半身不遂"，在明确脑卒中的基础上进行类型及证候的进一步细分。同样，不同的疾病可能在某一类型或某一阶段表现出相同的证候，如寒疝与产后腹痛两种不同疾病，因两者均因血虚里寒所致，故均可治以养血补虚、温中散寒，方用当归生姜羊肉汤加减。以病为纲，病证结合，在宏观把握疾病病因病机、传变预后的同时，对疾病发生发展的某类型或某阶段深入侧重了解认识，从整体着手，针对性治疗疾病。

（2）强调四诊，重视平脉

临床实际中，四诊合参是我们辨证论治的基本原则之一。四诊，即望诊、闻诊、问诊、切诊，是四种不同的获取疾病信息、判断病情的手段，虽然都具有一定的局限性，但是四诊合参，互相补充，互相佐证，保证诊断的真实可靠性，"观其脉证，知犯何逆，随证治之"，通过对脉象的诊查，了解疾病误治或失治的经过，之后再根据现有脉象和症状体征采取有针对性的治疗方案，由此可见平脉在四诊中的重要地位。仲景在脉法一途中颇有建树，"脉法阴阳"中可观，于脉象、诊脉部位、浮沉取候之中再别阴阳，在前人对脉学理论研究的基础上，进一步与临床实际结合，用于疾病的诊断与治疗，为疾病的系统诊治提供指导。

（3）逻辑缜密，程式性强

病脉证并治思维逻辑性强，按照一定的规范对临床实践进行提炼、总结、运用、反馈，具有十足的程式性。并且在中医基础理论的发展指导下，统摄整体，宏观把控，用动态的眼光看待疾病发生发展的全过程，可谓是医家论治之准绳。病脉证治理论发展至今，不仅对后人解读研讨《伤寒杂病论》意义非凡，更是对临床思维体系的保障与激励。在现代研究中，应用基础研究占比居多，运用既已成书的《伤寒论》《金匮要略》中所蕴含的知识，在其基础上进行中医理论的再解读与临床方面的实践，值得不断地学习与体会、总结与应用。

3. 意义

（1）创立病脉证并治诊疗模式

病脉证并治诊疗体系的创立，是对中医理论的发展与补充，将各疾病分阶化，从病因病机、临床表现、分证论治等各方面进行阐述，使得诊疗经过清晰明了、有规律可循。如《金匮要略·血痹虚劳病脉证并治》中所记载，先辨虚劳，后平纲脉，"脉大为劳，极虚亦为劳"，再行析证论治，虚劳失精者，桂枝加龙骨牡蛎汤；虚劳腹痛者，小建中汤；虚劳腰痛者，肾气丸；虚劳风气，薯蓣丸；虚劳不眠，酸枣仁汤；虚劳干血，大黄䗪虫丸。有别于一般"三位一体"中医诊疗模式，病脉证并治诊疗模式明显更适用于临床。从辨病、四诊合参、尤重平脉，到析证，进而定治，千百年来指导中医的临床诊疗，影响深远，时至今日，当下的临床实践诊疗过程也与其保持高度的一致性。

（2）深度探究中医古籍价值所在

近现代对于中医古籍的研究往往限于理论方面的探讨，各成一家之言，少有大规模大范围地进行系统化研究。本书的形成基于600本中医古籍的知识元数据，网罗各家思维理论与临床医案，探索隐性知识，形成富有特色的专题文献数据库，服务临床，实现中医古籍与临床的双向互动。参考病脉证并治思路，结合知识元标引搭建大型中医古籍数据库，利用现有技术挖掘中医古籍中所蕴含的知识体系，提供新思路，创造新可能，使更多人受益其中，传承发展，守正创新。

（3）推动中医学各科发展

病脉证并治思维，代表着中医学的发展，有赖于社会的进步与理论技术的进步，并且反向推动社会及中医学的发展。作为承前启后的成果，病脉证并治思维不仅集前代中医基础理论于一体，更是开创了新的诊疗思维，深刻指导后世医学发展，无论是中风、肺痿、虚劳、黄疸等内科疾病的诊疗，还是妇人经带胎产杂病，抑或痈疽疔疮等外科疾患，甚则中医儿科的诊治都可见病脉证并治思维的影响。病脉证并治模式无疑是中医学发展史上的一大里程碑，推动了中医内伤杂病、妇科学、外科学、儿科学、养生康复学等学科的临床与理论发展，深化了对方剂学、中药学、脉学等学科的研究，影响深远，薪火世传，福泽千秋。

【古籍原文】

1. 金鉴云：身为热动而不安，谓之躁；心为热扰而不宁，谓之烦。烦扰于内，躁动于外也。邵评：躁则身体扰动，有形可见，旁人知之；烦则心中懊恼，外无见象，惟病人自知。故烦扰于内而病轻，躁动于外而病重。独烦不躁者，属热；独躁不烦者，属寒。烦躁同见，在太阳属热，在少阴属寒。邵评：烦为阳而出于心，躁属阴而出于肾。烦主心，躁主肾。烦属阳，躁属阴。烦者心中烦乱不宁，欲起不安，欲睡不稳之状，即反复颠倒、心中懊恼之证也。邵评：邪火内扰则烦，脘中愦愦无奈，懊恼难过，欲吐不得吐，欲眠不得眠，心烦意乱，不能自主，病患自知其苦，外无形象可见也。《伤寒指掌·伤寒变症》

2. 风为百病之长，故六淫先之，以其善行数变，受之者轻为感冒，重则为伤，最重则为中，然有真中、类中，中血脉经络腑脏之辨。西北高寒风劲，真气虚者，猝为所中，是名真中，经所谓中六腑五脏之俞也。《类证治裁·中风论治》

3. 东南卑湿酿热，真阴亏者，风自内生，虚阳上冒，亦致昏仆，是为类中，实与外风无涉，经所谓阳之气以天地之疾风名之也。《医经溯洄集·中风辨》

4. 脉有三部，尺寸及关。荣卫流行，不失衡铨，肾沉心洪。肺浮肝弦，此自经常，不失铢分。出入升降，漏刻周旋，水下二刻，脉一周身，旋复寸口，虚实见焉。变化相乘，阴阳相干。风则浮虚，寒则紧弦，沉潜水滀，支饮急弦，动弦为痛，数洪热烦。设有不应，知变所缘。三部不同，病各异端。太过可怪，不及亦然，邪不空见，终必有奸。审察表里，三焦别分，知邪所舍，消息诊看。料度腑脏，独见若神。为子条记，传与贤人。《脉经·张仲景论脉》

5. 皆先取一尺而言之，从尺而取寸，此则是其大纲也。又凡人长短不同，其形各异。又曰：人长则脉长，人短则脉短。据此之言，岂可执其一概，必在医者以意审详。今则以鱼际骨下为寸口，位占九分，更下行一寸为尺部，合成一寸九分。中间为关部，以安三指，此之所定寸关尺。盖依黄帝难经。永为楷式。不可改移。《太平圣惠方·分寸关尺三部脉位法》

6. 厥者，逆也，手足逆冷也。厥有七证，寒、热、痰、气、食、尸、蛔七者是也。惟寒热二厥证颇相似，用药一差，死生反掌。《经》曰：阳气衰于下，则为寒厥；阴气衰于下，则为热厥。寒热，即阴阳也。《苍生司命·厥证》

7. 少阴病，四逆，泄利下重，其人或咳、或悸、或小便不利，或腹中痛者，四逆散主之。四肢为诸阳之本，阳气不达于四肢，因而厥逆，故四肢多属于阴。此则泄利下重，是阳邪下陷入阴中。阳内而阴反外，以致阴阳脉气不相顺接也。可知以手足厥冷为热厥、四肢厥逆为寒厥者，亦凿矣。条中无主证，而皆是或然证，"四逆"下必有阙文。《伤寒来苏集·伤寒论注·四逆散证》

8. 中脏气塞痰上，昏危不省人事。百会、风池、大椎、肩井、间使、曲池、足三里。凡觉手足挛痹，心神昏乱，将有中风之候，不论是风与气，可依次灸此七穴则愈。《类经图翼·中风》

（二）脑卒中病脉证并治特点与优势

中风病居"风劳臌膈"四大难证之首，为疑难重证，各代医家在不断地摸索与探究之中完善对中风病的认识与理解。元代王履《医经溯洄集》中提及中风具"或偏枯，或四肢不举，或不知人，或死"[1]症状。清代喻昌所著《医门法律》中记载："中风一证，动关生死安危，病之大而且重，莫有过于此者。"清代沈金鳌所著《杂病源流犀烛》也提到："若风病既愈，而根株未能悉拔，隔一二年，或数年，必再发，发则必加重，或至丧命。"中风病之多发，治疗之凶险，病残之多见，病故者之数众多，可见一斑。千百年来，历代医家勤耕不辍，积累了大量对于脑卒中的诊治思路，并随着时间的推移逐渐完善。时至今日，更是形成了系统规范的中风病（脑梗死、脑出血）中医诊疗方案，对临床实际诊疗过程有着显著的指导作用。

1. 脑卒中诊治思路沿革

金元以前，受《黄帝内经》"风之伤人"思想的影响，医家多从"外风"的角度认识脑卒中。张仲景在《金匮要略》一书中论述脑卒中的脉证与病机，"夫风之为病，当半身不遂，或但臂不遂者，此为痹。脉微而数，中风使然"，机体正气虚弱，气血不足，外风侵袭而成中风，治疗以扶正祛邪、祛除外风为主，方选侯氏黑散、风引汤等。巢元方在《诸病源候论》中对脑卒中病因病机进行了详细论述，同样以"外风"为主，提出"人体有偏虚者，风邪乘虚而伤之，故为偏风也"[2]。"脾胃虚弱，血气偏虚"，风邪乘虚入体，而成偏枯，提出"汤熨针石，别有正方，补养宣导"指导具体治疗方案[2]。孙思邈在《备急千金要方》中提到"邪客半身入深，真气去则偏枯"，强调外来邪气侵入机体一侧，正气不足，被邪气驱赶，气机运动失常，而成偏枯，治疗以经典的小续命汤驱逐外风，"诸风服之皆验，不令人虚方"[3]。

自金元时期，多数医家多从内因论述，从风火痰瘀虚等各因素阐释脑卒中病因病机，治疗以化痰、清热、理气、活血、补气、滋阴等为主。刘完素认为"人风病，多因热甚"，以火热立论，认为"心火暴甚，肾水虚衰"。五志过极，将息失宜，肾阴不足，而致火热内生，热极生风，心火暴甚，热扰心神，发为卒中，而致"卒倒无所知"，创三化汤，通腑泻热，调畅气机[4]。李东垣主张"中风者，非外来风邪，乃本气自病也"，认为脑卒中不是由外来邪气所致，而是因本气自虚发病，并提到脑卒中的发病率与年龄呈正相关性，年老体衰，正气不足，脑卒中更易发作[5]。李东垣将脑卒中分为中血脉、中腑与中脏，分而治之。中血脉者，以小续命汤合疏风汤治之；中腑者，宜三化汤或麻仁丸；中脏者，宜至宝丹之类清热解毒化浊开窍。朱丹溪提出"中风大率主血虚有痰"，痰与死血阻滞经络，则见半身不遂；阻滞清窍，则见不省人事。治疗则以"治痰为先，次养血行血"，方用二陈汤、四物汤等[6]。张景岳提出"中风非风""本皆内伤积损颓败而然"，同样以脏腑内伤积损立论，而非外感所致，治疗以四君子汤、六君子汤等补气扶正[7]。叶天士提出"肝阳偏亢，内风时起"的观点，认为血虚、阳虚等所致水不涵木，肾阴不足，肝阳化风，而致中风，治疗则以"滋液息风，濡养营络，补阴潜阳"等方法，方用虎潜丸、复脉汤等[8]。

在近代中西医汇通的背景下，许多中医学者结合西医学的知识，对疾病有了更深的认识。张伯龙在《雪雅堂医案》中说："内风昏仆，谓是阴虚阳扰，水不涵木，木旺生风，而气升、火升、痰升，冲激脑经所致。"[9]他认为水不涵木，肝气妄动而生内风，气升、火升、痰升，气火上扰，痰阻脑经，而成脑卒中。张寿颐在此基础上认识到肝阳化风，或以肝风内动为本，肝气上逆，气血痰随之上逆，冲击脑络导致脑卒中之发病[10]。张锡纯则提出"脑充血"及"脑贫血"致中风，以平肝息风、化痰降气、补益气血等为治法。

迄今为止，以王永炎院士为代表的现代医家普遍认为脑卒中急性期主要表现为风、火、痰、瘀等标实之证，恢复期及后遗症期则以虚实夹杂或本虚之证为主，其中痰瘀互阻往往贯穿脑卒中疾病始终。现代诊疗以"中经络""中脏腑"为纲对脑卒中进行详细分类，根据不同的证型选择不同的治则治法，采用个体化综合治疗方案，尽早介入康复训练，并且可以考虑在一般处理之上予以溶栓、抗凝、抗血小板、降纤、扩容等特异性治疗内容，形成了较为规范的联合治疗原则和手段。

2. 脑卒中病脉证并治的优势

"病脉证并治"这一临床诊疗模式自仲景始，在后世得到不断的传承与发扬。患者病情复杂多变，医生在实际诊治过程中切不可照本宣科，应四诊合参，辨其证候，采取具有针对性的治疗方法与措施。"病脉证并治"包含"辨病""平脉""析证""定治"四个方面，辨病是首要环节，平脉是核心诊断方式，析证是关键过程，定治是最终决定方案。"病脉证并治"诊疗模式有其独特的逻辑性、系统性、动态性，不仅对临床实际诊疗过程有着规范指导作用，同时也对中医经典理论的继承与发展大有裨益。

（1）贴合临床，指导诊治

病脉证并治思维模式有其独到的逻辑性，较之其他辨证论治模式更为明显，并且与现代临床实际诊疗程式相符。病脉证并治，归根结底是"病—证—治"的思维模式，只不过四诊合参之时格外重视脉象的特征，这与现代医学由诊断依据至治疗方案的诊疗思路具有高度的一致性。也正是因此，病脉证并治思维模式才能一直发展至今，并且在不断地发展壮大。

以脑卒中病脉证并治模式为例，其辨病并不复杂，参照 2008 年版《中医内科常见病诊疗指南》，临床主证为神志昏蒙、半身不遂、口舌㖞斜、言语謇涩或语不达意甚或不语、偏身麻木，次证包括头痛、眩晕、瞳神变化、饮水发呛、目偏不瞬、步履不稳等，具有此类症状并结合患者起病情况、发病诱因、先兆症状、年龄等因素即可辨病为脑卒中，明确病因，并与痫证、痉证、厥证等相鉴别。接下来，四诊合参，尤重平脉。如《医门法律》中所记载"中风之脉，各有所兼，兼则益造其偏，然必显呈于脉[11]"，细细平脉，综合四诊，梳理证候要素明确证候类型，以虚实为类，将各证型分为实证、虚证与虚实夹杂证，包括风痰阻络证、痰蒙清窍证、元气亏虚证、气虚血瘀证等。在此基础上进行治法治则的确立，根据证型的不同决定具体的祛风、豁痰、开窍、化瘀等治法，指导下一步选方用药、针灸选穴，辅以刺血、点搽、吹鼻等其他疗法，其中具体证型的判断、治则治法的确立等内容后文之中有详细描述，此处不再赘述。如此施治之后以期达到治愈疾病的目的，"谨察阴阳所在而调之，以平为期"。

总而言之，病脉证并治思维体系应用范围广泛，适用于各种外感病及内伤杂病，并不局限于脑卒中一类疾病，同样，外科、妇科、儿科等各科医学也可参考此诊疗模式，结合各科特色进行诊治。

（2）整体观念，动态诊病

"病脉证并治"的模式则以"辨病"统括人与自然、社会环境的整体性和疾病发生发展过程的整体性，以"平脉析证"结合人体自身的整体性，并体现在最终方案"定治"当中。整体观念，源自古代"天人相应"的思想，是中医学理论基础和临床实践的重要指导思想，同时也是最突出的特点之一。人体是一个由多层次结构构成的有机整体，各个部分、各个脏腑形体官窍之间有着密不可分的关系，相互联系，相互协调，相互影响。"人以天地之气生，四时之法成"，人体与自然环境具有统一性，同时也受社会环境的影响。古代医家早已认识到地理气候、饮食情志、社会地位等因素对脑卒中的发生发展有所影响。与此同时，人体宿疾一定程度上也会导致脑卒中的发生，该认知与现代脑卒中二级预防观念有异曲同工之妙。

世界万事万物都是运动的、变化的、相互联系的，这是最基础的规律与本质，疾病自然也不例外。疾病的发生发展是一个动态的过程，其转归有赖于邪正抗争的进展。作为疾病发生发展过程中的主要矛盾，邪正关系包括正胜邪退、邪胜正衰、邪正相持、正虚邪恋与邪去正虚。脑卒中自发病始就是邪正交争的过程，在体质、自然等因素的影响下，邪正的交争在不断地动态变化，病情进展也处于不断运动变化的状态之下。至于脑卒中转归，大致有两种结局：一来正胜邪退，疾病向愈；二来邪胜正衰，疾病恶化。据此可见，病情发展是运动变化的，这要求医师在临床上要以动态的、发展的、联系的眼光看待疾病。

"病脉证并治"原则应用于临床实践中，从整体统一性角度出发，抓住疾病的主要矛盾进行诊治，动态诊病，通过患者对疾病的反馈持续核验、完善与补充，坚持以疗效为导向，彰显了病脉证并治的优势。

【古籍原文】

1. 人有卒暴僵仆，或偏枯，或四肢不举，或不知人，或死，或不死者，世以中风呼之，而方书亦以中风治之。《医经溯洄集·中风辨》

2. 偏风者，风邪偏客于身一边也。人体有偏虚者，风邪乘虚而伤之，故为偏风也。其状或不知痛痒，或缓纵，或痹痛是也。其汤熨针石，别有正方；补养宣导，今附于后。《诸病源候论·风病诸候上》

3. **小续命汤** 治卒中风欲死，身体缓急，口目不正，舌强不能语，奄奄

忽忽，神情闷乱，诸风服之皆验，不令人虚方。《备急千金要方·诸风·诸风》

4. 故火热胜，金衰而风生，则风能胜湿，热能耗液而反燥，阳实阴虚，则风热胜于水湿，而为燥也。凡人风病，多因热甚，而风燥者，为其兼化，以热为其主也。俗云风者，言末而忘其本也。所以中风瘫痪者，非谓肝木之风实甚，而卒中之也。亦非外中于风尔。由乎将息失宜，而心火暴甚，肾水虚衰，不能制之，则阴虚阳实，而热气怫郁，心神昏冒，筋骨不用，而卒倒无所知也。多因喜、怒、思、悲、恐之五志，有所过极，而卒中者，由五志过极，皆为热甚故也。若微则但僵仆，气血流通，筋脉不挛，缓者发过如故。或热气太甚，郁结壅滞，气血不能宣通，阴气暴绝，则阳气后竭而死。俗谓中，不过尔。或即不死而偏枯者，由经络左右双行，而热甚郁结，气血不得宣通，郁极乃发，若一侧得通，则痞者痹，而瘫痪也。《素问玄机原病式·六气为病·火类·暴病暴死》

5. 人之气，以天地之疾风名之。故中风者，非外来风邪，乃本气病也。凡人年逾四旬，气衰者，多有此疾，壮岁之际，无有也。若肥盛，则间有之，亦形盛气衰如此。治法：和脏腑，通经络，便是治风。然轻重有三：中血脉，则口眼㖞斜，亦有贼风袭虚，伤之者也。中腑，则肢废。中脏，则性命危急。《医学发明·中风有三》

6. 中风大率主血虚有痰，治痰为先，次养血行血。或属虚，挟火（一作痰）与湿，又须分气虚、血虚。半身不遂，大率多痰，在左属死血、瘀（一作少）血；在右属痰、有热，并气虚。《丹溪心法·中风》

7. 非风一证，即时人所谓中风证也。此证多见卒倒，卒倒多由昏愦，本皆内伤积损颓败而然，原非外感风寒所致，而古今相传，咸以中风名之，其误甚矣。《景岳全书·非风》

8. 今叶氏发明内风，乃身中阳气之变动，肝为风脏，因精血衰耗，水不涵木，木少滋荣，故肝阳偏亢，内风时起。治以滋液息风，濡养营络，补阴潜阳，如虎潜、固本（此是缓治之药，论是而方非。）、复脉之类是也。《临证指南医案·中风》

9. 内风昏仆，谓是阴虚阳扰，水不涵木，木旺生风，而气升、火升、痰升，冲激脑经所致。《雪雅堂医案·类中秘旨》

10. 惟是火之升、气之逆、痰之壅，皆其肝风煽动，有以载之上浮，是肝风为病之本，而火也、气也、痰也，皆其标。《中风斠诠·论昏瞀猝仆之中风，无一非内因之风》

11. 中风之脉，各有所兼，兼则益造其偏，然必显呈于脉。盖新风挟旧邪，或外感，或内伤，其脉随之忽变。兼寒则脉浮紧；兼风则脉浮缓；兼热则脉浮数；兼痰则脉浮滑；兼气则脉沉涩；兼火则脉盛大；兼阳虚则脉微，亦大而空；兼阴虚则脉数，亦细如丝；阴阳两虚则微数。或微细；虚滑为头中痛。缓迟为营卫衰。大抵阳浮而数，阴濡而弱。浮滑沉滑，微虚散数，皆为中风。然虚浮迟缓，正气不足，尚可补救。急大数疾，邪不受制，必死无疑。若大数未至急疾，犹得不死。经言风气之病，似七诊而非，故言不死。可见大数为风气必有之脉，亦未可定为死脉耳。《医门法律·中风论》

第二章　脑卒中辨病

脑卒中辨病，即对脑卒中进行疾病诊断，是根据脑卒中的临床特点，确定疾病的发生、发展、转归等内在规律，对疾病做出相应的诊断与辨别的过程。辨病对于掌握脑卒中的疾病本质与临床特征，以及分析疾病各阶段的证候特点十分重要，是脑卒中"病脉证并治"思维的第一步。

脑卒中辨病主要包括辨病证、辨病因、辨病机、辨病位与鉴别诊断五个方面。历代中医学古籍中属于现代脑卒中范畴的病证较多。《黄帝内经》主要根据疾病的典型症状，赋予脑卒中多种疾病名称，《金匮要略》始以"中风"称脑卒中。在相当长的历史时期内，医籍中多种脑卒中相关疾病名称并见，但以"中风"应用最多，"卒中"等次之。此后，随着脑卒中疾病理论的发展，又出现了"真中风"与"类中风"等病证分类。由此，逐渐形成了脑卒中范畴内，体现症状特征与病因病机的病证类群。

脑卒中的病因主要有劳逸失度、饮食失宜、七情所伤、内伤积损、外邪侵袭等5类，包括了内因、外因与不内外因三个方面，不同病因相互联系。劳逸、饮食、情志失调而致内伤积损，又为外邪侵袭导致脑卒中。诚如古人所言，脑卒中"皆因房事、六欲、七情所伤"，导致"真气虚，为风邪所乘"之故。脑卒中病机复杂，总属阴阳失调，气血逆乱，不外风、火、痰、气、虚、瘀六端。其中，风有肝风、外风，火有肝火、心火，痰有风痰、痰热，气有气逆、气滞，虚有阴虚、气虚、血虚，瘀为血瘀。此六端相互影响，合而为病。

脑卒中病位有脏腑、经络之别。脏腑之中，脑卒中之病位首在于脑，与五脏均关系密切，而"胃为六腑之长"，易受风生火生痰，亦为医家所重。经络之中，十二正经大多与脑卒中的症状有关，而足阳明胃经、足太阳膀胱经与督脉更与脑有直接联系，皆是脑卒中病变所在。脑卒中的症状以突然昏仆、半身不遂、口舌歪斜、言语謇涩或不语、偏身麻木为特征。这与痫证、痉证、厥证、痹证、痿证等疾病具有相似的表现，但"源流不同，治法亦异，不得不辨"，临证确应详加鉴别，方能为析证定治明确方向。

一、辨　病　证

（一）中风

"中风"一词最早见于《黄帝内经》，但仅作为一种病机而非病证的描述，如《素问·风论》有"风之伤人也，或为寒热，或为热中……其病各异，其名不同"，又有"风中五藏六府之俞，亦为藏府之风，各入其门户所中，则为偏风……外在腠理，则为泄风"的论述[1-2]。同时，《黄帝内经》还论述了风气中于五脏，使人罹患的"肺风""心风""肝风""脾风""肾风"，以及风气中于胃腑所导致的"胃风"。此外，《难经》也提到"伤寒有五，有中风"[3]。可以看出，这些"中风"概念是广义的，指风邪侵犯人体，引起的各种疾病，与现代医学脑卒中疾病并无关联。

"中风"一词真正具有现代疾病脑卒中的内涵，即狭义的"中风"概念，始于《伤寒杂病论》。《金匮要略·中风历节病脉证并治》论"风之为病"，言"脉微而数，中风使然"[4]，并按病情轻重分为中络、中经、入腑、入脏，这成为后世脑卒中分型论治的基础。《金匮要略》首次将"喎僻不遂""肌肤不仁""重不胜""不识人""舌即难言""口吐涎"这一类证候群统合在一个疾病之中，这些证候群与现代脑卒中表现极为相似，通过这些症状也可将"中风"与"痹证"两病鉴别开来。

需要指出的是，在《伤寒论》中首创的"六经中风"，即"太阳中风""阳明中风""少阳中风""太阴中风""少阴中风""厥阴中风"，为后世"六经辨证"之始。而《金匮要略·五脏风寒积聚病脉证并治》进一步阐释了《黄帝内经》"肺风""肝风""心风""脾风"的概念，从其内容的描述可知，仍为《黄帝内经》"五脏中风"概念的延续。这些"中风"皆非脑卒中内涵。

《备急千金要方》有云："中风大法有四，一曰偏枯，二曰风痱，三曰风懿，四曰风痹。"⁵后世医家在"中风"概念下不断阐发，使之形成多种病名。《医学正传》对中风症状"曰卒中，曰暴仆，曰暴喑，曰蒙昧，曰㖞僻，曰瘫痪，曰不省人事，曰语言謇涩，曰痰涎壅盛"的描述基本涵盖了脑卒中的典型五大主证，并指出"无此候者非中风之病也"⁶。这一论述体现了后世狭义"中风"的本质，即无论其病因是否因"风邪"而起，只要具有上述证候群的出现，即可诊断命名为"中风"。

【古籍原文】

1. 风之伤人也，或为寒热，或为热中，或为寒中，或为疠风，或为偏枯，或为风也。其病各异，其名不同，或内至五脏六腑，不知其解，愿闻其说。《素问·风论》

2. 风中五藏六府之俞，亦为藏府之风，各入其门户所中，则为偏风。风气循风府而上，则为脑风，风入系头，则为目风，眼寒。饮酒中风，则为漏风。入房汗出中风，则为内风。新沐中风，则为首风。久风入中，则为肠风飧泄。外在腠理，则为泄风。《素问·风论》

3. 伤寒有五，有中风，有伤寒，有湿温，有热病，有温病，其所苦各不同。《难经本义·五十八难》

4. 夫风之为病，当半身不遂，或但臂不遂者，此为痹。脉微而数，中风使然。正气引邪，㖞僻不遂。邪在于络，肌肤不仁；邪在于经，即重不胜；邪入于腑，即不识人；邪入于脏，舌即难言，口吐涎。《金匮要略·中风历节病脉证并治》

5. 中风大法有四，一曰偏枯，二曰风痱，三曰风懿，四曰风痹。偏枯者，半身不遂，肌肉偏不用而痛，言不变，智不乱，病在分腠之间。风痱者，身无痛，四肢不收，智乱不甚，言微可知则可治，甚即不能言，不可治。风懿者，奄勿不知人，咽中塞，窒窒然（《巢源》作噫噫然有声），舌强不能言，病在脏腑。《备急千金要方·诸风·论杂风状》

6. 曰卒中，曰暴仆，曰暴喑，曰蒙昧，曰㖞僻，曰瘫痪，曰不省人事，曰语言謇涩，曰痰涎壅盛，其为中风之候不过如此，无此候者非中风之病也。《医学正传·中风》

（二）卒中风（卒中）、猝中风（猝中）

古医籍中存在因声寄义，通假互换的一种语言表达现象。因唐代俗体字盛行，这种现象尤其以唐代医书最为多见。"卒中风（卒中）"与"猝中风（猝中）"即为同一病名内涵的另一表达。"卒中风"最早见于晋代葛洪《肘后备急方》中"卒中风瘫，身体不自收，不能语，迷昧不知人"的描述，其症状与现代脑卒中的五大主证基本一致，并引《孙尚药》论"治卒中风"，谓"此证风涎潮于上膈，痹气不通"[1-2]。

"卒中风"于历代医籍中所见者众。如《备急千金要方》载"第二大竹沥汤治卒中风"与"小续命汤治卒中风欲死"[3-4]。《千金翼方》曰："卒中风，四肢不收，唇口僻，语言不正，脉浮迟者生。"[5]《圣济总录》以透罗丸"治卒中风，忽然仆倒闷乱，言语謇涩，痰涎壅塞"[6]。《重订灵兰要览》又云："世称卒中者，初中风时如口眼㖞斜，半身不遂者，《内经》为偏枯。其左瘫右痪，及畏腿风，皆卒倒后邪浅之见证。其舌强不言，唇吻不收，经称为痱病，即《千金》风懿之候，乃卒倒后邪深之见证。"[7]

可见，古代医家对脑卒中症状的认识较为全面，并提出了丰富的治疗方法。古籍中"卒中风"主要表现为半身手足不遂、语言不利、意识障碍、口面歪斜等症状。现代"卒中风（卒中）"和"猝中风（猝中）"与"中风"同义。《中医大辞典》载"卒中即中风，一作猝中，又称卒中风。因中风系猝然发生昏仆、不省人事等症，故名。"

然而，"卒中风"亦有其他意涵。诸如《肘后备急方》中"卒中风，头面肿。杵杏仁如膏，敷之"[8]。此"卒中风"表现为头面肿胀，与脑卒中五大主证特点不符，不属同一疾病范畴。

【古籍原文】

1. 若中暴风，白汗出如水者。石膏、甘草各等分。捣，酒服方寸匕，日移一丈，辄一服也。若中缓风，四肢不收者。豉三升。水九升，煮取三升。分为三服，日二作之。亦可酒渍煮饮之。若卒中风瘫，身体不自收，不能语，迷昧不知人者。陈元狸骨膏至要，在备急药方中。《肘后备急方·治中风诸急方》

2. 治卒中风，昏昏若醉，形体昏闷，四肢不收，或倒或不倒，或口角似斜，微有涎出，斯须不治，便为大病，故伤人也。此证风涎潮于上膈，痹气不通，宜用急救稀涎散。猪牙皂角四挺（须是肥实不蛀，削去黑皮），晋矾一两（光明通莹者）。二味同捣，罗为细末，再研为散。如有患者，可服半钱，重者三字匕，温水调灌下。不大呕吐，只是微微涎稀令出，或一升二升，当时惺惺，次缓而调治。不可便大段治，恐过伤人命，累经效，不能尽述。《肘

后备急方·治中风诸急方》

3. 第二大竹沥汤　治卒中风，口噤不能言，四肢缓纵，偏痹挛急，风经五脏，恍惚恚怒无常，手足不随方：竹沥一斗四升，独活、芍药、防风、茵芋、甘草、白术、葛根、细辛、黄芩、川芎各二两，桂心、防己、人参、石膏、麻黄各一两，生姜、茯苓各三两，乌头一枚，上十九味，㕮咀，以竹沥煮取四升，分六服。先未汗者，取汗。一状相当即服。《备急千金要方·风毒脚气·汤液》

4. 小续命汤　治卒中风欲死，身体缓急，口目不正，舌强不能语，奄奄忽忽，神情闷乱，诸风服之皆验，不令人虚方：麻黄、防己（《崔氏》《外台》不用防己）人参、黄芩、桂心、芍药、甘草、川芎、杏仁（各一两），附子（一枚），防风（一两半），生姜（五两），上十二味，㕮咀，以水一斗二升，先煮麻黄三沸，去沫，纳诸药，煮取三升。分三服，甚良；不瘥，更合三四剂必佳。取汗，随人风轻重虚实也。有人脚弱，服此方至六七剂得瘥。《备急千金要方·诸风·诸风》

5. 卒中风，四肢不收，唇口僻，语言不正，脉浮迟者生。《千金翼方·色脉·诊杂病脉》

6. 治卒中风，忽然仆倒闷乱，言语謇涩，痰涎壅塞，透罗丸方：水银（用炼净者黑锡一分，结为沙子）粉霜、干蝎（全者，炒，各一分）天南星（半分，生用）腻粉（一钱）龙脑、麝香（各半钱）上七味，先杵天南星、干蝎，细罗了，同前五味入乳钵细研，入石脑油，和丸如梧桐子大。每服三丸，温薄荷水化下；大段即加二丸；小儿十岁以上，两丸一丸，临时相度虚实与吃。《圣济总录·诸风门·卒中风》

7. 卒中，大症也，聊聊数语，毋乃太简乎？世称卒中者，初中风时如口眼喝斜，半身不遂者，《内经》为偏枯。其左瘫右痪，及畏腿风，皆卒倒后邪浅之见证。其舌强不言，唇吻不收，经称为痱病，即《千金》风懿之候，乃卒倒后邪深之见证。而东垣以中腑邪浅易治，中脏邪深难治。《重订灵兰要览·卒中》

8. 又方主卒中风，头面肿。杵杏仁如膏，敷之。《肘后备急方·治中风诸急方》

（三）真中风

唐宋时期及其以前，脑卒中以"正虚邪中"立论，是为"真中风"。"真中风"一词首见于《医经溯洄集·中风辨》中"殊不知因于风者，真中风也"的论述[1]。所谓"真中风"即真中于风邪，其发病以正虚为基础，以外风入中为必要条件。《医略十三篇》亦有言："真中风者，真为风邪所中……神昏不语等证……而真伪难分，却真有风形可据之证也。"[2]《万病回春》指出"真中风"之病因为"腠理不密，风邪乘虚而入"[3]。"真中风"虽有外感风邪之病因，却非偶感风寒之伤寒表证，而是表现为昏仆、不语、半身不遂、口舌歪斜、偏身麻木等脑卒中症状，病情深重，如《医医偶录》所言："外感，一曰风，真中风是也，非表治中之偶感风寒也。"

"真中风"一病，古籍中有"中经""中腑""中脏"之分。这一理论始于《金匮要略》所云："邪在于络，肌肤不仁；邪在于经，即重不胜；邪入于府，即不识人；邪入于藏，舌即难言，口吐涎。"此外，亦有"中血脉"之说，如李东垣《医学发明》谓"中血脉，则口眼㖞斜，亦有贼风袭虚，伤之者也"[4]。虽然现代疾病脑卒中由外风所致者比例较低，但古书对此论述甚详，可为借鉴。

1. 中血脉

"中血脉"又称"风中血脉"，症见口眼歪斜或见半身不遂、口不能言、皮肤不仁等。李东垣曰"中血脉者，口眼㖞斜"，《古今医鉴》云"中血脉则半身不遂"，《万病回春》亦云"风中血脉者，外无六经之形症，内无便溺之阻隔，肢不能举，口不能言，为在中也"，可见"中血脉"除肢体口面表现外，无神志方面的异常。"中血脉"与手足阳明经关系密切，病在半表半里，治不可过汗、大下，当"养血顺气以和之"，以大秦艽汤主之[5-7]。

2. 中经络

"中经络"为中经与中络统称，无神志昏蒙之症，古籍中多有"风中经络者，则口眼㖞斜也"的记载[8]。"中经络"在内涵上与"中血脉"大体一致，均以口眼歪斜、半身不遂为主要表现，如《医宗宝镜》言"邪中经络、血脉者……故口眼㖞斜，半身不遂，而有汗下之戒"。[9]《寿世保元》《万病回春》等医籍指出复正汤、清痰顺气汤等用以治疗"中经络"[10]。同时，亦有医家单独论述"中络"，并与"中经"在病位深浅方面进行区分，《冯氏锦囊秘录》即有云："中络者，邪方入卫，尚在经络之外，故但肌肤不仁。中经则入荣脉之中，骨肉皆失所养，故身体重着。"

3. 中脏腑

中脏、中腑统称为"中脏腑"，病情较"中经络"为重，有意识障碍的症状。《丹台玉案》谓："中脏者，多滞九窍，故有唇缓失音，鼻塞耳聋，目瞆便秘之症。中腑者，多着四肢，故有半身不遂，手足不随，左瘫右痪之形。"《明医指掌》总结前人经验，中腑者"审其六经形证"，用加减续命汤治疗；中脏者"大便秘"用三化汤治疗，老弱之人则以滋润汤代之[11]。"中脏腑"预后较差，《中风瘫痪验方》谓"中脏者多不治"。

【古籍原文】

1. 殊不知因于风者，真中风也；因于火，因于气，因于湿者，类中风而非中风也。《医经溯洄集·中风辨》

2. 真中风者，真为风邪所中。卒然击仆偏枯，神昏不语等证，与阴亏火盛，阳虚暴脱之击仆偏枯，神昏不语等证相类，而真伪难分，却真有风形可据之证也。《医略十三篇·真中风》

3. 真中风证中风者，有真中风、有类中风之分。真中风者，中时卒倒，皆因体气虚弱，荣卫失调，或喜怒忧思悲惊恐，或酒色劳力所伤，以致真气耗散，腠理不密，风邪乘虚而入，乃其中也。《万病回春·中风·真中风证》

4. 故中风者，非外来风邪，乃本气病也。凡人年逾四旬，气衰者多，有此疾，壮岁之际，无有也。若肥盛，则间有之，亦形盛气衰如此。治法：和脏腑，通经络，便是治风。然轻重有三：中血脉，则口眼㖞斜，亦有贼风袭虚，伤之者也。中腑，则肢废。中脏，则性命危急。此三者，治各不同。如中血脉，外有六经之形证，则从小续命汤加减及疏风汤治之。《医学发明·中风有三》

5. 口颊㖞僻，乃风中血脉也。手足阳明之经络于口，会太阳之经络于目，寒则筋急而僻，热则筋弛而纵，故左中寒，则逼热于右，右中寒，则逼热于左，寒者急而热者缓也。急者皮肤顽痹，营卫凝滞，故用马膏之甘平柔缓，以摩其急，以润其痹，以通其血脉；用桂酒之辛热急束，以涂其缓，以和其营卫，以通其经络。《张氏医通·中风门》

6. 中血脉者，病在半表半里，外无六经形症，内无便溺闭涩，但口眼㖞斜，半身不遂，不可过汗，恐虚其卫，不可大下，恐损其荣，法当养血顺气以和之而已。《金匮要略广注·中风历节病脉证治》

7. 中风一证，轻重有三，治各不同。中血脉者，病在半表半里，外无六经之证，内无二便之闭，但见口眼歪斜，半身作痛，不可过汗，以虚其卫，不可大下，以伤其营，惟当养血顺气，以大秦艽汤及羌活愈风汤和之。《冯氏锦

囊秘录·杂证大小合参·方脉中风合参》

8. 风中经络者，则口眼㖞斜也。（宜后方。）清痰顺气汤，治口眼㖞斜。南星（姜制）、瓜蒌仁、贝母、陈皮、苍术（米泔浸，炒）、官桂、防风、荆芥、黄芩（酒炒）、黄连（酒炒）、半夏（姜制）、甘草各等分。上锉，生姜三片，水煎，临服入木香、沉香末各五分同服。《万病回春·中风·真中风证》

9. 在经络则口眼㖞斜，中血脉则半身不遂邪中经络、血脉者，非表非里，邪无定居，或偏于左，或偏于右，无内外证，故口眼㖞斜，半身不遂，而有汗下之戒。《医宗宝镜·论证·病机赋》

10. 中经络者，则口眼㖞斜，亦在中也，用复正汤之类。其间又有血气之分焉。《寿世保元·中风》

11. 中腑者，废肢节，审其六经形证，用加减续命汤。初中先须理气，乌药顺气散、对星香散。若兼中脏，大便秘，三化汤。中脏无别病，大便秘者，用三化汤。老弱之人，以滋润汤代之。若口开眼合，撒手遗尿，汗出如油，摇头直视，面赤如妆，声如鼾睡，脉急大实者，皆不可治。《明医指掌·真中风》

（四）类中风、内中风

"类中风"首见于元末明初医家王履的《医经溯洄集·中风辨》。其文曰："殊不知因于风者，真中风也；因于火，因于气，因于湿者，类中风而非中风也。"王履从病因学出发，首创"真中风"与"类中风"，将内风与外风做了本质上的区别，对后世影响巨大。从此，"中风"一病分为两途。

金元诸家的学术思想成为王氏"类中风"理论的重要基础之一。《类证治裁》云："河间主火……东垣主气……丹溪主痰……皆辨明类中之由，与真中症异。"[1]其中朱丹溪提出了"本气自变"的理念，倡"中气""中痰"之说，指明"类中风"之因非外来风邪。

"类中风"在历代发展演变过程中，内涵不断充实，其以病因分为八类，《疯痨臌膈辨》有云："类中有八，寒中、暑中、湿中、火中、食中、恶中、气中、虚中是也。"[2]

对于"类中风"的症状表现，有医家认为，"类中风"不会出现中风所表现的口眼歪斜、半身偏废等特征性症状，如《杂病心法要诀》中有"类中风证……虽忽然昏倒，人事不省，类乎真中风病，但不见口眼㖞斜，偏废不仁不用等证"的论述[3]。而又有医家认为，"类中风"与"真中风"俱可表现为典型的歪斜偏废症状，如《病机沙篆》有云："类中之症，其卒倒偏枯，语言謇涩，痰涎壅盛，皆与真中风相类，故曰类中，但无六经形症为异耳。"[4]

总之，"类中风"内涵与现代脑卒中基本一致。相较之下，古代医家认为脑卒中属"真中风"者极少，属"类中风"者极多；西北有"真中风"，东南则多"类中风"[5-6]，而"内中风"之名称为近代医家张锡纯所惯用，意在与外风真中相鉴别，内涵与"类中风"无二[7]。

1. 中气

"中气"属于"类中风"的范畴，常在盛怒之下发病，突然昏倒、不省人事。其轻者不时即醒，醒后仅有头晕脑涨等症[8-10]，此种情况属于厥证范畴；而"类中风"之"中气"，猝倒之后或醒后即可出现手足不仁、言语謇涩等症，与脑卒中之症状极为相似。正如《辨证录》所云："有人身未猝倒，而右手不仁，言语謇涩，口中流沫，人以为半肢风也，然而非外来有风，乃本气自病，所谓中气之病也。"

2. 中痰

"中痰"是"类中风"的一种，系因于痰而导致类似"中风"的病证。"中痰"之说，首倡于朱丹溪，即"丹溪所谓湿热相火，中痰、中气是也"。其发病可见手足不遂、口眼歪斜、口中多涎等症，如《管见大全良方》云："若手足弹曳，口眼㖞斜，或一边身体不随，或手足身中有一点钓痛，肠鸣多睡，口中多流唾涎，此是中痰也。"

《三因极一病证方论》提出"中痰"与"中气"鉴别，曰："更有七情内忤，亦能涎潮昏塞，手足弹曳，一如中风，不可例作六淫气治，其至夭枉。及素蓄痰涎，随气上厥，使人眩晕，昏不知人，半身不遂，口眼㖞斜，手足弹曳者。故有中气中痰之别，犹当详辨，毋使混滥。"《证治汇补》亦指出，"中气"无痰是因为真水未竭，而年老之人真水亏虚者多为"中痰"而非"中气"[11]。

3. 中火

"中火"属于"类中风"之列，即因火邪而出现的类风证，如《辨证录》谓："有人头面肿痛，口渴心烦，一旦猝中，手足抽搐，言语不出，口眼㖞斜，人以为中风也，谁知是中火也。夫火生于木之中，火藉风之力，似乎中火即中风也。"《医医偶录》提到"中火"则窍闭，提示"中火"之证，在手足抽搐、言语不出、口眼歪斜等症基础上，易出现神昏窍闭的特点[12]。

4. 虚中

"虚中"即因内虚所致"类中风"，乃正虚不能支持，而非外邪侵袭所致猝倒。《医学心悟》曰："虚中，凡人体质虚弱，过于作劳，损伤元气，以致痰壅气浮，卒然昏倒，宜用六君子汤主之。中气下陷者，补中益气汤主之。"《病机沙篆》亦云："若但因中虚，不犯外邪，则为类中。东南方柔弱，往往有之。"

5. 中湿

"中湿"者，因嗜食肥甘，或醇酒乳酪，则湿从内受，或山岚瘴气，久雨阴晦，或远行涉水，坐卧湿地，则湿从外受，湿生痰，痰生热，热生风，从而出现歪斜不遂、舌强语涩、昏不知人等重症。《医学心悟》认为，湿与痰同类，云："湿中者，即痰中也。"《医述》曰："湿有自外感得者，坐卧卑湿，身受雨水也；有自内伤得者，生冷茶酒，纵恣无度，又脾虚胃虚，不能防制也。"又言其症状为"喎邪不遂、舌强语涩、昏不知人，状类中风"，表明其为湿邪所导致的脑卒中[13]。"中湿"当与风邪致病相鉴别，《类证治裁》即云："有中湿而口喎舌强，昏不知人，类中风者。（不得误作中风症治。）"

6. 中食

"中食"指饮食过饱，饮食填塞胸中清气，或又为风寒所乘、为恼怒所激，进而导致的突然昏厥、手足不举、口不能言之症，又称"食厥"。《李氏医鉴》曰："中食之症，有忽然逆厥，口不能言，肢不能举者，名曰食厥。"《杂病证治准绳》亦曰："中食之证，忽然厥逆昏迷，口不能言，肢不能举，状似中风。皆因饮食过伤醉饱之后，或感风寒，或着气恼，以致填塞胸中，胃气有所不行，阴阳痞隔，升降不通，此内伤之至重者。人多不识，若误作中风、中气，而以祛风行气之药，重伤胃气，其死可立而待。"脑卒中在进食过程中发病的情况并不少见，现代医学亦认为饮食饥与饱是脑卒中的重要病因。

【古籍原文】

1. 迄乎河间主火，谓心火暴盛，肾水虚衰。东垣主气，谓猝中乃本气自病。丹溪主痰，谓湿生痰，痰生热，热生风……皆辨明类中之由，与真中症异。《类证治裁·中风论治》

2. 类中有八，寒中、暑中、湿中、火中、食中、恶中、气中、虚中是也。""同一猝然昏倒，而真中有偏枯喎斜，类中并无此症，则真类二中，从此可以分明矣。《疯痨臌膈辨·中风类中辨》

3.（注）类中风证，皆名尸厥，谓形厥而气不厥也，故口鼻无气，状类死尸而脉自动也。中虚、中气、中食、中寒、中火、中湿、中暑、中恶等证，虽忽然昏倒，人事不省，类乎真中风病，但不见口眼喎斜，偏废不仁不用等证，自可辨也。《杂病心法要诀·类中风总括》

4. 类中之症，其卒倒偏枯，语言謇涩，痰涎壅盛，皆与真中风相类，故曰类中，但无六经形症为异耳。此惟中气虚愈，故虚风内煽所致。东垣主虚诚为合论、河间主火、丹溪主痰，其言各殊。而不知其虚也，故无根之火发焉；惟其虚也，故逆上之痰生焉。东垣举其本，河间、丹溪道其标，似异而实同也。《病机沙篆·中风》

5. 故医者不必拘于西北多真中，东南多类中，及真中属实，类中属虚等说，以横于胸中，总须随证辨其虚实，而施治法也。《古今医案按选·中风》

6. 若此哉益斯症，有真中类中之分，内因外因之异，然真中极少，类中极多，经云：邪之所凑，其气必虚。《程茂先医案·中风一症》

7. 镇肝熄风汤　治内中风证（亦名类中风，即西人所谓脑充血证），其脉弦长有力（即西医所谓血压过高），或上盛下虚，头目时常眩晕，或脑中时常作疼发热，或目胀耳鸣，或心中烦热，或时常噫气，或肢体渐觉不利，或口眼渐形歪斜，或面色如醉，甚或眩晕，至于颠仆，昏不知人，移时始醒，或醒后不能复原，精神短少，或肢体痿废，或成偏枯……特是证名内中风，所以别外受之风也。乃自唐宋以来，不论风之外受内生，浑名曰中风。夫外受之风为真中风，内生之风为类中风，其病因悬殊，治法自难从同。若辨证不清，本系内中风，而亦以祛风之药发表之，其脏腑之血，必益随发表之药上升，则脑中充血必益甚，或至于血管破裂，不可救药。《重订医学衷中参西录·方剂篇·治内外中风方》

8. 中于气者，由七情过极，气厥昏冒，或牙关紧急也。宜后方。中气症，因与人相争，暴怒气逆而晕倒者，此名中气。气脉多沉，风脉多浮；风中身

温有痰涎，气中身冷无痰涎。《万病回春·中风·类中风证》

9. 中气，因七情内伤，气逆为病，痰潮昏塞，牙关紧急。但七情皆能使人中，因怒而尤多。中气之状，大略与中风同，风与气亦自难辨，以气药治风则可，以风药治气则不可。才觉中气，急以苏合香丸灌之，候醒，继以八味顺气散，或调气散。中气与中风相似，所以别者，风中身温，气中身冷。既苏之后，尚有余痰，未尽平复，宜多进四七汤及星香散。《秘传证治要诀及类方·诸中门·中气》

10. 中气不省，闭目不语，如中风恶状。南木香为末，冬瓜子煎汤灌下三钱，痰盛者，加竹沥、姜汁。《本草单方·中气》

11. 少壮之人。真水未竭。适因怒动肝火。火畏水而不能上升。所以身凉无痰涎。其须臾自醒者。水旺足以制火也。此名中气。衰老之人。真水已竭。适因怒动肝火。火寡于畏。得以上升。所以身温有痰涎。其多不能治者。水竭无以降火也。此名中痰。《证治汇补·提纲门·似中风》

12. 然中寒则暴痛，中暑则猝闷，中湿则痰塞，中火则窍闭，皆能猝然昏倒。非中风而似中风，谓之类中。《医医偶录·内伤外感杂治说》

13. 湿有自外感得者，坐卧卑湿，身受雨水也；有自内伤得者，生冷茶酒，纵恣无度，又脾虚胃虚，不能防制也。有伤风湿者，有伤热湿者，有伤寒湿者，有伤暑湿者，有中湿喎邪不遂、舌强语涩、昏不知人，状类中风者。湿在表在上宜发汗，在里在下宜渗泄，里虚者宜实脾，挟风者宜解肌，挟寒者宜温散。《医述·杂证汇参·湿》

（五）大厥、薄厥、煎厥、暴厥

"大厥"出自《素问·调经论》所云"血之与气并走于上，则为大厥，厥则暴死，气复反则生，不反则死"。《中风斠诠》明言"今之所谓中风，即《素问》之所谓大厥"。《医学衷中参西录》全面论述了"大厥"之病因、先兆症状以及预防法则，认为"大厥"之病因，实由肝木之气过升，肺金之气又失于肃降，则金不制木，其先兆症状为"脑中作疼，或间觉眩晕，或微觉半身不利，或肢体有麻木之处"[1]。《中风斠诠》认为，《素问》所谓"煎厥""薄厥""大厥"之证，其表现为"忽然舌謇言糊、肢废不用"，皆是肝阳暴亢，火气上升，气血上郁所致[2]。

薄者，迫也。《素问·生气通天论》曰："阳气者，大怒则形气绝，而血菀于上，使人薄厥。"《不居集》谓："怒则气逆，甚则呕血。"《古今名医汇粹》亦云："有暴怒而卒中者，名曰中怒。"可见"薄厥"得于大怒气逆，阴阳奔并，气血逆乱，从而出现厥仆、吐血等证候表现，与现代急性出血性脑卒中的临床表现颇为相似。

"煎厥"者，怒志煎热，厥逆也。《素问·生气通天论》曰："阳气者，烦劳则张，精绝辟积，于夏，使人煎厥。"《素问·脉解》又曰："肝气当治而未得，故善怒，善怒者名曰煎厥。"暴怒伤其阴，烦劳扰其阳，阴亏阳亢而为煎厥，其已认识到脑卒中的发生与情志有密切关系，急性出血性脑卒中多发生在情绪激动、大怒之时，而其人发病之前往往阴亏于先，阳气偏胜。

《素问·大奇论》曰："脉至如喘，名曰暴厥。暴厥者，不知与人言。"[3]可见"暴厥"主要指一时昏聩，不能言语。《中风瘫痪验方》指出，"精血既亏，痰火独炽，重则暴厥暴死，轻则瘫痪偏枯，其症虽同，其因则异"，说明"暴厥"发病特征与脑卒中一致[4]。

以上四厥均为《黄帝内经》所论，与《伤寒论》之厥有别。《医学从众录》指出，《伤寒论》之厥，"以手足厥冷而言，阳厥用四逆散，阴厥用四逆汤"，而《黄帝内经》以"不知与人言，及血之与气并走于上，则为大厥之旨"[5]。《黄帝内经》所论四厥均有发病急骤、突然昏仆的特点，类似于《重订医学衷中参西录》"脑充血"之症[6]，均为脑卒中的古籍病证名。

【古籍原文】

1. 当此证之初露朕兆时，必先脑中作疼，或间觉眩晕，或微觉半身不利，或肢体有麻木之处。《重订医学衷中参西录·医论篇·论心病治法》

2. 若《素问》所谓煎厥、薄厥、大厥之证，则是气血上菀，肝阳甚炽，势焰方张，其忽然舌謇言糊、肢废不用者，正是气火上升，脑神经失其功用之候，正与肾气下脱之无气以动、暗不成声者，一实一虚，极端相反，而谓可用桂、附、萸、载等温肾阳药，以助其气火之升浮，更可用冬、地腻滞，以增其痰涎之壅塞乎？然古人不知有脑神经之作用，恒有误实为虚，乱投附桂者，其害人亦已不少。《中风斠诠·论张伯龙之〈类中秘旨〉》

3. 胃脉沉鼓涩，胃外鼓大，心脉小坚急，皆鬲偏枯，男子发左，女子发右，不喑舌转，可治，三十日起。其从者喑，三岁起。年不满二十者，三岁死。脉至而搏，血衄身热者死，脉来悬钩浮为常脉。脉至如喘，名曰暴厥。暴厥者，不知与人言。脉至如数，使人暴惊，三四日自己。《素问·大奇论》

4. 乃立真中类中之论。以卒暴僵仆，语言謇涩，手足偏枯等症，皆合上古中风形症乃尔。不知世运变迁，禀赋迥异，藜藿膏粱，声色口腹，纵恣无涯，精血既亏，痰火独炽，重则暴厥暴死，轻则瘫痪偏枯。其症虽同，其因则异，是续命、三化、牛黄丸等法，不宜于今。而丹溪补养化痰诸说，妙合乎时。《医学六要》

5. 厥者，从下逆上之病也。（《伤寒论》厥，以手足厥冷而言，阳厥用四逆散，阴厥用四逆汤。此主《内经》。暴厥者不知与人言，及血之与气并走于上，则为大厥之旨，与《伤寒》不同。）《医学从众录·痉厥癫狂痫瘫痪》

6. 又如中风证，其人忽然眩仆，更或昏不知人，其剧者即不能苏复，其轻者虽能苏复，恒至瘫痪偏枯。西人谓此非中风，乃脑充血也。此又中西显然不同处也。不知此证名为中风乃后世医者附会之说，非古圣相传之心法也。《内经》谓："血之与气并走于上则为大厥，气反则生，气不反则死。"夫所谓厥者，即昏厥眩仆之谓也。大厥之证，既由于气血相并上走，其上走之极，必至脑充血可知，此非中西之理相同乎？至谓气反则生，气不反则死者，盖气反则血随气下行，所以可生；若其气上走不反，血必愈随之上行，其脑中血管可至破裂，出血不止，犹可望其生乎。细绎《内经》之文，原与西人脑充血之议论句句符合，此不可谓不同也。《重订医学衷中参西录·医论篇·论中医之理多包括西医之理沟通中西原非难事》

（六）风痱、喑痱

"风痱"指四肢废而不用的疾患。"风痱"一词首见于《诸病源候论·风病诸候》所云："风痱之状，身体无痛，四肢不收，神智不乱，一臂不随者，风痱也。"[1]其所论"风痱"与《灵枢》所论"痱"实为同一疾病。"风痱"的主要症状为身无痛、四肢不收、口噤不语。《备急千金要方》明确将"风痱"作为"中风"的一种类型进行论述，该书曰："夫风痱者，卒不能语，口噤，手足不遂而强直者是也。"[2]

"喑痱"一词则首见于《素问·脉解》所云："内夺而厥，则为喑痱，此肾虚也。少阴不至者，厥也。"王冰注曰："痱，废也，肾之脉与冲脉并出气街，循股阴内廉，斜入腘中，循骨内廉及内踝之后入足下，故肾气内夺而不顺，则舌喑足废，故云肾虚也。"可见，"喑痱"为肾气内夺，肾气虚弱、厥逆导致舌不仁、足废不能用的病证。

"风痱"与"喑痱"同为脑卒中范畴，两者的区别在于，"风痱"病情较"喑痱"略轻，症状以四肢不收为主，少有语言、神志的病变。

【古籍原文】

1. 风痱之状，身体无痛，四肢不收，神智不乱，一臂不随者，风痱也。时能言者可治，不能言者不可治。《诸病源候论·风病诸候上》

2. 夫风痱者，卒不能语，口噤，手足不遂而强直者是也。治之以伏龙肝五升末，冷水八升和搅，取其汁，饮之，能尽为善（《肘后》此方治心烦恍惚，腹中痛满绝而复苏）。自此以下九方，皆是主此风，用之次第，宜细寻之。《备急千金要方·风痱》

（七）风懿（风癔）

"风懿"为风中脏腑所致猝然昏倒，不知人事，伴见舌强不能言，喉中窒塞感，甚则噫噫有声的病证，又称"风癔"。《诸病源候论》曰："风癔候。风邪之气，若先中于阴，病发于五脏者，其状奄忽不知人，喉里噫噫然有声，舌强不能言。"[1]《备急千金要方》曰："风懿者，奄忽不知人，咽中塞，窒窒然（《巢源》作噫噫然有声），舌强不能言，病在脏腑，先入阴后入阳。"[2]《杂病源流犀烛》亦云："风懿，亦名癔，其病亦在脏腑间……故猝然昏倒，舌强不言，喉中窒塞，噫噫有声是也。"[3]观"风懿"证候，类似于现代脑卒中导致的语言功能障碍，包括运动性失语、构音障碍等语言、言语功能受损的表现。对于"风懿"的治疗，《圣济总录》载有诸多方药，如独活汤、马尾散等[4-5]。

【古籍原文】

1. 风癔候。风邪之气，若先中于阴，病发于五脏者，其状奄忽不知人，喉里噫噫然有声，舌强不能言。发汗身软者，可治；眼下及鼻人中左右白者，可治；一黑一赤，吐沫者，不可治。汗不出，体直者，七日死。《诸病源候论·风病诸候上》

2. 风懿者，奄忽不知人，咽中塞，窒窒然（《巢源》作噫噫然有声），舌强不能言，病在脏腑，先入阴后入阳。治之先补于阴，后泻于阳，发其汗，身转软者生。汗不出，身直者，七日死。（《巢源》作眼下及鼻人中左右白者，可治；一黑一赤吐沫者，不可治。）《备急千金要方·诸风·论杂风状》

3. 风懿，亦名癔，其病亦在脏腑间，由痰水制火，闭塞心窍，故猝然昏

倒，舌强不言，喉中窒塞，噫噫有声是也。但此症有汗身软者可治，无汗身直者不易治。《杂病源流犀烛·中风源流》

4. 治风癔，舌强不语，昏冒不知人，喉中作声，独活汤方：独活（去芦头）生葛根（去皮，细剉如麻豆大，各二两）甘草（炙，一两半）桂（去粗皮）芍药（各一两）右五味，将四味粗捣筛，与葛根拌匀，每服五钱匕，水一盏半，入生姜五片，煎至八分，去滓，温服。日三夜一。《圣济总录·诸风门·风癔》

5. 治风癔，咽喉作声，言语謇涩，马尾散方：白马尾（一团，如鸡卵大，急火烧）上一味，碾末，酒服一字，渐至半钱匕，日夜三服。勿令病人知。《圣济总录·诸风门·风癔》

（八）仆击（击仆）

《素问·通评虚实论》曰："凡治消瘅、仆击、偏枯、痿厥，气逆发满，甘肥贵人，则膏粱之疾也。"《黄帝内经》指出此病多发于身体肥胖者，并将"仆击"与"偏枯"同列。《风劳臌膈四大证治》亦指出"大率仆击偏枯证每相连而至"[1]。而《医学纲目》直指"仆击"即"卒中"，谓："其症卒然仆倒，口眼㖞斜，半身不遂，或舌强不言，唇吻不收是也。然名各有不同，其卒然仆倒者，经称为击仆，世又称为卒中，乃初中风时如此也。"

"仆击"或"击仆"形象地体现了脑卒中发病迅速、病情急重的特点。同时，二者在古籍中往往因声寄义，通假互换，兼指外伤病因，如《灵枢识》有"饮食击仆者，伤其肌肉"，《玉机微义》又有"击扑坠跌，内致血瘀"，在古籍中当与脑卒中之"击仆"相辨析[2-3]。

【古籍原文】

1. 半身不遂，即偏枯之证。左为瘫，右为痪。经云：男子发左，女子发右。大率仆击偏枯证每相连而至。为治之初，亦先顺气，次辨风火痰虚，何有何无，要当以养正为本，而兼以治标之药。《风劳臌膈四大证治·中风》

2. 有所击仆，止则伤肾。《百病始生篇》黄帝曰：其生于阴者奈何。岐伯曰：忧思伤心，重寒伤肺，忿怒伤肝。醉以入房，汗出当风伤脾，用力过度；若入房汗出浴则伤肾。张云：脾主肌肉，饮食击仆者，伤其肌肉。醉后入房，汗出当风者。因于酒食，故所伤皆在脾。肾主精与骨，用力举重则伤骨，入房过度则伤精，汗出浴水，则水邪犯其本脏，故所伤在肾。简案、击

仆与下文所谓异。《灵枢识·邪气脏腑病形》

3. 然人有所击扑坠跌，内致血瘀，忽即吐而食不能纳，此由气血俱伤所可见也。大抵始由气致者，初当从气治之。由血致者，当从血治之。岂可类用香热之剂，反耗气血耶。《玉机微义·反胃门噎膈同附》

（九）急风（卒中急风）

"急风"在古籍中指因接触毒疠之气，而出现的以筋脉紧急、身背强直、面黑鼻干、口噤不语、通身壮热、汗出如油、直视唇青、痰涎结聚、咽嗌壅塞、如拽锯声为症状表现的一类病证，与急性出血性脑卒中极为相似。《鸡峰普济方》载"急风"，与"卒中风""风癔"并列，并指出"夫急风与卒中理固无二，指风而言则谓之急风，指病而言则谓之卒中"，表明"急风"是指病因，"卒中"是指病名，其角度不同，但为同一类疾病。"急风"病详论始于宋代。《太平圣惠方》《太平惠民和剂局方》《圣济总录》等宋代官修医书均记载了多种治疗"急风"的方药[2-4]。

【古籍原文】

1. 刘子仪曰：《经》有急风候，又有卒中风候，又有风癔候。夫急风与卒中理固无二，指风而言则谓之急风，指病而言则谓之卒中。其风癔，盖出于急风之候也，何者？《经》云：奄然忽不知人，咽中塞窒，然舌强不能言。如此则是中急风而生其候也。发汗身软者生，汗不出身直者死。若痰涎壅盛者，当吐之。视其鼻人中左右，上白者可治，一黑一赤吐沫者死。《鸡峰普济方·诸论》

2. 急风　论曰：急风中人，乃毒疠之气，非天地阴阳橐籥之常也。其证筋脉紧急，身背强直，面黑鼻干，口噤不语。须史风入五脏，与清气相引，则通身壮热，汗出如油，直视唇青，痰涎结聚，咽嗌壅塞，如拽锯声。诊两手脉阴阳俱细缓者生，或沉微浮数者难治。治中急风，天竺黄丸方。《圣济总录·诸风门·急风》

3. 治中急风，龙脑丸方：龙脑（研）　白花蛇（酒浸，去皮、骨，炙）　白附子（炮）　白僵蚕（炒）　半夏（汤浸，生布揩洗七遍，为末，姜汁作饼，暴）　天麻　干姜（炮裂）　干蝎（酒炒）　麻黄（去根节，先煎，掠去沫，焙）　腻粉　麝香（入龙脑，腻粉同研，各半两）　上一十一味，除研药外，为细末，与研药和匀，酒煎，槐胶和丸麻子大，豆淋酒下五丸至

十九，日三夜一，不拘时候。《圣济总录·诸风门·急风》

4. 治急风诸方。夫人性禀五行，以成五脏，岁有八节，乃布八风，人则因风所生，物则因风所长。风气虽能养物，亦能伤人，如水浮舟还能覆也。夫急风者，是天地毒疠之气，非山川鼓振之风。世有体虚之人，不避风寒触犯之者，乃多中尔。其候身背强直，口噤失音，筋脉拘急，鼻干面黑，遍身壮热，汗出如油，目瞪唇青，心神迷闷，痰涎壅结胸膈，喉中如拽锯声，脉候沉微，手足抽掣，仓卒之际，便至膏肓，故名急风也。治急风，垂涎臂睥，胸膈躁闷，宜服牛黄散方。《太平圣惠方·治急风诸方》

（十）中风先兆、小中风、微风、暗风

《证治汇补》曰："平人手指麻木，不时眩晕，乃中风先兆，须预防之。"[1]其描述了"中风先兆"的表现，即手指麻木、发作性眩晕，也是脑卒中发病前期的常见症状，并提出常服十全大补汤加羌活进行预防的方法。

"小中风"主要表现为头晕发作，时作时止，甚至出现耳鸣、眼前黑蒙、卒倒等症，正如《景岳全书》所言："至于中年之外，多见眩仆卒倒等症，亦人所常有之事。但忽运而忽止者，人皆谓之头运眼花，卒倒而不醒者，人必谓之中风中痰。不知忽止者，以气血未败，故旋见而旋止，即小中风也。"[2]

《黄帝内经太素》谓"血气未并，五脏安定，肌肉濡动，命曰微风。"[3]后世医家在论述"微风"时，均指肌肉濡动或肌肉瞤动的表现。

"暗风"首见于《素问玄机原病式》所云："微则发过如故，至微者，但眩瞑而已，俗云暗风，由火甚制金不能平木，故风木自甚也。"[4]《医说》指出"暗风"的主证是"头眩眼黑，不辨东西"。《医钞类编》又曰："暗风，头旋眼黑，昏眩倦怠，痰涎壅盛，骨节疼痛。""暗风"常与"内虚"同时出现[5-7]，称为"内虚暗风"，是一种与内风相似，由脏腑功能失调引致风阳上亢的疾病。其发病过程缓慢，往往在不知不觉中逐步发病，遂以"暗风"为名。

以上四种病证，均与现代医学疾病短暂性脑缺血发作等脑卒中发病前期的先兆症状类似，属同一疾病范畴。

【古籍原文】

1. 平人手指麻木，不时眩晕，乃中风先兆，须预防之。宜慎起居，节饮食，远房帏，调情志。更以十全大补汤加羌活常服，自愈。若古法用天麻、

稀莶、愈风等汤，开其玄府，漏其真液，适所以招风取中，预防云乎哉！《证治汇补·提纲门·中风》

2. 头眩有大小之异，总头眩也，于此察之，可得虚实之情矣。何以言之？如今人之气禀薄弱者，无论少壮，或于劳倦，或于酒色之后，或忽有耳鸣如磬，或头眩眼黑，倏顷而止者，乃人所常有之事。至于中年之外，多见眩仆卒倒等症，亦人所常有之事。但忽运而忽止者，人皆谓之头运眼花，卒倒而不醒者，人必谓之中风中痰。不知忽止者，以气血未败，故旋见而旋止，即小中风也。《景岳全书·理集·杂证谟·眩运》

3. 黄帝曰：形有余不足奈何？岐伯对曰：形有余则腹胀溲不利，不足则四肢不用。（形者，非唯身之外状名形，举体皆名。溲四肢不随也。有本经溲者，经即妇人月经也。平按：溲上《素问》《甲乙》有泾字，《素问》新校正云："杨注泾作经，妇人月经也。"又按本注四肢不随上，恐有脱误，因原抄如此，故仍之。）血气未并，五脏安定，肌肉濡动，命曰微风。（濡动者，以体虚受风，腠理内动，命曰微风也。）《黄帝内经太素·补泻·虚实补泻》

4. 暴病暴死　火性疾速故也。斯由平日衣服饮食，安处动止，精魂神志，性情好恶，不循其宜，而失其常，久则气变兴衰而为病也。或心火暴甚，而肾水衰弱，不能制之，热气怫郁，心神昏冒，则筋骨不用，卒倒而无所知，是为僵仆也。甚则水化制火，热甚而生涎。至极则死，微则发过如故，至微者，但眩瞑而已，俗云暗风，由火甚制金不能平木，故风木自甚也。《素问玄机原病式·六气为病·火类·暴病暴死》

5. 此即内虚暗风，确系阴阳两虚，而阴虚者为多，与外来风邪迥别。法当清热顺气，开痰以救其标；次当治本，阴虚则益血，阳虚则补气，气血两虚则气血兼补，久以持之。《先醒斋医学广笔记·中风·治法大略》

6. 又《名医类案》有虚风一门，《指南》有肝风一门，皆不外内虚暗风之旨也。《中风斠诠·论张伯龙之〈类中秘旨〉》

7. 中风之风乃内虚暗风，的系阴阳两虚，而五脏本气自病，为内夺暴厥也。《冯氏锦囊秘录·杂证大小合参·方脉中风合参》

（十一）瘫缓风（瘫痪风、摊缓风）

"瘫痪风"较早见于《肘后备急方》，症见"手足𤸷曳，口眼㖞斜，语言謇涩，履步不正"[1]。《脉经》记载了"摊缓风"的脉象为"滑而浮散"。《圣济总录》云："摊缓之辨，瘫则懈惰而不能收摄，缓则弛纵而不能制物。故其证四肢不举，筋脉关节无力，不可枝梧者，谓之瘫；其四肢虽能举动，而肢节缓弱，凭物方能运用者，谓之缓。"[2]这表明"瘫痪风"四肢无力、不能随意运动的症状与脑卒中肢体运动障碍相似，是以瘫痪的症状特点命名，属于脑卒中范畴。"瘫缓风"这一病名在唐宋时期及其以前常见，随着脑卒中病名的演变愈加统一，唐宋以后医家对此病名的使用逐渐减少。

【古籍原文】

1. 疗瘫痪风，手足軃曳，口眼喎斜，语言謇涩，履步不正，神验乌龙丹。川乌头（去皮脐了）、五灵脂各五两。上为末，入龙脑、麝香，研令细匀，滴水丸如弹子大。每服一丸，先以生姜汁研化，次暖酒调服之，一日两服，空心晚食前服。治一人，只三十丸，服得五七丸，便觉抬得手，移得步，十丸可以自梳头。《肘后备急方·治中风诸急方》

2. 摊缓之辨，摊则懈惰而不能收摄，缓则弛纵而不能制物。故其证四肢不举，筋脉关节无力，不可枝梧者，谓之摊；其四肢虽能举动，而肢节缓弱，凭物方能运用者，谓之缓。或以左为摊，右为缓，则非也。但以左得之病在左，右得之病在右耳。推其所自，皆由气血内耗，肝肾经虚，阴阳偏废而得之。或有始因他病，服吐下之药过度，亦使真气内动，荣卫失守，一身无所禀养而致然也。《圣济总录·诸风门·摊痪》

（十二）腲退风（风腲退）

"腲退风"或"风腲退"，即"腲（猥）退（腿）"，首见于《诸病源候论》所云："风腲退候 风腲退者，四肢不收，身体疼痛，肌肉虚满，骨节懈怠，腰脚缓弱，不自觉知是也。"[1]然而，唐代《备急千金要方》载"治猥退风，半身不遂，失音不语者方"及"猥退风，半身不遂，失音不语者，灸百会"等论述，认为"腲（猥）退"的症状主要表现为"半身不遂，失音不语"，并为历代医家引以为据，以其为脑卒中的主要表现之一，如《医学纲目》《万病回春》等皆持此说[2]。

【古籍原文】

1. 风腲退候 风腲退者，四肢不收，身体疼痛，肌肉虚满，骨节懈怠，腰脚缓弱，不自觉知是也。由皮肉虚弱，不胜四时之虚风，故令风邪侵于分肉之间，流于血脉之内，使之然也。经久不瘥即变成水病。《诸病源候论·风病诸

候上》

2. 风喑者，以风冷之气客于中，滞而不能发，故使口噤不能言也。与前所谓涎塞心肺同候，此以口噤为差耳。腲腿风者，半身不遂，失音不语，临事不前，亦偏中于心肺经所致也。《医学纲目·肝胆部·中风》

（十三）偏枯

"偏枯"即半身肌肉萎缩枯瘦，若干枯树枝一般。作为脑卒中的主要后遗症，在历代文献中记载"偏枯"者颇丰。《黄帝内经》中就有与"偏枯""偏风"有关的论述，并指出半身汗出往往是发生偏枯的迹象[1-2]。《素问·通评虚实论》指出，"偏枯"属"膏粱之疾"，可见早在秦汉时期，古人就已经认识到过食膏粱厚味、体质肥胖者易患脑卒中而致"偏枯"[3]。《灵枢·刺节真邪》又曰："虚邪偏客于身半，其入深，内居荣卫，荣卫稍衰，则真气去，邪气独留，发为偏枯。"[4] 其对"偏枯"病机的认识可谓明晰。

【古籍原文】

1. 阳气者，大怒则形气绝，而血菀于上，使人薄厥。有伤于筋，纵，其若不容，汗出偏沮，使人偏枯；汗出见湿，乃生痤痱。膏粱之变，足生大丁，受如持虚。劳汗当风，寒薄为皶，郁乃痤。《素问·生气通天论》

2. 风中五藏六府之俞，亦为藏府之风，各入其门户所中，则为偏风。《素问·风论》

3. 凡治消瘅、仆击、偏枯、痿厥，气满发逆，甘肥贵人，则膏粱之疾也；隔塞闭绝，上下不通，则暴忧之病也；暴厥而聋，偏塞闭不通，内气暴薄也。不从内、外中风之病，故瘦留著也。《素问·通评虚实论》

4. 虚邪偏客于身半，其入深，内居荣卫，荣卫稍衰，则真气去，邪气独留，发为偏枯；其邪气浅者，脉偏痛。《灵枢·刺节真邪》

（十四）瘫痪

"瘫痪"指身体的一部分完全或不完全的运动能力丧失，既指疾病，亦指症状。"瘫痪"在古籍中往往与"中风""偏枯"等同时出现，更多是作为脑卒中后的一种症状表现。历代医家对"瘫痪"的病因病机有多种理论。《医门八法》认为"瘫痪"乃气血两虚所致，谓："瘫痪，气血两虚之证也。有因厥逆而成者，有因颠踬而成者，有因风寒而成者，有因喜怒而成者，致病之因，万有不齐，然气血两虚，则病之本也。"[1]而《赤水玄珠》则认为"风痰多成瘫痪奇症"[2]。《医学摘粹》又以"瘫痪"为经络燥盛所致，谓："其经络燥盛者，必至火铄血脉，故筋挛支拳，则瘫痪之病成矣。"[3]刘河间认为，"五志过极"是"瘫痪"的重要发病因素[4]。需要注意的是，古籍中"瘫痪"既可见于脑卒中，亦可见于多种疾病，当予辨析。

【古籍原文】

1. 瘫痪，气血两虚之证也。有因厥逆而成者，有因颠踬而成者，有因风寒而成者，有因喜怒而成者，致病之因，万有不齐，然气血两虚，则病之本也。朱丹溪谓半身不遂，大率多痰。在右者兼属血虚，宜四物汤，加竹沥姜汁。在左者兼属气虚，宜二陈汤、四君子汤，加竹沥姜汁。张景岳谓筋缓者当责其无气，筋急者当责其无血，无血者宜三阴煎，或大营煎、小营煎之类主之，无气者宜五福饮、四君子汤、十全大补汤之类主之，学究以为但属虚证，即系气血两虚。《医门八法·瘫痪》

2. 热痰则多烦热，风痰多成瘫痪奇症，冷痰多成骨痹，湿痰多成倦怠软弱，惊痰多成心痛癫疾，饮痰多胁痛臂痛，食积痰多成癖块痞满。《赤水玄珠·痰饮门》

3. 木郁则肝虚，而血不能荣诸筋，支节或有时枯硬。一旦猝受风邪，外而皮毛窍闭，内而经藏气郁，其脏腑湿盛者，必至痰壅心肺，故神迷言拙，则痴喑之病作矣。其经络燥盛者，必至火铄血脉，故筋挛支拳，则瘫痪之病成矣。《医学摘粹·杂证要法·表证类·中风》

4. 所以中风瘫痪者，非谓肝木之风实甚，而卒中之也。亦非外中于风尔，由乎将息失宜，而心火暴甚，肾水虚衰，不能制之，则阴虚阳实，而热气怫郁，心神昏冒，筋骨不用，而卒倒无所知也。多因喜、怒、思、悲、恐之五志，有所过极，而卒中者，由五志过极，皆为热甚故也。《素问玄机原病式·六气为病·火类·暴病暴死》

（十五）不语、语言謇涩、舌喑

语言障碍是脑卒中五大主证之一。脑卒中语言障碍可以表现为舌根强硬、语言謇涩、断断续续，词不达意，甚至完全不能语言，与古籍中"不语""语言謇涩"等证候表现相似。《冯氏锦囊秘录》根据症状特点将其分为六种，即"有失音不语者，有舌强不语者，有神昏不语者，有口噤不语者，有舌纵语涩不语者，有麻舌语謇不语者"[1]。

"舌喑"乃中风舌不转运之疾。《素问识》云："邪入于阴，搏则为喑，然有二症。一曰舌喑，乃中风舌不转运之类，是也；一曰喉喑，乃劳嗽失音之类，是也。"《冯氏锦囊秘录》曰："舌喑者，中风而舌不转运，舌强不能言是也。""舌喑"往往伴随下肢运动功能障碍的表现，正所谓"肾气内夺，则舌喑足废"，两者皆可见于脑卒中这一疾病，且具有相似的病机。

【古籍原文】

盖心为声音之主，肺为声音之户，肾为声音之根。经曰：三焦之气，通于喉咙，气弱则不能上通矣。治者能于根本用力，则丹田清阳之气，自能宣扬振作，故古人每以独参汤、地黄饮子取效也。然中风不语之症有六：有失音不语者，有舌强不语者，有神昏不语者，有口噤不语者，有舌纵语涩不语者，有麻舌语謇不语者，可不详欤！《冯氏锦囊秘录·杂证大小合参·方脉中风合参》

二、辨 病 因

（一）劳逸失度

劳逸失度，指劳倦或安逸过度，其中劳倦过度是脑卒中的病因之一。

《素问·生气通天论》有云："阳气者，烦劳则张，精绝，辟积于夏，使人煎厥。"这是关于劳倦过度引发脑卒中相关疾病的最早论述，后世对此多有阐发。北宋校正医书局校勘《重广补注黄帝内经素问》，对"劳疲筋骨，动伤神气，耗竭天真"，从而"以煎迫而气逆"的病机进行了阐释[1]。

其后，《圣济总录》对该理论又有进一步阐发，指出"阳气张大，则真气耗而精绝"，加之夏季"阳气益盛，则卫外者躁而不静"，共同导致了脑卒中的发生[2]。清代喻嘉言所著《医门法律》亦指出劳力过度使精"绝于内"，至夏季"火王"之时，发为脑卒中之病[3]。

清代著名医家张志聪更引《金匮要略》所述"劳之为病"的特点，对劳力过度"伤其阳气"，引发脑卒中的特点进行了解读[4]。中医学理论认为，阴阳互根，阳气在外，阴精在内，阴平阳秘。劳力过度，则阳气不能密藏而"尽张于外"，而"阴精内绝，阴不交阳"，是脑卒中的重要病因[5-6]。

房劳过度亦是脑卒中的重要致病因素，自《素问·风论》提出"入房汗出中风，则为内风"的论述后，即受到历代医家的重视。《针灸逢源》更直言，脑卒中的发病是由于人体阳气屡遭扰动，其中病因"惟房室一事为最"，且其从"风信已至"到"乘虚横发"，是从量变到质变的"渐积"过程[7]。房劳过度，除了"数扰其阳"，亦致"真气内亏"，诚如《奇效良方》所言，风邪由此而入，为脑卒中"病之所由"[8]。

此外，宋代医家骆龙吉将《素问·生气通天论》中"烦劳则张"句之"烦劳"释为"烦数房劳"而"阴精绝灭"，亦是独到的见解[9]。明代李梴和清代吴澄亦于此处将"劳役犯房"并举[10-11]。

南宋医家窦材在《扁鹊心书》中指出，感受风邪之人，"若无房事之伤"，则不易使"贼风客入"，更不至发为脑卒中[12]。可见，房劳过度，外扰阳气，内耗阴精，损伤正气，风邪侵袭则更易引发脑卒中。

【古籍原文】

1. 然烦扰阳和，劳疲筋骨，动伤神气，耗竭天真，则筋脉膜胀，精气竭绝，既伤肾气，又损膀胱，故当于夏时，使人煎厥。以煎迫而气逆，因以煎厥为名。《重广补注黄帝内经素问·生气通天论》

2. 夫阳气者，卫外而为固也。起居有常，喜怒调节，则志气治而阳不扰。若动作烦劳，气乃张大，阳气张大，则真气耗而精绝，积至夏，阳气益盛，则卫外者躁而不静。此其证所以煎迫而厥逆，视听昏塞，溃溃汨汨，莫知所以然也。《圣济总录·补遗·煎厥》

3. 可见阳根于阴，深藏肾水之中，惟烦劳无度，则阳张于外，精绝于内，延至夏月火王而煎厥之病生矣。《医门法律·明络脉之法·附答〈内经〉十问》

4. 此言烦劳而伤其阳气也。按《金匮要略》云："劳之为病，其脉大，手足烦，春夏剧，秋冬瘥，阴寒精自出，酸削不能行。"盖阴阳之要，阳密乃固。烦劳则阳气外张，阴不得阳之温固，则精自出而绝于内矣。秋冬之阳气，内而收藏，夏则阳气张浮于外，故益虚而煎厥也。《黄帝内经素问集注·生气通天论》

5. 阳藏则密，烦劳过度则阳不根于内，而尽张于外。阳竭则精亦绝辟积。积，叠也。夏令六阳在上，人气应之，阳根尽泄，厥气上冲，煎迫而厥逆，目盲耳闭。《素问释义·生气通天论》

6. 阳气者，由内而外，根于阴精。如烦劳则阳气外张，阴精内绝，阴不交阳，故精绝。辟积，重复也。辟积于夏者，冬时受病，病不能愈，重复时日，至于夏也，夏月火盛，内亡其精，故使人煎厥。《黄帝素问直解·生气通天论》

7. 可见真中风之病，乃人之数扰其阳所致，数扰其阳，惟房室一事为最。房室过勤，纵阴不走，而阳气则已动，动而不已，必渐积于空隙之所，而手微麻，足或微痹，舌或微謇，风信已至，而扰其阳者方未已，一旦乘虚横发，与大块噫气，林木振响，黄沙蔽天，白浪翻海者，初无少异矣，其人安得不卒倒乎？《针灸逢源·论治补遗·中风论》

8. 及其内风，名曰劳风，由房劳虚损，真气内亏，风邪从此入，病之所由，皆从此始，但发直吐沫，遗尿失禁，口开眼合，鼻鼾手撒，摇头上窜，面赤如妆，或头面青黑，汗缀如珠，昏不知人，皆为不治。《奇效良方·风门附论·风门》

9. 夫充满于一身者，精与气而已。是阳气清净，则阴精不绝。继纵至于夏，耳聪目明。何煎厥之有？今惟阳气者，烦数房劳，则身体弛张懈堕，由阴精绝灭故也。若然，则阳亢阴衰，偏辟而为病矣。精至于夏，则火愈盛而水愈亏，使人煎熬而厥逆也。《增补内经拾遗方论·卷之一》

10. 夏月劳役犯房，以致阳气烦扰，目盲耳闭，《内经》谓之煎厥，言热气煎逼，损肾与膀胱而成也。《医学入门·杂病分类·内伤类·虚类》

11. 若或劳役，犯房欲，精血内耗，阴火沸腾，致目昏耳闭，举动懒倦，失其常度，五心烦热，如炎燔灼，名曰煎厥。《不居集·暑证》

12. 洗头风凡人沐头后，或犯房事，或当风取凉，致贼风客入太阳经，或风府穴，令人卒仆，口牙皆紧，四肢反张。急服姜附汤，甚者灸石门穴三十壮。（此证若无房事之伤，焉至于此，慎之！慎之！）《扁鹊心书·洗头风》

（二）饮食失宜

饮食失宜，主要包括饮食偏嗜、饮食不节和饮食不洁等。其中，前两个方面与脑卒中关系密切。

《素问·通评虚实论》云："凡治消瘅、仆击、偏枯、痿厥，气满发逆，甘肥贵人，则膏粱之疾也。"这一论述指出了饮食失宜乃是脑卒中的常见病因之一，嗜食肥甘厚味者首当其冲。

清代医家薛雪、姚止庵等均指出，肥甘厚味生热伤阴，故使人多患偏枯等病[1-2]。王士雄（字孟英）在对徐大椿（字灵胎）《洄溪医案》的评按中指出"过啖肥甘，积热酿痰，壅塞隧络，多患类中"，提示生痰阻络，是嗜食肥甘导致脑卒中的又一病机[3]。

　　张寿颐在《中风斠诠》中，对肥甘厚味引发脑卒中进行了比较全面的论述。张氏指出，嗜食肥甘引发脑卒中，包含"痰饮湿热、阴虚阳虚"的病机，细而言之，即"脾肾已亏，肝木暗肆，痰湿内蕴，风从之生"，如此痰热生风，更与西方医学之"血冲脑经"相契合[4-6]。实际上，正如张氏所言，嗜食肥甘也是刘完素从火和朱丹溪从痰论脑卒中病机的致病因素[7]。除了肥甘厚味，"所食腥膻、葱韭、酒面"亦可"助热生风，动火生痰"导致脑卒中[8]。

　　此外，患者对酒的偏嗜也是脑卒中的病因之一。《素问·风论》曰："饮酒中风，则为漏风。"《医学心悟》指出，嗜酒与喜食肥甘一样，都会生湿生痰，以致痰热生风引发脑卒中[9]。审证求因，正如《医贯》所云，肥人若"平素著饮"，一旦罹患脑卒中，则多"兼之酒饮湿热之症"[10]。

　　饮酒伤血。明代张介宾在《传忠录》中提到嗜酒的危害，指出饮酒时"耽而不节，则精髓胡堪久醉，阴血日以散亡"，人体筋脉失于荣养，会导致脑卒中等多种疾病[11]。

　　酒为温热之品。明代医家李中梓解"漏风"为"汗漏而风客"，是因酒"酒性温散，善开玄府"，故酒醉后易受风邪而患脑卒中[12]。《奇效良方》更"谓酒所以养阳"，多饮入胃，则"与谷气相搏，热盛于中，其气剽悍，阳气俱泄，腠理疏"，导致风邪易入，从而引发脑卒中[13]。"若醉饱入房，气聚脾中不得散"，则热盛更甚，患脑卒中之风险又加一重[14]。

　　叶天士《叶选医衡·酒人多中风说》中对嗜酒引发脑卒中进行了比较全面的总结，谓酒能损卫气而生痰湿，使外风易入，内风易动，若再加之纵欲不节，则"为双斧伐木，其仆可立而待"[15]。

　　饮食不节方面，主要指饥饱无度。清代医家陈念祖指出"过饱食填太阴，上下之气不通而厥"，说明饮食不节也是脑卒中的病因[16]。《内科摘录》中亦有"饮食过多"导致脑卒中的记述[17]。近代中西医汇通学派杰出医家恽铁樵结合西方医学理论指出，饱食会导致"胃神经紧张"，为"运动神经断绝之诱因"，进而引发脑卒中[18]。

　　总之，饮食不节、嗜食肥甘厚味之物或饮酒过度，可养阳生热，使卫表亏虚而风邪易中，亦可损伤脾胃，脾胃既损，运化失司，聚湿生痰，阻滞脑络或痰热生风，上扰清窍，皆是脑卒中的病因。

【古籍原文】

1. 肥贵之人，每多厚味。夫肥者令人热中，甘者令人中满，热蓄于内，

多伤其阴，故为此诸病。《医经原旨·杂病》

2. 夫肥者令人热中，甘者令人中满，故热气内薄，发为消渴、偏枯、气满逆也。《素问经注节解·通评虚实论》

3. 若其人素禀阳盛，过啖肥甘，积热酿痰，壅塞隧络，多患类中。治宜化痰清热，流利机关，自始至终，忌投补滞。《洄溪医案·痱》

4. 余按：《通评虚实论》曰，凡病消瘅，仆击偏枯，痿厥气满发逆，甘肥贵人则膏粱之疾也。此是明言肥甘为病，包藏痰饮湿热、阴虚阳虚等候，〔批〕（既知包藏痰饮湿热，则自当兼用化痰清热，而腻滞之味，胡可遽投？）《中风斠诠·论张伯龙之〈类中秘旨〉》

5. 盖膏粱之变，嗜欲之伤，脾肾已亏，肝木暗肆，痰湿内蕴，风从之生。《中风斠诠·论张伯龙之〈类中秘旨〉》

6. 《通评虚实论》所谓仆击偏枯，甘肥贵人则膏粱之疾，已明言富厚之家，肥甘太过，浊腻壅塞，声色货利，戕贼真元，驯致阴虚火动，痰热生风之病。未始不与大厥、薄厥数条隐隐符合；且与今之西学家所谓血冲脑经之情状息息相通。《中风斠诠·论〈甲乙经〉之中风本是外因，而始有以内风之病认作外风之误》

7. 寿颐按：《素问》谓仆击偏枯，甘肥贵人为膏粱之疾，则痰湿壅塞，皆在不言之中，固未尝以为中风也。然因湿痰而生内热，因热而动内风。痰也，热也，皆是实证。河间主火，丹溪主痰，皆从痰热壅塞实证一边着想，均是切近病情。《中风斠诠·论张伯龙之〈类中秘旨〉》

8. 盖西北地高，东南地卑，西北之所中者，多因风土太厚，所食腥膻，葱韭、酒面，助热生风，动火生痰而然也，宜用三化汤、承气汤、通圣散之类；东南之所中者，则因湿土生痰，痰生热，热生风也，宜以枳桔二陈汤加芩连之剂。《医林绳墨·中风》

9. 凡人嗜食肥甘，或醇酒奶酪，则湿从内受。或山岚瘴气，久雨阴晦，或远行涉水，坐卧湿地，则湿从外受。湿生痰，痰生热，热生风，故卒然倒无知也。《医学心悟·类中风》

10. 有一等形体肥胖，平素酣饮，忽一日舌本硬强、语言不清，口眼㖞斜、痰气上涌、肢体不遂。此肥人多中，以气盛于外而歉于内也，兼之酒饮湿热之症。须用大君子加煨葛根、山栀、神曲而治之。《医贯·主客辨疑·中风论·附：论口眼㖞斜》

11. 故有因于酒者，但知米汁之味甘，安思曲糵之性烈，能潜移祸福而人难避也，能大损寿元而人不知也。及其病也，或血败为水，而肌肉为其浸渍，则鼓胀是也；或湿邪侵土，而清浊苦于不分，则泻痢是也；或血不养筋，而弛纵拘挛，甚至眩晕卒倒，则中风是也；或水泛为涎，而满闷不食，甚至脾败呕喘，则痰饮是也。耽而不节，则精髓胡堪久醉，阴血日以散亡，未及中年，多见病变百出，而危于此者不知其几人矣。《传忠录·天年论》

12. 酒性温散，善开玄府，故醉后易于中风。漏者，言汗漏而风客也。《内经知要·病能》

13. 又有饮酒中风，谓之漏风，则身热懈惰，汗出少气，谓酒所以养阳，酒入于胃，与谷气相搏，热盛于中，其气慓悍，腠理疏，风邪入以中之，证似风懿。《奇效良方·风门附论·风门》

14. 若醉饱入房，气聚脾中不得散，酒气与谷气相搏，热盛于中，故热遍于身，内热而溺赤，名曰热厥。《卫生宝鉴·名方类集·饮伤脾胃论》

15. 是知酒人多中，洵不诬也。盖酒性温散，善解腠理，卫虚则外邪易入，酒气湿热，能酿痰涎，痰多则内风易动。当少壮时，血强气雄，不能为害。中年以后，经脉骨肉，皆为糟粕之味，所积谷食渐减，蒸胃腐肠，虽或色泽荣华，而中实败坏。譬之本根朽蠹，未遇狂风耳。丹溪论中风主湿与痰，虽未尝专指曲，然致痰湿者，莫甚于酒，岂徒以衽席议虚哉？若酒色并嗜之流，又为双斧伐木，其仆可立而待，不得独冤狂乐矣。《叶选医衡·酒人多中风说》

16. 食中者，过饱食填太阴，上下之气不通而厥，以平胃散加减煎服，或探吐之，或以备急丸灌之。《医学从众录·类中风证》

17. 凡人卒然晕倒，口噤不能言，目不识人，四肢不举等证，亦多因饮食过多，变为异常之疾，必须审问。《内科摘录·饮食病》

18. 若食中者，多半由饱食而起，则胃神经紧张为之病源。但所断者决不是胃神经，大约胃神经虽紧张，不致于断，而胃神经之紧张，却能为运动神经断绝之诱因。《风劳鼓病论·中风》

（三）七情所伤

七情，包括喜、怒、忧、思、悲、恐、惊，是精神意识对外界事物的反应，其分属五脏，以怒、喜、思、悲、恐为五志。七情五志与人体脏腑功能活动密切相关。七情所伤，主要包括突然、过度强烈的情志刺激和长期持续的情志影响两个方面，都是脑卒中的病因。

突然强烈的情志刺激会导致人体气机逆乱。《素问·生气通天论》曰："阳气者，大怒则形气绝，而血菀于上，使人薄厥。"怒为肝之志，大怒则伤肝，气机上逆，迫血妄行，是异常的情志活动中最易引发脑卒中者，历代医家对此多有论述[1-2]。清代张志聪又从"怒而伤其阳气"论，指出大怒则使阳气不能"通会于皮肤腠理之间"，亦无以"养筋"，从而引发脑卒中肢体失用的症状[3]。此外，大怒则"营卫不通"，或损伤肾气致"阳不下行"，亦是其中病机[4-5]。

七情五志的过度刺激皆是脑卒中的病因。刘完素在《素问玄机原病式》中指出，"卒中者，由五志过极，皆为热甚故也"，提出五志化火，与其主张的"心火暴甚，肾水衰弱不能制之"的脑卒中病机论一脉相承[6]。此外，李东垣论脑卒中，亦重视七情所伤的病因，指出人过中年，正气渐衰，若"因忧喜忿怒伤其气"，则易引发此病[7]。

人体在长期不良情志的影响下，气血运行异常，脏腑经络功能失调，也会成为脑卒中的病因。对此，王焘在《外台秘要》中指出，忧愁思虑过甚，可致虚损而发偏枯[8]。而因际遇受挫而心生郁结，日久气郁不舒或气逆上行，也会引发脑卒中[9-10]。总之，以七情所伤为因，或致气机郁滞，气血上逆，或致阳亢阴虚，风火上扰，或致正气虚损，营卫失和，诸端病机更相交错，可导致脑卒中发病。

【古籍原文】

1. 盖大怒之人先动其肝，性猛烈，气即逆上，血随气逆，大吐不止，肝室空虚，内火愈炽，心虽生血，肝不复纳，心血虽临，不移时而辙出矣。《医学入门万病衡要·卷之四·虚损成劳症·论真火动者病不可治》

2. 怒气伤肝，肝为血海，怒则气上，气逆则绝，所以血菀上焦，相迫日薄，气逆日厥，气血俱乱，故为薄厥。《内经知要·病能》

3. 此因怒而伤其阳气也。阳气者，通会于皮肤腠理之间，大怒则气上逆，而形中之气，绝其旋转之机矣。"菀"，茂貌。血随气行，而茂于上矣。"薄"，迫也。气血并逆，而使人迫厥也。阳气者，柔主养筋。血脉者，所以濡筋骨，利关节者也。阳气伤而血逆于上，则有伤于筋矣。筋伤而弛纵，则四体有若不容我所用也。前节论外因而伤其阳气，此因劳伤大怒，而亦伤其阳气焉。《黄帝内经素问集注·生气通天论》

4. 怒则气逆，而血随之郁积心胸之间，是阴阳气血并迫而然。形气绝者，

营卫不通，形状若死也。《素问释义·生气通天论》

5. 然怒则伤肾，甚则气绝，大怒则气逆而阳不下行，阳逆故血积于心胸之内矣。"上"，谓心胸也。然阴阳相迫，气血奔并，因迫厥生，故名迫厥。《重广补注黄帝内经素问·生气通天论》

6. 河间曰：中风瘫痪，非肝木实甚而发中之也，亦非外中于风，由乎平日衣服饮食，安处动止，精魂神志，情性好恶，五志过极，不循其宜，致失其常，久则气变兴衰，而心火暴甚，肾水衰弱不能制之，则阴虚阳实而热气怫郁，心神昏眊，筋骨不用，而卒倒无所知也。《推求师意·中风》

7. 东垣云：中风者，非外来风邪，乃本气病也。凡人年逾四旬，气衰之际，或因忧喜忿怒伤其气，则多此疾。《医方集宜·中风》

8. 又左手尺中神门以后脉，足太阳经也，虚者则病恶风偏枯，此由愁思所致，忧思所为。《外台秘要·风偏枯方二首》

9. 此病多生于娇贵之人，因事激挫，忿怒而不得宣泄，逆气上行，忽然仆倒，昏迷不省人事，牙关紧急，手足拘挛。《太平惠民和剂局方·附：指南总论·论中风证候》

10. 此病皆由七情不调，气郁所致，以富贵汲汲，贫贱戚戚，久思不遂，郁郁而不得志者，成此气中之疾。《奇效良方·风门附论·风门》

（四）内伤积损

患者长期劳逸失度、饮食失宜、七情所伤，以致人体脏腑损伤，气血阴阳亏虚，是为内伤积损，这亦是脑卒中的重要病因之一。如《景岳全书·非风》所述，脑卒中"本皆内伤积损颓败而然"[1]。

肾主一身阴阳，是脏腑阴阳之本。《素问·脉解》曰："内夺而厥，则为喑痱，此肾虚也。"所谓"内夺"，《医碥》以"精血亏败亡失，如被人夺去者然"为解[2]。《病机汇论》又明言，此"内夺"是由于"七情饥饱，房室伤"，使"脏气经络失养"所致[3]。由此发挥，张士骧更有脑卒中"总由内伤，气血俱虚，水衰火炽而发"的论述[4]。薛雪在《医经原旨》中指出，"元阳大亏，病本在肾，肾脉上挟舌本，下走足心"，因而出现脑卒中的语言和肢体症状[5]。清代王清任等认为，内伤元气则损经络，"气从经络虚处透过，并于一边，彼无气之边即成偏枯"[6]。《治法汇》则指出，"真气太弱"是"痰火泛上"引发脑卒中的病因[7]。

肝肾同源，肝主藏血，肾藏精。肝肾两脏的虚损，会导致人体精血不足，气血两虚而引发脑卒中。气血两虚是脑卒中偏枯的发病基础[8-9]。气血两虚的形成则又是多方面的，或因衰老而保养不慎，或因少壮"将息失宜"，其中"忿怒动火""藜藿膏粱""素耽酒色""起居不慎"等均是内伤积损于气血而致脑卒中的常见病因[10-13]。

妇人产后易患该病，究其病因，多为脏腑虚损，失血耗气之故。《胎产心法》指出，产后脑卒中是由于"劳损脏腑，气血暴竭，百骸少血濡养，多有阴虚内热，热极生风"[14]。《产鉴》进一步指出，妇人产后气血本虚，若再加之调护不当，伤于劳作、房事、饮食之虞，或令"风邪乘虚入之"，则更易罹患脑卒中[15]。

实际上，内伤而致各脏腑虚损与脑卒中的发病皆有关联，一如《古今名医汇粹》所述，诸脏腑的功能失调相互影响，彼此联系，常有一损俱损之势[16]。可见，内伤积损是脑卒中发生的重要原因，如不能谨慎养护，致素体阴亏血虚，虚火内扰；或中年以后精气渐虚，肝肾阴虚与下，肝阳上亢，化火生痰；或气血耗伤，脉络空虚，风邪乘虚而入，风痰上扰，均易引发脑卒中。

总之，脑卒中之病本于内，由劳逸、饮食、情志等方面的病因，长期累进，形成内伤积损而发病。内风外风为病之两端，总与内伤积损有关。

【古籍原文】

1. 非风一证，即时人所谓中风证也。此证多见卒倒，卒倒多由昏愦，本皆内伤积损颓败而然，原非外感风寒所致，而古今相传，咸以中风名之，其误甚矣。《景岳全书·非风》

2. 《经》谓内夺（精血亏败亡失，如被人夺去者然。）而厥，（逆而上行名厥，火气上冲也。）则为喑痱，此肾虚也。（肾水虚，故火上炎。）《医碥·中风·内风证》

3. 虚者，内夺所致，如七情饥饱，房室伤，其脏气经络失养者是也。《病机汇论·喑门》

4. 《素问》所论中风，皆指外邪而言，故汉唐风药，皆主散邪。而其论病，并无神魂昏愦、直视僵仆、口眼㖞斜、牙关紧闭、语言謇涩、失音烦乱、摇头垂涎、痰壅曳锯、半身不遂、瘫痪软弱、筋骨拘挛、抽搐瘛疭、汗出遗溺等症，可知此种见症，皆非外来之风，总由内伤，气血俱虚，水衰火炽而发。惟《素问·脉解篇》谓内夺而厥，则为喑痱，此肾虚也。《中风斠诠·论张伯龙之〈类中秘旨〉》

5. 内夺者，夺其精也。精夺则气夺而厥，故声暗于上，体废于下。元阳大亏，病本在肾，肾脉上挟舌本，下走足心，故为是病。《医经原旨·经藏》

6. 王勋臣谓，偏枯原非中风，元气全体原有十分，有时损去五分余五分，虽不能充体犹可支持全身，而气虚者经络必虚，有时气从经络虚处透过，并于一边，彼无气之边即成偏枯。《重订医学衷中参西录·治肢体痿废方》

7. 世以卒然仆倒、昏不知人为中风，以卒死者为中脏，痰涎壅盛者为痰厥，不知真气太弱、痰火泛上者，十居八九。《治法汇·总要·十九畏》

8. 偏风一症，名曰类中。类中者，有类于风，而实非风也。譬如树木一边汁枯，则不能灌溉而欣欣向荣，人身之四末，亦犹是也。经曰：虚邪偏客于身半，其入深者，内居营卫，营卫衰则真气去，邪气独留，发为偏枯。可见《内经》谓邪为虚邪，而非外袭之风也明矣。盖肝肾精亏，经脉失荣，血不运行，气不贯通，气血两虚，不仁不用，是以脉中脉外，皆少生动之机，或左或右，无非气血之败。《杂症会心录·偏中》

9. 一曰偏枯谓血气偏虚，左瘫右痪，半身不遂，肌肉枯瘦，骨节疼痛。《中风瘫痪验方·中风总论》

10. 若衰老之人，气血俱虚，真水已竭。适因怒动肝火，火寡于畏，得以上升，所以身温有痰涎，其多不能治者，水竭无以降火也，名为中风。然亦有少壮而中风不治者，男子乃色欲过多，下元水亏，不能制火，女人乃产后经后，去血过多，不能配气，适因忿怒动火，而气无所附，故随火而发越矣。《冯氏锦囊秘录·杂证大小合参·方脉中风合参》

11. 刘河间所谓此证全是将息失宜，水不制火；丹溪所谓湿热相火，中痰、中气是也。此即内虚暗风，确系阴阳两虚，而阴虚者为多，与外来风邪迥别。《雪潭居医约·格致要论·论似中风与真中风治法迥别，误则杀人》

12. 素耽酒色，心肾本亏，精损于频，气伤于渐，卒然神志沉迷，口眼喎斜，语言謇涩，慎防汗脱，脉来微细如丝，当从色厥论治。《医略十三篇·类中风》

13. 盖因平日不慎女色，精亏以致气衰，又加起居不慎，故一时猝中，有似乎风之吹倒也。《石室秘录·数集·内伤门》

14. 若血脉充足，流畅无滞，气血冲和，则关节清利，而无病矣。至于产后，劳损脏腑，气血暴竭，百骸少血濡养，多有阴虚内热，热极生风。虽外证如风，实内脏阴血不足，气无所主。《胎产心法·类中风痉痉及语涩口噤不语筋挛瘛疭等证论》

15. 产后中风者，由产时伤动血气，劳损脏腑，未曾平复，起早劳动，致使气虚而风邪乘虚入之，客于皮肤经络，致令痛痹，羸乏不任，少气。大凡筋脉挟寒则挛急㖞僻，挟湿则纵缓虚弱，若入诸脏，恍惚惊悸，随其所伤腑脏经络而生病焉。郭稽中论曰：产后中风者何？答曰：产后五七日内，强力下床，或一月之内，伤于房室，或怀忧怒，扰荡中和，或因食生硬，伤动脏腑，得病之初，眼涩口噤，肌肉瞤搐，渐至腰脊筋急强直者，不可治，此乃人作，非偶尔中风所得也。《〈产鉴〉注释·中风》

16. 风厥之症，独重肝邪。肝有胃气之贼，人无胃气则死。病为强直掉眩之类，皆风木之化。病为四肢不用，痰涎壅盛，皆脾虚之候。虽曰东方之实，然以三阳俱败，肝失所养，责在脾肾之虚。使脾胃不虚，肝木虽强，必无乘肾之患；使肾水不虚，则肝木得养，何有强直之虞？夫所谓胃气者，即二十五阳也，非独阳明为言；所谓肾水者，即五脏六腑之精，非独少阴为言。阴阳一败，真脏自见。真脏者，肝邪也，无胃气也。此即非风类风病之大本也。非风多痰者，悉由中虚。夫痰即水也，其本在肾，其标在脾。在肾者，水不归源，水泛为痰也；在脾者，以饮食不化，土不制水也。《古今名医汇粹·卷三·非风证》

（五）外邪侵袭

古代医家对脑卒中病因的认识，始于外邪侵袭。引发脑卒中的外邪主要是六淫，即风、寒、暑、湿、燥、火这六种外感病邪。其中，以风邪入中最为首要。如《素问·风论》曰："风中五藏六府之俞，亦为藏府之风，各入其门户所中，则为偏风。"《金匮要略·中风历节病脉证并治》亦云："夫风之为病，当半身不遂，或但臂不遂者，此为痹。脉微而数，中风使然。"

历代医家皆重视风邪这一引发脑卒中的病因。孙思邈于《备急千金要方》中指出，脑卒中的发病是由于起居不慎"致有风气得入"[1]。熊笏在《中风论》中亦指出，脑卒中是"四方贼风与卫气相袭"，入中于人所致，且"偏枯"的发生与风邪侵袭的部位有关[2]。除了"偏枯"，脑卒中的诸多病证均是风邪侵袭的表现。例如脑卒中舌强不语，《诸病源候论·风病诸候上》即有云："今心脾二脏受风邪，故舌强不得语也。"

风为百病之长。风邪是外邪侵袭引发脑卒中的主因，常与其他外邪相合为害。清代医家陈念祖在《时方妙用》中就有"中风死症，多是风中带寒"

的论述[3]。若风火侵袭，则如《医醇賸义》所言，易与内生之痰勾结壅塞清窍[4]。而"风湿之症，入之皮肉之内"，则以《石室秘录》所载，发为"风懿"[5]。同时，"风有六气之化"。清代医家张志聪在《侣山堂类辩》中认为，脑卒中的发病"总属天之风邪，而人身中有寒、热、燥、湿、虚、实之化"，变生不同病机，引发诸般病证[6]。

"邪之所凑，其气必虚"，外邪侵袭引发疾病多以正气亏虚为基础，脑卒中亦然。劳逸失度、饮食失宜、七情所伤等导致正气虚损，如《诸病源候论》所述，外邪引发脑卒中，乃是"血气偏虚，为风邪所乘"之故[7]。《扁鹊心书》更言，其正气虚损"皆因房事、六欲、七情所伤"[8]。其实《灵枢》指出脑卒中是"三虚而偏中于邪风"所致，所谓"三虚"是指"乘年之衰，逢月之空，失时之和"导致的人体气血亏虚[9-10]。可见，人体气血衰弱或居处异常，都会成为正气虚衰的因由，给外邪可乘之机。正如张锡纯在《医学衷中参西录》中所述，"中风之证，多因五内大虚，或禀赋素虚，或劳力劳神过度，风自经络袭入"[11]。对此，《症因脉治》中有"外邪乘虚入于诸经，而中风之症作矣"的概括，简明扼要[12]。

【古籍原文】

1. 凡人居止之室，必须周密，勿令有细隙，致有风气得入。小觉有风，勿强忍，久坐必须急急避之，久居不觉，使人中风。古来忽得偏风，四肢不随，或如角弓反张，或失音不语者，皆由忽此耳。《备急千金要方·养性·居处法》

2. 偏枯之中风，乃八方之风，详见《灵枢》黄帝与岐伯论八风篇中，此是四方贼风与卫气相袭，其入于人也，但在一隅，而不及营血，故起首无恶风、发热等症，且卫气本左右分布，两边各出，故病左者不及右，病右者不及左，此所以有偏枯之症也。《中风论·论中风》

3. 中风死症，多是风中带寒，其症口开为心绝，手撒为脾绝，眼合为肝绝，遗尿为肾绝，声如鼾睡为肺绝，汗出如油为元气内绝。《时方妙用·中风》

4. 风火炽盛，胃津不能上行，痰塞灵窍，昏不知人。《医醇賸义·中风》

5. 风懿之症，奄忽不知人，不疼不痛，卧于床褥之上，亦终岁经年。此亦风湿之症，入之皮肉之内，而手足不为用者也。《石室秘录·射集·卧治法》

6. 夫天有六淫之邪，风有六气之化。邪袭于阳，则为热化；中于阴，则为阴寒。湿盛者，则痰涎上壅；燥盛者，则肠胃下结。邪气盛者，则病气形气皆盛；正气虚者，则病气形气皆虚。总属天之风邪，而人身中有寒、热、

燥、湿、虚、实之化。《侣山堂类辩·中风论》

7. 风偏枯者，由血气偏虚，则腠理开，受于风湿，风湿客于半身，在分腠之间，使血气凝涩，不能润养，久不瘥，真气去，邪气独留，则成偏枯。《诸病源候论·风病诸候上》

8. 中风此病皆因房事、六欲、七情所伤。真气虚，为风邪所乘，客于五脏之腧，则为中风偏枯等证。《扁鹊心书·中风》

9. 其有三虚而偏中于邪风，则为击仆偏枯矣。《灵枢·九宫八风》

10. 三虚者，其死暴疾也。乘年之衰，逢月之空，失时之和，因为贼风所伤，是谓三虚。《医略十三篇·真中风》

11. 中风之证，多因五内大虚，或禀赋素虚，或劳力劳神过度，风自经络袭入，直透膜原而达脏腑，令脏腑各失其职。或猝然昏倒，或言语謇涩，或溲便不利，或溲便不觉，或兼肢体痿废偏枯，此乃至险之证。中之轻者，犹可迟延岁月，中之重者，治不如法，危在翘足间也。《重订医学衷中参西录·治内外中风方》

12. 【中风之因】或坐卧当风，风入五内，或衣单被薄，卒遇暴风，或披星戴月，风露袭人，外邪乘虚入于诸经，而中风之症作矣。《症因脉治·中风总论·外感中风证》

三、辨 病 机

（一）风痰阻络

风痰阻络是脑卒中的常见病机之一。明代孙文胤与王肯堂在各自的著作《丹台玉案》和《医学津梁》中均提到中风的病机在于风痰，即"中风诸症，总属风痰"。风痰初中之时，在治疗上首先以"攻痰""祛风"为主，"待其苏醒"后，再以"经络""气血"论治[1-2]。清代张山雷认为脑卒中发作是由于内风挟痰浊上扰，"昏瞀眩仆之时"多有"痰涌涎流"，痰浊壅塞气道，会使"性灵蒙蔽，昏瞀无知"，痰涎盘踞则出现"声如曳锯"，故治疗上应"以开痰降浊为惟一之要务也"[3-4]。在临床表现方面，他认为"猝暴昏仆"不仅是肝阳上亢扰乱清窍所致，同时也有痰浊"壅塞清窍"，因而出现"目瞪口呆、牙关紧闭、喉中曳锯、鼻鼾气粗"等诸多表现[5]。他指出，阴虚脾运失健之人痰湿内生，在中风发作之时"浊痰逆涌"，不宜投以补剂，应先治其痰浊[6]。

风痰内阻于经络可导致肢体不遂、口舌歪斜、言语不利、眩晕等诸多症状。明代万全《万氏家传保命歌括》中云："风痰者，因中风得之，风伤肝，多成瘫痪奇症。"[7]王纶的《明医杂著》、孙一奎的《赤水玄珠》中亦有"风痰多成瘫痪奇症"的论述[8-9]。《赤水玄珠》中还提到："风痰成瘫痪，大风眩晕，暗风闷乱。"[10]皇甫中《明医指掌》云："风痰多见半身不遂，口眼㖞斜，筋挛，语涩，癫狂，麻痹，眩晕之病。"[11]殷之屏在《医方便览》中有"风痰多见半身不遂，口眼㖞斜，挛痹眩晕之病"[12]的论述。清代吴澄在《不居集》中云："风痰眩晕头风，眼目瞤动，耳轮瘙痒，左瘫右痪，麻木疲倦。"[13]何梦瑶《医碥》描述其脉证为"脉弦面青，肢体痛闷麻痹，便溺秘涩，心多郁怒，或成瘫痪，搐搦眩晕"[14]。程杏轩在《医述》亦云："风痰者，舌本强硬而不能言。"[15]可见，历代医家对风痰阻络引发脑卒中的认识是较为全面的。

【古籍原文】

1. 大法：中风诸症，总属风痰，初中之时，不论在表在里，必先以攻痰祛风为主，待其苏醒，然后审其经络，分其气血而治之，不可因其内气之虚，而骤用补剂。《丹台玉案·中风门》

2. 大法中风诸症，总属风痰，初中之时，不论在表在里，必先以祛风攻痰为主，待其苏醒，然后审其经络，分其气血而治之。不可因内气虚而骤用补剂。《医学津梁·中风（附痫证、疬风)》

3. 惟是内风上扰，必挟胸中痰浊，随气而升，故当昏瞀眩仆之时，痰涌涎流，十恒八九，临时急救，必以泄降浊痰为第一要义，而滋腻药物皆非所宜。《中风斠诠·中风斠诠序》

4. 卒中之证，肝阳上扰，气升火升，无不挟其胸中痰浊，陡然泛溢，壅塞气道，以致性灵蒙蔽，昏瞀无知。盖气火之上陵，尚属无形；而痰涎之盘踞，是其实证焉。故窒塞喉关，声如曳锯者有之；盘旋满口，两吻流连者有之。不治其痰，则无形之气火，亦且末由熄降，此晚近人之论内风者，固无不以开痰降浊为惟一之要务也。《中风斠诠·论痰涎宜于开泄》

5. 猝暴昏仆，皆是肝阳上升，气血奔涌，冲激入脑，扰乱神经所致。然必挟其胸中痰浊，泛溢上陵，壅塞清窍，每多目瞪口呆、牙关紧闭、喉中曳锯、鼻鼾气粗，是为气火升浮，痰塞隧道之闭证。《中风斠诠·论闭证宜开》

6. 颐谓阴虚之人，脾运不健，正多痰湿满中，虽非富贵，而已无一非膏梁之疾，则内风上煽之变，正其浊痰逆涌之机，纵明知其病本在虚，而凡属

补虚之药，岂气逆痰塞者所能任受？《中风斠诠·论张伯龙之〈类中秘旨〉》

7. 风痰者，因中风得之，风伤肝，多成瘫痪奇症。宜豁痰丸、搜风化痰丸主之。《万氏家传保命歌括·痰病》

8. 丹溪先生云：痰病之原，有因热而生痰者，亦有因痰而生热者，有因风、寒、暑、湿而得者，有因惊而得者，有因气而得者，有因食积而得者，有脾虚不能运化而生者。若热病则多烦热，风痰多成瘫痪奇症，冷痰多成骨痹，湿痰多怠惰软弱，惊痰多成心痛、癫疾，饮痰多胁痛、臂痛，食积痰多成癖块痞满，其为病种种难名。《明医杂著·风症》

9. 风痰多成瘫痪奇症。《赤水玄珠·痰饮门》

10. 风痰成瘫痪，大风眩晕，暗风闷乱。《赤水玄珠·痰饮门》

11. 风痰多见半身不遂，口眼㖞斜，筋挛，语涩，癫狂，麻痹，眩晕之病。《明医指掌·痰证》

12. 风痰多见半身不遂，口眼㖞斜，挛痹眩晕之病，用南星、乌附、天麻、细辛、僵蚕、牙皂之类散之，白丸子、疏风化痰丸。《医方便览·痰饮》

13. 风痰眩晕头风，眼目眴动，耳轮瘙痒，左瘫右痪，麻木疲倦。用白附、天麻、雄黄、牛黄、僵蚕、皂角。《不居集·附：杂证各种痰》

14. 风痰属肝，脉弦面青，肢体痛闷麻痹，便溺秘涩，（详二便及中风门。）心多郁怒，或成瘫痪，搐搦眩晕，水煮金花丸、川芎丸、防风丸、祛风丸、导痰丸。《医碥·痰》

15. 风痰者，舌本强硬而不能言。《医述·杂证汇参·喑》

（二）风火上犯

风有内生、外感之不同。"风火"一词最早可见于《素问》，其内涵为外感六淫中的两种邪气，如"风火相值""风火同德"等[1-2]。自金元起，医家对脑卒中病机的论述以内生之风较多，并逐渐认识到风火上犯这一病机。

金代刘完素在《素问病机气宜保命集》中指出"风、火皆属阳""风火相乘"会使"热瞀瘛而生"[3-4]。明代秦景明认为"内伤中风"病起于内，病机在于"五志厥阳之火，煎熬真阴，阴虚则热，热则风生，风火相搏，痰涎自聚"[5]。

明清以来，内外风皆可致脑卒中的病因病机理论逐渐形成，医家对外风、内风皆可导致风火上犯的病机进行了更加全面的阐释。清代程钟龄阐述了脑卒中之风邪中人有寒热之分，其关键在于"因乎人之脏腑为转移"，若"其人脏腑素有郁热"，风邪侵入后则"风乘火热，火借风威，热气拂郁，不得宣通"，就会表现出热证；若"其人脏腑本属虚寒"，风邪侵入后则"风水相遭，寒气冷冽，水冻冰凝，真阳衰败"，就会表现出寒证[6]。陈修园则指出，素体阳盛之人"素有内火，而风邪中之，则风乘火势，火借风威"，风火上犯，导致"卒倒不省人事，牙关紧闭，两手握固"等脑卒中症状[7]。张山雷在《中风斠诠》中论述了内风与外风的区别，认为古人所说之外风为"肃杀之寒风"，而内风为"蕴隆之风火"，还提到"昏眩猝仆"是由"肝火内扰，木郁生风，气火上升，痰涎逆涌"导致，并且详细阐述了"昏不知人、倾跌猝倒、肢体不用诸症"的病机在于"木火内动，肝风上扬，以致血气并走于上，冲激前后脑气筋"[8-10]。林开燧则认为"中风将发之前，未有不内热者"，故脑卒中之风邪为"热极"所生，其在《林氏活人录汇编》中云："此子能令实母也，故先辈谓以火为本，以风为标。"[11]费伯雄的《医醇賸义》中多处提到脑卒中风火上犯的病机，如"心体纯阳，风性飙举，风火上扰"就会出现"舌不能言""口流涎沫"，以及"风火上犯"会出现"神明散乱，舌不能言，口流涎沫，甚或神昏鼾睡，面色油红"的症状[12-13]。林佩琴认为"口㖞言謇"是"风火袭络"所致[14]。喻昌指出"风火相煽，多上高巅"[15]。汪昂则认为，风源于"肝热"，火源于"心热"，"风火相搏，胶痰上壅，遂致中风不语"[16]。

【古籍原文】

1. 帝曰：善。寒湿相遘，燥热相临，风火相值，其有间乎？岐伯曰：气有胜复，胜复之作，有德有化，有用有变，变则邪气居之。《素问·六微旨大论》

2. 辛巳辛亥其运寒雨风。少羽（终）少角（初）太徵少宫太商凡此厥阴司天之政，气化运行后天，诸同正岁，气化运行同天，天气扰，地气正，风生高远，炎热从之，云趋雨府，湿化乃行，风火同德，上应岁星荧惑。其政挠，其令速，其谷苍丹，间谷言太者，其耗文角品羽。风燥火热，胜复更作，蛰虫来见，流水不冰，热病行于下，风病行于上，风燥胜复形于中。《素问·六元正纪大论》

3. 旋运皆生风故也，是以风、火皆属阳，阳主动。《素问病机气宜保命集·病机论》

4. 风火相乘。是以热瞀瘛而生矣，治法：祛风涤热之剂折其火势，热瘛可立愈。《素问病机气宜保命集·病机论》

5.【中风之因】或本元素弱，劳役过度，五志厥阳之火，煎熬真阴，阴虚则热，热则风生，风火相搏，痰涎自聚，不由外邪，其病自发；或膏粱积久，湿热之气，上壅成痰，迷其心窍，亦能倒仆，而成内伤之症。《症因脉治·中风总论·内伤中风症》

6. 中风寒热辨或谓寒邪中脏，一于寒也；风邪中脏，而有寒有热。何也？愚谓寒，阴邪也。阴主静，故其中人特为寒中而已矣。风，阳邪也。阳主动，善行而数变，故其中人或为寒中、或为热中，初无定体也。然其所以无定体者，亦因乎人之脏腑为转移耳。何者？其人脏腑素有郁热，则风乘火热，火借风威，热气拂郁，不得宣通，而风为热风矣。其人脏腑本属虚寒，则风水相遭，寒气冷冽，水冻冰凝，真阳衰败，而风为寒风矣。为热风，多见闭证，理宜疏导为先。为寒风，多见脱证，理宜温补为急。夫同一中脏，而寒热之别相隔千里，其中所以为热为寒之故，举世皆不求解，则三化汤之寒、三生饮之热，何以同出于书而屹然并立？是以医道贵精思审处而自得之，有非语言所能尽也。《医学心悟·中风寒热辨》

7. 如阳脏之人，素有内火，而风邪中之，则风乘火势，火借风威，遂卒倒不省人事，牙关紧闭，两手握固，虽有痰声，非辘辘之声，亦无涌起之势，可用橘皮一两，半夏一两，入生姜汁少许，煎服，或服后探吐之，随以涤痰汤加天麻、丹参、石菖蒲，入竹沥、姜汁以开之。如外热甚，二便闭，可用防风通圣散，及凉膈散加石菖蒲、远志、丹参及三化汤之类，表里两解之。《医学从众录·真中风证》

8. 是古为外风，今为内风。古之外风，为肃杀之寒风；今之内风，为蕴隆之风火，一寒一热，内因外因，似此冰炭殊途，枘凿不合，则《千金》《外台》主治寒风之千百方药，必无一方可治风火自动之病，而《金匮》所谓寒虚相搏之中风，又必非风火自扰之中风，皆当以病情决之，而万无两可者。《中风斠诠·论〈金匮〉之中风，本言外因，而所叙各证皆是内因之误》

9. 然试以所见之昏眩猝仆者言之，则无非肝火内扰，木郁生风，气火上升，痰涎逆涌，岂不与古人之概投温散者大相背谬？《中风斠诠·论续命诸方，古人本以专治外因之寒风，而已并用寒凉，可见古时亦是肝火内燔之证》

10. 盖皆由木火内动，肝风上扬，以致血气并走于上，冲激前后脑气筋，而为昏不知人、倾跌猝倒、肢体不用诸症。《中风斠诠·论张伯龙之〈类中秘旨〉》

11. 盖中风将发之前，未有不内热者，热极生风，此子能令实母也，故先辈谓以火为本，以风为标。《林氏活人录汇编·中风门·中经》

12. 风入于胃，胃火炽盛，水谷之气不生津液而化痰涎，痰随火升，阻塞灵窍，故昏不知人也。由此而深入，则为中脏。脏者，心脏也。心体纯阳，风性飘举，风火上扰，神明散乱，故舌不能言，而口流涎沫。此偏枯症中由浅入深之次第也。《医醇賸义·中风》

13. 风火上犯，则神明散乱，舌不能言，口流涎沫，甚或神昏鼾睡，面色油红。此为难治。姑拟清心饮，以备救急之一法。《医醇賸义·中风》

14. 交夏火旺，遂口喝言謇，此风火袭络，类中显然，最防倾仆痰涌。《类证治裁·中风论治》

15. 中风外证，错见不一，风火相煽，多上高巅，风湿相搏，多流四末，手足麻木，但属气虚，关节肿痹，湿痰凝滞。《医门法律·中风门·中风论》

16. 心热则火自生焰，肝热则木自生风，风火相搏，胶痰上壅，遂致中风不语。《本草备要·禽兽部》

（三）痰热壅阻

痰热是脑卒中重要的致病因素，历代医家论述颇多。元代朱震亨认为"中风中气之症，乃痰火郁滞"而成[1]。痰热壅阻可导致昏不知人、舌强不语、四肢不用等症状。明代张三锡认为"中风不语，言语謇涩"为本虚标实之证，"而痰火是标"[2]。秦景明指出"膏粱积久，湿热之气，上熏成痰"，痰热阻于心窍，会导致脑卒中的发生，出现"倒仆"[3]。他认为半身不遂之症发病急者，病机在于"痰火内作"，症状表现为"忽尔僵仆，少顷即苏，半身不能举动"[4]。张山雷亦认为"肝阳暴动，气升火升，热痰上涌"会导致"昏瞀猝仆诸症"[5]。费伯雄认为"胃火炽盛"，津液失于运化，痰涎内生，"痰随火升，阻塞灵窍"，因而导致"昏不知人也"[6]。林佩琴指出"痰火上乘，堵塞清窍"会导致"猝倒无知"[7]。"痰火内生"轻则"舌强难语"，重则"痰壅神昏"[8]。叶天士指出"风阳上僭，痰火阻窍"会导致"神识不清"[9]。吴谦指出"痰火内发"会伤及心窍，出现"神昏不语言"[10]。李用粹指出东南"气温地湿，多湿土生痰。痰生热，热生风"，东南之人易发生痰热中风，表现为"卒然麻眩，舌本强直，痰涎有声，四肢不举，脉象洪滑"[11]。顾靖远指出"痰火壅塞上窍"会导致"手足瘫痪"，"痰火凝滞经络"会导致"四肢疼痛，动履不便"[12]。何梦瑶指出痰热过盛，心脉失于濡养，出现"舌强而不能言"[13]。

对于痰热壅阻导致脑卒中的治疗方法而言，清代龚廷贤指出，"中风不语，痰迷心窍，痰火气郁，豁开为妙"，认为加味导痰二陈汤为良方[14]。沈金鳌则认为，老年罹患脑卒中多"因怒而成"，情志异常，肝火上冲，"痰涎上壅"，终成痰火上壅之象，"治宜豁痰降火"[15]。

【古籍原文】

1. 中风中气之症，乃痰火郁滞，便用散风泻火豁痰之剂，卒不能开，宜先用此等开郁行气之药治之，郁开气行，其病自已。《丹溪心法附余·中风》

2. 中风不语，言语謇涩，皆虚为本，而痰火是标，要在察其缓急、标本以治，斯无忒矣。《治法汇·咳嗽门·暴失音（即喉哑）》

3. 【中风之因】或本元素弱，劳役过度，五志厥阳之火，煎熬真阴，阴虚则热，热则风生，风火相搏，痰涎自聚，不由外邪，其病自发；或膏粱积久，湿热之气，上熏成痰，迷其心窍，亦能倒仆，而成内伤之症。《症因脉治·中风总论·内伤中风症》

4. 【半身不遂之症】或一手一指，先见麻木，一年半载，渐渐不能举动，此病起于缓者；或痰火内作，忽尔僵仆，少顷即苏，半身不能举动，此病因于火而急者。二者皆无表邪形象，故曰内伤半身不遂也。《症因脉治·中风总论·内伤半身不遂》

5. 然以近今所见之昏瞀猝仆诸症言之，无一非肝阳暴动，气升火升，热痰上涌。《中风斠诠·论〈金匮〉之中风，本言外因，而所叙各证皆是内因之误》

6. 风入于胃，胃火炽盛，水谷之气不生津液而化痰涎，痰随火升，阻塞灵窍，故昏不知人也。《医醇賸义·中风》

7. 杨冬月办公，夜半猝倒榻下，不省人事，身热痰壅，口喎舌强，四肢不收，脉左虚涩，右浮滑。先用姜汁热挑与之，痰顿豁。暂用疏风化痰药宣通经隧，神识渐清，右体稍能转侧，但左体不遂，语言模糊。证属真阴素虚，以河间地黄饮子，去桂、附、巴戟，加杞子、牛膝（俱酒蒸）、木瓜、何首乌。数十服，诸症渐退，稍能步履，惟左手不遂。前方加桂枝、姜黄数剂，左腋时时微汗，不一月，左手如常。按此症乃风自火出，火自阴亏，水不涵木，肝风内煽，痰火上乘，堵塞清窍，是以猝倒无知也。《类证治裁·中风论治》

8. 其痰火内生，轻则舌强难语，涤痰汤。重则痰壅神昏，至宝丹。《类证治裁·中风论治》

9. 或风阳上僭，痰火阻窍，神识不清，则有至宝丹芳香宣窍，或辛凉清上痰火。《临证指南医案·中风》

10. 风从外中伤肢体，痰火内发病心官，体伤不仁与不用，心病神昏不语

言。《杂病心法要诀·中风总括》

11. 痰中东南之人，气温地湿，多湿土生痰。痰生热，热生风。所谓亢则害，承乃制也。故凡卒然麻眩，舌本强直，痰涎有声，四肢不举，脉象洪滑者，悉属于湿热。重者不醒为痰中，轻者自醒为痰厥。《证治汇补·提纲门·似中风》

12. 接命丹治类中风，失音不语，（痰火壅塞上窍之故）手足瘫痪，（瘫者坦也，筋脉弛纵，坦然而不举也。痪者涣也，血气涣散而不用也。皆属痰火所致）四肢疼痛，动履不便，（亦痰火凝滞经络所致）饮食少进诸症。《顾松园医镜·射集·症方发明》

13. 舌为心之苗，痰火盛则心脉干燥拘急，故舌强而不能言。《医碥·中风·内风证》

14. 中风不语，痰迷心窍，痰火气郁，豁开为妙。加味导痰二陈汤，参术芩连归木香，枳梗南星瓜蒌子，中风痰火最为良。《云林神彀·真中风》

15. 又曰：凡中风，多是老年因怒而成。盖怒火上升，所以昏仆不省，痰涎上壅，治宜豁痰降火。豁痰宜省风汤，降火宜防风通圣散。《沈氏尊生书·杂病源流犀烛·六淫门·中风源流》

（四）瘀血内阻

瘀血亦是脑卒中的重要致病因素之一。《素问·调经论》曰："阳气者，大怒则形气绝，而血菀于上，使人薄厥。"又曰："血之与气并走于上，则为大厥，厥则暴死，气复反则生，不反则死。"指出血瘀脑窍，加之气机上逆，会导致脑卒中重症[1]。明代孙一奎在《赤水玄珠》中提到"古人论中风偏枯麻木等证"时指出"瘀血"为脑卒中"致病之源"之一[2]。虞抟亦有半身不遂"中左属瘀血、血虚"的论述[3]。

【古籍原文】

1. 血之与气并走于上，则为大厥，厥则暴死。气复反则生，不反则死。《素问·调经论》

2. 是以古人论中风偏枯麻木等证，以血虚、瘀血、痰饮为言，是论其致病之源。《赤水玄珠·风门·中风》

3. 半身不遂，大率多痰，中左属瘀血、血虚，宜四物汤加桃仁、红花、竹沥、姜汁。《苍生司命·中风、真中、类中论》

（五）元气败脱

清代医家大多认为脑卒中脱证病机在于元气败脱。林开燧认为脑卒中中脏"虚散欲脱"的原因在于"精神元气一时暴绝"[1]。尤怡指出脱证临床表现为"目合、口开、遗尿、自汗"者，在治疗上"脱则宜固，急在元气也"[2]。此外，日本医家丹波元坚也认为脑卒中脱证病机在于"元气泄于外，邪气混于内"，病属难治[3]。

脑卒中可见偏身不用，半身不遂，患者会因此行动不便，歪倒跌仆。王清任认为，这是元气衰败导致的重要症状，提出"因气亏得半身不遂，以致跌仆"，并驳斥了"因跌仆得半身不遂"之说[4]。叶桂在医案中亦有"右半身不遂，脉来虚软"为"元气不足"所致的见解[5]。

【古籍原文】

1. 若精神元气一时暴绝，则虚散欲脱。《林氏活人录汇编·中风门·中脏》

2. 猝然之候，但见目合、口开、遗尿、自汗者，无论有邪无邪，总属脱证。脱则宜固，急在元气也。元气固，然后可以图邪气。《金匮翼·卒中八法·二曰固脱》

3. 脱者，元气泄于外，邪气混于内，虽与峻补，而藏已伤残，故治难。《杂病广要·外因类·中风》

4. 若元气一亏，经络自然空虚，有空虚之隙，难免其气向一边归并。如右半身二成半，归并于左，则右半身无气；左半身二成半，归并于右，则左半身无气。无气则不能动，不能动，名曰半身不遂。不遂者，不遂人用也。如睡时气之归并，人不能知觉，不过是醒则不能翻身；惟睡醒时气之归并，自觉受病之半身，向不病之半身流动，比水流波浪之声尤甚；坐时归并，身必歪倒，行走时归并，半身无气，所以跌仆。人便云因跌仆得半身不遂，殊

不知非因跌仆得半身不遂，实因气亏得半身不遂，以致跌仆。《医林改错·半身不遂论叙·半身不遂本源》

5. **右半身不遂，脉来虚软。元气不足也。**《叶天士曹仁伯何元长医案·何元长医案·中风门》

（六）肝肾亏虚

肝肾亏虚作为脑卒中的常见病机，被历代医家所重视。宋代陈沂指出"产后中风如痫状，目反上视"是由于"肝虚而风邪中其本经"，"齿噤不语"是由于肝虚累及其母肾、其子心，脏腑功能失常所致[1]。元代朱丹溪在《丹溪手镜》中提到了"肾虚中风"这一概念[2]。明代孙一奎在医案中记载一例患者"中风，右体瘫痪矣"，认为其病机为"肾虚不能纳气归原"[3]。万全指出，产后失血太多而致"肝气暴虚"，"肝虚生风，风自内生"会发生脑卒中，出现"神昏气少，汗出肤冷，眩晕卒倒，手足瘼疭"等表现[4]。黄承昊认为由于肝主筋藏血，肾主骨藏精，筋骨疾病与肝肾两脏密切相关，半身不遂之症"实因肝肾二经，精血枯槁之所致也"[5]。清代周学海亦指出，不由外感情志饮食等因素所致的"卒然仆倒，口目㖞僻，流涎不止，两腮晕红，手足微掣，缓纵不收，偏痿不用，呼吸有声无痰，神识忽明忽昧无定者"等症状，病机在于"下焦阴津耗竭，无以维气，气散筋枯"，病位在肝肾[6]。清代医家魏之琇在医案中记载了一例患者，认为其"身体倦怠，头目眩运，既而头振动摇，欲语不能，喉中喘逆"的症状是由"肝肾虚，精气暴夺"所致[7]。尤怡在医案中也记载了一例患者"齿疼舌赤""常有精浊"多年，肝肾阴精随之外泄，常年不足，"肝肾两虚，水不涵木，肝风暴动"，终致脑卒中[8]。傅山指出，"跌倒昏迷，或自卧而跌下床者"有因"肾虚而得之"[9]。《临证指南医案》中有"肝肾虚内风动"而致"偏枯在左，血虚不营筋骨，内风袭络，脉左缓大"，以及"肾虚液少，肝风内动"导致偏枯的论述[10-11]。

《素问·脉解》曰："内夺而厥，则为喑痱，此肾虚也。"[12]后世历代医家论喑痱的病机多主肾虚。明代王肯堂在《女科证治准绳》中云："因肾虚舌喑而不语，当补肾气。"[13]又在《杂病证治准绳》中进一步阐释道："因肾虚而肾络与胞络内绝，不通于上则喑，肾脉不上循喉咙挟舌本，则不能言，二络不通于下则痱厥矣。"[14]吴昆注《素问》亦云："'内'，谓房劳也。'夺'，耗其阴也。'痱'，阳事痿也。房劳耗其真阴，令虚阳上逆为喑，阳既厥于上，则下痿矣，此肾虚所致也。"[15]清代林佩琴更直言"肾虚内夺为喑痱"[16]。李用粹有"肾虚脉痿，则口喑不语"之论[17]。冯兆张指出肾虚会导致"胞络内络不通于上"，而"肾脉循喉咙挟舌本"，所以肾虚会导致"不能言"[18]。

【古籍原文】

1. 产后中风如痫状，目反上视。肝主目，肝虚而风邪中其本经，故上视而睛不转。唇口㖞斜，脾之营在唇，脾虚而风木侮之，故㖞斜而不正也。齿喋不语，齿属肾，心主语，故子母俱病也（肾为肝母，心为肝子）。《陈素庵妇科补解·产后众疾门·产后中风方论》

2. 如肾虚中风脉应左尺，面色黑，诊在耳，面庞然浮肿，腰脊痛。《丹溪手镜·中风》

3. 迨行年五十，湖之贺者如旧，召妓宴乐者亦如旧，甘酒嗜音，荒淫而忘其旧之致疾也。手指、口角牵引、掉硬尤甚，月余中风，右体瘫痪矣，瘫痪俗所谓半身不遂也。归而逆予诊之，脉皆洪大不敛，汗多不收，呼吸气促。予曰：此下虚上竭之候。盖肾虚不能纳气归原，故汗出如油喘而不休，虽和缓无能为矣，阅二十日而卒。《孙文垣医案·新都治验·程晓山中风先兆》

4. 产后去血过多，肝气暴虚，内则不能养神，外则不能养筋，以致神昏气少，汗出肤冷，眩晕卒倒，手足瘫痪，此肝虚生风，风自内生者也。《万密斋·万氏女科·产后章·产后中风》

5. 诸方多言皆由气体虚弱，荣卫失调，或七情过度，以致真气耗散，腠理不密，邪气乘虚而入，忽焉中仆。其在左半体者，肝肾所居之地。肝主筋，肾主骨，肝藏血，肾藏精，精血枯槁，不能滋养，故筋骨偏废而不用也。河间曰："风病多因热甚。"俗云风者，言末而忘其本也。经云："汗出偏沮，使人偏枯。"如树木一枝津液不到，则此枝枯槁，被风所害。由此观之，实因肝肾二经，精血枯槁之所致也。《医宗撮精·元气亏损中风昏晕等症》

6. 有阴虚内涸，无以奉心，心气大溃，筋脉缓弛，一旦不因劳倦，不因忧郁，不因天时不正，卒然仆倒，口目㖞僻，流涎不止，两腮晕红，手足微掣，缓纵不收，偏痿不用，呼吸有声无痰，神识忽明忽昧无定者，此下焦阴津耗竭，无以维气，气散筋枯之所致也。病在下焦肝肾，阴空阳散，大开不合，治宜滋之、敛之，养心、平肝，佐以行气。《读医随笔·证治类·中风实在上焦虚在下焦》

7. 长兴林中尊，年逾五旬，因送按台回，觉身体倦怠，头目眩运，既而头振动摇，欲语不能，喉中喘逆，咸与牛黄苏合九、大小续命汤已旬日，病

如故。脉之，沉缓而弱，左关尺尤甚，此肝肾虚，精气暴夺之候也。《续名医类案·中风》

8. 据述频年已来，齿疼舌赤，常有精浊。纳谷如昔，卒然右偏，肢痿舌强，口语謇，脉浮数动。此乃肝肾两虚，水不涵木，肝风暴动，神必昏迷。《静香楼医案·类中门》

9. 人有跌倒昏迷，或自卧而跌下床者，此皆气虚而痰邪犯之也。方用三生引：人参（一两）半夏（生，三钱）南星（生，三钱）附子（生，一个）水煎，灌之。此症又有因肾虚而得之者。《傅青主男女科·傅青主男科·男科·厥症门》

10. 肝肾虚，内风动　钱　偏枯在左，血虚不营筋骨，内风袭络，脉左缓大。《临证指南医案·中风》

11. 龚五七　厥证，脉虚数，病在左躯。肾虚液少，肝风内动，为病偏枯，非外来之邪。《临证指南医案·中风》

12. 内夺而厥，则为喑痱，此肾虚也，少阴不至者，厥也。《素问·脉解》

13. 若因肾虚舌喑而不语，当补肾气。《女科证治准绳·杂证门·中风》

14. 【失音不语】《素问》云：太阴所谓入中为喑者，阳盛已衰，故为喑也。内夺而厥，则为喑痱，此肾虚也。少阴不至者，厥也。夫肾者藏精，主下焦地道之生育，故冲任二脉系焉。二脉与少阴肾之大络，同出肾下，起于胞中。其冲脉因称胞络为十二经脉之海，遂名海焉。冲脉之上行者，渗诸阳，灌诸精。下行者，渗三阴，灌诸络而温肌肉，别络结于跗。因肾虚而肾络与胞络内绝，不通于上则喑，肾脉不上循喉咙挟舌本，则不能言，二络不通于下则痱厥矣。如是者，以地黄饮子主之。《杂病证治准绳·诸中门》

15. "内"，谓房劳也。"夺"，耗其阴也。"痱"，阳事痿也。房劳耗其真阴，令虚阳上逆为喑，阳既厥于上，则下痿矣，此肾虚所致也。《黄帝内经素问吴注·脉解篇第四十九》

16. 肾虚内夺为喑痱，地黄饮子。《类证治裁·中风论治》

17. 宜破棺散揩齿数遍，牙热自开。失音不语脾脉连舌本，心脉系舌本，肾脉循喉咙夹舌本。故心脾受风，则舌强难言。肾虚脉痿，则口暗不语。《证治汇补·提纲门·中风》

18. 肾者藏精，主下焦地气之生育，故冲、任二脉系焉。二脉同肾之大络，起于胞中，其冲脉因称胞络，为十二经脉之海，遂名海焉。冲脉之上行者，渗诸阳，灌诸经；下行者，渗三阴，灌诸络而温肌肉，别络结于跗。因肾虚而胞络内络不通于上，则肾脉循喉咙挟舌本，故不能言，二络不通于下，

则痱厥也。《冯氏锦囊秘录·杂证大小合参·方脉中风合参》

（七）阴虚风动

历代医家认为，阴虚风动多是由于阴虚生燥、阴虚阳热而动风。元代李汤卿认为，脑卒中是由于饮食起居、情志失于调摄，致使"阳盛阴虚而为病"[1]。明代陈澈指出，脑卒中表现为"卒然昏愦，不知人事，语言謇涩，痰涎壅盛"的病机为"痰热"或"阴虚"[2]。秦景明则指出，脑卒中的病因病机在于素体虚弱，过劳而又"五志厥阳之火，煎熬真阴，阴虚则热，热则风生，风火相搏，痰涎自聚，不由外邪，其病自发"[3]。清代张山雷秉承张伯龙的《雪雅堂医案》的观点，认为脑卒中"内风昏仆"的病机在于"阴虚阳扰，水不涵肝，木旺生风而气升、火升、痰升，冲激脑经所致"，并指出脑卒中之本在于"肾水之虚，耗于平时"，而其标在于"肝木之旺，肆于俄顷"[4-5]。清代医家周学海指出，"年逾四旬，气衰者"易患脑卒中，是由于"人年四十而阴气自半"，其病机为阴虚，认为前人所说类中风"皆在阴虚生燥之条者也"[6]。顾靖远也有类似的观点，认为"类中风"病机之要在"阴虚而然"[7]。茅钟盈认为"五脏之类风，未有不由阴虚而然者"，治疗时"专宜培补真阴，以救根本，则风燥自除矣"[8]。汪启贤指出，"口眼㖞斜"病机在于"阴虚火盛，亦有痰生热者"[9]。何应豫在论述产后中风时指出，妇人产后血少，故其多由"阴虚内热，热极生风"而发[10]。阎纯玺亦有妇人产后"多有阴虚内热，热极生风"易致"类中风"的观点[11]。

【古籍原文】

1. 所中风者，非由外伤于风耳，由平日饮食起居、性情好恶不修其宜而失常，久则气变兴衰，以使阳盛阴虚而为病也。《心印绀珠经·演治法》

2. 夫所谓类中者，北方地气高厚，人秉亦壮，间或有之；而南方风气和暖，绝无刚猛之风，而多湿热之气，质多柔脆，类中风者十居八九。其证亦卒然昏愦，不知人事，语言謇涩，痰涎壅盛，此虽类中风而非中风也。不因痰热所致，即是阴虚所发也。《雪潭居医约·六淫分类·风门》

3. 【中风之因】或本元素弱，劳役过度，五志厥阳之火，煎熬真阴，阴虚则热，热则风生，风火相搏，痰涎自聚，不由外邪，其病自发。《症因脉治·中风总论·内伤中风症》

4. 光绪中叶，蓬莱张伯龙著有《雪雅堂医案》，其论内风昏仆，谓是阴虚阳扰，水不涵肝，木旺生风而气升、火升、痰升，冲激脑经所致，是以顷刻瞀乱、神志迷蒙，或失知觉，或失运动，皆脑神经为之震动而失其功用之病。《中风斠诠·论中风之病，汉唐治法皆是外因，金元辨证乃识内因》

5. 盖肾水之虚，耗于平时，为是病之本；肝木之旺，肆于俄顷，为是病之标。急则治其标，缓则培其本，先圣仪型，久有明训。《中风斠诠·论张伯龙之〈类中秘旨〉》

6. 惟东垣独得其义曰：有中风者，卒然昏愦，不省人事，此非外来风邪，乃本气自病也。人年逾四旬，气衰者，多有此疾。盖人年四十而阴气自半，故多犯之，岂非阴虚之病乎？夫人生于阳而根于阴，根本衰则人必病，根本败则人必危矣。所谓根本者，即真阴也。人知阴虚惟一，而不知阴虚有二。如阴中之水虚，则病在精血；阴中之火虚，则病在神气。盖阳衰则气去，故神志为之昏乱，非火虚乎？阴亏则形坏，故前人所称邪盛为真中风者，其所指之证，即皆在阳虚挟寒之条者也；所称正虚为类中风者，其所指之证，即皆在阴虚生燥之条者也。故知阴虚、阳虚为中风两大关键，而真之与类，正无庸琐琐也。《读医随笔·证治类·中风有阴虚阳虚两大纲》

7. 类中风，则由内而病，绝无外症，而忽病如风，皆因酒色劳倦，七情口腹，致伤脏气，阴虚而然。治宜培补真阴，以救根本为主。但阴虚有二，有阴中之水虚，有阴中之火虚。水虚者，壮水之主，六味、左归之属；火虚者，益火之源，地黄饮子、八味之属。能求水火而治之，斯可谓良工矣。《顾松园医镜·射集·症方发明》

8. 此五脏之类风，未有不由阴虚而然者。惟东垣独得其义，曰：本气自病也。夫人生于阳而根于阴，根衰则病，败则危。所谓根本者，真阴也。人知阴虚惟一，而不知阴虚有二。如阴中之水虚，则病在阴血；阴中之火虚，则病在神气。盖阳衰则气去，故神志为之昏乱，非火虚乎？阴亏则形坏，故肢体为之废弛，非水虚乎？今以神离形坏之症，乃不求水火之源，而犹以风治，鲜不危矣。试以天道言之：凡旱则多燥，燥则生风，是风木之化从乎燥，燥则阴虚之候也。故凡治类风者，专宜培补真阴，以救根本，则风燥自除矣。
《感证集腋·类中风·杜铜峰论中风五派异同》

9. 口眼㖞斜悉属风热，乃血脉受病也，多是阴虚火盛，亦有痰生热者，往往用滋阴凉血养血药，及滚痰搜风六味地黄加坎离丸调理殊效，语言謇涩，乃痰火壅塞上窍，气血虚而不能上荣，则舌机不转，宜寻痰火兼补养之剂，亦有真气虚极不能言语者，若右寸弦滑无力，宜大补之剂，独参汤加竹沥，

能食者，加荆沥或加梨汁人乳生姜汁。《中风瘫痪验方·类中风论方》

10. 产妇少血濡养，多有阴虚内热，热极生风，虽外症如风，内实阴虚不足，气无所主。卒尔口噤，牙紧唇青，肉冷汗出，或唇口歪僻，手足筋脉挛搐，诸症类于中风者。《妇科备考·产后章·产后中风》

11. 至于产后，劳损脏腑，气血暴竭，百骸少血濡养，多有阴虚内热，热极生风。《胎产心法·类中风痉痉及语涩口噤不语筋挛瘫痪等证论》

(八) 风中经络

风中经络所致脑卒中病情较轻，其症状较为单纯。明代王肯堂即指出，风中经络会出现"肢不能举，口不能言，而更无别症"[1]。《丹台玉案》亦云："其或股不能举，口不能言，更无别症，乃中经也。"[2]龚廷贤指出，"口眼㖞斜"亦是风中经络引发的症状[3]。清代医家陈修园在医案中记载了一例风中经络患者，其症状为"猝然倒地，痰涎上壅，口眼㖞斜于左"[4]。对于风中经络的症状，清代刘默在《证治百问》中进行了较为全面的总结，即"口眼㖞斜，手足不遂，外无六经形症，内无便溺阻隔，语言如故，饮食如常，神情不倦，言不变，志不乱"，指出风中经络者"病在分腠之间，故为轻也"[5]。李用粹在《证治汇补》中对此又进行了总结[6]。程文囿进一步阐释风中经络的病位属"邪入于营脉之中"，其病"犹在躯壳之间"，故病势轻浅[7]。邓复旦则认为风中经络"非表非里，邪无定居，或偏于左，或偏于右，无内外证"，所以出现"口眼㖞斜，半身不遂"的症状[8]。

【古籍原文】

1. 或肢不能举，口不能言，而更无别症者，乃中经也，比之中脏腑为轻，比之中血脉犹重耳。《医镜·内科·中风》

2. 其或股不能举，口不能言，更无别症，乃中经也。《丹台玉案·中风门》

3. 中经络者，则口眼㖞斜，亦在中也，用复正汤之类。《寿世保元·中风》

4. 风为百病之长，中之者，势如矢石，险状不自待言。据称时方晌晚，步入内室用膳，便猝然倒地，痰涎上壅，口眼㖞斜于左，显系中经之确证，幸脉尚浮大，阳证见阳脉，邪尚在腑，似无大碍之虞。《南雅堂医案·真中风》

5. 中经者，中经络也。论十二经络全身周遍，既云中经，全体皆可受病，今见中经者，独口眼歪邪者居多，即手足不遂者，虽有亦少，何也？答曰：所谓中经者，只中于手、足阳明二经之脉也，手阳明大肠经起于次指之端；

足阳明胃经起于鼻交頞中，环绕唇吻，下行两乳，夹冲脉而直下两足次指之端，与别经无干，若别经同病，必连脏腑，又非中经之轻浅者论也。所云中经者，中本经血脉之中，不碍脏腑，故云轻浅。然有内发外触之不同，因中足阳明胃经，其脉反逆，左右环绕而致交错，或尽交于左则㖞左，尽交于右则㖞右，左右偏盛偏虚，则眼皮摊下，若不连手阳明，只口眼㖞斜；若连手阳明，则手不遂；若不能交接足太阴，其足亦不遂；此言不遂者，不过举动不能便捷，非若中腑之偏废，竟不能转移也。中经现症，口眼㖞斜，手足不遂，外无六经形症，内无便溺阻隔，语言如故，饮食如常，神情不倦，言不变，志不乱，病在分腠之间，故为轻也。《证治百问·中经》

6. 中经者，外无六经形症，内无便溺阻格。但半身不遂，语言謇涩。《证治汇补·提纲门·中风》

7. 中经，则邪入于营脉之中，骨肉皆失所养，故躯壳为之重着，然犹在躯壳之间。《医述·杂证汇参·中风》

8. 中经络、血脉者，非表非里，邪无定居，或偏于左，或偏于右，无内外证，故口眼㖞斜，半身不遂，而有汗下之戒。《医宗宝镜·论证·病机赋》

（九）风中脏腑

风中脏腑所致脑卒中病情较复杂。其中，中脏较中腑病情愈重。元代朱震亨认为风中腑会导致"面显五色，有表证而脉浮，恶风恶寒，拘急不仁，或中身之后，身之前，身之侧"，治疗较容易；风中脏会导致"唇吻不收，舌不转而失音，鼻不闻香臭，耳聋而眼瞀，大小便秘结，或眼合直视，摇头口开，手撒遗溺，痰如拽锯，鼻鼾"，预后较差[1]。后世就此多有阐发，明代王肯堂指出中脏者"多滞九窍，故有唇缓、失音、鼻塞、耳聋、眼瞀、便秘之症"，而中腑者"多着四肢，故有半身不遂、手足不随、左瘫右痪之形"[2]。孙文胤、虞抟、卢和、张三锡、孙一奎、武之望、张洁、龚廷贤也有类似的描述[3-10]。皇甫中更提出"中脏命危""中腑肢废"的观点[11]。

清代汪昂等皆有中腑必归于胃，中脏必归于心的观点[12]。晚清医家费伯雄对此进一步发挥，指出"腑者，胃腑也"，由于"风入于胃，胃火炽盛，水谷之气不生津液而化痰涎，痰随火升，阻塞灵窍"，因而中腑会导致"昏不知人也"；中腑进一步深入则成中脏，"脏者，心脏也"，因"心体纯阳，风性飘举，风火上扰，神明散乱"，所以会出现"舌不能言，而口流涎沫"的症状[13]。程文囿也持此论，认为"腑邪必归于胃者，胃为六腑之总司"，中腑出现"不识人"是"风入胃中，胃热必盛，蒸其津液，结为痰涎，壅塞隧道，堵其神气出入之窍"所致；邪气中脏"必进入于心，而乱其神明"，因而出现"舌纵难言，廉泉开而流涎沫也"[14]，而中脏者又可分为闭证和脱证[15]。

对于风中脏腑的成因，林翼臣认为多由"老年气血虚衰，或肥人自恃形体丰厚，不知保养，恣意斫丧，真元日亏。至年逾半百，气血便衰，脏腑不虚而虚"，一旦情志或劳逸失常"则诸气上逆而化火，诸火亢极而生风，诸液积聚而为痰，诸水潮涌而为涎。斯时也，有升无降，有出无入，一如疾风暴雷龙腾水涌之势，元气孤危，无以主持"[16]。

【古籍原文】

1. 其中腑者，面显五色，有表证而脉浮，恶风恶寒，拘急不仁，或中身之后，身之前，身之侧，皆曰中腑也。其治多易。中脏者，唇吻不收，舌不转而失音，鼻不闻香臭，耳聋而眼瞀，大小便秘结，或眼合直视，摇头口开，手撒遗溺，痰如拽锯，鼻鼾，皆曰中脏也，中脏者多不治也。《丹溪心法·中风》

2. 中脏多滞九窍，故有唇缓、失音、鼻塞、耳聋、眼瞀、便秘之症。中腑多着四肢，故有半身不遂、手足不随、左瘫右痪之形。又有中血脉者，则外无六经之形症，内无便溺之阻涩，惟口眼喎斜，或左或右而已矣。而手足动静，起居食息，固无恙也。《医镜·内科·中风》

3. 中脏者，多滞九窍，故有唇缓失音、鼻塞耳聋，目瞀便秘之症；中腑者，多着四肢，故有半身不遂、手足不随、左瘫右痪之形。《丹台玉案·中风门》

4. 中腑者，多着四肢，故面如土色，有表证，脉浮而恶风寒，四肢拘急不仁，现六经形证，或中身之前，或中身之后，或中身之侧，皆中腑也。中脏者，多滞九窍，故唇缓失音，鼻塞耳聋，目瞀，大小便秘，皆中脏也。《苍生司命·中风、真中、类中论》

5. 面加五色，有表证脉浮而恶风寒，拘急、不仁，皆中腑也。唇缓、失音、鼻塞、耳聋、眼瞀、便秘，皆中脏也。中腑多着四肢，中脏多滞九窍。《丹溪先生医书纂要·中风》

6. 耳聋目瞀，唇缓失音，中脏也。《治法汇·中风门·类中风》

7. 中腑者，肢节废，面加五色。有表证，拘急不仁。中脏者，唇缓失音，鼻塞耳聋，眼瞀便闭，性命危急。此三者，治各不同。如中血脉，外有六经之形症，则从小续命汤加减及疏风汤治之。《赤水玄珠·风门·中风》

8. 中腑者，多着四肢。则脉浮，恶寒拘急不仁。中脏者，多着九窍。则唇缓失音，耳聋鼻塞，目瞀便秘。《济阴纲目·胎前·中风》

9. 中腑者，面显五色，有表证而脉浮，恶风恶寒，拘急不仁，其病多易治。中脏者，唇吻不收，舌不转而失音，鼻不闻香臭，耳聋而眼瞀，大小便秘结，或口开手撒，眼合遗尿，吐沫直视，喉如鼾睡，肉脱筋痛，发直，摇头上窜，面赤如装，或头面青黑，汗缀如珠，其病深，多不治。《仁术便览·中风》

10. 中腑者，多着四肢，手足拘急不仁，恶风寒，为在表也，其治多易，用疏风汤之类。中脏者，多滞九窍，唇缓失音，耳聋目瞀，二便闭涩，为在里也，其治多难，用滋润汤之类。《寿世保元·中风》

11. 中脏命危，（中脏者，多滞九窍，有唇缓失音，耳聋目瞀，鼻塞便难之证，其口开眼合，撒手遗尿，鼾睡者，不治。此中脏受深，故曰命危。）中腑肢废，（中腑者，多着四肢，此中风受邪浅，故肢废。）《明医指掌·病机赋》

12. 至中腑、中脏，则离外而内，邪入深矣。中腑必归于胃者，胃为六腑之总司也。中脏必归于心者，心为神明之主也。风入胃中，胃热必盛，蒸其津液，结为痰涎，胃之大络入心，痰涎壅盛，堵其出入之窍，故中腑则不识人也。诸脏受邪，进入于心，则神明无主。故中脏者，舌纵难言，廉泉开而流涎沫也。廉泉穴在舌下，窍通于肾，津液之所出也。《医方集解·祛风之剂》

13. 卫气不能捍外，则风入于肌肉，故手指麻木，而肌肉不仁，若是者名曰中络。营血不能固内，则风入于经脉，故身体重着，步履艰难，若是者名曰中经。由此而深入，则为中腑。腑者，胃腑也。胃为六腑之长，职司出纳。风入于胃，胃火炽盛，水谷之气不生津液而化痰涎，痰随火升，阻塞灵窍，故昏不知人也。由此而深入，则为中脏。脏者，心脏也。心体纯阳，风性飙举，风火上扰，神明散乱，故舌不能言，而口流涎沫。此偏枯症中由浅入深之次第也。《医醇賸义·中风》

14. 至入腑入脏，则离躯壳而内入，邪中深矣。腑邪必归于胃者，胃为六腑之总司也。风入胃中，胃热必盛，蒸其津液，结为痰涎，壅塞隧道，堵其神气出入之窍，故不识人。诸脏受邪至盛，必逆入于心，而乱其神明，神明无主，则舌纵难言，廉泉开而流涎沫也。《医述·杂证汇参·中风》

15. 中脏者，中在里也。其证眩仆昏迷，痰如曳锯，治分闭、脱二证。闭证，切牙握手，治当疏通；脱证，手撒脾绝，眼合肝绝，口张心绝，声如鼾肺绝，遗尿肾绝，治当温补。间有寒痰壅塞，介乎闭、脱之间，不便骤补者，

用半夏、橘红浓煎，以姜汁对冲，灌之即苏，然后按证调之。《医述·杂证汇参·中风》

16. 中脏之为病，多由老年气血虚衰，或肥人自恃形体丰厚，不知保养，恣意斫丧，真元日亏。至年逾半百，气血便衰，脏腑不虚而虚。平日言语短气，行动气急，一遇劳烦，陡然触发，则诸气上逆而化火，诸火亢极而生风，诸液积聚而为痰，诸水潮涌而为涎。斯时也，有升无降，有出无入，一如疾风暴雷龙腾水涌之势，元气孤危，无以主持，遂至一时猝倒，如箭之中也。《疯痨臌膈辨·中风类中辨》

（十）正虚中风

气、血虚衰是脑卒中发病的基础。元代名医朱震亨认为，脑卒中病机在于正虚中风，乃"元气平日虚弱，而受外邪，兼酒色之过所致"[1]。《名医类案》即载有 1 例脑卒中患者，此种正虚邪中而发病[2]。明代洪参岐认为，正虚与风邪在脑卒中的发病中都具有重要的作用，"气体先虚，必有风邪真中"，才会出现"暴仆暴喑、口眼歪斜、手足不举、言语謇涩，甚者人事不省等症"，二者不可或缺，"若无风邪，必无此等证候"[3]。王肯堂更指出，脑卒中有"气虚而中者""血虚而中者"或"气血俱虚而中者"[4]。戴思恭则指出"元气虚，虚则风乘之"，故治疗脑卒中"治虚当兼风治"[5]。清代刘默认为，脑卒中多由正虚所致，"大都内为气血两虚，气虚则阴血不长，阴衰则热极风生"，且"与外感绝不相谋"，为本虚标实之证[6]。林翼臣指出虚中的病机在于"其人体质虚弱，过于作劳，损伤元气，精神倦怠，以致痰壅气浮"[7]。

清代岭南名医刘渊指出，脑卒中的发生"实由元气虚脱。或由七情内伤、酒色过度，先耗五脏之真阴；或由内外劳伤，有所触犯，以损一时之元气；或年力衰迈，气血将离，积损为颓"，在正虚的基础上"偶尔袭受风邪"，从而出现"卒然昏愦仆跌"等临床表现，指出正虚的原因除了起居调护不当，亦有气血生理衰减的因素[8]。正虚中风这一病机在年迈脑卒中患者中确有明显体现。李梴认为，人到中年"气血始衰，腠理空疏，加以七情劳役饮食，内伤元气"致正虚于内，若外有"门巷贼风乘虚袭入脏腑血脉"则引发脑卒中[9]。张志聪亦认为年老者发生脑卒中的病机多为"年老之人，天癸已绝，血气虚衰，腠理不密"[10]。

【古籍原文】

1. 中风证，口眼㖞斜，语言不正，口角流涎，或全身或半身不遂，并皆治之。此皆因元气平日虚弱，而受外邪，兼酒色之过所致。《丹溪治法心要·中风》

2. 一人中风，口眼歪斜，语言不正，口角涎流，或半身不遂，或全体如是。此因元气虚弱而受外邪，又兼酒色之过也。《名医类案·中风》

3. 中风者，气体先虚，必有风邪真中，然后见有暴仆暴喑、口眼歪斜、手足不举、言语塞涩，甚者人事不省等症，若无风邪，必无此等证候。又云无真中类中之分。是论也，尤见理未真之过也。按：中风者，气体先虚，而后风邪中之者，理也，所为邪之所凑，其气必虚是也。《医学入门万病衡要·卷之一·中风真中类中论·篇首》

4. 盖气虚而中者，由元气虚而贼风袭之，则右手足不仁，用六君子汤加钩藤、姜汁、竹沥。血虚而中者，由阴血虚而贼风袭之，则左手足不仁，用四物汤加钩藤、竹沥、姜汁。气血俱虚而中者，则左右手足皆不仁也，用八珍汤加钩藤、姜汁、竹沥。《女科证治准绳·杂证门·中风》

5. 元气虚，虚则风乘之，治虚当兼风治。有虚证似风，此惟当治其虚，不可以风论。《秘传证治要诀及类方·秘传证治要诀·诸中门·中风（附破伤风、漏风)》

6. 惟此中风之风，实不由东西南北外来之邪，纵有兼贼风虚邪之触而发者，亦不过十之一二，大都内为气血两虚，气虚则阴血不长，阴衰则热极风生，虚风内鼓，神气外驰，一时暴绝者多出乎不意。人不得而知之，所以说，与外感绝不相谋，实因里虚为本，风痰为标，而外触者，不过标本中之兼症也。《证治百问·中风》

7. 虚中，其人体质虚弱，过于作劳，损伤元气，精神倦息，以致痰壅气浮，面色㿠白，而鼻息轻微，猝然昏倒无知也。《疯痨臌膈辨·中风类中辨》

8. 凡中风卒倒等证，虽属袭中风邪，实由元气虚脱。或由七情内伤、酒色过度，先耗五脏之真阴；或由内外劳伤，有所触犯，以损一时之元气；或年力衰迈，气血将离，积损为颓。盖其阴亏于前，而阳损于后，阴陷于下，阳乏于上，阴阳相失，精气不交，偶尔袭受风邪，身失其主，力不能持，卒然昏愦仆跌。《医学纂要·风寒类似·中风伤寒》

9. 惟中年气血始衰，腠理空疏，加以七情劳役饮食，内伤元气，门巷贼风乘虚袭入脏腑血脉，故有兼中者，东垣所谓非外邪径伤，乃本气病也。《医学入门·杂病提纲·外感·风》

10. 或曰：然则老年之多中风者，何气使然？曰：年老之人，天癸已绝，

血气虚衰，腠理不密，故易于受风，且精气竭而痰火盛，是以有因痰、因火、因气之说焉。《侣山堂类辩·中卷·中风论》

四、辨 病 位

（一）相关脏腑

脑卒中在中医体系中属"中风"范畴，历代医家对该病有诸多见解。脑卒中主要为五脏病变、阴阳失和，以致气血逆乱，痰邪随之上犯清窍、损伤脑络。正所谓："内风者，五脏之本病也。"[1]

从五脏角度立论，《黄帝内经》中早已有"五脏之中风"的记载。《诸病源候论》亦提及脑卒中为"风气中于人"，其"行于五脏者，各随脏腑而生病"[2]。清代医家吴谦更是列举出中风五脏受累的不同情况，"脱证撒手为脾绝，开口眼合是心肝，遗尿肾绝鼾声肺"[3]，这些论述都反映了脑卒中与五脏阴阳气血功能失调之间的关系。

1.心

心在五行属火，主血脉，藏神，亦主神明。最早提出脑卒中与心直接相关的是金代刘完素。他以内风立论，在《素问玄机原病式》中曰："中风偏枯者，由心火暴盛，而水衰不能制之，则火能克金，金不能克木，则肝木自甚，而兼于火热，则卒暴僵仆。"[4]重点强调卒中之病因为心火亢盛，热气怫郁。

气为阳，血为阴，气载血行。若心火暴甚，火性炎上，血逆脉壅，则发为卒中昏冒；若心阳虚衰，则虚寒内生，机体及元神失于濡养。脑为元神之府，与心的关系尤为密切，近代医家张锡纯提出"心脑共主神明"的理论，在《医学衷中参西录》中言："又有心机亢进之甚者，其鼓血上行之力甚大，能使脑部之血管至于破裂，《内经》所谓血之与气并走于上之大厥也，亦即西人所谓脑充血之险证也。推此证之原因，实由肝木之气过升，肺金之气又失于肃降，则金不制木，肝木之横恣遂上干心脏，以致心机亢进。"[5]张锡纯强调"人之元神在脑，识神在心，心脑息息相通，其神明湛然长醒"，认为心脑息息相关，密不可分。

《圣济总录》认为风邪中人的前提是心气不足，云："腑脏虚而心气不足，

125

则风邪乘虚而干之。"[6]魏荔彤亦云："不仁者，心所不能周之处；不遂者，心所不能使之体也。心不能周于人，则不仁于人；不能周于物，则不仁于物；不能周于肌肤，则可谓之不仁于肌肤也。"[7]其主张脑卒中半身不遂肢重不胜是心之不足所致。

2. 肝

肝在五行属木，主藏血，主筋，开窍于目。然肝脏体阴而用阳，其亦主疏泄，性喜条达，有主升、主动的生理特点。

肝主疏泄，能够调畅气机，推动津液、血液运行，使清阳之气上升于脑；其藏血之功又可将所涵之血上奉头目，荣养五官七窍、元神之府。《素问·阴阳应象大论》指出"风气通于肝"[8]。正如《感证集腋》所云："盖肝主风而藏血，血病则无以养筋，筋病则掉眩强直，诸变百出。"[9]《素问·生气通天论》曰："阳气者，大怒则形气绝，而血菀于上，使人薄厥。"清代医家吴昆注此文曰："怒为肝志，肝者藏血之脏，故怒则气逆于肝，迫血上行而郁积于胸中矣。"[10]肝为风木之脏，其气易升易动，若肝阳上亢，则上盛下虚，甚则化风内动，上扰清窍；或是肝阴亏虚，不得制阳，阴虚阳亢，则肝阳化风，血随气逆，上冲犯脑。亦如《医述》所言："肝为风木之脏，因精血衰耗，水不涵木，木少滋荣，故肝阳偏亢，内风时起。"[11]可见，肝之阴虚阳亢皆可导致脑卒中。

张山雷在其著作《中风斠诠》中云："卒中之证，肝阳上扰，气升火升，无不挟其胸中痰浊，陡然泛溢，壅塞气道，以致性灵蒙蔽，昏瞀无知。"又云："卒中之患，其病标皆是肝阳之暴动，其病本即为血液之不充。"[12]这些都是对肝阳上亢与脑卒中关系的明确论述。同时，张山雷还指出，脑卒中之病"其外形必有肝阳之见症可征"，其主因是肝脏阴血亏损，使肝阳上亢[13]。而闭证猝暴痉厥则是因"肝阳上升，木火恣肆，是为热痰壅塞，蒙蔽性灵"而致[14]。

3. 脾

脾为后天之本，主运化水谷精微，喜燥恶湿，主升清。脾在体合肉，主四肢，在液为涎。清代阎纯玺称脾为至阴者，并言其有生血之功[15]。《诸病源候论》有云："脾胃为水谷之海，水谷之精，化为血气，润养身体。脾胃既弱，水谷之精，润养不周，致血气偏虚，而为风邪所侵，故半身不随也。"[16]
《圣济总录》亦云："人假水谷之精化为气血，周流一身，使四肢相随，筋脉相续，犹挈裘领，无所不从。若脾胃虚弱，水谷不化，筋脉无所禀养，复遇风邪外搏肤腠，流传筋脉，筋脉纵缓，则肢体弹曳，其弹则偏而不举，曳则驰而不随，是皆不能收摄也。"[17]由此可见，脾胃气弱，血气偏虚，为风邪所乘而致脑卒中的基础。《四圣心源》云："四肢之轻健而柔和者，营卫之滋荣，而即脾胃之灌注也。"[18]脾主四肢，四肢的正常活动有赖脾之荣养，脑卒中的四肢不利等症状，则与四肢失秉于脾有关。《医学举要》则指出，脑卒中而出现手足弹曳者，是"虚风寒痰，阻遏脾中阳气"所致[19]。基于此，《医门法律》提出，对于脑卒中四肢不举的患者，应辨脾之虚实，再选择相对应的治法[20]。

脑卒中与痰邪关系密切，而脾为生痰之源。同时，《素问·宣明五气》言五脏化五液，涎为脾之液。因此《杂症会心录》有"其口流涎沫者，脾亏不能摄津液"之言[21]。《治法汇》论述"真中风"病位在脾时亦以痰涎为据，曰："其人臂麻体软，脾无用也。痰涎自出，脾不能摄也。口斜语涩，脾伤也。头目晕重，脾不升也。"[22]《医方集宜》提出，脾主涎之功失职，使得涎潮壅上焦，发为卒中，从而出现"半身不遂，口眼歪斜，肌肉疼痛，痰涎壅盛，瘫痪不仁，舌强不语，精神恍惚"等症状[23]。

4.肾

肾在五行属水，主骨生髓，藏精纳气。肾藏精，脑藏髓；而精与髓可相互转化，肾气亦借此通于脑。

《素问·脉解》云："内夺而厥，则为喑痱，此肾虚也。少阴不至者，厥也。"[24]对此王冰注曰："肾气内夺而不顺，则舌喑足废，故云此肾虚也。"金元时期，刘河间倡导"火热说"，主张心火暴盛，肾水虚衰，认为脑卒中为水火不济而来。窦材认为"中风半身不遂，语言謇涩，乃肾气虚损也"，指出卒中之半身不遂，语言謇涩是肾气亏虚所致；张山雷《中风斠诠》亦有"内风自动，何以忽发忽愈，则以其肾水不能养肝，木动生风，激痰上扰，是以动而升则昏仆，静而降则清醒"，以及"其虚者，则真水不充，不能涵木，肝阳内动，生风土扬，激犯脑经，因而口眼㖞斜，手足搐搦，口不能言，或为僵仆，或为瘫痪"的论述，提出脑卒中的根本是肾阴不足而致肝风内动[25-27]。清代的冯楚瞻亦秉持这一理论，指出"中风一症，多由肝阴不足，肾水有亏，

127

虚火上乘"，并认为滋肾养肝才是治疗之本[28]。

此外，《古今名医汇粹》论及卒中失语病位在肾，谓："内夺而厥，则为喑痱。此肾虚也。肾为声音之根，信非谬矣。"[29]张山雷还提出"真阴虚竭于下，致无根之火仓猝飞腾，气涌痰奔，上蒙清窍，忽然痉厥，而目合口开"，指出肾元亏虚，会导致脱证[30]，张伯龙则有云："中风一证，肾水虚而内风动者多，若真为外来之风所中者，则其少。此当分内风、外风二证。"[31]此种将脑卒中内风病机释为肾虚风动的观点，充分体现了肾在脑卒中脏腑病位中的重要地位。

5. 肺

肺在五行属金，主气，司呼吸，朝百脉，有宣发肃降，通调水道之功；其既可吐故纳新，促进宗气的生成、调节全身之气的升降出入，又可辅心行血。宗气统血贯脉行于心，周流全身以养五脏。

肺主气失司则致气虚，气虚则风邪可趁虚而入。正如《医镜》所言："使其内气充足，精神完固，则荣卫调和，腠理缄密，虽有风将安人乎?"[32]若气虚日久，气病及血，则因虚致瘀。清代医家王清任有云："元气既虚，必不能达于血管，血管无气，必停留为瘀。"[33]血瘀日久，气血运行不通，阻塞脑络，脑失所养，内有所瘀，外有所激，则发为脑卒中。

《血证论》中提及"水为血之倡，气行则水行，水行则血行"，指出气、血、津液三者之间关联密切[34]。若气虚无力行血，血行不畅，津液停聚，久而化痰生热；而肺主肃降，若其肃降失司，肺气上逆，阳升火亢，则气逆血菀，血随气上冲犯脑，扰乱神明；或肺失肃降，腑气不通，使浊气上犯头目。隋代医家巢元方提出"风懿"，南宋陈无择则论其为"肺气入心则能言，邪中心肺，涎潮逼塞"所致[35]。《扁鹊心书》中亦有"中风失音乃肺肾气损，金水不生"之言，肺金生肾水，二者关系密切，认为肺肾气虚与脑卒中失音有关[36]。因此，历代医家在治疗脑卒中时重视调气，代表方有《金匮要略》中的风引汤及八味顺气散等。

6. 胃

胃在五行属土，喜润恶燥，为水谷之海，主受纳、腐熟水谷，并主通降。《医碥》论脑卒中之病由内生者，"痰血壅滞，食亦不化，填塞于腑则二便不通，阻碍脏气则昏迷不醒"，指出了胃腑功能失司对其发病的影响[37]。

清代喻嘉言提出"中府必归胃腑"的理论。《古今名医汇粹》对此阐释曰："风入胃中，胃热必盛，蒸其精液，结为痰涎，壅塞隧道，胃之支络心者，才有壅塞，即堵其神气出入之窍，故不识人也。"[38]胃腑一旦受邪，虚则消化、运化不足，实则气机、津液紊乱，清阳不升，浊阴不降，易化热化燥伤阴。所谓"胃为六腑之长，即如所谓大肠、小肠皆属于胃之意"，大小肠皆受胃的影响，而阳明主燥，若胃肠受邪，化热伤阴，无水舟停，津亏肠燥，胃中宿食不得下行，中气郁滞，肠中糟粕不通[39]。胃肠积滞与热邪搏结，气机受阻，则进一步化热，浊气瘀热上攻，进而上扰清窍，导致头窍失和、精神不安，发为昏迷。

清代不少医家皆从此说。《冯氏锦囊秘录》中"胃之大络入心，痰涎壅盛，堵其出入之窍，故中腑则不识人"，以及《医醇賸义》中"风入于胃，胃火炽盛，水谷之气不生津液而化痰涎，痰随火升，阻塞灵窍，故昏不知人"的记述，都阐发了类似的观点，论脑卒中病机时皆重胃腑[40-41]。

7. 脑

脑为髓海，是奇恒之腑之一，主生命活动、精神意志与感觉运动。脑卒中病位在脑可谓不言而喻。在西学东渐之前，古代医家对此已有认识。《素问·调经论》指出"血之与气并走于上"，虽未言脑，但明确提出脑卒中的病位在头部，体现了脑部病机在脑卒中发病中的重要作用。后世医家亦对脑卒中病位在脑进行了论述，如明代医家高濂在《遵生八笺》中就提到，邪风入脑可引发头痛、眩晕等多种疾病，日久则可导致脑卒中，造成不语、半身不遂[42]。

随着近代西方医学的传入，西方解剖学和病理学知识（诸脑部血管、神经等），进一步启发了中医学脑卒中病位在脑这一理论的新发展。中西医汇通学派医家对脑卒中的脑部病机有了新的认识。张伯龙提出，脑卒中是由于"气火上升，迫血入脑，激乱脑神经之或在前、或在后"，并进行了实验验证，指出脑卒中的不同症状与"气冲脑经"的部位有关，"激扰后脑，则昏不知人；激扰前脑，则肢体不动；激扰一边，则口眼㖞斜，或为半身不遂，左右瘫痪"[43-44]。

张山雷推崇张伯龙脑卒中病机相关学术，亦指出"《素问》气血并上之厥，实与西人血冲脑之说，互为发明"，脑卒中实为脑神经之病[45]。张山雷更取西方医学理论之长，提出脑卒中是由于"脑中实有死血积水"，而并非外感风邪所致[46]。对此，近代医家周学海在《读医随笔》中认为，"水者，阳衰而水凌也，死血者，阴虚而血沸也，皆中气暴乱，激之以至脑"，将中西医学理论融会贯通，脑卒中的脑部病机愈加明晰[47]。对此，张锡纯则以"肝中所寄之相火，掀然暴发，挟气血而上冲脑部"和"脑中所菀之血，激薄其脑部"等阐释医经中的脑卒中理论，赋予脑卒中病位在脑以新的意涵[48]。

【古籍原文】

1. 盖外风者，八方之所中；内风者，五脏之本病也。八方自外而入，先有发热恶寒，头痛身痛之证，此因于外者，显然有可察也。五风由内而病，则绝无外证，而忽病如风，其由内伤可知也，然既非外感，而经曰：诸暴强直，皆属于风。诸风掉眩，皆属于肝。何也？盖肝为东方之脏，其藏血，其主风，血病则无以养筋，筋病则掉眩强直之类，诸变百出，此皆肝木之化，故云皆属于风。谓之属者，以五气各有所主，如诸湿肿满，皆属于脾之类，其义同也。盖有所中者，谓之中外感也。无所中者，谓之类中内伤也。故王安道有类中真中之辨，后世不明此义，不惟以类风者认为真风，而且以内夺暴厥等证，俱认为风，误亦甚矣！夫外盛者，邪袭肌表，故多阳实。内伤者，由于酒色劳役七情口腹，致伤脏气，故多阴虚。凡脏气受伤，脾虚者，病在四肢，或多痰饮；肾病者，或如在髓，或在二阴；心病者，或在血脉，或在神志；肺病者，或在营卫，或在声音；肝病者，或在筋爪，或在胁肋。《叶选医衡·中风证治论》

2. 中风者，风气中于人也。风是四时之气，分布八方，主长养万物。从其乡来者，人中少死病。不从其乡来者，人中多死病。其为病也，藏于皮肤之间，内不得通，外不得泄，其入经脉，行于五脏者，各随脏腑而生病焉。《诸病源候论·风病诸候上·中风候》

3. 风从外中伤肢体，痰火内发病心官，体伤不仁与不用，心病神昏不语言。当分中络经腑脏，更审虚实寒热痰，脱证撒手为脾绝，开口眼合是心肝，遗尿肾绝鼾声肺，闭证握固紧牙关，初以通关先取嚏，痰壅不下吐为先。《杂病心法要诀·中风总括》

4. 如中风偏枯者，由心火暴甚，而水衰不能制之，则火能克金，金不能克木，则肝木自甚，而兼于火热，则卒暴僵仆。《素问玄机原病式·六气为病·火类》

5. 又有心机亢进之甚者，其鼓血上行之力甚大，能使脑部之血管至于破裂，《内经》所谓血之与气并走于上之大厥也，亦即西人所谓脑充血之险证也。推此证之原因，实由肝木之气过升，肺金之气又失于肃降，则金不制木，肝木之横恣遂上干心脏，以致心机亢进。《重订医学衷中参西录·医论篇·论心病治法》

6. 风邪中人，以腑脏虚而心气不足也。人以气血荣卫为正，以风气外至为邪。腑脏虚而心气不足，则风邪乘虚而干之。《圣济总录·风邪》

7. 经者，肢体中气行之道路也，邪在此，则重不胜而半身不遂矣。不仁者，心所不能周之处；不遂者，心所不能使之体也。心不能周于人，则不仁于人；不能周于物，则不仁于物；不能周于肌肤，则可谓之不仁于肌肤也。心有所使而能给，则心遂，今举手手不应，举足足不应，故谓之不遂也。古人名病，岂有丝毫不入扣者乎？夫风至于中经络，可谓深矣；而不止乎此也，且有邪入于腑者矣，邪入更深矣；更有邪入于脏者矣，邪入至深矣。《金匮要略方论本义·中风历节病脉证并治》

8. 天气通于肺，地气通于嗌，风气通于肝，雷气通于心，谷气通于脾，雨气通于肾。《素问·阴阳应象大论》

9. 盖肝主风而藏血，血病则无以养筋，筋病则掉眩强直，诸变百出。此皆肝木之化，故曰"皆属于风"。《感证集腋·类中风·杜铜峰论中风五派异同》

10. 阳气宜于冲和，不宜大怒，怒为肝志，肝者藏血之脏，故怒则气逆于肝，迫血上行而郁积于胸中矣。"薄"，雷风相薄之薄，邪正摩荡之名。"厥"，亦气逆也。《黄帝内经素问吴注·生气通天论篇第三》

11. 肝为风木之脏，因精血衰耗，水不涵木，木少滋荣，故肝阳偏亢，内风时起。治以滋液息风，濡养营络，补阴潜阳，如虎潜、固本、复脉之类。《医述·杂证汇参·中风》

12. 卒中之患，其病标皆是肝阳之暴动，其病本即为血液之不充。盖肝之秉性，刚而易扰，必赖阴血以涵濡之，则刚木柔驯，而无暴戾之变。凡肝阳之恣肆者，无非血耗液虚，不能涵养，而后踊跃奋迅，一发难收。《中风斠诠·论心液肝阴宜于培养》

13. 惟内热生风，肝阳陡动，迫其气血上冲入脑者，乃有此猝然喎僻、体重不仁、昏不识人、舌强难言、口吐涎沫诸候。其外形必有肝阳之见症可征，如面赤唇红、气粗息高等皆是。《中风斠诠·论〈金匮〉之中风，本言外因，而所叙各证皆是内因之误》

14. 猝暴痉厥，多由肝阳上升，木火恣肆，是为热痰壅塞，蒙蔽性灵，多属闭证。《中风斠诠·论脱证宜固》

15. 至阴者，脾土也。且气有生血之功耳。《胎产心法·类中风痉瘈及语涩口噤不语筋挛瘫痪等证论》

16. 风半身不遂者，脾胃气弱，血气偏虚，为风邪所乘故也。脾胃为水谷之海，水谷之精，化为血气，润养身体。脾胃既弱，水谷之精，润养不周，致血气偏虚，而为风邪所侵，故半身不随也。《诸病源候论·风半身不遂候》

17. 风瘫曳论曰：人假水谷之精化为气血，周流一身，使四肢相随，筋脉相续，犹挈裘领，无所不从。若脾胃虚弱，水谷不化，筋脉无所禀养，复遇风邪外搏肤腠，流传筋脉，筋脉纵缓，则肢体瘫曳，其瘫则偏而不举，曳则驰而不随，是皆不能收摄也。治中风手足瘫曳，不能言，独活汤方。《圣济总录·诸风门》

18. 中风者，土湿阳衰，四肢失秉，而外感风邪者也。四肢者，诸阳之本，营卫之所起止，而追其根原，实秉气于脾胃。脾土左旋，水升而化血，胃土右转，火降而化气。血藏于肝，气统于肺，而行于经络，则曰营卫。四肢之轻健而柔和者，营卫之滋荣，而即脾胃之灌注也。《四圣心源·杂病解下·中风根原》

19. 中风之证，手足瘫曳者，因虚风寒痰，阻遏脾中阳气而然也。夫既曰虚风，则必忌用治风之药。曰寒痰，则必遍举燥痰之药。《医学举要·卷五 古今方补注·星附散》

20. 凡治中于风，四肢不举证，不辨虚实，妄行补泻者，医之过也。四肢不举，皆属脾土，膏粱太过，积热内壅者，为脾土瘀实，宜泻以开其壅。食少体羸，怠惰嗜卧者，为脾土虚衰，宜补以健其运。《医门法律·中风门·中风论》

21. 其舌喑不能言者，脾肾元亏不能上达舌本也。其口流涎沫者，脾亏不能摄津液，肾亏不能藏津液也。《杂症会心录·中风》

22. 其人臂麻体软，脾无用也。痰涎自出，脾不能摄也。口斜语涩，脾伤也。头目晕重，脾不升也。《治法汇·中风门·真中风》

23. 风为百病之长，卒然中之，令人迷闷，涎潮壅上焦心腑，盖由脾胃不和，不能收涎故也。轻则为感，重则为中。感则手足缓弱拘挛；中则半身不遂，口眼歪斜，肌肉疼痛，痰涎壅盛，瘫痪不仁，舌强不语，精神恍惚。《医方集宜·中风》

24. 内夺而厥，则为喑痱，此肾虚也。少阴不至者，厥也。《素问·脉解》

25. 中风半身不遂，语言謇涩，乃肾气虚损也，灸关元五百壮。《扁鹊心

26. 内风自动，何以忽发忽愈，则以其肾水不能养肝，木动生风，激痰上扰，是以动而升则昏仆，静而降则清醒耳。《中风斠诠·论张伯龙之〈类中秘旨〉》

27. 其虚者，则真水不充，不能涵木，肝阳内动，生风土扬，激犯脑经，因而口眼㖞斜，手足搐搦，口不能言，或为僵仆，或为瘫痪。《中风斠诠·论张伯龙之〈类中秘旨〉》

28. 中风一症，多由肝阴不足，肾水有亏，虚火上乘，无故卒倒，筋骨无养，偏枯不遂，故滋肾养肝，治本之至要。《冯氏锦囊秘录·杂证大小合参》

29. 内夺而厥，则为喑痱。此肾虚也。肾为声音之根，信非谬矣。《古今名医汇粹·卷六·声喑》

30. 而亦有真阴虚竭于下，致无根之火仓猝飞腾，气涌痰奔，上蒙清窍，忽然痉厥，而目合口开、手不握固、声嘶气促、舌短面青，甚则冷汗淋漓、手足逆冷、脉伏不见、二便自遗、气息俱微、殆将不继，是为真元式微、龙雷暴动之脱证，多兼有虚寒气象，如面色、唇色多淡白无华，甚且青黯而必不红润（亦有四肢清冷，而面颧独红，是为虚火上浮之戴阳证，又非温补下元不可）；脉多微弱无神，或且不能应指，而必不滑数弦劲、搏指有力；声音鼻息，必轻微断续，或兼有痰声，而必不息高而长、气粗如鼾。《中风斠诠·论脱证宜固》

31. 伯龙又曰：中风一证，肾水虚而内风动者多，若真为外来之风所中者，则甚少。此当分内风、外风二证。《中风斠诠·论张伯龙之〈类中秘旨〉》

32. 风岂能中乎人，亦人之自受乎风耳！使其内气充足，精神完固，则荣卫调和，腠理缜密，虽有风将安人乎？惟其不戒暴怒，不节淫欲，或饥不暇于食，或寒不暇于衣，或嗜酒而好色，或勤劳而忘身，或当风而沐浴，或大汗而行房，或畏热而露卧，或冒雨而奔驰，以致真元耗亡，气血消尽，大经细络，积虚弥年，平时无甚痛苦，而不知荣卫皆空，徒存躯壳，正犹无心之木，将折未折，无土之墙，欲颓未颓，其势已不可支，而方且自谓无恙，迷昧而不知戒焉。《医镜·中风》

33. 元气既虚，必不能达于血管，血管无气，必停留为瘀。《医林改错·抽风不是风》

34. 崩中虽是血病，而实则因气虚也，气下陷则水随而泻，水为血之倡，气行则水行，水行则血行。《血证论·崩带》

35. 为风懿者，以心肺间闭不能言，但噫噫作声，盖肺气入心则能言，邪

中心肺，涎潮逼塞，故使然也。《三因极一病证方论·料简类例》

36. 中风失音乃肺肾气损，金水不生，灸关元五百壮。《扁鹊心书·附：窦材灸法》

37. 问：内风亦有中血脉、中腑脏之分乎？曰：病自内发，未有不伤其腑脏者。由于火盛，则火发而血与痰壅矣；由于气虚，则气滞而血与痰凝矣。痰血壅滞，食亦不化，填塞于腑则二便不通，阻碍脏气则昏迷不醒，其重者也。轻者中后，邪散布经络，而血脉之行不利，固有之矣。《医碥·中风·内风证》

38. 中络者肌肤不仁，中经者躯壳重著，中腑即不识人，中脏即舌难言，口流涎沫。然中腑必纳胃腑，中脏必归心脏也。腑邪必归胃者，风性善行空窍，水谷入胃，则胃实肠虚，风邪即迸入肠中，少顷水谷入肠，则肠实胃虚，风复迸入胃中，见胃风必奔迫于二肠之间也。风入胃中，胃热必盛，蒸其精液，结为痰涎，壅塞隧道，胃之支络心者，才有壅塞，即堵其神气出入之窍，故不识人也。诸脏受邪至盛，必迸入于心而乱其神明，神明无主则舌纵难言，廉泉开而流涎沫也。《古今名医汇粹·卷三·中风证》

39. 此下当详明六腑之病，而止言胃风者，以胃为六腑之长，即如所谓大肠、小肠皆属于胃之意，胃病则腑在其中矣。《医经原旨·疾病·风》

40. 由此而深入，则为中腑。腑者，胃腑也。胃为六腑之长，职司出纳。风入于胃，胃火炽盛，水谷之气不生津液而化痰涎，痰随火升，阻塞灵窍，故昏不知人也。《医醇賸义·中风》

41. 至中腑、中脏，则离外而内，邪入深矣。中腑必归于胃者，胃为六腑之总司也。中脏必归于心者，心为神明之主也。风入胃中，胃热必盛，蒸其精液，结为痰涎，胃之大络入心，痰涎壅盛，堵其出入之窍，故中腑则不识人也。轻者风入胃中，反倍能食，是风能生热，热能杀谷也。诸脏受邪，迸入于心，则神明无主。故中脏者，舌纵难言，廉泉开而流涎沫也。廉泉穴在舌下窍，通于肾，津液之所出也。《冯氏锦囊秘录·杂证大小合参》

42. 邪风入脑，虚火上攻，则头目昏旋，偏正作痛，久则中风不语，半身不遂，亦由此致。《遵生八笺·延年却病笺·导引却病歌诀》

43. 今伯龙氏能知前脑主运动，后脑主知觉，既据实验得之，其说固自可信。然则昏瞀暴仆之中风，有或失知觉、或失运动之异者，即其气火上升，迫血入脑，激乱脑神经之或在前、或在后耳。《中风斠诠·论张伯龙之〈类中秘旨〉》

134

44. 若激扰后脑，则昏不知人；激扰前脑，则肢体不动；激扰一边，则口眼㖞斜，或为半身不遂，左右瘫痪等症。是以猝然昏仆、左右㖞斜、痰涎壅塞者，皆无凛寒身热外感见症。《中风斠诠·论张伯龙之〈类中秘旨〉》

45. 若言中医理法，殊觉迂远不切，惟《素问》气血并上之厥，实与西人血冲脑之说，互为发明，则㖞斜不遂，无一非脑神经之病。《中风斠诠·论张伯龙之〈类中秘旨〉》

46. 寿颐窃谓金元以降，类中之说，久已发明，其非外因寒风，固已彰明昭著，今更有西医血冲脑经之说，剖验得脑中实有死血积水，则病属内因，更与外感风邪，有何关系？《中风斠诠·论闭证宜开》

47. 西医谓病此者，脑中有水，或有死血。殊不知水者，阳衰而水凌也，死血者，阴虚而血沸也，皆中气暴乱，激之以至脑也。《读医随笔·证治类·中风有阴虚阳虚两大纲》

48. 内中风之证，曾见于《内经》，而《内经》初不名为内中风，亦不名为脑充血，而实名之为煎厥、大厥、薄厥。今试译《内经》之文以明之，《内经》脉解篇曰："肝气当治而未得，故善怒，善怒者名曰煎厥。"盖肝为将军之官，不治则易怒，因怒生热，煎耗肝血，遂致肝中所寄之相火，掀然暴发，挟气血而上冲脑部，以致昏厥。此非因肝风内动，而遂为内中风之由来乎？

又：《内经》调经论曰："血之与气，并走于上，此为大厥，厥则暴死。气反则生，气不反则死。"盖血不自升，必随气而上升，上升之极，必致脑中充血。至所谓气反则生，气不反则死者，盖气反而下行，血即随之下行，故其人可生。若其气上行不反，血必随之充而益充，不至血管破裂不止，犹能望其复苏乎？读此节经文，内中风之理明，脑充血之理亦明矣。

又《内经》生气通天论曰："阳气者大怒则形绝，血菀（即郁字）于上，使人薄厥。"观此节经文，不待诠解，即知其为肝风内动，以致脑充血也。其曰薄厥者，言其脑中所菀之血，激薄其脑部，以至于昏厥也。细思三节经文，不但知内中风，即西医所谓脑充血。且更可悟得此证治法，于经文之中，不难自拟对证之方，而用之必效也。《重订医学衷中参西录·方剂篇·治内外中风方》

（二）相关经络

经络包括经脉和络脉两部分，其布于周身，联络脏腑形体官窍，运行全身气血，贯通上下，沟通内外，"人之一身，经络贯串为之脉。脉者，血之隧道也。血随气行，周流不停"。[1]《王翰林集注黄帝八十一难经》指出，凡临证诊病，"皆须知脏腑之所在，识经络之流行，随其本原以求其疾，则病形可辨，而针药无失"，说明对脏腑与经络病位的判断是辨病的基础[2]。

《金匮要略》提出"邪在于络，肌肤不仁；邪在于经，即重不胜"[3]。《医经原旨》也指出"风自外入，则循经而触于五脏，故发病也。"[4]更有"五脏虽中风邪，皆其经络受病"的观点[5]。可见，经络由于受病邪侵犯或因气血循行障碍，对脑卒中发病与病机转化有重要影响。其中一些经络的病变为历代医家论脑卒中时所重视。

1.足阳明胃经

阳明，即两阳相合，指阳气收拢聚合，有阳气极盛之意。《灵枢·动输》载"胃气上注于肺，其悍气上冲头者，循咽，上走空窍，循眼系，入络脑"，指出足阳明胃经是直接入脑的经络之一[6]。

然而，阳明主燥，一旦受邪气侵扰，便易于化热，炼液为痰。正如《风劳臌膈四大证治》所云："风入胃中，胃热必盛，蒸其津液，结为痰涎，壅塞隧道。胃之支脉络心者才有壅塞，即堵神气出入之窍，故不识人也。"[7]痰热循胃经，上干清窍，阻滞气机，扰乱心神，导致脑卒中相关神志症状。

胃足阳明之脉，挟口环唇。《医宗必读》指出，"足阳明之筋，上夹于口，风寒乘虚入其筋则挛，故令牙关急而口噤"，说明风寒侵袭胃经，会造成口噤不开[8]。《女科证治准绳》亦指出，脑卒中症见口眼歪斜，是足阳明胃经之筋"上夹于口，其筋偏虚，风因虚而乘之，使其筋偏急不调"所致[9]。

2.足太阴脾经

足太阴脾经起于脚部大趾内侧，沿着下肢向上循行，在腹股沟之处进入腹部，"属脾，络胃，上膈，挟咽，连舌本，散舌下"[10]。"太阴为开而主皮肤之肉理"，是病邪出入之门户，"腠理开疏，风邪伤脾胃之经，脾胃既虚，不能传化气泽，故四肢无所禀养"，脑卒中之四肢不用、身体不随等症状可由此引起[11-12]。

脾经"连舌本，散舌下"，与脑卒中之舌强不语等语言障碍密切相关。《医述》论"喑"时即提到心、肝、脾、肾"四经之脉，皆上于舌，邪中其经，则痰涎闭其脉道，舌本不能转运而为之喑"[13]。正如《圣济总录》所言，"中风舌强不语者"，是风邪客于脾经，使"气脉闭塞不利，所以舌强不能舒卷"所致[14]。《赤水玄珠》亦云："以风入心脾二经，心之别脉，系于舌本，脾之脉，挟咽连舌本，散舌下。今风涎入其经络，故舌不转而不能言也。"[15]

3. 手少阴心经

手少阴心经起于心中，"其支者，从心系，上挟咽，系目系"[16]。手少阴心经虽不直接络属于脑，但却与头面五官相系。而清代王宏翰则认为心经与脑有直接联络，谓："但心一系，系于脊之上七节之旁，贯脊上通于脑，下通命门与肾。"[17]总之，手少阴心经与脑或头面五官皆有关联，而这些皆是脑卒中常见的病变部位。

"心开窍于舌"，又"舌为心苗"，心与舌的语言功能关系密切。《医述》曰："中风音哑者，舌暗也，乃风中廉泉或心、脾、肾之络，以心脉系舌本，脾脉络舌旁，肾脉循喉咙挟舌本故耳。"[18]其指出心脉系于舌本，故风中心之络是脑卒中相关语言障碍的病机。

4. 手太阳小肠经

手太阳小肠经起于小指之端，"络心，循咽，下膈，抵胃，属小肠。其支者，从缺盆循颈上颊，至目锐眦，却入耳中。其支者，别颊，上𩑋，抵鼻，至目内眦，斜络于颧"[19]。小肠经循行于面部、颈部，与头面五官关联密切。《诸病源候论》有"风邪入于足阳明、手太阳之经，遇寒则筋急引颊，故使口喎僻，言语不正，而目不能平视"的论述，说明脑卒中病位在手太阳小肠经者，可见口歪眼斜，言语不利等症[20]。

5. 足太阳膀胱经

足太阳膀胱经是人体最长的经脉，起于目内眦，上额交巅，"其直者，从巅入络脑，还出别下项，循肩髆内，挟脊，抵腰中，入循膂，络肾，属膀胱"[21]。《灵枢·寒热病》指出膀胱经"有通项入于脑者，正属目本，名曰眼系"[22]。《黄帝内经灵枢集注》则云"太阳与督脉之相通"，而督脉、足太阳经之会为脑户[23]。可见，足太阳膀胱经与脑关系密切。

"脏腑有腧，腧皆在背，中风多从腧入者"，五脏腧穴在膀胱经，可谓风邪入中之门户[24]。《医醇賸义》即指出，"风从太阳而来，兼扰阳明"，使筋脉牵掣，发为口眼歪斜[25]。同时，膀胱经循行于踵、踝、膝、腘、臀等肢体活动

137

的关键部位。脑卒中病位在膀胱经者，可见肢体活动异常的症状。如《古今名医汇粹》论"非风"病时，即以"反张戴眼，腰脊如折"为膀胱经之危证[26]。

6. 足少阴肾经

足少阴肾经起于小趾之下"贯脊，属肾，络膀胱。其直者，从肾上贯肝膈，入肺中，循喉咙，挟舌本。其支者，从肺出络心，注胸中"[27]。肾经贯脊，肾主骨生髓，"诸髓者，皆属于脑"，《素问·逆调论》有"肾不生则髓不能满"之言，张景岳又有"肾通于脑"之论，都说明了肾经与脑的关系[28-30]。对此，唐宗海总结道："肾系贯脊，通于脊髓，肾精足，则入脊化髓，上循入脑，而为脑髓，是髓者，精气之所会也。"[31]

历代医家论脑卒中时，重视足少阴肾经。《症因脉治》论脑卒中"舌音不清"时，认为病机为"肾经水亏，不能上循喉咙"[32]。《奇效良方》认为，"喑痱"为肾虚所致，并以"肾脉挟舌本，故不能言而为喑，肾脉循阴股内廉，斜入腘中，循胻骨内廉及内踝，后入足下，肾气不顺，故废而为痱"作解，指出了脑卒中语言不利及四肢不用是肾经之病[33]。

7. 足厥阴肝经

足厥阴肝经起于大趾丛毛之际，"循喉咙之后，上入颃颡，连目系，上出额，与督脉会于巅"[34]。"肝主筋属木，风易入之"，《秘传证治要诀》有云："五脏虽皆有风，而犯肝经为多"，肝经循行头部而与督脉会于巅顶，风中肝经易上犯脑窍而发为脑卒中，引发"肝受风则筋缓不荣，或缓或急，所以有喎斜、瘫缓、不遂、舌强、语涩等证"[35]。所谓"中风一症，病在血分，多属肝经。"肝所失养而致肝血亏虚，或是肝阳上亢，血热生风，都会使气机逆乱，气血循肝经上冲，瘀滞脑窍，遂发为脑卒中[36]。

8. 督脉

督脉"贯脊，属肾；与太阳起于目内眦，上额，交巅上，入络脑，还出，别下项"[37]。督脉为奇经八脉之一，行于身后，总督一身之阳气，具有调节阳经经气作用。《难经》载其"并于脊里，上至风府，入属于脑"，指出督脉直接络属于脑[38]。

督脉为阳经之海，手足三阳经均与之交会，通过膀胱经背俞穴统率和督促阳经脉气，而头为诸阳之会。督脉可将脏腑精气上输于脑，奉养元神。若督脉受损，气血外溢，将导致督脉失其所主、功能紊乱，总督诸阳功能失司，出现全身经脉气血运行失常，进而导致脑脉痹阻、躯体运动功能障碍。

对于脑卒中的针灸治疗，督脉腧穴为常用穴位。《针灸摘英集》中即以督脉之百会、水沟、大椎等腧穴治疗"中风手足不遂""中风口噤，牙关不开""中风气塞涎上，不语昏危"等脑卒中病证[39-41]。《名医类案》中亦载有取督脉百会穴针灸治疗脑卒中"口眼歪斜，语言不正，口角涎流，或半身不遂，或全体如是"的方法[42]。

【古籍原文】

1. 人之一身，经络贯串为之脉。脉者，血之隧道也。血随气行，周流不停。《风劳臌膈四大证治·中风》

2. 凡一藏之病，有虚有实，有寒有热，有内有外，皆须知脏腑之所在，识经络之流行，随其本原以求其疾，则病形可辨，而针药无失矣。《王翰林集注黄帝八十一难经·二十二难》

3. 邪在于络，肌肤不仁；邪在于经，即重不胜；邪入于府，即不识人；邪入于藏，舌即难言，口吐涎。《金匮要略·中风历节病脉证并治》

4. 八风不得其正，则发为邪气。其中于人，则入为五经之风，特以所伤之异，故名亦异耳。风自外入，则循经而触于五脏，故发病也。《医经原旨·疾病·风》

5. 其真中风者，当辨其中脏中腑而治之。眼瞀者中于肝经，舌不能言者中于心经，唇缓便秘者中于脾经，鼻塞者中于肺经，耳聋者中于肾经。此五者病深，多为难治。然五脏虽中风邪，皆其经络受病，若伤其真脏，百无一生矣。《张氏医通·中风门·中风》

6. 胃气上注于肺，其悍气上冲头者，循咽，上走空窍，循眼系，入络脑，出颅，下客主人，循牙车，合阳明，并下人迎，此胃气别走于阳明者也。《灵枢·动输》

7. 风入胃中，胃热必盛，蒸其津液，结为痰涎，壅塞隧道。胃之支脉络心者才有壅塞，即堵神气出入之窍，故不识人也。《风劳臌膈四大证治·中风》

8. 足阳明之筋，上夹于口，风寒乘虚入其筋则挛，故令牙关急而口噤也，秦艽升麻汤。《医宗必读·卷之六·真中风》

9. 足阳明之筋，上夹于口，其筋偏虚，风因虚而乘之，使其筋偏急不调，故令口㖞僻也。《女科证治准绳·杂证门上·中风》

10. 脾足太阴之脉，起于大趾之端，循趾内侧白肉际，过核骨后，上内踝前廉，上腨内，循胫骨后，交出厥阴之前，上膝股内前廉，入腹，属脾，络胃，上膈，挟咽，连舌本，散舌下。其支者，复从胃别上膈，注心中。是动则病舌本强，食则呕，胃脘痛，腹胀，善噫，得后与气则快然如衰，身体皆重。是主脾所生病者，舌本痛，体不能动摇，食不下，烦心，心下急痛，溏瘕泄，水闭，黄疸，不能卧，强立，股膝内肿厥，足大趾不用。《灵枢·经脉》

11. 三阴在内，太阴为开而主皮肤之肉理，少阴主枢而外浮于肤表，厥阴为阴中之少阳而通会于肌腠，此三阴在外而外有阴阳也。《伤寒论集注·伤寒六气会通论略》

12. 中风身体不随论曰：中风身体不随者，以机关纵缓，筋脉不收，故四肢皆不用也。此由腠理开疏，风邪伤脾胃之经，脾胃既虚，不能传化气泽，故四肢无所禀养。此《内经》所谓脾病四肢不用也。《圣济总录·诸风门·中风身体不随》

13. 心脉系舌根，脾脉系舌旁，肝脉络舌本，少阴之脉循喉咙挟舌本。四经之脉，皆上于舌，邪中其经，则痰涎闭其脉道，舌本不能转运而为之喑矣。《医述·杂证汇参·中风》

14. 中风舌强不语者，盖脾脉络胃、侠咽、连舌本，心气所通。今风邪客搏，则气脉闭塞不利，所以舌强不能舒卷，有害于言语也。《圣济总录·诸风门·中风舌强不语》

15. 以风入心脾二经，心之别脉，系于舌本，脾之脉，挟咽连舌本，散舌下。今风涎入其经络，故舌不转而不能言也。《赤水玄珠·风门·中风》

16. 心手少阴之脉，起于心中，出属心系，下膈，络小肠。其支者，从心系，上挟咽，系目系。其直者，复从心系却上肺，下出腋下，下循臑内后廉，行太阴心主之后，下肘内，循臂内后廉，抵掌后锐骨之端，入掌内后廉，循小指之内，出其端。是动则病嗌干心痛，渴而欲饮，是为臂厥。是主心所生病者，目黄，胁痛，臑臂内后廉痛厥，掌中热痛。为此诸病，盛则泻之，虚则补之，热则疾之，寒则留之，陷下则灸之，不盛不虚，以经取之。盛者，寸口大再倍于人迎；虚者，寸口反小于人迎也。《灵枢·经脉》

17. 但心一系，系于脊之上七节之旁，贯脊上通于脑，下通命门与肾。魂居于肝，为藏真之处，肝生四液，为生气之门。《医学原始·命门图说》

18. 中风音哑者，舌喑也，乃风中廉泉或心、脾、肾之络，以心脉系舌本，脾脉络舌旁，肾脉循喉咙挟舌本故耳。《医述·杂证汇参·喑》

19. 小肠手太阳之脉，起于小指之端，循手外侧，上腕，出踝中，直上循臂骨下廉，出肘内侧两骨之间，上循臑外后廉，出肩解，绕肩胛，交肩上，入缺盆，络心，循咽，下膈，抵胃，属小肠。其支者，从缺盆循颈上颊，至目锐眦，却入耳中。其支者，别颊，上䪼，抵鼻，至目内眦，斜络于颧。是动则病嗌痛颔肿，不可以顾，肩似拔，臑似折。是主液所生病者，耳聋、目黄，颊肿，颈、颔、肩、臑、肘、臂外后廉痛。《灵枢·经脉》

20. 风邪入于足阳明、手太阳之经，遇寒则筋急引颊，故使口㖞僻，言语不正，而目不能平视。诊其脉，浮而迟者，可治。《诸病源候论·贼风候》

21. 膀胱足太阳之脉，起于目内眦，上额，交巅。其支者，从巅至耳上角。其直者，从巅入络脑，还出别下项，循肩髆内，挟脊，抵腰中，入循膂，络肾，属膀胱。其支者，从腰中下挟脊，贯臀，入腘中。其支者，从髆内左右，别下，贯胛，挟脊内，过髀枢，循髀外，从后廉，下合腘中，以下贯腨内，出外踝之后，循京骨，至小趾外侧。是动则病冲头痛，目似脱，项如拔，脊痛，腰似折，髀不可以曲，腘如结，腨如裂，是为踝厥。是主筋所生病者，痔、疟、狂癫疾，头囟项痛，目黄泪出，鼽衄，项、背、腰、尻、腘、腨、脚皆痛，小趾不用。为此诸病，盛则泻之，虚则补之，热则疾之，寒则留之，陷下则灸之，不盛不虚，以经取之。盛者，人迎大再倍于寸口，虚者，人迎反小于寸口也。《灵枢·经脉》

22. 足太阳有通项入于脑者，正属目本，名曰眼系，头目苦痛，取之在项中两筋间；入脑乃别阴跷、阳跷，阴阳相交，阳入阴，阴出阳，交于目锐眦，阳气盛则瞋目，阴气盛则瞑目。《灵枢·寒热病》

23. 倪冲之曰：五脏六腑之腧，皆在于背。帝只问五脏之腧者，脏腑雌雄相合，论地之五行也。焦、椎也，在脊背骨节之交，督脉之所循也。大杼在第一椎端之两旁，肺俞在三椎之间，心俞在五椎之间，膈俞在七椎之间，肝俞在九椎之间，脾俞在十一椎之间，肾俞在十四椎之间。皆挟脊相去三寸所，左右各间中行一寸五分也。按其俞，应在中而痛解者，太阳与督脉之相通也。是以问五脏之腧。《黄帝内经灵枢集注·卷六·背俞第五十一》

24. 脏腑有腧，腧皆在背，中风多从腧入者也，而有中腑、中脏、中血脉之分。《医宗必读·卷之六·真中风》

25. 口眼㖞斜　足阳明之脉，夹口环唇。足太阳之脉，起于目内眦。胃有痰火，又风从太阳而来，兼扰阳明，故筋脉牵掣，而口眼㖞斜也。消风返正汤主之。《医醇滕义·中风》

26. 经病之危症：皮肤冰冷，滑汗如油，畏寒之甚者，肺之经病。眼眥昏黑，筋痛极者，肝肾经病。耳聋无闻，骨痛极者，肾之经病。反张戴眼，腰脊如折，膀胱经病。舌强不能言，心肾经病。唇缓口开，手撒，脾之经病。
《古今名医汇粹·卷三·非风证》

27. 肾足少阴之脉，起于小趾之下，邪走足心，出于然谷之下，循内踝之后，别入跟中，以上腨内，出腘内廉，上股内后廉，贯脊，属肾，络膀胱。其直者，从肾上贯肝膈，入肺中，循喉咙，挟舌本。其支者，从肺出络心，注胸中。《灵枢·经脉》

28. 诸脉者，皆属于目；诸髓者，皆属于脑；诸筋者，皆属于节；诸血者，皆属于心；诸气者，皆属于肺。《素问·五脏生成》

29. 肾者水也，而生于骨，肾不生则髓不能满，故寒甚至骨也。《素问·逆调论》

30. 精藏于肾，肾通于脑，脑者阴也，髓者骨之充也，诸髓皆属于脑，故精成而后脑髓生。《类经·七卷·经络类·人始生，先成精，脉道通，血气行》

31. 肾系贯脊，通于脊髓，肾精足，则入脊化髓，上循入脑，而为脑髓，是髓者，精气之所会也。《中西汇通医经精义·全体总论》

32. 【舌音不清之因】盖肾脉挟舌本，肾经水亏，不能上循喉咙，则失润而喑；或因刺足少阴脉，重虚出血而喑；或因刺足太阴舌下中脉，出血不止而喑，此虚症之因也。《症因脉治·中风总论·内伤舌音不清》

33. 《内经·脉解》论曰：内夺而厥，则为喑痱，此由肾虚所致。痱之状，舌喑不能语，足废不为用。盖肾脉挟舌本，故不能言而为喑，肾脉循阴股内廉，斜入腘中，循胻骨内廉及内踝，后入足下，肾气不顺，故废而为痱。
《奇效良方·风门附论·风门》

34. 肝足厥阴之脉，起于大趾丛毛之际，上循足跗上廉，去内踝一寸，上踝八寸，交出太阴之后，上腘内廉，循股阴，入毛中，过阴器，抵小腹，挟胃，属肝，络胆，上贯膈，布胁肋，循喉咙之后，上入颃颡，连目系，上出额，与督脉会于巅。其支者，从目系下颊里，环唇内。其支者，复从肝，别贯膈，上注肺。《灵枢·经脉》

35. 五脏虽皆有风，而犯肝经为多。盖肝主筋属木，风易入之，各从其类。肝受风则筋缓不荣，或缓或急，所以有㖞斜、瘫缓、不遂、舌强、语涩等证。《杂病广要·外因类·中风》

36. 景岳曰：中风一症，病在血分，多属肝经。肝主风水，故名中风，奈何自唐宋名家以来，竟以风字看重，遂多用表散之药，不知凡病此者，悉由内伤，本无外感。既无外感，而治以发散，是速其危耳。若因其气血留滞，而少佐辛温以通行经络则可，若认风邪而必用取汗以发散则不可，倘其中亦或有兼表邪而病者，则诸方亦不可废，录之亦以存古人之法耳。《杂症会心录·中风》

37. 督脉者，起于少腹以下骨中央，女子入系廷孔。其孔，溺孔之端也。其络循阴器，合篡间，绕篡后，别绕臀，至少阴与巨阳中络者，合少阴，上股内后廉，贯脊，属肾；与太阳起于目内眦，上额，交巅上，入络脑，还出，别下项，循肩髆内夹脊，抵腰中，入循膂，络肾；其男子循茎下至篡，与女子等；其少腹直上者，贯脐中央，上贯心，入喉，上颐，环唇，上系两目之下中央。《内经·骨空论》

38. 督脉者，起于下极之腧，并于脊里，上至风府，入属于脑。《难经·二十八难》

39. 治中风手足不遂针百会穴，在前顶后一寸五分，顶中央旋毛中可容豆。督脉、足太阳交会于巅上。针入二分。听会穴，手少阳脉气所发。针入七分，留三呼，得气即泻。肩髃穴，在肩端两骨间陷中宛宛中，举臂取之。手阳明、跷脉之会。曲池穴，在肘外辅骨屈肘曲骨之中，以手拱胸取之。针入七分。三里穴，在曲池下二寸，按手肉起兑肉之端。针入三分。悬钟穴，在外踝上三寸动脉中，足三阳之大络。针入六分。风市穴，在腿外两筋间，正身舒下两手著腿，当中指头陷中。其七穴左治右，右治左，以取尽风气，轻安为度。《针灸摘英集·治病直刺诀》

40. 治中风口噤，牙关不开刺督脉水沟一穴，在鼻柱下，一名人中，手阳明之会。针入四分。次针足阳明颊车二穴，在耳下曲颊端陷中，侧卧张口取之。针入四分，得气即泻。《针灸摘英集·治病直刺诀》

41. 治中风气塞涎上，不语昏危者针百会。风池，在颞颥后发际陷中，足少阳、阳维之会。针入七分。大椎，在第一椎上陷中，手足三阳、督脉之会。针入五分。肩井，在肩上，缺盆上大骨前一寸半，以三指按取之，当中指下陷中者是。手足少阳、阳维之会。只可针入五分。曲池，具在前。间使，在掌后三寸两筋间陷中，厥阴手经。针入三分。三里等七穴，左治右，右治左，以取尽风气，神清为度。《针灸摘英集·治病直刺诀》

42. 一人中风，口眼歪斜，语言不正，口角涎流，或半身不遂，或全体如是。此因元气虚弱而受外邪，又兼酒色之过也。以人参、防风、麻黄、羌活、升麻、桔梗、石膏、黄芩、荆芥、天麻、南星、薄荷、葛根、赤芍药、杏仁、川归、川芎、白术、细辛、皂角等分，加葱、姜水煎，入竹沥半盏，随灸风市（奇俞穴）、百会（督脉）、曲池（大肠穴），合绝骨（胆穴。绝骨即悬钟穴）、环跳（胆穴）、肩髃（大肠穴）、三里（胃穴）等穴，以凿窍疏风，得微汗而愈。（亦以汗解。）《名医类案·中风》

五、鉴别诊断

（一）脑卒中与痫证

痫证为反复发作性神志异常的疾病，发作前或有胸闷、眩晕等先兆。病发时以突然意识丧失，甚则仆倒、不省人事、强直抽搐、口吐涎沫、两目上视或口中怪叫，移时苏醒，一如常人为特征。对于痫证的症状与发作特征，历代医家均有较为确切的记述，如明代医家孙文胤在《丹台玉案》中即以"颠仆眼直，口吐痰沫，其声类畜，不省人事，少顷即苏"对痫证进行了描述[1]。

典型的痫证发作与脑卒中均起病急骤，皆可见突然昏仆，不省人事的症状，但痫证多为反复发作，其昏仆时常伴有四肢抽搐，口吐涎沫或做怪叫声。而脑卒中之突然昏仆，其仆地无声，且一般无四肢抽搐及口吐涎沫的表现。明代医家王肯堂在《杂病证治准绳》中指出，痫证"仆时口中作声，将醒时吐涎沫，醒后又复发"，脑卒中"则仆时无声，醒时无涎沫，醒后不复再发"，对两病从症状表现上加以了区分。[2]

同时，从两病的意识丧失持续时间上看，痫证的意识丧失时间大多较短，可自行苏醒，醒后一如常人或仅有轻度头昏、乏力等症状，正如《幼科杂病心法要诀》中所述，痫证"一食之顷即醒，依然如无病之人"[3]。而脑卒中的意识丧失持续时间长，神昏程度较重，难以自行苏醒，且醒后常见半身不遂、口舌歪斜等后遗症。

【古籍原文】

1. 痫证一发，即颠仆眼直，口吐痰沫，其声类畜，不省人事，少顷即苏。此因惊风食而得之，其症有五，而似五畜，以应五脏。原因或七情之郁结，六淫之所感，或曰大惊，神不守舍，亦有幼小受惊，以至痰迷于心窍故

也。脉云：虚弦为惊，浮洪为阳痫，沉为阴痫，浮散为风痫。《丹台玉案·中风门》

2. 痫病与卒中、痉病相同，但痫病仆时口中作声，将醒时吐涎沫，醒后又复发，有连日发者，有一日三五发者。中风、中寒、中暑之类，则仆时无声，醒时无涎沫，醒后不复再发。痉病虽亦时发时止，然身强直反张如弓，不如痫之身软，或如猪犬牛羊之鸣也。《原病式》以由热甚而风燥为其兼化，涎溢胸膈，燥烁而瘛疭，昏冒僵仆也。《三因》以惊动脏气不平，郁而生涎，闭塞诸经，厥而乃成。或在母腹中受惊，或感六气，或饮食不节，逆于脏气而成。盖忤气得之外，惊恐得之内，饮食属不内外。所因不同，治法亦异。《杂病证治准绳·神志门》

3. 痫证总括小儿痫证类痉惊，发时昏倒搐涎声，食顷即甦如无病，阴阳惊热痰食风。［注］痫证类乎惊风、痉风者，谓发时昏倒抽搐，痰涎壅盛，气促作声，与惊、痉二证相似也。但四体柔软，一食之顷即醒，依然如无病之人，非若痉风一身强硬，终日不醒也。《幼科杂病心法要诀·痫证门》

（二）脑卒中与痉证

痉证是以项背强直，四肢抽搐，甚至口噤、角弓反张为主要症状的病证。《医学心悟》中即有"口噤、角弓反张，痉病也"的论述[1]。痉证有刚痉、柔痉之分。张仲景在《金匮要略》中指出，刚痉"发热无汗，反恶寒"，而柔痉"发热汗出，而不恶寒"[2]。

痉证的病因主要有感受外邪和内伤阴亏两个方面。《金匮要略》中以其为"太阳之病"是指太阳所主肤表与经络感受外邪而言。清代医家叶天士即指出，"痉者，明其风强之状"，强调外邪致痉[3]。同时，张仲景亦提到，痉证可由"太阳病，发汗太多"所致[4]。清代医家张泰在《类伤寒集补》中也指出，痉证的发病是"由于发汗过多，以致津液内耗"，则强调了痉证津液亏损之病因[5]。清代医家林佩琴所撰《类证治裁》中亦有"筋者血之所荣，伤于邪则成痉"之言，进一步说明了痉证基本病机为阴虚血少，筋脉失养[6]。可见，痉证与脑卒中之病因病机有所不同。

此外，痉证和脑卒中的症状特征也有区别。前述《杂病证治准绳》中即从症状的角度对痉证和脑卒中、痫证进行了鉴别。《类证活人书》中提到，痉证乃"先因伤风，又感寒湿而致然"，故症见"发热恶寒，颈项强急，腰身反

145

张，如中风状，或痿疭口噤"[7]。其中，"如中风状"之语，道出痉证与脑卒中的症状所见有相似之处，但从该书强调躯体强直的记述可以看出，痉证并无脑卒中之半身不遂、口眼歪斜、言语謇涩等症，两病主证有明显不同。

【古籍原文】

1. 口噤、角弓反张，痉病也。但口噤而兼反张者，是已成痉也，小续命汤。口噤而不反张者，是未成痉也，大秦艽汤。其痉病俱见前伤寒兼证中，宜细加查核。《医学心悟·中风门》

2. 太阳病，发热无汗，反恶寒者，名曰刚痉。太阳病，发热汗出，而不恶寒，名曰柔痉。太阳病，发热，脉沉而细者，名曰痉，为难治。太阳病，发汗太多，因致痉。夫风病，下之则痉，复发汗，必拘急。疮家，虽身疼痛，不可发汗，汗出则痉。《金匮要略·痉湿暍病脉证》

3. 厥者，从下逆上之病也。痉者，明其风强之状也。所以二字每每并言，原与伤寒门所载者有间。《临证指南医案·痉厥》

4. 太阳病，发汗太多，因致痉。夫风病，下之则痉，复发汗，必拘急。疮家，虽身痛疼，不可发汗，汗出则痉。《金匮要略·痉湿暍病脉证》

5. 痉由于发汗过多，以致津液内耗，而小儿尤多，以阴气未充也；新产妇人次之，以在蓐去血过多，血舍空虚也；大人惟过汗，疮家为多，以血液骤亡也；老人多手足抖擞头摇，有似柔痉之状，以血气既衰也。近时多以肝风动呼之，小儿以惊风名之，主此殒命者多矣。《类伤寒集补·重集痉病论》

6. 痉症，体劲直而背反张，病在筋也。筋者血之所荣，伤于邪则成痉。《类证治裁·痉症论治》

7. 问发热恶寒，颈项强急，腰身反张，如中风状，或痿疭口噤。此名痉也。伤风颈项强急，身体反张，属太阳经，先因伤风，又感寒湿而致然也。古人谓之痉病。（痉音帜，又作痓，巨郢反。痉者，强直也。古人以强直为痉。《金匮要略》云：太阳病，其身体几几便为痉也。）外证发热恶寒，与伤寒相似，但其脉沉迟弦细，而项背反张强硬，如发痫之状，此为异耳。《类证活人书·问发热恶寒，颈项强急，腰身反张，如中风状，或痿疭口噤》

（三）脑卒中与厥证

厥证一病首见于《黄帝内经》，以突然昏倒、不省人事、四肢逆冷为主要症状。《素问识》中对厥证有"厥者，逆也。气逆则乱，故忽为眩仆脱绝"

的论述，并对厥证"猝倒暴厥，忽不知人，轻则渐苏，重则即死"的症状进行了描述[1]。厥证之病情较轻者，昏迷时间较短，多伴面色苍白，一般移时苏醒，且醒后无半身不遂、口舌歪斜、言语謇涩等后遗症；病情较重者，昏厥时间较长，重者甚至导致死亡。而脑卒中之昏仆无四肢逆冷的特征，且在意识恢复后多留有后遗症，这是其与厥证最显著的不同。

对于厥证的病因病机，《伤寒贯珠集》认为，厥证之手足逆冷是"阴阳气不相顺接"导致的，指出若"阳邪内入，阴不能与之相接，而反出于外"，或"阴邪外盛，阳不能与之相接，而反伏于中"，皆可导致厥证发病[2]。

《黄帝内经》论厥证甚多，有诸种厥证，后世医家又有更多发挥。对此，清代医家沈朗仲总结道，"凡此杂病之厥，有此数种不同，至若伤寒厥证，则惟阳厥、阴厥二者而已"，并提出"寒厥当温，而热厥可攻"和"一皆以治气为本"的治疗原则[3-4]。在治疗方面，张仲景亦有无论阳厥与阴厥俱禁汗之言。反观脑卒中，平脉析证，根据"中脏、中腑之各异"，治法有"宜汗宜下"之不同[5]。

【古籍原文】

1. 厥者，逆也。气逆则乱，故忽为眩仆脱绝，是名为厥。厥证之起于足者，厥发之始也。甚至猝倒暴厥，忽不知人，轻则渐苏，重则即死，最为急候。后世不能详察，但以手足寒热为厥。又有以脚气为厥者，谬之甚也。《素问识·厥论》

2. 凡厥者，阴阳气不相顺接，便为厥。厥者，手足逆冷是也。按经脉，足之三阴三阳，相接于足十趾，手之三阴三阳相接于手十指，故阴之与阳，常相顺接者也。若阳邪内入，阴不能与之相接，而反出于外，则厥；阴邪外盛，阳不能与之相接，而反伏于中，亦厥。是二者，虽有阴阳之分，其为手足逆冷一也。《伤寒贯珠集·厥阴篇·厥阴诸法计六十二条·厥阴进退之机九条》

3. 详考《内经》有言寒厥者，以秋冬夺于所用，而阳气衰也。有言热厥者，以数醉饱入房，而阴气损也。有言煎厥者，阴亏阳扰，煎迫为厥，即热厥之属也。有言薄厥者，气血俱乱，相薄成厥，即气厥血厥之属也。有言尸厥者，以邪客五络，而阴阳离厥也。近世又有痰厥、食厥、酒厥等证。痰厥者，一时痰涎壅塞，气闭昏愦，药食俱不能通也。食厥者，饱食太甚，胃气不行而上下痞塞也。酒厥者，纵饮无节，湿热内壅，卒然晕眩，甚则昏不知人也。凡此杂病之厥，有此数种不同，至若伤寒厥证，则惟阳厥、阴厥二者

而已。《病机汇论》

4. 伤寒之厥，重在邪气，故寒厥当温，而热厥可攻，二者不可不知也。至如气厥、血厥、痰厥、食厥、酒厥，虽所因不同，然一皆以治气为本。盖血随气行，痰随气升，因于酒食，必伤其气，但使气降则血亦降，气清则痰亦清，气和而饮食自和矣。《病机汇论》

5. 中风　此症卒中昏倒，不省人事，牙关紧闭，痰涎壅盛，或口眼歪斜，或肢节不举，或喑不能言，其外候也，皆未有不由虚而感者。顾有血虚、气虚之不同，中脏、中腑之各异，有宜汗宜下，有可治不可治，非可胶柱鼓瑟者，兹举通用便方，以备仓卒救治。《内科摘录·周身部》

（四）脑卒中与痹证

痹证是由于风、寒、湿、热等邪气闭阻经络，气血运行不利，导致肢体筋骨、关节、肌肉等处发生疼痛、重着、酸楚、麻木，或关节屈伸不利、僵硬、肿大、变形等症状的病证。所谓"不通则痛"，疼痛，是痹证最突出的症状特征，也是其与脑卒中的鉴别要点。

脑卒中的症状可表现为肢体力弱或运动不能，但一般无肢体疼痛，可偏身不用；而痹证为病，可因疼痛而不能运动，肢体肌力正常，往往双侧肢体同病。正如王清任指出，痹证有"凡肩痛、臂痛、腰疼、腿疼或周身疼痛"等不同表现[1]。《医林改错》有云："如果是风火湿痰，无论由外中，由内发，必归经络，经络所藏者，无非气血，气血若为风火湿痰阻滞，必有疼痛之症，有疼痛之症，乃是身痛之痹证，非是半身不遂。半身不遂，无疼痛之症。"[2]这正是从有无疼痛的角度对脑卒中和痹证进行的鉴别。

此外，正所谓"邪风之至，疾如风雨"，脑卒中起病急骤，而痹证常缓慢发病，渐进加重。病势之急缓也是两病主要的区别之一。

【古籍原文】

1. 凡肩痛、臂痛、腰疼、腿疼或周身疼痛，总名曰痹证。《医林改错·痹证有瘀血说·绪论》

2. 再者，众人风火湿痰之论，立说更为含混。如果是风火湿痰，无论由外中，由内发，必归经络，经络所藏者，无非气血，气血若为风火湿痰阻滞，必有疼痛之症，有疼痛之症，乃是身痛之痹证，非是半身不遂。半身不遂，无疼痛之症。余平生治之最多，从未见因身痛痹症而得半身不遂者，由此思

之，又非风火湿痰所中。《医林改错·半身不遂论叙·半身不遂辨》

（五）脑卒中与痿证

痿证以手足软弱无力、筋脉弛缓不收、肌肉萎缩为主证，或伴有肌肉萎缩、筋惕肉𣊉，以双下肢或四肢为多见。痿证与脑卒中均可表现为肢体瘫软无力，临证须加以鉴别。

清代医家茅钟盈在《感证集腋》指出，痿证是"因七情劳役，酒色无节，即非冲寒受湿之邪，又无卒倒暴厥之证，日渐萎疲，而致精枯髓减，筋骨软弱，缓纵不收等证"[1]。可见，痿证多起病缓慢，而不伴神昏、口舌歪斜、语言不利等，这与脑卒中之起病急骤和症状特征均有不同。脑卒中的肢体肌肉萎缩，主要见于后遗症期，且多为偏身不遂，故有"偏枯"之称。诚如《顾松园医镜》所言，脑卒中是"半身不遂"，痿证是"痿弱无力"[2]。清代医家程文囿在《医述》中论及脑卒中与痿证的鉴别，认为偏枯是"手足脉道为邪气阻塞而然"，痿证"则阳明虚，宗筋纵，带脉不引而然"，又从病机的角度指出了两病的不同[3]。

【古籍原文】

1. 如因汗出当风，坐卧卑湿，涉水冲寒，以致骨节烦疼，皮肤不仁，四肢缓纵，肌肉重著等证，虽与风证同系外邪，然行痛着，自有三者之状，此痹证也，其脉必紧而涩。如因七情劳役，酒色无节，即非冲寒受湿之邪，又无卒倒暴厥之证，日渐萎疲，而致精枯髓减，筋骨软弱，缓纵不收等证，此痿证也，其脉必虚而数。明乎此，则三证之不可混，洞若观火，又安有混治之误哉。一邪专之之谓风，三淫萃之之谓痹，五志蛊之之谓痿，道其常也。若风有类中，风之变也；痹有属热，痹之变也；痿有外因，痿之变也。前四论核三证之常变，此一论综三证之异同，遂令精义焕释。《感证集腋·类中风·杜铜峰论中风五派异同》

2. 偏枯，半身不遂也。痿，痿弱无力也。《顾松园医镜·灵素摘要》

3. 偏枯，与痿异。偏枯者，手足脉道为邪气阻塞而然；痿则阳明虚，宗筋纵，带脉不引而然。痱有言变、志乱之证，痿则无之。盖痱发于击仆之暴，痿发于怠惰之渐，是两证也。《医述·杂证汇参·中风》

第三章 脑卒中平脉析证

平脉析证是"病脉证并治"临床诊疗过程的核心环节之一，《伤寒论》曰："观其脉证，知犯何逆，随证治之。"观其脉证即平脉析证，将其放在首位，可见其对诊病过程非常重要。古籍中关于脑卒中证候的描述内容十分庞杂，无统一标准，脑卒中古籍文献研究借鉴"病脉证并治"的思维模式，从相关古籍里面归纳证候、解析脉象，将脑卒中证候归为虚证、实证以及虚实夹杂证三个基本大类，在每个大类之下，对相关古籍原文条分缕析、分门别类，归纳总结出各类证候，对证候进行高度提炼，形成证型，将支撑每个证候的古籍原文进行罗列，并对证候进行分析解读，挖掘证候内涵，同时梳理总结能够体现该证候的脉象信息，并对脉象进行阐释，完成脑卒中的平脉析证，进而为定治奠定基础。

一、实　　证

（一）风痰阻络证

析证：脑卒中之风痰阻络证，其风邪之来源可分为外风与内风。唐宋时期及其以前医家认为其病因主要是外风挟痰，如《三因极一病证方论》有言"舌强不能言者，以风入心脾经，心之别脉，系于舌本……风涎入其经络，故舌不转，而不能言也"。[1]陈无择认为，舌强不能言，其因是风涎入络，此可理解为风邪侵袭，风痰阻于经络，导致舌强言謇的脑卒中表现。中医认为脑卒中与风、痰、瘀、虚等诸多因素相关，其中风、痰更是导致脑卒中的重要因素，故《王旭高临证医案》言"风中廉泉，痰阻舌本，口角流涎，舌謇而涩，右肢麻木，仆中根萌"。[2]《丹台玉案》言"大法：中风诸症，总属风痰"。[3]

唐宋时期及其以前论述的风痰病因以外风为主，但唐宋以后医家对于风痰病因的认识更进一步，除了外风，还有内风亦可挟痰，痹阻经络，导致脑卒中的发生。《金匮翼》中记载中风八法，言"五曰逐痰涎，或因风而动痰，或因痰而致风，或邪风多附顽痰，或痰病有如风病。是以掉摇眩晕、倒仆昏迷等症，风固有之，痰亦能然"。[4]由此可以看出，内风挟痰，阻滞经络会导致掉摇眩晕、倒仆昏迷等症状。脾乃生痰之源，素体痰湿内盛，或中焦失运，聚湿生痰，风盛气逆，风痰壅滞，从而出现卒然晕倒、昏不知人、口眼歪斜、半身不遂、舌强不语等脑卒中的表现。《明医指掌》言"风痰多见半身不遂、口眼㖞斜，筋挛，语涩，癫狂，麻痹，眩晕之病……丹溪以竹沥入痰药化风痰，以稀涎散吐风痰"。[5]风痰上扰清窍，则脑神失养，神机失守，可表现为半身不遂、口眼歪斜、挛痹、眩晕、语涩、麻痹等症状；风痰流窜经络，血脉痹阻，气血不通，故见半身不遂、口舌歪斜、言语不利；痰阻中焦，清阳不升，则见头晕目眩；经络不畅，气血不濡经脉，故见肢体麻木、拘挛。正如《医学入门万病衡要》所说："中风之证，卒然晕倒，昏不知人，或痰涎壅盛，咽喉作声，或口眼歪斜，手足瘫痪，或半身不遂，舌强不语。风邪既盛，气必上壅，痰随气上，停留壅塞，昏乱卒倒，皆痰之为也。"[6]通过多种文献对本证外风和内风内容的论述，可以发现外风致病多见肢麻、口歪等症状较轻的表现，而内风致病则易出现猝倒昏不知人、半身不遂等脑卒中重症表现。

平脉：风痰阻络之证，脉象可见浮滑、弦滑或滑脉。滑脉多主实热、痰饮、食积，如盘走珠、往来流利，《洄溪脉学》称滑脉"如荷叶承露"。正所谓"浮则为风"，中焦失运，痰浊内生，郁而化热生风，风痰上扰，脉象可呈浮滑脉，如《万病回春》言"中风浮吉，滑兼痰气"。[7]亦如《时病论》言"两手之脉皆浮滑，此为真中风也，诚恐痰随风涌耳"。[8]在《风劳臌膈四大证治》中也有记载："喻嘉言云：中风之脉，各有所兼……兼痰则脉浮滑。"可见浮滑脉在本证之中是为多见。[9]《洄溪医案》言"诊其脉弦滑洪大，半身不遂，口强流涎，乃湿痰注经传腑之证"。[10]半身不遂、口强流涎等症状皆是脑卒中的表现，弦滑洪大脉象，病机关键为风痰阻滞经络，弦脉主肝，而肝易生风，肝风内动则为弦脉，滑脉主痰饮，则风痰阻络之证亦可出现弦滑脉象。

【古籍原文】

1. 舌强不能言者，以风入心脾经，心之别脉，系于舌本，脾之脉络胃，

侠咽，连舌本，散舌下，风涎入其经络，故舌不转，而不能言也。《三因极一病证方论·卷之二·料简类例》

2. 赵　风中廉泉，痰阻舌本，口角流涎，舌謇而涩，右肢麻木，仆中根萌。拟息风和阳，化痰泄络。《王旭高临证医案·卷二·中风门》

3. 大法：中风诸症，总属风痰，初中之时，不论在表在里，必先以攻痰祛风为主，待其苏醒，然后审其经络，分其气血而治之，不可因其内气之虚，而骤用补剂。盖一中之间，道路以为痰阻绝，虽欲补之，孰从而补之？《丹台玉案·中风门》

4. 五曰逐痰涎，或因风而动痰，或因痰而致风，或邪风多附顽痰，或痰病有如风病。是以掉摇眩晕、倒仆昏迷等症，风固有之，痰亦能然。要在有表无表、脉浮脉滑为辨耳。风病兼治痰则可，痰病兼治风则不可。

涤痰汤　治中风痰迷心窍，舌强不能言。《金匮翼·卷一·卒中八法·五曰逐痰涎》

5. 风痰多见半身不遂，口眼㖞斜，筋挛，语涩，癫狂，麻痹，眩晕之病。天麻、白附子、牛黄、胆南星、姜制半夏、牙皂、僵蚕、天竺黄治之。丹溪以竹沥入痰药化风痰，以稀涎散吐风痰。《明医指掌·卷三·痰证三》

6. 中风之证，卒然晕倒，昏不知人，或痰涎壅盛，咽喉作声，或口眼歪斜，手足瘫痪，或半身不遂，舌强不语。风邪既盛，气必上壅，痰随气上，停留壅塞，昏乱卒倒，皆痰之为也。五脏虽皆有风，而犯肝经为多。盖肝主筋，属木，风易入之。肝受风则筋缓不荣，所以有歪斜、不遂、瘫痪、舌强等症。治之之法，初得之，即当开痰理气。《医学入门万病衡要·卷之一·中风真中类中论·中风证》

7. 中风浮吉，滑兼痰气。其或沉滑，勿以风治。或浮或沉，而微而虚。扶危治痰，风未可疏。浮迟者吉，急疾者殂。《万病回春·卷之二·中风·脉》

8. 中风急证　南乡余某，年将耳顺，形素丰肥，晨起忽然昏倒，人事无知，口眼㖞斜，牙关紧闭，两手之脉皆浮滑，此为真中风也，诚恐痰随风涌耳。《时病论·卷之二·临证治案》

9. 喻嘉言云：中风之脉，各有所兼。兼则益造其偏。然必显呈于脉。盖新风挟旧邪，或外感，或内伤，其脉随之忽变。兼寒则脉浮紧，兼风则脉浮缓，兼热则脉浮数，兼痰则脉浮滑，兼气则脉沉涩，兼火则脉盛大，兼阳虚则脉微，亦大而空，兼阴虚则脉数，亦细如丝，阴阳两虚，则微数或微细。虚滑为头中痛，迟缓为营卫衰。大抵阳浮而数，阴濡而弱。浮滑、沉滑、微虚、散数，皆为中风。《风劳臌膈四大证治·中风》

10. 初五至其家，竟未服药。诊其脉弦滑洪大，半身不遂，口强流涎，乃湿痰注经传腑之证。余用豁痰驱湿之品，调之月余而起，一手一足不能如旧，言语始终艰涩。《泂溪医案·中风》

（二）痰蒙清窍证

析证：《管见大全良方》记载："若中风痰涎壅盛者，宜星香饮、省风汤、三倍汤、白圆子。"[1]可见宋代医家便已重视痰涎在脑卒中发病中的作用。《中风瘫痪验方》言"肥人中风，口眼㖞斜，手足麻木，或左或右，俱作痰治"。[2]又《病机沙篆》言"神气昏冒，痰涎逆冲于上，心主被障，故昏不知人"。[3]痰作为脑卒中发病的重要病理因素，若痰湿上犯，蒙蔽清窍，便可发为痰蒙清窍之证，此证为阴闭，如《金匮翼》记载："一曰开关，卒然口噤目张，两手握固，痰壅气塞，无门下药，此为闭证。"[4]《医略十三篇》言"形充脉弱，气歉于中……脾液倒行，凝滞成痰，机窍阻塞，卒然昏愦无知，气促痰鸣言謇，舌苔白滑"[5]。素体气弱痰盛，形充脉弱，致气不化津，脾液倒行，痰湿内生，阻塞机窍，从而出现昏愦无知、气促痰鸣言謇、舌苔白滑的表现。又《古今医鉴》言"若夫初病暴仆，昏闷不省人事，或痰涎壅盛，舌强不语……急宜瓜蒂、藜芦等药吐之，以遏其势"[6]。此病机与上文类似，亦是由于痰湿壅盛，蒙蔽清窍，出现暴仆昏闷、不省人事、舌强不语的脑卒中症状。《素圃医案》言"忽然发晕，呕痰未仆，即右手足不举，言语謇涩，口眼不歪，尚能扶步，脉弦滑有力而无他证。此痰中也"[7]。痰湿上犯，蒙蔽清窍，则见发晕昏仆，不省人事；痰湿流窜经络而见半身不遂，手足不举，言语謇涩；痰湿之邪易伤阳气，易阻气机，阳气受郁，亦可见四肢不温，甚则逆冷。《东医宝鉴》记载："中风大证，风中于人曰卒中、曰暴仆、曰暴喑、曰蒙昧、曰口眼㖞僻、曰手足瘫痪、曰不省人事、曰语言謇涩、曰痰涎壅盛。"[8]故脑卒中之痰蒙清窍证可有猝然昏倒、不省人事、语言謇涩、口眼歪僻、半身不遂、痰涎壅盛等表现。

平脉：《脉经》有言"头痛脉滑者，中风"[9]。滑脉多主痰，脑卒中的发病过程中多有痰的作用，故痰蒙清窍之证，多见滑脉或沉滑脉。据《张聿青医案》记载："神情略为灵爽，沉迷多寐之象，亦觉稍退……右关脉沉滑有力。"[10]沉滑脉为阳气闭阻，湿痰内盛之证，而"浊痰之弥漫，心窍之闭阻"则解释了由于痰浊内阻，蒙闭心窍，才出现沉迷多寐的精神迷蒙症状及沉滑脉象。素体痰盛，若夹杂其他病机因素，也可出现弦滑脉等其他脉象，如《脉诀阐微》言"偏枯之症，弦滑何愁"。[11]亦如《古今医案按》记载："暴仆不知人事，身僵直，口噤不语，喉如拽锯，水饮不能入，六脉浮大弦滑。"[12]痰蒙清窍证虽会出现多种脉象，但从总体来说，本证仍以滑脉为主。

【古籍原文】

1. 痰涎壅盛证治：若中风痰涎壅盛者，宜星香饮、省风汤、三倍汤、白圆子。《管见大全良方·卷之一　治诸风·十六　痰涎壅盛证治》

2. 肥人中风，口眼㖞斜，手足麻木，或左或右，俱作痰治。川贝母、瓜蒌、南星、荆芥、防风、羌活、黄柏、黄芩、黄连、白术、陈皮、半夏、薄桂、甘草、威灵仙、花粉、大附子、右药各味炮制各等分，为细末，收贮，遇前患每服三钱，好酒和服，白汤亦可，内加入姜汁、竹沥二三茶匙行经。《中风瘫痪验方·药酒仙方》

3. 神气昏冒，痰涎逆冲于上，心主被障，故昏不知人。此系中脏而非中腑，闭症而非脱症，宜牛黄丸清心肺等治之。《病机沙篆·中风》

4. 一曰开关，卒然口噤目张，两手握固，痰壅气塞，无门下药，此为闭证。闭则宜开，不开则死。《金匮翼·卷一·卒中八法·一曰开关》

5. 形充脉弱，气歉于中，分腠不固，常多自汗，为风所引，肾水上泛，脾液倒行，凝滞成痰，机窍阻塞，卒然昏愦无知，气促痰鸣言謇，舌苔白滑。《医略十三篇·卷一　真中风第一》

6. 若夫初病暴仆，昏闷不省人事，或痰涎壅盛，舌强不语，两寸口脉浮大而实者，急宜瓜蒂、藜芦等药吐之，以遏其势。《古今医鉴·卷二·中风》

7. 吴敦吉翁，年逾五十，善饮多劳，二月间盥洗时，忽然发晕，呕痰未仆，即右手足不举，言语謇涩，口眼不歪，尚能扶步，脉弦滑有力而无他证。此痰中也，用六君子汤去人参，加胆星、天麻、秦艽、竹沥、姜汁，半月后病减。《素圃医案·卷三·诸中证治效》

8. 中风大证，风中于人曰卒中、曰暴仆、曰暴喑、曰蒙昧、曰口眼㖞僻、曰手足瘫痪、曰不省人事、曰语言謇涩、曰痰涎壅盛。《东医宝鉴·杂病篇卷之二·风》

9. 头痛脉滑者，中风，风脉虚弱也。《脉经·卷八·平中风历节脉证第五》

10. 神情略为灵爽，沉迷多寐之象，亦觉稍退，脉象柔和，未始不为起色。但右手足不能运用自如，口眼㖞斜，舌强言謇，不饥不纳，时见嗳噫，似呃非呃。右关脉沉滑有力，舌苔白腻，中心焦黄。浊痰之弥漫，心窍之闭

阻，固得稍开，而火风鼓旋之势，尚在炽盛。《张聿青医案·张氏医案卷一·中风（附类中）》

11. 偏枯之症，弦滑何愁；歪斜之疴，数大可治。《脉诀阐微·第四篇》

12. 虞恒德治一妇，年五十七，身肥白，春初得中风，暴仆不知人事，身僵直，口噤不语，喉如拽锯，水饮不能入，六脉浮大弦滑，右甚于左。《古今医案按选·卷一·中风》

（三）痰热闭窍证

析证：《通俗伤寒论》中记载"面赤气粗，口噤目张，两手握固，语言謇涩，身热便闭，神志昏沉，舌苔黄腻，胖短，此因痰火转闭"。这是对痰热闭窍导致脑卒中的较早记载。《中风斠诠》言："猝暴痉厥，多由肝阳上升，木火恣肆，是为热痰壅塞，蒙蔽性灵，多属闭证。"[1]又言："尝治热痰昏冒、神志迷蒙、语言无序者数人，一授以介类潜镇、泄痰降逆之品，无不应手得效，覆杯即安。"[2]肝火恣肆，热痰壅塞，蒙蔽性灵，可发为痰热闭窍证，此证属阳闭，可见昏冒迷蒙，言语无序等，甚则出现突然昏仆、不省人事、半身不遂、口舌歪斜等脑卒中症状，同时还可兼有鼻鼾痰鸣、面红目赤、大便秘结、躁扰不宁、舌红苔黄腻等痰热内盛的表现。《金匮玉函经二注》言："由是诸府经络受邪，变气则归于胃，胃得之则热甚，津液壅溢为痰涎，闭塞隧道……并塞其神气出入之窍，故不识人也。"[3]胃热痰壅，阻塞神窍，故可见昏倒、不省人事等表现，亦有半身不遂、面红目赤，甚则抽搐等症状。痰火上扰，气道受阻，可见鼻鼾痰鸣；痰火扰心则躁扰不宁；痰火内结阳明，腑气不通，可见大便秘结。《洄溪医案》言："手足麻木而痰多……一日忽昏厥遗尿，口噤手拳，痰声如锯，皆属危证……余诊其脉，洪大有力，面赤气粗。此乃痰火充实，诸窍皆闭。"[4]王孟英言："若其平素禀阳盛，过啖肥甘，积热酿毒，壅塞隧络，多患类中风。宜化痰清热，流利机关。"[5]可以发现该证多为素体肥胖阳盛，嗜食肥甘厚味，痰湿内盛，日久湿郁而化热，痰热闭阻清窍。该证的治疗多以清热涤痰、醒神开窍为主，即叶天士所说"又痰火上实，清窍为蒙。于暮夜兼进清上方法"。

平脉：痰热闭窍之证，脉象多滑数。《证治汇补》言："其脉滑数，或沉弦而数，口角流涎，偏枯口噤者，皆痰热在内。"[6]亦如《感证集腋》记载："病口眼歪斜，言语謇涩，半身不遂，口噤筋急，脉多滑数……当泻湿热。"[7]

正所谓"湿聚成痰"，此处的湿热也可以理解为痰热，滑脉主痰，数脉主热，痰热之证的脉象不外乎滑数脉。《张聿青医案》言："平素痰多，交夏君火行令，火与痰合，遂致弥漫心窍，言语不能自如……左关脉滑。"[8]平素痰多，后痰热相合，弥漫心窍，正是一派痰热内盛闭窍之象，滑脉可主痰，该案患者左关脉滑亦合其理。

【古籍原文】

1. 猝暴痉厥，多由肝阳上升，木火恣肆，是为热痰壅塞，蒙蔽性灵，多属闭证。而亦有真阴虚竭于下，致无根之火仓猝飞腾，气涌痰奔，上蒙清窍，忽然痉厥，而目合口开、手不握固、声嘶气促、舌短面青，甚则冷汗淋漓、手足逆冷、脉伏不见、二便自遗、气息俱微、殆将不继，是为真元式微、龙雷暴动之脱证。《中风斠诠·卷第二·论脱证宜固》

2. 又尝治热痰昏冒、神志迷蒙、语言无序者数人，一授以介类潜镇、泄痰降逆之品，无不应手得效，覆杯即安。乃循此旨以读古书，始知《素问·生气通天论》"血菀于上，使人薄厥"一条，亦即此内风自扰，迫血上菀之病。更与西学血冲脑经之说，若合符节。《中风斠诠·自序》

3. 由是诸府经络受邪，变气则归于胃，胃得之则热甚，津液壅溢为痰涎，闭塞隧道，荣卫不行。胃之支，别脉上络于心者，并塞其神气出入之窍，故不识人也。《金匮玉函经二注·中风历节病脉证治第五》

4. 运使王公叙揆，自长芦罢官归里，每向余言，手足麻木而痰多。余谓公体本丰腴，又善饮啖，痰流经脉，宜撙节为妙。一日忽昏厥遗尿，口噤手拳，痰声如锯，皆属危证。医者进参、附、熟地等药，煎成未服。余诊其脉，洪大有力，面赤气粗。此乃痰火充实，诸窍皆闭，服参、附立毙矣。《洄溪医案·中风》

5. 类中风之证不必皆因虚。王孟英曰：若其平素禀阳盛，过啖肥甘，积热酿毒，壅塞隧络，多患类中风。宜化痰清热，流利机关。自始至终，忌投补滞。《重订医学衷中参西录·方剂篇·第七卷·治内外中风方》

6. 其脉滑数，或沉弦而数，口角流涎，偏枯口噤者，皆痰热在内，上溢于阳明也。《证治汇补·卷之一 提纲门·似中风》

7. 王海藏云：酒湿之为病，亦能作痹。病口眼歪斜，言语謇涩，半身不遂，口噤筋急，脉多滑数，或弦沉而数，浑似中风，当泻湿热。《感证集腋·卷之一·类中风·杜铜峰论中风五派异同》

8. 左　平素痰多，交夏君火行令，火与痰合，遂致弥漫心窍，言语不能自如。今神识虽清，而健忘胃钝，左关脉滑。《张聿青医案·卷八·痰火》

（四）痰热腑实证

析证：《症因脉治》记载："身热口燥，面色多红，二便赤涩，神智昏沉，语言不便，此外感舌音不清也。"[1]《王氏医案绎注》言："右手足不遂、舌謇不语，面赤便秘……右洪滑，左弦数，为阳明腑实之候。"[2]手足不遂、舌謇不语、舌音不清等为脑卒中的典型表现，上述面赤便秘、身热口燥、神智昏沉等症状即为阳明腑实之候。《王孟英医案》言："左半不遂……脉甚迟缓，苔极黄腻，便秘多言，令于药中和入竹沥一碗，且以龙荟滚痰二丸。"[3]半身不遂、脉甚迟缓、苔极黄腻、便秘多言为脑卒中痰热腑实证的表现，此证除半身不遂、肢体强痉、言语不利、口舌歪斜等主要症状外，常伴见腹胀便秘、头晕目眩、口黏痰多、舌红、苔黄腻或黄燥等痰热壅盛、阳明腑实的表现。《古今医案按选》言："而类中风内，亦未尝无实证……所谓实者，其人素禀阳盛，过啖肥甘，积热酿痰，壅塞隧络。治宜化痰清热，流利机关。"[4]素体阳盛痰蕴之人，加之饮食不节，嗜食肥甘厚味，更易伤及中气，致痰浊壅滞，郁而化热，痰热互结而生风，流窜经络而见半身不遂、肢体强痉、言语不利、口舌歪斜；中焦失运，痰湿内蕴，气不化津，则见口黏痰多；痰热熏灼肠道，大肠燥热，传化失司，腑气不通而腹胀便秘；阳明实热则见午后潮热、心烦面赤等；舌红，苔黄腻或黄燥，亦是痰热腑实之象。对于此证的治疗，《风劳鼓病论》提出："故治此病最正当之法，第一步吐其所食，使府气先通，不能为梗。第二步弛缓神经，兼用除痰清热之药。第三步用甘凉稀血，使不至于化火。"[5]

平脉：痰热腑实之证，脉象多弦滑洪数，正如《症因脉治》言："舌音不清之脉，脉多洪数……阳明热盛，右脉洪数。"[6]舌音不清为脑卒中的表现，而洪数脉则为阳明热盛的脉象。《证治百问》言："中腑实脉，浮弦无力为风，浮滑不清为痰，浮数有力为火，沉弦有力为气，沉实有力为便结，沉涩而数为血凝。中腑实症，气壅痰结，口眼㖞斜，语言虽清而謇涩……大便燥结，胸中痞满，口角流涎。"[7]浮弦为风，浮滑为痰，浮数为火，沉实有力为便结，弦滑数之脉象正应痰热内蕴生风，阳明腑实之征。又有释心禅在《一得集》中称"素病痰火，作时言语謇涩，手颤足疲……脉洪大而滑，溢出寸口，大便常秘，而胃口颇旺"，此是痰火为患也。[8]痰湿壅滞，则为滑脉；痰湿郁而化热，加之阳明热势亢盛，则脉象洪大。

【古籍原文】

1. 舌音不清之症，身热口燥，面色多红，二便赤涩，神智昏沉，语言不便，此外感舌音不清也。

舌音不清之因，心经热甚，则舌纵而语塞；风中厥阴，则舌卷而难言；阳明邪盛，则舌根强硬；或风寒外束，顽痰壅于胞络，则心窍不开。此外感舌音不清之因也。《症因脉治·中风总论·外感舌音不清》

2. 郑芷塘妻母年逾花甲，仲春患右手足不遂，舌謇不语，面赤便秘，医予疏风不效，延诊孟英，右洪滑，左弦数，为阳明腑实之候。《王氏医案绎注·卷五》

3. 赵秋舲进士，去秋患左半不遂。伊弟笛楼，暨高弟许芷卿茂才，主清热蠲痰，治之未能遽效。邀孟英诊之，脉甚迟缓，苔极黄腻，便秘多言，令于药中和入竹沥一碗，且以龙荟滚痰二丸，（用药固甚合法，何于脉之迟缓处未见照顾？）相间而投。《王孟英医案·卷二·瘫痪》

4. 而类中风内，亦未尝无实证。（杨曰：此条未经人道，足补昔贤之缺。）所谓实者，其人素禀阳盛，过啖肥甘，积热酿痰，壅塞隧络。治宜化痰清热，流利机关，自始至终，忌投补滞。《古今医案按选·卷一·中风》

5. 故治此病最正当之法，第一步吐其所食，使府气先通，不能为梗。第二步弛缓神经，兼用除痰清热之药。第三步用甘凉稀血，使不至于化火。如此维持至一星期以上，藏气之乱者，乃渐自恢复，而局势徐定。此一星期，可名之为中风之危险时期，过此殆无生命之忧。《风劳鼓病论·风劳鼓病论卷一·中风》

6. 舌音不清之脉，脉多洪数；心经热者，左寸洪数；肝胆热者，左关弦数；风中厥阴，左关弦紧；阳明热盛，右脉洪数。《症因脉治·中风总论·外感舌音不清》

7. 中腑实脉，浮弦无力为风，浮滑不清为痰，浮数有力为火，沉弦有力为气，沉实有力为便结，沉涩而数为血凝。中腑实症，气壅痰结，口眼㖞斜，语言虽清而謇涩，心境虽明而恍忽，左瘫右痪，亦有四肢无恙，惟麻木而举动艰难，大便燥结，胸中痞满，口角流涎，面红或青或白，或有汗或无汗。《证治百问·卷之一·中腑》

8. 萧山来某，素病痰火，作时言语謇涩，手颤足疲，频年医治罔效，就

诊于余。脉洪大而滑，溢出寸口，大便常秘，而胃口颇旺。余曰是痰火为患也。《一得集·卷中医案·来某痰火症治验》

（五）肝阳上亢证

析证：《黄帝内经》中"薄厥""煎厥""大厥"之证，虽无中风、肝阳上亢等名，但仔细分析其发病特点，可以认为这些描述是肝阳上亢导致脑卒中的较早记载。后世在此基础上也对此病机有了更多的认识，戴思恭在《推求师意》中称："暴僵暴仆，皆属厥阴肝木之无制也。"[1] 又《中风斠诠》言："独至中风一证，昏厥暴仆，无非肝阳不靖，生风上扬，而证以古书，则此是内动之风。"[2] 昏厥仆倒、肢麻眩晕是脑卒中的常见表现，多由于素体肝旺，或情志不遂，肝郁化火，致肝阳上亢，阳化风动。叶天士云："嗔怒动阳，恰值春木司升，厥阴内风乘阳明脉络之虚，上凌咽喉，环绕耳后清空之地，升腾太过，脂液无以营养四末，而指节为之麻木。是皆痱中根萌……肝为刚脏，非柔润不能调和也。"其中嗔怒动阳，厥阴内风（肝风）上扰清空亦合此理。[3]《寿世青编》记载："《经》曰：'诸风掉眩，皆属于肝。'又曰：'阳气者，烦劳则张，精绝，辟积于夏，使人煎厥。设气方升，而烦劳太过，则气张于外……火旺而真阴如煎，火炎而虚气逆上，故曰煎厥。'"[4] 阳气弛张，五志火动生风，肝风暴起，因而引发晕厥，按《脉解论》解释，即为"肝气失治，善怒者，名曰煎厥。戒怒养阳，使生生之气，相生于无穷"。肝阳上亢，阳化风动，挟痰横窜经络，可致半身不遂、肢体强痉、口舌歪斜、言语不利等症状；风阳上扰清窍，则见头晕；肝经郁热，则见口苦咽干、易怒、便秘尿黄；舌红或绛、苔黄或黄燥，均为肝阳上亢之征。

平脉：肝阳上亢之证，脉象多弦数，正如《吴鞠通医案》言："中风，神呆不语，前能语时，自云头晕，左肢麻，口大歪，不食，六脉弦数，此痱中也，与柔肝法。"[5] 神呆不语、头晕肢麻、口歪不食，一派脑卒中的表现，亦即痱中之状，而"脉象弦数""与柔肝法"则提示上案脑卒中的病机在于肝阳上亢，阳化风动。《中风斠诠》言："惟内热生风，肝阳陡动……且其脉必多浮大、浑浊、数促之象。"[6] 又有叶天士云："又脉数面赤，肝风尚动，宜和阳息风。"肝阳上亢，内热生风，面赤脉数，虽未言明脉弦，但弦脉是肝风、肝阳之征兆，故亦可推及弦数之脉象。《云林神彀》有言："真中风，属厥阴风木。脉浮滑弦数顺，沉细短涩逆。"[7] 由此可见，脑卒中发病与肝阳上亢引发的肝阳化风关系极其密切。

【古籍原文】

1. 戴人曰：暴僵暴仆，皆属厥阴肝木之无制也。肝木自甚，独风为然，盖肺金为心火所制，不能胜木故耳！《推求师意·中风》

2. 独至中风一证，昏厥暴仆，无非肝阳不靖，生风上扬，而证以古书，则此是内动之风。《素问》本不在中风之例，至《金匮》《甲乙》而始谓之中风，方且皆以为外感之寒风，则与肝气自旺、火盛风生之义，枘凿不合。《中风斠诠·序》

3. 卢　嗔怒动阳，恰值春木司升，厥阴内风乘阳明脉络之虚，上凌咽喉，环绕耳后清空之地，升腾太过，脂液无以营养四末，而指节为之麻木。是皆痱中根萌，所谓下虚上实，多致巅顶之疾。夫情志变蒸之热，阅方书无芩连苦降、羌防辛散之理。肝为刚脏，非柔润不能调和也。《临证指南医案·卷一·中风》

4. 《经》曰："诸风掉眩，皆属于肝。"又曰："阳气者，烦劳则张，精绝，辟积于夏，使人煎厥。设气方升，而烦劳太过，则气张于外，精绝于内。春令邪辟之气，积久不散，至夏未瘥，则火旺而真阴如煎，火炎而虚气逆上，故曰煎厥。"按《脉解论》曰："肝气失治，善怒者，名曰煎厥。戒怒养阳，使生生之气，相生于无穷。"《寿世青编·卷上·养肝说》

5. 中风，神呆不语，前能语时，自云头晕，左肢麻，口大歪，不食，六脉弦数，此痱中也，与柔肝法。《吴鞠通医案·卷二·中风》

6. 即以本条证情言之，惟内热生风，肝阳陡动，迫其气血上冲入脑者，乃有此猝然喎僻、体重不仁、昏不识人、舌强难言、口吐涎沫诸候。其外形必有肝阳之见症可征，如面赤唇红、气粗息高等皆是。且其脉必多浮大、浑浊、数促之象，必不独见浮紧。《中风斠诠·卷第一·论〈金匮〉之中风，本言外因，而所叙各证皆是内因之误》

7. 属厥阴风木。脉浮滑弦数顺，沉细短涩逆。中风口禁迟浮吉，急实大数三魂孤。《云林神彀·卷一·真中风》

（六）肝火痰热证

析证：《中风斠诠》言"然试以所见之昏眩猝仆者言之，则无非肝火内扰，木郁生风，气火上升，痰涎逆涌"[1]。由此可见，肝火内扰，兼有痰热风动所致的脑卒中不在少数。又有张乃修曾记载："营阴不足，肝火风上旋。由头痛而至口眼㖞斜，舌强言謇，脉细弦数。此风火蒸痰，袭入少阳阳明之络。"营阴不足，肝火上旋，风火蒸痰，袭入少阳阳明之络，提示若素体阳亢，加之情志所伤，肝阳骤亢，则易阳化风动，风火相煽；肝火内热，则炼津成痰，肝火挟痰热横窜经络，因此出现口眼歪斜，舌强言謇等脑卒中表现。《张聿青医案》言"类中大势已定，而偏左不遂，肩胛作痛，此由肝火风挟痰入络。"[2]《医方集宜》亦记载："戴云：今人有患暴病，卒然仆倒，昏运涎潮，痰鸣拽锯，证类中风，多致不救……适因怒动肝火，火寡于畏，得以上升，是水无以降其火也。火载其痰，胶住喉膈，遂致不救，而为病之暴也。"[3]肝阳暴涨，阳化风动，挟火挟痰，阻滞经络，则致半身不遂，口舌歪斜，言语不利，甚则肝火痰热蒙蔽清窍，致肢厥神昏，不省人事；肝火内热，上袭头部，可出现头晕，自觉头面发热；热扰心神，则可见面赤心烦等症；肝火挟痰热，热势颇盛，可有便秘尿黄，舌红，苔黄腻的表现，正如《中风斠诠》中所言"然以近今所见之昏瞀猝仆诸症言之，无一非肝阳暴动，气升火升，热痰上涌。"[4]对于此证的治法，《中风斠诠》又提出："然须知气升火升，挟痰上壅，已无一而非实证；即清肝火而降气降痰，又无一非实证之治法。"[5]

平脉： 肝火痰热之证，脉象多弦滑数。孙一奎云："据脉滑大为痰、数为热、浮为风。盖湿生痰、痰生热、热生风也……此手指不舒，口角牵扯，中风之症已兆也。"[6]肝风内动，郁而化火，痰热夹杂，可生肝火痰热之证，而手指不舒，口角牵扯乃脑卒中的征兆，脉滑大为痰、数为热、浮为风则正合滑数脉象。《张聿青医案》言"肝风挟痰，中于腑络，骤然手足偏左不遂，口眼歪斜，言謇舌强……脉形弦滑，舌苔厚浊。眩晕不能转侧。火风挟痰上旋，犹恐发痉发厥。再泄木火以清痰热。"[7]肝阳骤亢，生火动风，而弦脉多主肝，数脉多主热，故有弦数脉象；肝火挟痰，痰热内盛，而滑脉可主痰，故有滑数脉象。肝火亢盛，痰热动风，风火相煽，从而出现手足偏左不遂，口眼歪斜，言謇舌强，脉形弦滑，舌苔厚浊等症状。

【古籍原文】

1. 然试以所见之昏眩猝仆者言之，则无非肝火内扰，木郁生风，气火上升，痰涎逆涌，岂不与古人之概投温散者大相背谬？岂古人之暴仆者，皆属虚寒，果运会推移，不可一例论耶？迨以《千金》《外台》诸方下所载病证细读之，则头眩面赤、恍惚惊悸诸候，咸在其列，岂非内热生风、浮阳上扰之明证？而确然可据之寒风见症，反不多有，乃方中仍是温辛升散之品居其多数。《中风斠诠·论续命诸方，古人本以专治外因之寒风，而已并用寒凉，可见古时亦是肝火内燔之证》

2. 十三诊　类中大势已定，而偏左不遂，肩胛作痛，此由肝火风挟痰入络。直者为经，横者为络，邪既入络，易入难出，势不能脱然无累。《张聿青医案·卷一·中风（附类中）》

3. 戴云：今人有患暴病，卒然仆倒，昏运涎潮，痰鸣拽锯，证类中风，多致不救。此非外受风邪之中也。由于人之不谨调护，素以肥甘悦其口，而热郁内生；妄以色欲无度，而肾水衰亏；适因怒动肝火，火寡于畏，得以上升，是水无以降其火也。火载其痰，胶住喉膈，遂致不救，而为病之暴也。《医方集宜·卷之一·中风》

4. 然以近今所见之昏瞀猝仆诸症言之，无一非肝阳暴动，气升火升，热痰上涌。《中风斠诠·卷第一·论〈金匮〉之中风，本言外因，而所叙各证皆是内因之误》

5. 间或有之，亦止用清火药数服可愈，断不可再用风药，再行升散，愈散则风愈动，因此而气不复返以死者多矣。（寿颐按：此所谓实，乃指外感之实邪而言，以其风自内动，本无外感之邪，故曰实证甚少。然须知气升火升，挟痰上壅，已无一而非实证；即清肝火而降气降痰，又无一非实证之治法。）《中风斠诠·卷第一·论张伯龙之〈类中秘旨〉》

6. 一日忽言曰：近觉两手小指及无名指掉硬不舒，亦不为用。口角一边常牵扯引动，幸为诊之。六脉皆滑大而数，浮而不敛。其体肥，其面色苍紫。予曰：据脉滑大为痰、数为热、浮为风。盖湿生痰、痰生热、热生风也。君善饮，故多湿。近又荒于色，故真阴竭而脉浮，此手指不舒，口角牵扯，中风之症已兆也。《孙文垣医案·新都治验·程晓山中风先兆》

7. 冯（右）　肝风挟痰，中于腑络，骤然手足偏左不遂，口眼歪斜，言謇舌强。若以中络而论，尚无关于大局。但心中烦懊，烙热如燎，时索凉物，有时迷睡，神识时清时昧，呃忒频频。脉弦大而数，舌苔白腻。腑络既阻，而痰火风复从内扰，神灵之府，为之摇撼，所以懊憹莫名。痰在胸中，与吸入之气相激，所以频频呃忒，饮食不得下咽。《张聿青医案·卷一·中风（附类中）》

（七）风火上扰证

析证：《金匮翼》中记载："内风之气，多从热化，昔人所谓风从火出者是也。"[1]《南雅堂医案》言："面部浮肿，口渴心烦，明是木火上亢之象。今忽然手足抽搐，口眼㖞斜，虽能发声，而言语不清，此症系风火所致。盖火生于木，而木又能生风，两相煽动，其势益张。"[2]手足抽搐，口眼歪斜，言语不清皆是脑卒中的表现，陈修园称之为木火上亢之象，肝主木生风，火生于木，而木又能生风，风火相煽，此即风火上扰之征，正如《评点叶案存真类编》言："形瘦身长，禀乎木火，肝风内动，挟火上巅，忽然眩厥跌仆[3]。"又有《医学从众录》言："如阳脏之人，素有内火，而风邪中之，则风乘火势，火借风威，遂卒倒不省人事，牙关紧闭，两手握固，虽有痰声，非辘辘之声，亦无涌起之势。"[4]正所谓"瘦人多火"，形瘦身长之人，则易化火生风，火为木火，肝风内动，成风火上扰势，则会眩厥跌仆，素体肝旺阳盛，素有内火，而风邪中之或肝阳暴涨，阳化风动，风火上扰，甚则气血上逆直冲犯脑，清窍闭塞，则可见卒倒不省人事，牙关紧闭，恰如《杂症会心录》中记载的"倘内有燥热，风火相煽，亦令人暴厥"[5]。肝主筋，风火相煽可出现筋脉拘急，两手握固，肢强口噤等表现。以上眩厥跌仆，猝然昏倒，不省人事，牙关紧闭，两手握固等症状，正如《医学心悟》中"三化汤　治中风入脏，热势极盛，闭结不通，便溺阻隔不行，乃风火相搏而为热风者"所说的风火相搏而致的中风入脏之证。[6]

平脉： 风火上扰之证，脉象多弦数，正如《家藏蒙筌》言："中风脉候吉凶　凡脉浮弦无力为风，浮滑不清为痰，浮数有力为火。"[7]风火上扰之证是由于肝郁化火，肝风内动，风火上扰清空所致，由"浮弦无力为风，浮数有力为火"可发现，弦脉主（肝）风，数脉主火，故而此证出现弦数脉。《续名医类案》言："脉其两手急数，而弦张甚力而实，其人齿壮气充……盖风火交胜。"[8]齿壮气充，可知其素为肝旺阳盛之体，阳盛化火动风，以致出现两脉急数，弦张有力的弦数脉象，亦如郑重光云："予以脉弦数，独主火中，盖木郁化火，肝火暴甚，故卒倒而无知也。"综上，脑卒中之风火上扰证，多为弦数脉或有同证之不同脉象，需具体根据证候特点，辨证察脉，此不赘述。

【古籍原文】

1. 内风之气，多从热化，昔人所谓风从火出者是也。是证不可治风，惟宜治热。《金匮翼·卷一·卒中八法·六曰除热风》

2. 自称数日前面部浮肿，口渴心烦，明是木火上亢之象。今忽然手足抽搐，口眼㖞斜，虽能发声，而言语不清，此症系风火所致。盖火生于木，而木又能生风，两相煽动，其势益张，然祛风以息火，不如滋水以救火，况内本无风，若徒用风药以祛之，则毛窍尽开，适足以通火之门路，反引风入门，恐火逞风威，风借火势，将变成真中风矣。《南雅堂医案·卷一·类中风》

3. 形瘦身长，禀乎木火，肝风内动，挟火上巅，忽然眩厥跌仆，况阳举遗浊，阴分久虚，拟壮水之主，以制阳光法。《评点叶案存真类编·卷下·类中风》

4. 如阳脏之人，素有内火，而风邪中之，则风乘火势，火借风威，遂卒倒不省人事，牙关紧闭，两手握固，虽有痰声，非辘辘之声，亦无涌起之势，可用橘皮一两，半夏一两，入生姜汁少许，煎服，或服后探吐之，随以涤痰汤加天麻、丹参、石菖蒲，入竹沥、姜汁以开之。《医学从众录·卷一·真中风证》

5. 倘内有燥热，风火相煽，亦令人暴厥，虽古法有白虎之方，然不若壮水补阴为稳。盖火之有余，乃水之不足；阳之有余，乃阴之不足也。《杂症会心录·中风》

6. 三化汤　治中风入脏，热势极盛，闭结不通，便溺阻隔不行，乃风火相搏而为热风者，本方主之。《医学心悟·第三卷·中风门·遗尿》

7. 中风脉候吉凶　凡脉浮弦无力为风，浮滑不清为痰，浮数有力为火，沉弦有力为气，沉实有力为便结，沉涩而数为血凝。《家藏蒙筌·卷三·中风门》

8. 又东杞一夫亦患此，脉其两手急数，而弦张甚力而实，其人齿壮气充，与长吏不同。盖风火交胜，乃调承气汤六两，以水四升，煎作三升，分四服，令稍热啜之，前后约泻四五十行，去一两盆。《续名医类案·卷二·中风》

（八）气血上逆证

析证：脑卒中的基本病机可以简单归纳为阴阳失调，气血逆乱，上冲于脑，而此处论述的气血上逆证则非常合乎其病机，气血上逆是脑卒中发病的重要原因，古籍中曾论述过大厥和薄厥这两种疾病，是非常符合脑卒中气血上逆的病机。《素问·调经论》言："血之与气并走于上，则为大厥，厥则暴死。气复反则生，不反则死。"[1]《医学从众录》又言："暴厥者不知与人言，及血之与气并走于上，则为大厥之旨。"[2]由此看来，大厥之旨在于血与气并走于上（即气血上逆），气逆血瘀，脑脉溢血，故卒仆厥逆，暴死神亡。《重订医学衷中参西录》中对于大厥的病机做出了解释，言："夫所谓厥者，即昏厥眩仆之谓也。大厥之证，既由于气血相并上走，其上走之极，必至脑充血可知，此非中西之理相同乎？至谓气反则生，气不反则死者，盖气反则血随气下行，所以可生；若其气上走不反，血必愈随之上行，其脑中血管可至破裂，出血不止，犹可望其生乎……原与西人脑充血之议论句句符合，此不可谓不同也。"[3]上文当中张锡纯把大厥与西医的脑充血作了病机比较，发现二者的病机皆为气血上逆，上冲于脑，有共通之处。《兰台轨范》言："《素问·生气通天论》：阳气者，大怒则形气绝，而血菀于上，使人薄厥。此当治血逆。"[4]又有《目经大成》言："暴怒则火起，激血上行，令血菀于上，气乱于中，血气相搏而厥，曰薄厥。"[5]这说明大怒伤肝，藏血失驭，肝气上逆，菀积于上，从而导致薄厥的发生。《内经知要》解释说："怒气伤肝，肝为血海，怒则气上，气逆则绝，所以血菀上焦，相迫曰薄，气逆曰厥，气血俱乱，故为薄厥……薄厥者，气血之多而盛者也。"[6]《素问释义》则解释说："怒则气逆，而血随之郁积心胸之间，是阴阳气血并迫而然。"[7]总之，气血上逆与脑卒中的发生有着密切的关系，古籍当中的大厥与薄厥亦可归为脑卒中的范畴。除此以外，《重订医学衷中参西录》中记载："内中风之证，忽然昏倒不省人事，《内经》所谓'血之与气并走于上'之大厥也。亦即《史记·扁鹊传》所谓'上有绝阳之络，下有破阴之纽'之尸厥也。此其风非外来，诚以肝火暴动与气血相并，上冲脑部。"这里提到了《史记·扁鹊传》中虢太子尸厥证一案，张锡纯言其病机亦是肝火暴动，气血上逆，上冲于脑。[8]《寓意草》言："入秋以来，渐觉气逆上厥，如畏舟船之状，动辄晕去，……余谓怒甚则血菀于上，而气不返于下者，名曰厥巅疾。厥者逆也，巅者高也。气与血俱逆于高巅，故动辄眩晕也。又以上盛下虚者，过在少阳。"[9]脑卒中之气血上逆证，除了可见猝然昏倒，不省人事等脑卒中典型表现之外，还可见由于气血上逆，上盛下衰所致的眩晕昏仆，如坐舟船等症状。

平脉：气血上逆之证，脉象多复杂化，但不离弦数有力。正如《医学入门》言："治素无病，忽吐血半升，脉弦急，薄厥证也。"[10]《中风斠诠》又言："内风之动，气升火升，以致血逆上涌，冲激脑经，其脉未有不弦劲、滑大、浮数、混浊者，甚者且上溢促击，虚大散乱。"[11]薄厥之证，为怒而伤肝，气血上逆，弦脉主肝，病势颇急，故脉象弦急；肝风内动，风动火升，气血上逆，上冲于脑，其病机复杂，对此，《中风斠诠》解释说"盖病本于肝，火浮气越，自有蓬蓬勃勃、不可遏抑之态。弦而劲者，肝木之横逆也……且也气血奔腾，逆行犯上，脉象应之，而上溢入鱼，促数搏指，亦固其所。"[11]故脉象可见弦劲、滑大、浮数、混浊。张锡纯曾多次将气血上逆导致的脑充血一病的脉象描述为弦硬有力，如"浸至言语謇涩，肢体渐觉不利……其脉左右皆弦硬，关前有力，两尺重按不实"。[12] 又如"平素常患头晕，间有疼时，久则精神渐似短少，言语渐形謇涩……诊其脉左右皆弦硬而长，重按有力"，究其原理，皆因肝风内动，风动气逆，故脉象弦硬。[13]

【古籍原文】

1. 血之与气并走于上，则为大厥，厥则暴死。气复反则生，不反则死。《素问·调经论》

2. 《伤寒论》厥，以手足厥冷而言，阳厥用四逆散，阴厥用四逆汤。此主《内经》。暴厥者不知与人言，及血之与气并走于上，则为大厥之旨，与《伤寒》不同。《医学从众录·卷四·痉 厥 癫 狂 痫 瘫痪》

3. 《内经》谓："血之与气并走于上则为大厥，气反则生，气不反则死。"夫所谓厥者，即昏厥眩仆之谓也。大厥之证，既由于气血相并上走，其上走之极，必至脑充血可知，此非中西之理相同乎？至谓气反则生，气不反则死者，盖气反则血随气下行，所以可生；若其气上走不反，血必愈随之上行，其脑中血管可至破裂，出血不止，犹可望其生乎。细绎《内经》之文，原与西人脑充血之议论句句符合，此不可谓不同也。《重订医学衷中参西录·医论篇·论中医之理多包括西医之理沟通中西原非难事》

4. 《素问·生气通天论》：阳气者，大怒则形气绝，而血菀于上，使人薄厥。此当治血逆。《兰台轨范·卷二·厥》

5. 暴怒则火起，激血上行，令血菀于上，气乱于中，血气相搏而厥，曰薄厥，蒲黄汤主之。《目经大成·卷之二上·十二因》

6. 大怒则形气绝；而血菀（菀，茂也，结也）于上，使人薄厥。（怒气伤肝，肝为血海，怒则气上，气逆则绝，所以血菀上焦，相迫曰薄，气逆曰厥，气血俱乱，故为薄厥。盖积于上者，势必厥而吐也。薄厥者，气血之多而盛者也。）《内经知要·卷下·三、病能》

7. 阳气者，大怒则形气绝，而血菀于上，使人薄厥。怒则气逆，而血随之郁积心胸之间，是阴阳气血并迫而然。形气绝者，营卫不通，形状若死也。《素问释义·素问释义卷一·生气通天论篇第三》

8. 内中风之证，忽然昏倒不省人事，《内经》所谓"血之与气并走于上"之大厥也。亦即《史记·扁鹊传》所谓"上有绝阳之络，下有破阴之纽"之尸厥也。此其风非外来，诚以肝火暴动与气血相并，上冲脑部（西人剖验此证谓脑部皆有死血，或兼积水），惟用药镇敛肝火，宁息内风，将其上冲之气

血引还，其证犹可挽回，此《金匮》风引汤所以用龙骨、牡蛎也。《重订医学衷中参西录·药物篇·赭石解》

9. 吴添官生母，时多暴怒，以致经行复止。入秋以来，渐觉气逆上厥，如畏舟船之状，动辄晕去，久久卧于床中，时若天翻地覆，不能强起，百般医治不效。因用人参三五分，略宁片刻。最后服至五钱一剂，日费数金，意图旦夕苟安，以视稚子。究竟家产尽费，病转凶危。大热引饮，脑间有如刀劈，食少泻多，已治木无他望矣。闻余返娄，延诊过，许以可救，因委命以听焉。余谓怒甚则血菀于上，而气不返于下者，名曰厥巅疾。厥者逆也，巅者高也。气与血俱逆于高巅，故动辄眩晕也。又以上盛下虚者，过在少阳。《寓意草·吴添官乃母厥巅疾及自病真火脱出治验》

10. 治素无病，忽吐血半升，脉弦急，薄厥证也。得于大怒气逆，阴阳奔并，服六郁汤而愈。《医学入门·卷之首·历代医学姓氏》

11. 内风之动，气升火升，以致血逆上涌，冲激脑经，其脉未有不弦劲、滑大、浮数、浑浊者，甚者且上溢促击，虚大散乱。盖病本于肝，火浮气越，自有蓬蓬勃勃、不可遏抑之态。弦而劲者，肝木之横逆也；滑而大者，气焰之嚣张也；浮数者，阳越不藏，其势自不能沉着安静；浑浊者，痰阻气机，其形自不能清晰分明。且也气血奔腾，逆行犯上，脉象应之，而上溢入鱼，促数搏指，亦固其所。《中风斠诠·卷第二·脉法总论》

12. 脏腑之间恒觉有气上冲，头即作疼，甚或至于眩晕，其夜间头疼益甚，恒至疼不能寐。医治二年无效，浸至言语謇涩，肢体渐觉不利，饮食停滞胃口不下行，心中时常发热，大便干燥。其脉左右皆弦硬，关前有力，两尺重按不实。《重订医学衷中参西录·医案篇·第二卷·脑充血门》

13. 病因　平素常患头晕，间有疼时，久则精神渐似短少，言语渐形謇涩，一日外出会友，饮食过度，归家因事有拂意，怒动肝火，陡然昏厥。证候　闭目昏昏，呼之不应，喉间痰涎杜塞，气息微通。诊其脉左右皆弦硬而长，重按有力，知其证不但痰厥实素有脑充血病也。《重订医学衷中参西录·医案篇·第二卷·脑充血门》

（九）瘀血阻络证

析证：《灵枢》言："真头痛，头痛甚，脑尽痛，手足寒至节，死不治。头痛不可取于腧者，有所击堕，恶血在于内。"[1]瘀血是人体气血循行障碍的产物，是脑卒中发生的主要原因，正如《古今名医汇粹》言："半身不遂：偏枯一症，皆由气血不周……故曰：治风先治血，血行风自灭。"[2]又如《赤水玄珠》言："中风皆因脉道不利，血气闭塞也。"[3]临床上常见多种瘀血情况，比如气滞血瘀是由于气机失调，情志郁结，血脉痹阻，气滞成瘀，《症因脉治》有言："【半身不遂之因】或气凝血滞，脉痹不行。"[4]又有《杂症会心录》言："景岳曰：'中风一症，病在血分，多属肝经……若因其气血留滞，而少佐辛温以通行经络则可。'"[5]气机郁结，血液壅滞，则会导致髓海失养，脑脉痹阻，元神失司，从而出现头痛眩晕，胸闷胁胀，腹痛拒按，半身不遂，手足麻木，口眼歪斜，言语謇涩，肢体疼痛等表现。又比如气逆血瘀是由于气机上逆，升阳化风，血行力强，气逆成瘀，《中风斠诠》言："即有口眼㖞斜、半身不遂等症，亦可渐愈。若误治迁延，则上升之血凝滞不降，因而脑经窒塞，即成偏枯瘫痪等症[6]。"上升之气血凝滞不降而成瘀，瘀阻经络，则可导致口眼歪斜、半身不遂、偏枯瘫痪等症。气滞与血瘀，互为因果，贯穿于脑卒中发展过程的始终，成为脑卒中发生的主要原因之一。

人体在生理上津血同源，同时在病理上痰瘀互结，正如《家藏蒙筌》言："盖中风瘫痪，乃湿痰死血结滞于脏腑经络之间"[7]。水湿内停，聚湿酿痰，痰气壅盛，蒙蔽清阳，血瘀脉痹，脑脉阻滞，会导致头重如裹，胸闷呕恶，肢体困重，半身不遂，手足麻木，口眼歪斜，言语謇涩，口中流涎等症状，丹溪倒仓论有言："糟粕之余，停痰瘀血，互相纠缠，日积月深，郁结成聚……诚于中，形于外，发为瘫痪，为痨瘵，为蛊胀，为癫疾，为无名奇病。"[8]痰气是人体津液代谢障碍的产物，瘀血是人体气血循行障碍的产物，因此有"痰乃津液之变，瘀乃气血之化"的说法，《保幼新编》言："凡风渐多，因湿痰乘虚流注，气血壅滞"，所以痰气滞脉，则导致瘀血；瘀血停蓄，则引起痰气。[9]《中风斠诠》言："惟在数日之后，其势少息，其气少和，而肢体之瘫废如故，则当知经络隧道之中，已为痰浊壅塞，气机已滞，血脉不灵，脑神经之运用，至此乃失其固有之性，而真为肢节络脉之痼疾，从此治疗，殊非易言。"[10]由此看出，痰壅气滞，瘀血阻络，脑脉瘀阻所导致的脑卒中多为痼疾，治宜活血化痰为先，正如《医镜》中所说的"凡人大指或次指麻木不仁，三年内必有大风至也……大抵日浅当顺气，日久当活血行痰为先，祛风为要。"[11]又如《医学原理》言："半身不遂，大率多痰，在左为死血。"[12]

平脉：瘀血阻络之证，脉象多见涩脉，但因多伴见气滞或痰阻等病机，不可单一而论。若为气滞血瘀之证，气机郁结，瘀血阻络，而弦脉多主气郁，涩脉多主血瘀，故多见弦涩脉；若为痰瘀阻络之证，痰湿内阻，必会影响气机，而滑脉多主痰湿，故多见弦滑脉。正如《症因脉治》言"半身不遂之脉，沉涩血痹；沉滑结痰；沉数酒湿；脉虚气亏；脉细血少。"[4]半身不遂为脑卒中典型症状，依据上文，瘀血阻络、血脉痹阻时脉象多为涩脉，而内有痰阻时脉象多为滑脉。《林氏活人录汇编》言"中腑实症之脉，浮弦无力为风，浮滑不清为痰，浮数有力为火，沉弦有力为气，沉实有力为便结，沉涩而数为血凝。中腑实症口眼㖞斜，言语或清而謇涩，气塞痰凝，心境或明而恍惚，或左瘫右痪，或四肢无恙，惟麻木而举动艰难，大便燥结，胸膈痞满，口角流涎，面色或红或青或白，或有汗，或无汗。"[13]口眼歪斜，言语謇涩，左瘫右痪，四肢麻木，口角流涎等症状皆是脑卒中的表现，而沉涩而数为血凝，说明了瘀血阻络证的典型脉象为涩脉；而浮滑不清为痰，沉弦有力为气，则说明了若兼有痰浊，脉象可见滑脉，若兼有气郁，脉象可见弦脉。

【古籍原文】

1. 真头痛，头痛甚，脑尽痛，手足寒至节，死不治。头痛不可取于腧者，有所击堕，恶血在于内，若肉伤，痛未已，可则刺，不可远取也。《灵枢·卷之五·厥病第二十四》

2. 半身不遂：偏枯一症，皆由气血不周。经曰：风气通于肝，风搏则热盛，热盛则水干，水干则气不荣，精乃亡。此风病之所由作也。故曰：治风先治血，血行风自灭。《古今名医汇粹·卷三·中风证》

3. 凡治中风，莫如续命之类。然此可扶持初病，若要收全功，火艾为良。中风皆因脉道不利，血气闭塞也。灸则唤醒脉道，而气血得通，故收全功。《赤水玄珠·第一卷·风门·中风》

4.【半身不遂之症】或一手一指，先见麻木，一年半载，渐渐不能举动，此病起于缓者；或痰火内作，忽尔僵仆，少顷即苏，半身不能举动，此病因于火而急者。二者皆无表邪形象，故曰内伤半身不遂也。【半身不遂之因】或气凝血滞，脉痹不行；或胃热生痰，流入经隧，踞绝道路，气血不得往还；或浩饮所伤，酒湿成瘫，则半身不遂之症作矣。【半身不遂之脉】沉涩血痹；沉滑结痰；沉数酒湿；脉虚气亏；脉细血少。《症因脉治·中风总论·内伤半身不遂》

5. 景岳曰：中风一症，病在血分，多属肝经。肝主风水，故名中风，奈何自唐宋名家以来，竟以风字看重，遂多用表散之药，不知凡病此者，悉由内伤，本无外感。既无外感，而治以发散，是速其危耳。若因其气血留滞，而少佐辛温以通行经络则可，若认风邪而必用取汗以发散则不可，倘其中亦

或有兼表邪而病者，则诸方亦不可废，录之亦以存古人之法耳。《杂症会心录·中风》

6. 即有口眼㖞斜、半身不遂等症，亦可渐愈。若误治迁延，则上升之血凝滞不降，因而脑经窒塞，即成偏枯瘫痪等症，而其重者，皆不可救矣。《中风斠诠·卷第一·论张伯龙之〈类中秘旨〉》

7. 盖中风瘫痪，乃湿痰死血结滞于脏腑经络之间，非乌、附等热药，焉能开启流通，此非正治，从治也。《家藏蒙筌·卷三·中风门》

8. 丹溪倒仓论。经曰：肠胃为市。以其无物不有，而谷最为多，故谓之仓，若积谷之室也。倒者，倾去旧积而涤濯，使之洁净也，胃居中属土，喜容受而不能自运者也。人之饮食，遇适口之物，宁无过量而伤积者乎？七情之偏，五味之厚，宁无伤于冲和之德乎？糟粕之余，停痰瘀血，互相纠缠，日积月深，郁结成聚，甚如桃核之穰，诸般奇形之虫，中宫不清矣，土德不和矣。诚于中，形于外，发为瘫痪，为痨瘵，为蛊胀，为癫疾，为无名奇病。《医学纲目·卷之三　阴阳脏腑部·倒仓法》

9. 凡风渐多，因湿痰乘虚流注，气血壅滞，而宜先用顺气饮，以通血道，然后继用本药为可。《保幼新编·中风》

10. 惟在数日之后，其势少息，其气少和，而肢体之瘫废如故，则当知经络隧道之中，已为痰浊壅塞，气机已滞，血脉不灵，脑神经之运用，至此乃失其固有之性，而真为肢节络脉之痼疾，从此治疗，殊非易言。然使尚在旬月之间，则隧道窒塞，犹未太甚，或尚有疏通之望，譬如器械不用，关节不灵，而为日无多，犹未缺蚀，急为刮磨，亦堪利用。《中风斠诠·卷第二·论通经宣络》

11. 凡人大指或次指麻木不仁，三年内必有大风至也。急用节劳寡欲，养气固精。中风初起，不可骤用脑、麝、牛黄等药，恐引风气入骨髓。又不可用大戟、芫花、甘遂，以泄大肠之经。大抵日浅当顺气，日久当活血行痰为先，祛风为要。《医镜·附旧刻·诸症戒宜》

12. 半身不遂，大率多痰，在左为死血，宜四物加桃仁、红花、竹沥、姜汁；能食者，去竹沥，加荆沥尤妙。《医学原理·卷之三·中风门》

13. 中腑实症之脉，浮弦无力为风，浮滑不清为痰，浮数有力为火，沉弦有力为气，沉实有力为便结，沉涩而数为血凝。

中腑实症口眼㖞斜，言语或清而謇涩，气塞痰凝，心境或明而恍惚，或左瘫右痪，或四肢无恙，惟麻木而举动艰难，大便燥结，胸膈痞满，口

角流涎，面色或红或青或白，或有汗，或无汗。《林氏活人录汇编·卷一·中风门·中腑》

二、虚 证

（一）气虚证

析证：《诸病源候论》提到："人体有偏虚者，风邪乘虚而伤之，故为偏风也。"[1] 李东垣云："凡人年逾四旬，气衰之际，或忧喜忿怒伤其气者，多有此证，壮岁之时无有也，若肥盛者则间有之，亦是形盛气衰而如此耳。"[2] 邪之所凑，其气必虚。年轻之时，人体正气充实，故鲜少见青壮年之人罹患中风，而随年岁渐长，正气衰退，或因五志过极，饮食不节，起居失常，损伤正气，风邪由此趁虚而入。脾气虚弱，土不生金，肺金不足，则无以制肝木，肝气过极，更乘脾土，而致中气更虚，外风袭人，而成真中风[3]；或因劳役过度，忧喜愤怒，致伤其气，本气自病，而卒倒昏不知人，发为类中[4]。气虚，可见倦怠乏力、四肢无力、有汗或无汗、眩晕、胸闷、气馁、语声低微、唇淡、面黄、舌质淡、边有齿痕、舌苔白、脉虚无力，可伴纳食减少、食后腹胀、大便溏薄、小便频或清长等特征。体虚腠理开，风邪中于筋，则可见四肢拘挛，不得屈伸[5]。气虚，正气不能主宰，可见猝然昏仆，不省人事[6-7]。气虚及肾，固摄失司，则见遗尿[8]。

气虚根据病位的不同又可分五脏气虚，或多脏相兼为病，甚则达到元气亏虚。饮食太过，嗜食肥甘，过量饮酒，则伤脾气[9]。脾主肌肉，脾气虚弱，不能充养肌肉，肌肉不实，则可见"多汗恶风，舌本强直，言语謇涩，口面㖞僻，肌肤不仁，腹胀心烦，翕翕发热，神思如醉，手足不能动摇"[10]。脾虚不运，则见中满、水肿；脾不升清，则见头晕目眩[11-12]。肾气虚损，则见"半身不遂，语言謇涩"[13]。肾为先天之本，脾为后天之本，肾虚气化无力，脾虚不运，阻滞气机，气虚中满，故见"心腹胀满""行动则胸高而喘"[14]。肺肾气损，金水不生，则见中风失音[15]。脾主四肢，肺行诸气，脾肺气虚，肌肤不仁，手足麻木[16]。

平脉：气虚之证，临床多见脉沉无力，甚则不及。《立斋医案》云："六脉沉伏，此真气虚而风邪所乘[17]。"《重订医学衷中参西录》提到："服后痿废加剧，言语竟不能发声。愚诊视其脉象沉微，右部尤不任循按，知其胸中大气及中焦脾胃之气皆虚陷也"。[18]气虚推动不足，脉搏动无力，而见六脉皆沉弱。右寸候肺，右关候脾，右脉无力，更提示肺脾气虚，已至虚陷之部。又《金匮要略注》载："寸为卫，寸口脉浮，风邪干气也。气伤则虚，故浮则为虚。阳气虚，则腠理开而洒然寒，寒则脉紧也。"[19]若是气虚较轻，外感风寒，也可见"寸口脉浮而紧"。《医宗撮精》也说道："卒中，口眼㖞斜，不能言语，遇风寒四肢拘急，脉浮而紧。此手足阳明经虚，风寒所乘。"[20]这里脉浮，恰恰也是里虚，卫外不固的表现。另《孙文垣医案》中提到："右体瘫痪矣……归而逆予诊之，脉皆洪大不敛，汗多不收，呼吸气促。"[21]气虚过极，反成实象，阳不敛阴，液脱不收，气随之更虚，脉象也随阴气的脱离而成洪大不敛之象，此为危重证候，不可不识。患者过食肥甘饮酒，恣情纵欲，房劳太过，损伤肾气，而成中风。肾气已虚，纳气无力，下虚上竭，则见"汗出如油，喘而不休"。《续名医类案》中则提到"至虚反有盛候"，脉非沉弱无力，反见"六脉洪大，按之搏指"，并与实热证之"洪大脉"做了鉴别[22]。若是实热，则必别有证据，如面红目赤，身热汗出等，而非单纯六脉洪大搏指，不见热象的证候。

【古籍原文】

1. 偏风者，风邪偏客于身一边也。人体有偏虚者，风邪乘虚而伤之，故为偏风也。其状或不知痛痒，或缓纵，或痹痛是也。《诸病源候论·风病诸候》

2. 李东垣曰：中风非外来风邪，乃本气自病也。凡人年逾四旬，气衰之际，或忧喜忿怒伤其气者，多有此证，壮岁之时无有也，若肥盛者则间有之，亦是形盛气衰而如此耳。昂按：此即东垣主乎气之说。《医方集解·祛风之剂》

3. 风之为言中也，肥人气居于表，中气必虚，土不生金，金气渐薄，肝无所畏，风木乃淫，复来乘土，中气益败，乘其中虚，外邪袭之，则为真中。西北方风高，往往有之。《病机沙篆·中风》

4. 一论中风等证，因内伤者，非外来风邪，乃本气自病也。多因劳役过度，耗散真气，忧喜愤怒，伤其气者，而卒倒昏不知人，则为左瘫右痪、口眼㖞斜、四肢麻木、舌木强硬、语言不清等症，宜此方。《寿世保元·中风》

5. 此由体虚，腠理开，风邪在于筋故也。《诸病源候论·风四肢拘挛不得屈伸候》

6. 夫猝倒之时，本正气之不能主宰也，乃不补气而转虚其气，欲气之周

遍于身，何可得乎。《辨证录·中风门二十五则》

7. 僵仆卒倒，气虚也，六君子汤加黄芪、竹沥、姜汁，或浓煎人参汤，加竹沥、姜汁。《明医指掌·类中风》

8. 遗尿属气虚，以参、芪补之。《丹溪心法·中风》

9. 素喜豪饮，两臂时时作痛，历观前方，类多祛风治痰等药，何以痰气益盛，麻木更加，且觉头目晕眩，言语謇涩，体软筋弛，腿膝拘痛，口角时流涎沫，身似虫行，搔起白屑。种种症状，鲜不谓中风已成之故，然细察病情，实由脾气不足所致。盖人生后天之补益，全赖饮食，饮食太过，脾气反受其伤，况酒尤能损耗真气乎？真气伤耗，则脾土失其运化之机，而种种变状出焉。握要以图，惟有培土之一法，用六君子汤加味治之。《南雅堂医案·类中风》

10. 夫脾气虚弱，肌肉不实，则腠理开疏，风邪乘虚入于足太阴之经，则令身体怠惰，多汗恶风，舌本强直，言语謇涩，口面㖞僻，肌肤不仁，腹胀心烦，翕翕发热，神思如醉，手足不能动摇，诊其脉浮缓者，是脾中风之候也。《太平圣惠方·治脾脏中风诸方》

11. 臂麻体软，脾无用也；痰涎自出，脾不能摄也；口斜语涩，脾气伤也；头目晕重，脾气不能升也；痒起白屑，脾气不能营也。遂用补中益气加神曲、半夏、茯苓三十余剂，诸症悉退，又用参术煎膏治之而愈。《内科摘要·元气亏损内伤外感等症》

12. 右第二案，为中风险证，因年事较高故也。脚肿为虚，碱水麦食不过诱因，脾胃无权，气不能摄，龟龄集是太原出品秘方。《风劳鼓病论·中风》

13. 中风半身不遂，语言謇涩，乃肾气虚损也，灸关元五百壮。《扁鹊心书·窦材灸法》

14. 此由脾肾虚惫不能运化，故心腹胀满，又气不足，故行动则胸高而喘。切不可服利气及通快药，令人气愈虚，传为脾病，不可救矣。宜金液丹、全真丹，一月方愈。重者，灸命关、关元二百壮。（肾虚则生气之原乏，脾虚则健运之力微，气虚中满之证作矣。又《内经》谓脏寒生满病，医人知此不行剥削，重剂温补，为变者少矣。）《扁鹊心书·中风人气虚中满》

15. 中风失音乃肺肾气损，金水不生，灸关元五百壮。《扁鹊心书·窦材灸法》

16. 盖诸阳之经，皆起于手足，循行肢体，因气虚风邪所客而为患也。愚按：《内经》云：邪之所凑，其气必虚。前症若风邪淫肝，或怒动肝火，血燥筋挛，用加味逍遥散。脾肺气虚，肌肤不仁，手足麻木，用三痹汤。若肾水亏损，不能滋养筋骨，或肝脾血虚，而筋痿痹，用六味丸。服燥药而筋挛者，用四物、生甘草。气血俱虚，用八珍汤和《医林集要》等方。《薛氏医案·校注妇人良方》

17. 乃阅《立斋医案》，治王车驾卒中昏愦，口眼㖞斜，痰气上涌咽喉有声，六脉沉伏，此真气虚而风邪所乘。以三生饮一两，加人参一两，煎服即苏。即五不治症，用前药亦有得生者。《折肱漫录·医药·卒中》

18. 天津特别三区三号路于遇顺，年过四旬，自觉呼吸不顺，胸中满闷，言语动作皆渐觉不利，头目昏沉，时作眩晕。延医治疗，投以开胸理气之品，则四肢遽然痿废。再延他医，改用补剂而仍兼用开气之品，服后痿废加剧，言语竟不能发声。愚诊视其脉象沉微，右部尤不任循按，知其胸中大气及中焦脾胃之气皆虚陷也。《重订医学衷中参西录·医论篇·论脑贫血痿废治法答内政部长杨阶三先生》

19. 寸为卫，寸口脉浮，风邪干气也。气伤则虚，故浮则为虚。阳气虚，则腠理开而洒然寒，寒则脉紧也。寒虚相搏，乃邪在于皮肤气分之间，邪在气，则脉浮，邪有余于气，则荣血不足，而络脉空虚，故浮者血虚也。夫风为阳邪，借阴液以对待，络脉空虚，则贼邪不能泻出矣。或客于左，或客于右，邪气反缓，正气即急。盖风伤气，气伤则弛而缓，故邪中之半身，经脉肌肉，反懈弛而缓，邪缓则正即急矣。正气急而引邪之缓，则为口眼㖞斜，半身不遂矣。《金匮要略注·中风历节病脉证》

20. 一男子，卒中，口眼㖞斜，不能言语，遇风寒四肢拘急，脉浮而紧。此手足阳明经虚，风寒所乘，用秦艽升麻汤治之稍愈，乃以补中益气加山栀而痊。《医宗撮精·元气亏损中风昏晕等症》

21. 迨行年五十，湖之贺者如旧，召妓宴乐者亦如旧，甘酒嗜音，荒淫而忘其旧之致疾也。手指、口角牵引、掉硬尤甚，月余中风，右体瘫痪矣，瘫痪俗所谓半身不遂也。归而逆予诊之，脉皆洪大不敛，汗多不收，呼吸气促。予曰：此下虚上竭之候。盖肾虚不能纳气归原，故汗出如油，喘而不休，虽和缓无能为矣，阅二十日而卒。《孙文垣医案·新都治验·程晓山中风先兆》

22. 姚太史中风昏愦，语言不出，面赤时笑，（非肾绝而笑。）是心脏中风也。时初秋，诊之六脉洪大，按之搏指，乃至虚反有盛候也，宜补中为主，佐以驱风化痰，方可回生。而病家惶惧，两日不决，乃力任之。遂以大剂补中益气，加秦艽、钩藤、防风、竹沥，再剂而神爽。加减调治，五十日始愈。（脉证如此，而以补中益气取效。设有实热者，何以辨之，想其时必别有证据

也。)《续名医类案·卷二·中风篇》

（二）元气亏虚证

析证：《严氏济生方》中云："大抵人之有生，以元气为根，荣卫为本……或因喜怒，或因忧思，或因惊恐，或饮食不节，或劳役过伤，遂致真气先虚，荣卫失度，腠理空疏，邪气乘虚而入。"[1]《丹溪治法心要》："中风证，口眼㖞斜，语言不正，口角流涎，或全身或半身不遂，并皆治之。此皆因元气平日虚弱，而受外邪，兼酒色之过所致。"[2]元气，是人体最根本、最重要的气，是人体生命活动的原动力。人体一切生命活动，都有赖于元气的充养气化。七情过极，饮食不节，过度饮酒，或劳役过度，房劳内伤，损伤人体的元气，元气不足，无法抵御外邪，邪气入侵而中风，症见口眼歪斜，语言不正，口角涎流，或全身，或半身不遂。清代医家王清任于《医林改错》中进一步提出半身不遂主因"元气一亏，经络自然空虚"，开创补阳还五汤益气活血、化瘀通络治疗脑卒中后遗症[3]。近代医家张锡纯也认为"气虚者经络必虚"。元气不充，但仍可支持全身，故自觉体健无病，而气从经络虚处透过，"并于一边，彼无气之边即成偏枯"[4]。脾胃为气血生化之源，元气也有赖于后天之本的滋养。脾气不足，元气自虚。滋养中焦脾土，则元气自生[5-6]。

平脉：元气不足者，脉软无力。《叶天士曹仁伯何元长医案》中提到"右半身不遂，脉来虚软。元气不足也"。《医宗必读》说道："右关滑大而软。本因元气不足，又因怒后食停。"可见脉软为元气不足的一大特征脉象[7]。但此时仅为元气不足以充养周身，故虽软弱无力，脉仍有根，亟当峻补元气，以实其脉[8]。《侣山堂类辩》言："胃脉沉鼓涩，胃外鼓大，心脉小紧急，皆隔，偏枯……此因先天所秉之元气虚薄，而后天不能资培，斯成自损之病。"[9]先天之元气不足，同时后天之本虚弱，元气不得滋养亦虚衰。元气虚弱，非一时之损，更应结合其病程判断脉象。《慎柔五书》中提到"盖久病之人，元气虚弱，脉气和缓者，假气也"。[10]虽见脉气和缓，以为气血调和，而实为假气，元气已虚，需服补剂。

【古籍原文】

1. 大抵人之有生，以元气为根，荣卫为本，根气强壮，荣卫和平，腠理致密，外邪客气，焉能为害？或因喜怒，或因忧思，或因惊恐，或饮食不节，或劳役过伤，遂致真气先虚，荣卫失度，腠理空疏，邪气乘虚而入。《严氏济生

方·诸风·中风论治》

2. 中风证，口眼㖞斜，语言不正，口角流涎，或全身或半身不遂，并皆治之。此皆因元气平日虚弱，而受外邪，兼酒色之过所致。《丹溪治法心要·中风》

3. 若元气一亏，经络自然空虚，有空虚之隙，难免其气向一边归并。如右半身二成半，归并于左，则右半身无气；左半身二成半，归并于右，则左半身无气。无气则不能动，不能动，名曰半身不遂。不遂者，不遂人用也。如睡时气之归并，人不能知觉，不过是醒则不能翻身；惟睡醒时气之归并，自觉受病之半身，向不病之半身流动，比水流波浪之声尤甚；坐时归并，身必歪倒，行走时归并，半身无气，所以跌仆。人便云因跌仆得半身不遂，殊不知非因跌仆得半身不遂，实因气亏得半身不遂，以致跌仆。《医林改错·半身不遂论叙·半身不遂本源》

4. 王勋臣谓，偏枯原非中风，元气全体原有十分，有时损去五分余五分，虽不能充体犹可支持全身，而气虚者经络必虚，有时气从经络虚处透过，并于一边，彼无气之边即成偏枯。故患此证者，未有兼发寒热头疼诸证者。若执王氏之说，则《灵枢经》所谓虚邪偏客于半身，其入深者内居荣卫，荣卫衰则真气去，邪风独留，发为偏枯，与《素问》所谓风中五脏六腑之腧，所中则为偏枯者，皆不足言欤？答曰：王氏谓偏枯因气虚诚为卓识，而必谓偏枯不因中风，乃王氏阅历未到也。《重订医学衷中参西录·方剂篇·治肢体痿废方》

5. 先生立见，专以滋养化源为主。化源者何？脾胃之气是也。土为万物之母，非土则万物不生，惟脾土壮王，则万物皆昌，而四脏多有生气矣。故先生以头晕、指麻、痰满，皆推本于脾，而治以补中益气汤。盖诸药非寒、非热，皆禀春温之气，而可以生长万物者，以此滋养脾土，元气自生，不必防风而风自无从中矣。《医宗撮精·元气亏损中风昏晕等症》

6. 虚损诸病，久之皆属脾虚，脾虚则肺先受之。肺病，不能管摄一身；脾病，则四肢不能为用。谨养脾气，惟以保元气为主，或前从疟、痢、吐泻变症，总从脾胃治。《慎柔五书·损病汤药加减法》

7. 太史杨方壶夫人，忽然晕倒，医以中风之药治之，不效。迎余诊之，左关弦急，右关滑大而软。本因元气不足，又因怒后食停，先以理气消食之药进之，得解黑屎数枚，急以六君子加姜汁，服四剂而后晕止。更以人参五钱，芪、术、半夏各三钱，茯苓、归身各二钱加减，调理两月而愈。此名虚中，亦兼食中。《医宗必读·卷之六·类中风》

8. 吴门周复庵，年及五旬，荒于酒色，忽然头痛发热，医以羌活汤散之，汗出不止，昏晕不苏。余与之灸关元十壮而醒，四君子加姜、桂，日服三剂，至三日少康。分析家产、劳而且怒，复发厥，余用好参一两、熟附二钱、煨姜十片，煎服，稍醒，但一转侧即厥，一日之间，计厥七次，服参三两，至明日以羊肉羹、糯米粥与之，尚厥二三次，至五日而厥定。向余泣曰：已蒙再生，不知有痊愈之日否？余曰：脉有根蒂，但元气虚极，非三载调摄，不能康也。《医宗必读·卷之六·虚劳》

9. 《大奇篇》曰：胃脉沉鼓涩，胃外鼓大，心脉小紧急，皆隔，偏枯，男子发左，女子发右。年不满二十者，三岁死。（从内而外，故曰发。）夫人之荣卫血气、皮肉筋骨，皆资生于胃腑水谷之精。胃脉沉鼓涩者，胃虚而生气衰也。血气不能荣养于身，故成偏枯之证。年未满二十者，精神正盛，血气方殷，而反见此衰败之证，此因先天所秉之元气虚薄，而后天不能资培，斯成自损之病，然亦至三年之久，而不致于速死。《侣山堂类辩·上卷·邪正虚实辩》

10. 凡虚损病久，脉虽和缓，未可决其必疗。盖久病之人，元气虚弱，脉气和缓者，假气也。遇七八月，间服补剂，病得渐减，此生机也。或延至十一月，一阳初动，阳气渐升，内气空虚，无以助升发之机，则变憎寒壮热。服补药十余帖，寒热渐退，犹可延挨，调理至二三月不变，得生矣，否则不治。缘春夏木旺，脾肺久病气衰，不能敌时令矣。《慎柔五书·医劳历例》

（三）元气败脱证

析证：《扁鹊心书》中记载："至若脱证，惟一于虚。"[1]《证治汇补》云："脱者，元气泄于外，邪气混于内，虽与峻补，而脏已伤残，故治难。"[2]《景岳全书》中论述到"盖人之生死，全由乎气，气聚则生，气散则死"。[3]元气败脱，无论有邪无邪，都属元气大虚，实乃危重证候，已为疾病发展后期，若是治疗不及时或治疗不当，预后极差，症见口开眼合，撒手遗尿[4]。《古今医统大全》中也提到："或眼合直视、摇头口开、手撒遗尿、痰如拽锯、鼻鼾，皆曰中脏也。中脏者，多不治也。"[5]《苍生司命》中则是将各个症状与脏腑相联系，认为"口开心绝，手撒脾绝，遗尿肾绝，眼合肝绝，吐沫直视，鼻如鼾睡肺绝"，皆为不治之症[6]。虽未明言脱证，但五绝皆元气败脱不敛之象，极难医治。元气败脱不收，猝然昏倒，昏倦无知，四肢官窍气大泄，口角流涎，四肢瘫软，语言不出，亡阴则见身热，肢温，躁扰，谵妄，汗出如油，摇头直视，面赤如妆，声如鼾睡，形体干瘪，眼眶深陷，面红、唇枯，渴喜饮冷，小便少或闭；亡阳则见骤然面色苍白，气息微弱，冷汗淋漓，身凉、肢厥，二便失禁，鼻鼾、神昏[7-8]。《类证治裁》提到："上下俱脱者，类中眩仆，鼻声鼾，绝汗出，遗尿失禁，即阴阳俱脱也。"[9]《临证指南医案》中说"肉𥆧心悸，汗泄烦躁，乃里虚欲暴中之象。"[10]猝倒后更兼自汗，漏汗不止，看似轻，实则重，看似缓，实则急，已是间不容发之势，气随液脱，则成亡阳之证[11-13]。急则治标，急行温补，或佐以敛阴益液之剂，潜镇虚阳，固护元气，益阴敛阳[14]。

平脉： 脱证之脉，六脉无力，脉微欲绝，或反虚大，有胃气则生，无胃气则死[15]。元气败脱者，五脏皆虚，肾虚者，脉细数；肝虚者，脉弦数；肺虚者，脉短数。脉下无根，可见尺脉不及，或是虚散欲绝，或是搏急之脉，此皆为危重脉象[16]。《景岳全书》中也提到："非风之脉，迟缓可生，急数弦大者死。"脉迟缓者，尚有胃气，而脉急数弦大者，无根无胃气，已成死脉。《杂症会心录》言："有忽然卒中，五绝皆见，肾元败而阴阳离，两手无脉，大汗出而暴绝矣。"[17]或可见脉无力反虚大，脉"愈大愈虚而愈散，则气血之涣散，而亦将不返"[18-19]。元气败脱离散，脉气随之离散，浮于表，而实则虚而无根，脉越大，元气败脱越重，甚则不治。症见汗出不止，小便频下，元气衰败，固摄无力，气随液脱，津液大量丢失，阳气随其外泄，津液枯少则脉细，气虚无力则脉濡无力[20]。

【古籍原文】

1. 至若脱证，惟一于虚，重剂参附或可保全，然不若先生之丹艾为万全也。予见近时医家，脱证已具三四，而犹云有风有痰，虽用参附而必佐以秦艽、天麻、胆星、竹沥冰陷疏散。是诚不知缓急者也，乌足与论医道哉。《扁鹊心书·中风》

2. 脱者，元气泄于外，邪气混于内，虽与峻补，而脏已伤残，故治难。诸证皆然，不独中风也。《证治汇补·中风》

3. 凡非风卒倒等证，无非气脱而然。何也？盖人之生死，全由乎气，气聚则生，气散则死。《景岳全书·杂证谟·非风》

4. 二曰固脱猝然之候，但见目合、口开、遗尿、自汗者，无论有邪无邪，总属脱证。脱则宜固，急在元气也。元气固，然后可以图邪气。《金匮翼·卒中八

法·固脱》

5. 中脏者，唇吻不收，舌不转而失音，鼻不闻香臭，耳聋而眼瞀，大小便闭结，或眼合直视、摇头口开、手撒遗尿、痰如拽锯、鼻鼾，皆曰中脏也。中脏者，多不治也。《古今医统大全·治法》

6. 口开心绝，手撒脾绝，遗尿肾绝，眼合肝绝，吐沫直视，鼻如鼾睡肺绝，肉脱筋痛，发直，摇头上窜，面赤如妆，汗缀如珠，皆不治症。《苍生司命·中风不治症》

7. 盖其阴亏于前而阳损于后，阴陷于下而阳泛于上，以致阴阳相失，精气不交，所以忽尔昏愦，卒然仆倒，此非阳气暴脱之候乎？故其为病而忽为汗出者，营卫之气脱也；或为遗尿者，命门之气脱也；或口开不合者，阳明经气之脱也；或口角流涎者，太阴脏气之脱也；或四肢瘫软者，肝脾之气败也；或昏倦无知，语言不出者，神败于心，精败于肾也。凡此皆冲任气脱，形神俱败而然。《景岳全书·杂证谟·非风》

8. 若口开眼合，撒手遗尿，汗出如油，摇头直视，面赤如妆，声如鼾睡，脉急大实者，皆不可治。《明医指掌·真中风》

9. 今详斯症，总由阴阳枢纽不固。如上脱者，喘促不续，汗多亡阳，神气乱，魂魄离，即脱阳也；下脱者，血崩不止，大下亡阴，交合频，精大泄，即脱阴也；上下俱脱者，类中眩仆，鼻声鼾，绝汗出，遗尿失禁，即阴阳俱脱也。《类证治裁·脱症论治》

10. 周　大寒土旺节候，中年劳倦，阳气不藏，内风动越，令人麻痹。肉瞤心悸，汗泄烦躁，乃里虚欲暴中之象。议用封固护阳为主，无暇论及痰饮他歧。《临证指南医案·中风》

11. 夫猝倒已似中风，更加自汗，此虚极之症，乃亡阳而非中于风也。亡阳之症，必须参附以回阳，始有生机，倘以为中风而用风药，有立亡而已矣。方用参芪归附汤救之。（批：亡阳有似中风，亦无人道破。）《辨证录·中风门二十五则》

12. 或曰：猝倒之后，即无五绝之虞，不过自汗多与言语懒耳，似乎可以缓治，何必药品之多如此。不知此症看其似轻而实重，看其似缓而实急。天下初病，易于图功，而久病难于着力。况亡阳之症，元气初脱，有根易于重治，而无根难于再续。故必乘此将亡未亡之时，以大补其气血，实省后日无数之挽回也。《辨证录·中风门二十五则》

13. 猝然倒仆，痰涎壅塞，口不能言，汗出如雨，手足懈弛不收，囊缩遗尿，状似中风恶证，实则为阴阳两脱。此证至急至危，法在不治，生死决于俄顷，有间不容发之势。若作风治，恐下口立亡，急用三生饮救之。幸哉！快哉！前药服后关门已启，阳气复回，得有生机之庆，然既战胜贼寇，而一座空城，急应收拾流亡，培养元气，为长治久安计，列方于后。《南雅堂医案·类中风》

14. 此皆元阴告匮，真气不续，已几于一厥不回，大命遂倾之险，与闭证之挟痰上壅、火升气塞者，在在不同。则治法尤必以摄纳真阴、固护元气为当务之急，而敛阴益液之剂，即当与潜镇虚阳之法，双方并进，急起直追，方可希冀有一二之挽救。《中风斠诠·论脱证宜固》

15. 凡脉细数，肾虚；弦数，肝虚；短数，肺虚。此为病重之脉，有胃气则生，无胃气则死。《慎柔五书·师训》

16. 中脏危险之症，唇吻不收，舌强失音，眼合直视，摇头口开，手撒，鼻鼾，遗尿，痰声如锯，此为邪中五脏，九窍不通，闭绝而死。中脏危险之脉，下元无根，则两肾脉不应，或脉来沉滑微细，痰塞气满，并逆于上，有升无降，则虚弦搏急一如沸釜，或精神元气一时暴绝，则虚散而欲绝。中脏临危治法，外现有余之症，搏急之脉，证属暴脱暴绝。《证治百问·中脏》

17. 有忽然卒中，五绝皆见，肾元败而阴阳离，两手无脉，大汗出而暴绝矣。《杂症会心录·知生死》

18. 总之，肝风内动之脉，无不浮大促上。其有力而弦劲者，气火之实，闭证居多，是宜开泄；其无力而虚大者，元气之衰，脱证居多，所当固摄。若愈大愈促而愈劲，则气血之上冲愈甚，而气将不返；愈大愈虚而愈散，则气血之涣散，而亦将不返。必镇摄潜阳之后，上促渐平，搏击渐缓，弦劲者日以柔和，浮散者日以收敛，庶乎大气自返，可冀安澜。《中风斠诠·脉法总论》

19. 中脏缓脉　六脉虚大而缓，气欲脱而不敛也，或浮弦滑数，虽气虚，而外有虚风，内有痰涎也，或涩弱或微弱，气血两虚也，或两肾有根，真气未脱也。《证治百问·中脏》

20. 吴坦如兄，年将三十，酒后行走，忽昏仆不知人事，扛上床一刻方醒，即右手足不能举，尿不禁而口眼不歪，舌微强，时发寒而汗出，小便频下，六脉细濡无力。此元气大虚，类中风之脱证也，若不急行温补，恐致大汗喘厥亡阳，乃显明易见之虚病。《素圃医案·诸中证治效》

（四）血虚证

析证：《景岳全书》中论："凡非风口眼歪斜，半身不遂，及四肢无力，掉摇拘挛之属，皆筋骨之病也。"而筋骨之病，"总由精血败伤而然"[1]。四肢筋骨官窍全赖血的濡润和滋养，血虚则脏腑、经络、形体等失于濡养，则可见头晕、眼花、起立眼黑、欲仆、肢体麻木、少寐、多梦、动辄心悸、气促，女性月经量少、色淡、愆期或闭经、舌质淡，可伴见面色淡白、唇甲色淡等为特征的证候。血不养筋，"如树木之衰，一枝津液不到，即一枝枯槁"，或是血虚肝燥而生内风，发于面部则见口眼㖞僻，发于筋骨则见半身不遂等[1-3]。血虚或因年老体衰，气血衰退，如《张聿青医案》中提到"高年血虚，风阳入络，为痹中之根。"[4]或因情志不调而伤肝血，如《医宗撮精》云："郁火伤脾，郁怒亦伤肝，肝伤即血燥，血燥即生风，故多怒易得中风。"[5]《客尘医话》谓："盖冲为血脉之海，血脉空虚，关节不能流利。"中焦受气取汁，变化而赤，是谓血。脾为气血生化之源，心主血脉，"脾不化，心不生"，则为血虚[6]。肝主筋，肝血不足，则见筋脉挛急，屈伸不能[7]。肝血不足，而妄投风药，伤血动风，筋骨益伤，症状更重，如《慎斋遗书》中云"其所以不遂者，皆因肝血枯而生风动火也，宜养血补血，忌用风药燥之。"[8-9]

平脉：血虚者，可见脉浮、脉微、脉缓，甚则脉芤。《金匮要略》中云："浮者血虚，络脉空虚。"血虚者，外邪入侵不泄，而见脉浮。血虚之处，经络失养，筋脉松懈迟缓，未病之处，筋脉紧张有力，牵拉患处，故见口眼㖞僻[10]。脉为血之府，"脉为血分盈虚之大验"[11]。司外揣内，脉道充盈与否，最直观能够体现血足与否。血虚无法充盈脉道，鼓动无力，见脉微；鼓动缓怠，则见脉缓。失血过多，甚见"芤脉"，浮大中空，如按葱管，实乃精血不藏，使气无所恋而浮越于外。且左寸候心，左关候肝，血虚体现在脉位上以左侧为著，多见"左脉微迟""左脉缓大"[11-14]。

【古籍原文】

1. 凡非风口眼歪斜，半身不遂，及四肢无力，掉摇拘挛之属，皆筋骨之病也。夫肝主筋，肾主骨；肝藏血，肾藏精。精血亏损，不能滋养百骸，故筋有缓急之病，骨有痿弱之病，总由精血败伤而然。即如树木之衰，一枝津液不到，即一枝枯槁。人之偏废，亦犹是也。经曰：足得血而能步，掌得血而能握。今其偏废如此，岂非血气衰败之故乎？《景岳全书·非风》

2. 口眼㖞斜耳鼻常静，故风息焉；口鼻常动，故风生焉。风摇则血液衰耗无以荣筋，故筋脉拘急、口目为僻、眦急不能卒视。《病机沙篆·中风》

3.〔口眼㖞僻〕因血液衰涸，不能荣润筋脉。《灵枢》云：足阳明筋病，颊筋有寒则急，引颊移口，有热则筋弛，纵缓不胜收，故僻。又云：足阳明、手太阳筋急，则口目为僻。宜润燥以息风。大秦艽汤，或十全大补汤尤妥。《类证治裁·中风论治》

4. 过（右） 右臂不能举动。高年血虚，风阳入络，为痹中之根。《张聿青医案·张氏医案·中风（附类中）》

5. 郁火伤脾，郁怒亦伤肝，肝伤即血燥，血燥即生风，故多怒易得中风。盖肝主东方，风木动肝即动风，广识平情，是养生最要著也。归脾治脾开郁，逍遥散治肝疏郁，而十全、六味等药则以益其气血，全不用风药，所以为奇。《医宗撮精·元气亏损中风昏晕等症》

6. 渊按：营虚由脾不化，心不生。党参、当归补脾以生营，砂仁、橘叶快脾以疏肝，余亦清金制木，利气养营者也。《王旭高临证医案·肝风痰火门》

7. 诸症渐愈，但臂不能伸，此肝经血少而筋挛耳，用地黄丸而愈。《明医杂著·风症》

8. 半身不遂，须分左右，俱用十全大补汤。初起必加羌活、防风三五帖。在左用气中之血药，在右用血中之气药……半身不遂，左为气中之血，盖左关肝木，为升生之气脏，木生心火，心主血，故曰气中之血也。右为血中之气，盖右关脾土，为生血之源，土生肺金，肺主气，故曰血中之气也。其所以不遂者，皆因肝血枯而生风动火也，宜养血补血，忌用风药燥之。《慎斋遗书·半身不遂》

9. 一老人，两臂不遂，语言謇涩。服祛风之药，筋挛骨痛。此风药亏损肝血，益增其病也。余用八珍汤补其气血，用地黄丸补其肾水，佐以愈风丹而愈。《内科摘要·元气亏损内伤外感等症》

10. 寒虚相搏，乃邪在于皮肤气分之间，邪在气，则脉浮，邪有余于气，则荣血不足，而络脉空虚，故浮者血虚也。《金匮要略注·中风历节病脉证第五》

11. 脉为血分盈虚之大验。血虚故脉微（与《伤寒·太阳篇》脉微、脉涩同）。风为阳邪，其气善于鼓动，故脉数。盖脉微者不必数，虚固多寒也；脉数者不必微，热固多实也。今半身不遂，脉微而有数象，故决为中风使然。《金匮发微·中风历节病脉并治》

12. 艽主失血，血虚则不能运用，故四肢瘫痪。《医学入门·诊脉》

13. 连投温养，神气渐清，语亦有声，头犹左痛，苔退未净，大解不行，左脉微迟，法当补血。血充风息，腑气自行。（十一月初一日六诊。）前方去远志、菖蒲、老蝉，加天麻一钱，白芍二钱，桑椹三钱。《王孟英医案·阴虚》

14. 钱　偏枯在左，血虚不荣筋骨，内风袭络（此方平稳，并无用补热之弊），脉左缓大。《临证指南医案·中风》

（五）气血亏虚证

析证：《灵枢·刺节真邪》云："虚邪偏客于身半，其入深，内居荣卫，荣卫稍衰，则真气去，邪气独留，发为偏枯；其邪气浅者，脉偏痛。"《证治百问》谓："惟此中风之风，实不由东西南北外来之邪，纵有兼贼风虚邪之触而发者，亦不过十之一二，大都内为气血两虚。"[1]《医学指迷》云："夫木必先枯也，而后风摧之；人必先虚也，而后风入之。气虚之人，腠理不密，故外风易袭；血虚之人，肝木不平，故内风易作。"患者自恃真气充足，不知保养，实则年老体衰，气血不足，腠理不密，脏腑不足，外不能抵御外邪，内则情志不调，本气自病，发为中风[2-4]。气血不足，形神失养，可见神疲乏力，气短懒言，气喘自汗，面色淡白或萎黄，头晕目眩，心悸，失眠，健忘，唇甲色淡，舌质淡，脉弱或细等特征的证候[5]。气血不足，上升无力，脑髓失养，而成中风，如《重订医学衷中参西录》中云"因上气不足，血之随气而注于脑者必少，而脑为之不满，其脑中贫血可知"[6]。血不足，无以滋养皮肤，则见麻木不仁，气不足，运动失常，则见肢体萎废不用，血气大虚，则见四肢皆瘫痪，如《医略十三篇》所言："经以营气虚则不仁，卫气虚则不用，营卫俱虚则不仁且不用，肉如故也。"[7-8]脾胃为水谷之海，水谷之精，化为血气，润养身体，脾胃虚弱则气血化生不足[9]。气虚不能生血，心血失其所养，则见烦躁不安[10]。"脾统血，脾病则血少而偏枯；肺主气，肺病则气虚而痿弱""胃者卫之原，脾乃营之本"，治则当补肺健脾，充养气血[8,11]。

平脉：气血亏虚之脉，多见脉沉细涩无力或空大。《症因脉治》："【中风之脉】空大气虚，微细血弱。"[12]气虚则鼓动无力，血虚则脉道不充，故见脉象空大及微细。《临证指南医案》提到"诊左脉濡涩，有年偏枯，是气血皆虚"[13]。气虚推动无力，血运不畅，故见脉濡涩。《时病论》提到"素常轻健，霎时暴厥，口眼㖞斜，左部偏枯，形神若塑，切其脉端直而长，左三部皆兼涩象。丰曰：此血气本衰，风邪乘虚中络"[14]。本自气血不足则见脉涩，风邪乘虚而入，则见脉弦；气血亏虚，无以涵阴，虚风内动，则见脉象虚弦[15]。《林氏活人录汇编》有云："脉沉无力为虚……虚微无力为气血两虚。"又有云："涩弱血虚，微弱气虚也。"气血亏损至极，可见六部脉均浮大无力。[16-18]

【古籍原文】

1. 惟此中风之风，实不由东西南北外来之邪，纵有兼贼风虚邪之触而发者，亦不过十之一二，大都内为气血两虚，气虚则阴血不长，阴衰则热极风生，虚风内鼓，神气外驰，一时暴绝者多出乎不意。《证治百问·中风》

2. 中脏之为病，多由老年气血虚衰，或肥人自恃形体丰厚，不知保养，恣意斫丧，真元日亏，至年逾半百，气血便衰，脏腑不虚而虚。《疯痨臌膈辨·中风类中辨》

3. 五脏者，藏精气而不泄者也，有所藏，便有生生不息之机，为性命之本。今人自恃形体丰厚，精神充足，恣情亏损，不为调补，真气渐弱，年逾半百，气血更衰，脏腑不虚而虚，因其不现虚证，故人不觉耳，偶为七情六欲外淫所触，陡然而发，发则诸气上逆而化火。《证治百问·中脏》

4. 气衰贼邪容易袭，气血壮盛，腠理致密，邪不能入。惟中年气血始衰，腠理空疏，加以七情劳役饮食，内伤元气，门巷贼风乘虚袭入脏腑血脉，故有兼中者，东垣所谓非外邪径伤，乃本气病也。《医学入门·杂病提纲·外感·风》

5. 或食少事烦，脾胃两亏，土薄气衰，营虚血滞，以致肝木偏胜，火旺阴消，血脉凝塞，经络枯燥，此偏于不足，因气血两亏之故。此中腑之虚症也即就其中时外形而观。亦有虚实之分，虚者，或左瘫，或右痪，精神昏愦，寝梦不安，戴阳面赤，颜色不定，气喘自汗，烦躁不宁，肠鸣泄泻，口角流涎，法从虚治。《疯痨臌膈辨·中风类中辨》

6. 况人之脑髓神经，虽赖血以养之，尤赖胸中大气上升以斡旋之。是以《内经》谓："上气不足，脑为之不满，耳为之苦鸣，头为之倾，目为之眩。"所谓上气者，即胸中大气上升于脑中者也。因上气不足，血之随气而注于脑者必少，而脑为之不满，其脑中贫血可知。《重订医学衷中参西录·医方（十二）治内外中风方》

7. 左右手足皆瘫痪，此血气之大虚也。《万病回春·中风·真中风证》

8. 经以营气虚则不仁，卫气虚则不用，营卫俱虚则不仁且不用，肉如故也。服补中益气加味半月以来，苛痹渐苏，瞤动渐止，营卫风淫渐散，眉棱骨痛亦平，软散之脉亦敛，胃者卫之原，脾乃营之本，升补中州以充营卫，

前贤良法，原方加减为丸缓治。《医略十三篇·真中风》

9. 偏枯 《经》有偏风候，又有半身不遂候，又有风偏枯候，此三者大要同，而古人别为之篇目。盖指风则谓之偏风，指疾则谓之半身不遂。其肌肉偏小者呼为偏枯，皆由脾胃虚弱所致也。夫脾胃为水谷之海，水谷之精，化为血气，润养身体。今脾胃虚弱则水谷之精养有所不周，血气偏虚为邪所中，故半身不遂，或至肌肉枯小尔。治法兼治脾胃。《鸡峰普济方·诸论》

10. 中风后多烦躁，是气虚不生血，心无血养故耳。《慎斋遗书·中风》

11. 夫三阴者，太阴脾与肺也。脾统血，脾病则血少而偏枯；肺主气，肺病则气虚而痿弱。易者变易不定，或手已而足，或足已而手，故云四肢不举也。《素问经注节解·内篇·阴阳别论》

12.【中风之症】平居无故，倏尔仆倒，随即苏醒；一年半载，又复举发；三四发作，其病渐重；或犯半身不遂，口眼㖞斜，甚则痰涎壅闭，便溺不通；至手撒口开，遗尿不语，乃为不治。此内伤中风之症也。【中风之因】或本元素弱，劳役过度，五志厥阳之火，煎熬真阴，阴虚则热，热则风生，风火相搏，痰涎自聚，不由外邪，其病自发；或膏粱积久，湿热之气，上熏成痰，迷其心窍，亦能倒仆，而成内伤之症。【中风之脉】空大气虚，微细血弱，沉数沉实，膏粱积热。《症因脉治·中风总论·内伤中风症》

13. 又 丹溪云：麻为气虚，本是湿痰败血。诊左脉濡涩，有年偏枯，是气血皆虚。方书每称左属血虚，右属气虚，未必尽然。《临证指南医案·中风篇》

14. 城西马某之母，望八高年，素常轻健，霙时暴厥，口眼㖞斜，左部偏枯，形神若塑，切其脉端直而长，左三部皆兼涩象。丰曰：此血气本衰，风邪乘虚中络，当遵古人治风须治血，血行风自灭之法。于是遂以活血祛风法，加首乌、阿胶、天麻、红枣治之，连服旬余，稍为中瘳。《时病论·临证治案》

15. 陈（右）年近古稀，气血亏损，虚风暗动，心胸牵及咽喉热辣，环口作麻，四肢运用不便，脉象虚弦，舌光无苔，为类中根源。惟有培养气血，作保守之计。《张聿青医案·张氏医案·中风（附类中）》

16. 中腑虚证之脉 脉沉无力为虚，沉滑为湿痰不利，气滞血少，虚微无力为气血两虚，浮数微滑为内热痰凝者，易治。若沉涩不应为气滞血凝，虚弦虚数为血虚内热，浮滑不清为风痰内鼓，浮涩无力为营卫不行者，难治。两尺不起则下元绝，寸关空豁则真气散，举之搏大，按之绝无，孤阳无依者，死。《林氏活人录汇编·中风门·中腑》

17. **中脏缓证之脉** 六脉虚大空搏，气欲脱而不敛也。浮弦滑数，气虽虚，而外有虚风，内有痰涎也。涩弱血虚，微弱气虚也，两肾有根，真气未脱也。《林氏活人录汇编·中风门·中脏》

18. 一人，年近四旬，忽发潮热，口干，喜饮冷水。求医，治以凉药，投之罔效。四五日，浑身沉重，不能动履，四肢强直，耳聋，谵言妄语，眼开，不省人事，六脉浮大无力。此气血脾胃亏损之极。予以十全大补汤，去芍药、地黄，加熟附子，一服，须史，病者鼾睡痰响，人咸以为服桂、附、参、芪之误。予曰：此药病交攻，不必扰疑。又进一服，过一时许，即能转身动止。次日连进数剂，则诸病次第而潜瘳矣。此从脉不从证而治之也。《寿世保元·中风》

（六）肝肾阴虚证

析证：《类经》中提到："夫人生于阳而根于阴，根本衰则人必病，根本败则人必危矣。所谓根本者，即真阴也。"[1]《临证指南医案》云："口喎肢麻，舌喑无声，足痿不耐行走。明明肝肾虚馁，阴气不主上承。"[2]肾阴是一身之阴的根本，肝肾之阴相互滋养，相互补充。人年四十而阴气自半，又劳役过度，损耗精神，肝肾阴虚，则出现眩晕、耳鸣耳聋、口干舌燥、五心烦热、不寐、低热、颧红、腰膝酸软、视物不清，甚则视歧、舌质红、舌苔少、脉细数或伴见胸胁疼痛等症状[3]。肝属东方甲乙木，藏血而主筋；肾属北方壬癸水，藏精而主骨，肝肾阴虚，根本精血不足，下焦亏虚，阴不上承，筋骨失养，四肢筋骨无力则肢体瘫痪痿弱，无法运动，舌络强则言语謇涩[4-7]。"下虚则上实，水亏风内起"，肾液虚耗，肝木不养，木气愈燥，肝风鸱张，阴虚而内风易动[8-10]。《中风斠诠》云："所最宜审慎者，昏仆之后，有口眼歪斜、手足不遂等症，非用镇肝养阴药数十大剂，更无别法。"可见由肝肾阴虚，真阴耗竭所致中风，非重用养肝阴之剂不能治疗，"宜培补真阴以救根本，使阴气复则风燥自除矣"[11]。若是下焦阴津耗竭，阴不敛阳，无以维气，则可见脱证[12]。

平脉：肝肾阴虚之证，临床以脉虚细涩多见，两尺脉多沉弱，虚火则兼见数脉，内风自动则兼见脉弦。脏阴亏损，充盈不足，则见脉细，阴虚生火则见脉数，肾虚不足，则脉虚而根蒂不固，如《续名医类案》中提到："脉之，沉缓而弱，左关尺尤甚，此肝肾虚，精气暴夺之候也。"[13]《中风斠诠》

谓"其寸关脉大而两尺弱者，即肝肾虚之明证"。[14]下焦不足，摄纳无权，内风上扰，在脉位也见上实下虚之象，见寸关大且两尺弱。《家藏蒙筌》提到"若尺浮而无力，肾气不足；尺洪而弦数，肾阴大亏"。[15]肝风暴动，脉浮数动，见一派阳证，实为肝肾阴虚，水不涵木，当用温肾凉肝之法[16]。

【古籍原文】

1. 盖人年四十而阴气自半，故多犯之，岂非阴虚之病乎？夫人生于阳而根于阴，根本衰则人必病，根本败则人必危矣。所谓根本者，即真阴也。人知阴虚惟一，而不知阴虚有二。如阴中之水虚，则病在精血；阴中之火虚，则病在神气。盖阳衰则气去，故神志为之昏乱，非火虚乎？阴亏则形坏，故肢体为之废弛，非水虚乎？今以神离形坏之证，乃不求水火之源，而犹以风治，鲜不危矣。《类经·十五卷·疾病类·肾风肾水》

2. 金　失血有年，阴气久伤，复遭忧悲恺郁，阳夹内风大冒，血舍自空，气乘于左。口喎肢麻，舌喑无声，足痿不耐行走。明明肝肾虚馁，阴气不主上承。重培其下，冀得风息。议以河间法。《临证指南医案·中风》

3. 复诊脉象，不甚弦而小涩，左肢略见活动，口眼如常，神气亦清爽矣，惟连宵少寐，睡觉满口焦干，据病势已衰大半，但肝血肾液与心神，皆已累亏，姑守旧方，除去秦艽、桑叶、白芍、天麻，加入枸杞、苁蓉、地黄、龙眼，又服十数剂，精神日复，起居若旧矣。《时病论·临证治案》

4. 盖肝主筋，肾主骨，风中肝肾则筋骨瘫痪也。《鸡峰普济方·诸论》

5. 肾为癸水，藏精而主骨；肝为乙木，藏血而主筋。若肾肝两脏精血衰耗，则筋骨失其所养，而湿热痰由空隙乘虚入络，肢痿无力，舌强言謇，是类中之萌芽也。宜温补精血，宣通经络，并以化痰之药佐之，多服或克有济。《南雅堂医案·类中风》

6. 沈三六　寝食如常，仪容日瘦，语言出声，舌络牵强，手足痿弱，不堪动作。是肝肾内损，渐及奇经诸脉，乃痿痹之症。未能骤期速功。地黄饮子去萸、味、桂。《临证指南医案·痿》

7. 又　液燥下亏，阳夹内风上引，阴不上承。舌络强则言謇，气不注脉则肢痿，乏力步趋，凡此皆肝肾脏阴本虚。镇补之中，微逗通阳为法。以脏液虚，不受纯温药耳。《临证指南医案·中风》

8. 郑五九　夏至阴生，忽然口喎频斜，耳窍无闻。此非外来之邪，皆由男子望六，下元已空，下虚则上实，水亏风内起。凡肾以温为养，肝宜凉乃平。温养肾精，必佐凉肝，水中有真阳内蓄，是为命根。盖肝胆相火内寄，性恶热燥，用七方中之复方。《种福堂公选良方·温热论·续医案》

9. 钱五八　用力努挣，精从溺管沥出，已经两耳失聪。肾窍失司，显然虚象。肾液虚耗，肝风鸱张，身肢麻木，内风暗袭，多有痱中之累。滋液息风，温柔药涵养肝肾。经言肝为刚脏，而肾脏恶燥，若攻风劫痰，舍本求末矣。《临证指南医案·中风》

10. 人有素多内热，一旦颠仆，目不识人，左手不仁。人以为中风之症，谁知此乃肾水不足以养肝，肝木太燥，木自生风而自仆，非真中风也。若作风治，鲜不立亡。即作气虚治，亦阳旺而阴愈消，非恰中病情之法，必须仍补肾水以生肝木，则木得其养，而左手之不仁可以复愈。《辨证录·中风门二十五则》

11. 试以天道言之，其象亦然。凡旱则多燥，燥则多风，是以风木之火从乎燥，燥则阴虚之候也。故凡治内风者，专宜培补真阴以救根本，使阴气复则风燥自除矣。《医学举要·卷三　杂症合论》

12. 有阴虚内涸，无以奉心，心气大溃，筋脉缓弛，一旦不因劳倦，不因忧郁，不因天时不正，卒然仆倒，口目㖞僻，流涎不止，两腮晕红，手足微掣，缓纵不收，偏痿不用，呼吸有声无痰，神识忽明忽昧无定者，此下焦阴津耗竭，无以维气，气散筋枯之所致也。病在下焦肝肾，阴空阳散，大开不合，治宜滋之、敛之，养心、平肝，佐以行气。《读医随笔·证治类·中风实在上焦虚在下焦》

13. 长兴林中尊　年逾五旬，因送按台回，觉身体倦怠，头目眩运，既而头振动摇，欲语不能，喉中喘逆，咸与牛黄苏合丸、大小续命汤已旬日，病如故。脉之，沉缓而弱，左关尺尤甚，此肝肾虚，精气暴夺之候也。《续名医类案·中风》

14. 所最宜审慎者，昏仆之后，有口眼歪斜、手足不遂等症，非用镇肝养阴药数十大剂，更无别法，此即刘河间所谓将息失宜，水不制火，及薛立斋、赵养葵所谓真水枯竭者，万不能再用风药，助桀为虐，以速其毙。其寸关脉大而两尺弱者，即肝肾虚之明证，亦不可误听东垣而用参、芪、术以增其壅塞也。《中风斠诠·卷第一·论张伯龙之〈类中秘旨〉》

15. 凡下元无根，则两肾脉不应，或沉滑微细；若尺浮而无力，肾气不足；尺洪而弦数，肾阴大亏。若痰塞气满，并逆于上，有升无降，则虚弦搏急，一如沸釜；或精神元气一时暴绝，则虚散而欲绝。脉来缓滑或浮滑或滑数，有神者，易治；或弦滑或浮数或洪大者，难治。若两尺绝无，下元已绝；寸关虚豁而空大，真气已散；或举之搏大，按之绝无，孤阳无依者，死。《家藏蒙筌·中风门》

16. 纳谷如昔，卒然右偏，肢痿舌强，口㖞语謇，脉浮数动。此乃肝肾两虚，水不涵木，肝风暴动，神必昏迷。河间所谓肝肾气厥，舌喑不语，足痱无力之证。但肾属坎水，真阳内藏，宜温以摄纳；而肝脏相火内寄，又宜凉以清之。温肾之方，参入凉肝，是为复方之用。地黄饮子去桂附，加天冬、阿胶。《静香楼医案·类中门》

（七）脾肾阳虚证

析证：《素问》："阳气者，若天与日，失其所，则折寿而不彰。"《医经原旨》中说道："元阳大亏，病本在肾，肾脉上挟舌本，下走足心，故为是病。"天之大宝，只此一轮红日，人之大宝，只此一息元阳。阳气在外抵御外邪入侵，在内流转周身，营养四肢九窍，固护阴气，语声清晰有力，肢体运动如常。阳气充足，则外邪无以入侵，疾病无以得生[1]。人到老年，脏腑功能渐衰，肾为先天之本，人体元阳所在，脾为后天之本，气血生化之源，脏腑功能衰弱，久则伤及脾肾，阳气虚损，难于充足，先天之本更是不易补充，治疗周期也极长[2-3]。因脾肾阳气亏虚，虚寒内生所致，临床以腰酸无力，脐腹冷痛，得温稍缓，久泄不止，或五更即泻，完谷不化，或便秘，或浮肿、少尿，舌质淡胖，舌苔白滑，伴见畏冷、肢凉、面色㿠白等证候。"阳虚者，遇寒冷之令，其阳气不胜天气之敛抑，故多病于秋冬"，中风病在秋冬寒冷之时，更易发作，与阳虚不无关系[4]。劳久伤阳气，阳虚气不周流，气阻一边，则成偏枯；阳气不足，不能营养手足肌肉，肌肉运动无力则见手足瘫痪，甚则痿弱[5]。病久伤及肾阳，以致一身阳气亏虚，上焦阳气不足则见眩晕怔忡，健忘痴呆，下焦阳气不足则见腰膝酸软，行走无力，早晨腹鸣瘕泄[6-7]。

平脉：脾肾阳虚之脉，临床则多见脉微无力，或迟且以右脉为著。《续名医类案》载："马元仪治周某，神昏不语，状如中风，已半月。脉之，右虚微无力，乃阳虚之候也。"《医门法律》中也说道："兼阳虚则脉微，亦大而空。"[8]右脉为脾肾之脉位，阳气衰微，无力鼓动，故阳虚则右脉虚微或大而空。周学海在《读医随笔》中则提到："后静读《金匮》脉迟而紧，是阳虚之寒证也……脉迟而缓，是阴虚之热证也。"[9]

【古籍原文】

1. 中风手足瘫痪、半身痿弱不能动履等症，属虚寒者，宜温补也。（宜后方。）鹿角霜丸，治虚损半身痿弱，或二三年不能动履者。《万病回春·中风·真中风证》

2. 再诊：手之举动稍和，足之步履如旧。盖缘阳气难于充足耳。六君子汤加熟地、巴戟、白芍、川附、虎骨。又膏方：归芍六君子丸加虎骨、巴戟、菟丝、苁蓉、首乌、杜仲、萆薢。《柳选四家医案·评选继志堂医案·中风门》

3. 要知人之所以奉生而不死者，恃此先天一点真气耳。（〔眉批〕知非氏曰：此解已透，然内本先虚，所谓本实先拨，即专主先天施治，未必十治十全。须知先天之阳不易回也，先与病家说明，愈是万幸，不愈医不任咎。若是回阳不愈，真阴不能自生，有人能治愈此病者，愿焚其书，愿铲其批。）真气衰于何部，内邪外邪即在此处窃发。治之但扶其真元，内外两邪皆能绝灭。《医法圆通·卷二》

4. 阳虚者，遇寒冷之令，其阳气不胜天气之敛抑，故多病于秋冬；阴虚者，遇温热之令，其阴气不胜天气之发越，故多病于春夏。挟寒者，气内结，多现外感之象，世遂以为真中矣；挟温者，气外泄，多现内虚之象，世遂以为类中矣。《读医随笔·证治类·中风有阴虚阳虚两大纲》

5. 汗出偏沮，使人偏枯。（按：阳气盛，则汗出通身，阳虚，则气不周流，而汗出一偏矣。气阻一边，故云偏沮，是名偏枯，今之半身不遂等证是也。）《素问经注节解·内篇·生气通天论》

6. 沈四四　眩晕怔忡，行走足肢无力，肌肉麻木，骨骱色变，早晨腹鸣瘕泄。此积劳久伤阳气，肝风内动，势欲痿厥。法当脾肾双补，中运下摄，固体治病。脾肾双补丸，山药粉丸。缪仲淳方。《临证指南医案·痿》

7. 马元仪治周某，神昏不语，状如中风，已半月。脉之，右虚微无力，乃阳虚之候也。胸中时满，或痞立如杲，上焦之阳不用矣。足膝无力，转侧不能，下焦之阳不用矣。诸阳既微，阴乃用事，不行温补，阴日以长，阳日以消，如气化有肃杀而无阳和，物其能久乎。遂与附桂理中汤，大培元气，半月而神始清，便乃行，一月而食渐进，足可履。兼进八味丸，调理而安。《续名医类案·中风》

8. 中风之脉，各有所兼，兼则益造其偏，然必显呈于脉。盖新风挟旧邪，或外感，或内伤，其脉随之忽变。兼寒则脉浮紧，兼风则脉浮缓，兼热则脉浮数，兼痰则脉浮滑，兼气则脉沉涩，兼火则脉盛大，兼阳虚则脉微，亦大

而空，兼阴虚则脉数，亦细如丝。《医门法律·中风门·中风论》

9. 后静读《金匮》脉迟而紧，是阳虚之寒证也，其下系以口眼歪斜，四肢拘急，口吐涎沫诸证；脉迟而缓，是阴虚之热证也，其下系以心气不足，胸满短气，缓纵不收之证。（黄连泻心汤治心气不足吐血者，义与此同。）《读医随笔·证治类·中风有阴虚阳虚两大纲》

三、虚实夹杂证

（一）气虚中风证

析证：唐宋时期及其以前中风病多以"正虚邪中"立论，以气虚中风为主，即"真中风"，真中风并非偶感风寒之伤寒表证，而是主要表现为歪斜偏废、清窍失灵的重大病证[1]，"真中风是也，非表治中之偶感风寒也。风有中腑、中脏、中血脉之殊"，而其中中血脉病情相对轻浅，中腑中脏相对较重，而《冯氏锦囊秘录·杂证大小合参》对真中风各类型的临床表现描述甚详，如"中血脉者，病在半表半里，外无六经之证，内无二便之闭，但见口眼歪斜，半身作痛""中腑者，其病在表，多着四肢，故肢节废，脉浮恶风，拘急不仁，外有六经之形证，内无便溺之阻隔""中脏者，其病在里，多滞九窍，故唇缓，二便闭，不能言，耳聋鼻塞，目瞀痰涎昏冒"[1]病机方面，最早《黄帝内经》认为中风偏枯乃营卫空虚，风邪趁虚而入所致，《评点叶案存真类编》引《黄帝内经》谓："偏枯证……此外感之邪，或营卫皆虚，邪乘虚入。"[2]《病机沙篆》谓："风之为言中也，肥人气居于表，中气必虚……乘其中虚，外邪袭之，则为真中。"[3]可见肥人多有此证，肥人气居于表，亏欠于里，脾胃之里空虚，一则纳运失常，营卫生化不足，导致营卫空虚，久而久之则表里气亏，风邪乘虚而入中，阻滞营卫运行，偏侧营卫不行则发为口眼歪斜、半身不遂、偏身麻木等症，风邪客于舌下脉络则舌强言謇，风中脏腑，气机内闭则见暴仆昏厥；二则脾失健运，水湿不化，痰湿留滞经络，正气不行，营卫不通，风中经络，夹寒挟痰，加重脑卒中之证候，正如《医学入门万病衡要》也强调仅气虚而无风邪真中，则不会出现暴仆、歪斜、手足不举、语言謇涩等风象见症[4]，气虚为中风的基础，风邪入中是必要条件，共同作用下导致脑卒中病的发生，风邪中于肌表则病轻，中于脏腑则病重。

平脉：脑卒中属气虚风邪入中者，古籍中脉象记载多见脉大而软、脉浮紧或脉沉伏。《医宗必读》记载："延平太守唐东瀛，多郁多思，又为府事劳神，昏冒痰壅，口呐语涩，四肢不随，时欲悲泣，脉大而软，此脾、肺气虚，风在经络。"《诊宗三昧》又云："大脉者，应指满溢，倍于寻常……大脉有虚实阴阳之异。"[5]《脉经》载："软脉，极软而浮细。"[6]又云："脉大为劳。"脉大而软见于虚劳之症，脑卒中有"内伤积损"之因。若风邪挟寒入中经络，可见浮紧之脉，《内科摘要》言："卒中，口眼㖞斜，不能言语，遇风寒四肢拘急，脉浮而紧。此手足阳明经虚，风寒所乘。"[7]风寒邪气客于头面、舌下经脉则有脑卒中之见症。若风中脏腑，内闭气机，可见脉沉伏，《医宗撮精》言："卒中昏愦，口眼㖞斜，痰气上涌，咽喉有声，六脉沉伏，此真气虚而风邪所乘。"[8]

【古籍原文】

1. 中风一证，轻重有三，治各不同。中血脉者，病在半表半里，外无六经之证，内无二便之闭，但见口眼歪斜，半身作痛，不可过汗，以虚其卫，不可大下，以伤其营，惟当养血顺气，以大秦艽汤及羌活愈风汤和之。中腑者，其病在表，多着四肢，故肢节废，脉浮恶风，拘急不仁，外有六经之形证，内无便溺之阻隔，宜疏风汤及小续命汤汗之。中脏者，其病在里，多滞九窍，故唇缓，二便闭，不能言，耳聋鼻塞，目瞀痰涎昏冒，宜三化汤及麻仁丸下之。《冯氏锦囊秘录·杂证大小合参·卷八·方脉中风合参》

2. 偏枯证，风论云：邪中五脏六腑之腧穴，各入门户，为病则四肢不举；然阳主左而阴主右也，又云：汗出偏沮，使人偏枯，此外感之邪，或营卫皆虚，邪乘虚入，或虚风内动，皆有之。医者治之当补正以逐邪，未可逐邪而不顾本元，然治之之法，以阳明为主。《评点叶案存真类编·卷下·类中风》

3. 风之为言中也，肥人气居于表，中气必虚，土不生金，金气渐薄，肝无所畏，风木乃淫，复来乘土，中气益败，乘其中虚，外邪袭之，则为真中。西北方风高，往往有之。《病机沙篆·卷上·中风》

4. 中风者，气体先虚，必有风邪真中，然后见有暴仆暴喑、口眼歪斜、手足不举、言语謇涩，甚者人事不省等症。若无风邪，必无此等证候。又云无真中类中之分。是论也，尤见理未真之过也。按：中风者，气体先虚，而后风邪中之者，理也，所为邪之所凑，其气必虚是也。但予常见有人心火暴盛，痰涎壅塞无毫发，风邪杂于其中，而前症悉见，随用清热、养血、化痰、

顺气之剂而愈者。《医学入门万病衡要·卷之一·中风真中类中论·篇首》

5. 大脉者，应指满溢，倍于寻常。不似长脉之但长不大，洪脉之既大且数也。大脉有虚实阴阳之异，经云大则病进，是指实大而言。仲景以大则为虚者，乃盛大少力之谓。《诊宗三昧·师传三十二则·大小篇》

6. 软脉，极软而浮细。《脉经·卷一·脉形状指下秘诀第一》

7. 一男子，卒中，口眼㖞斜，不能言语，遇风寒四肢拘急，脉浮而紧。此手足阳明经虚，风寒所乘，用秦艽升麻汤治之，稍愈，乃以补中益气加山栀而痊。若舌喑不能言，足痿不能行，属肾气虚弱，名曰痱证，宜用地黄饮子治之。然此症皆由将息失宜，肾水不足，而心火暴盛，痰滞于胸也。轻者自苏，重者或死。《内科摘要·卷上·一、元气亏损内伤外感等症》

8. 夫中风者，《内经》主于风，此真中风也。若河间主于火，东垣主于气，丹溪主于湿，皆是因火、因湿、因气而为暴病、暴死之症，类中风而非真中风也，治者审之。卒中昏愦，口眼㖞斜，痰气上涌，咽喉有声，六脉沉伏，此真气虚而风邪所乘，以三生饮一两，加人参一两，煎服即苏。《医宗撮精·卷一·元气亏损中风昏晕等症》

（二）气虚血瘀证

析证：《太平惠民和剂局方》有载："论诸风之由夫中风者，皆因阴阳不调，脏腑气偏，荣卫失度……致于经道或虚或塞。"[1]中风之由，或虚或瘀，一方面虚则"上气不足，脑为之不满"，清窍失荣，神机失用而发为类中，另一方面，气为血之帅，气虚则难以运血而行，故王清任在《医林改错》中提出："元气既虚，必不能达于血管，血管无气，必停留为瘀。"一代名医张锡纯也认为："盖人之肢体运动原脑髓神经为之中枢，而脑髓神经所以能司运动者，实赖脑中血管为之濡润，胸中大气为之斡旋……此二者，一虚一实，同为偏枯之证。"[2]气虚血瘀，气失其斡旋，失其运血摄血之力，血为之滞塞，失其濡润，血运不畅，血瘀停滞不前，脑络闭塞，发为中风，且血为气之母，血瘀不行，生理功能受扰，生气不足，则气虚益甚，二者恶化渐进，则临床见半身不遂，偏身麻木，口角流涎，言语謇涩，气短乏力，小便频，大便溏等，如《医略十三篇》所载："遍身麻痹，口目蠕眲，眉棱骨痛，按之益甚，年逾四十，形丰脉软，风袭阳明，营卫俱伤，血凝气阻，名曰肉苛，慎防倾跌。"[3]气虚为主，兼至血瘀，营血不能濡润周身肌肤，故有偏身麻痹，口目蠕眲，气虚失其固摄，血为之停，津液为之不固，故上则口角流涎，下则小便频见。

平脉：气虚血瘀之证，以沉细涩无力之脉多见，《针灸资生经》载道："夫人中风，心肾俱虚，百脉皆乱，气散血凝。"[4]如上言《医略十三篇》"形丰脉软"主指外表看似形体丰满，实则内里营卫易伤，气虚不固，脉软为其气虚主见之脉，又《病机沙篆》中指出"其脉细小无力者，土不及也"[5]，脾胃以中土自居，脾胃之气不足，无以化生水谷精微之气，则脉管不盈，除脉软无力之外，又可见其脉细小，《明医指掌》中指出"血郁，其状四肢无力，能食，便血，脉涩而芤"[6]，而在《古今名医汇粹》中记载"左手脉数热多，脉涩有死血。右手脉实有痰积，脉大是久病之人"[7]，《症因脉治》则谓"沉涩血痹；沉滑结痰；沉数酒湿；脉虚气亏；脉细血少"[8]，气虚行血无力，血液运行不畅，以死血自言其阻滞之感，以涩脉言其应指脉口艰涩不利及其血行缓慢，故气虚而有瘀者，脉象见沉，细软无力而兼有滞涩之感。

【古籍原文】

1. 论诸风之由夫中风者，皆因阴阳不调，脏腑气偏，荣卫失度，血气错乱，喜怒过伤，饮食无度，嗜欲恣情，致于经道或虚或塞，体虚而腠理不密。风邪之气中于人也，其状奄忽，不省人事，涎潮昏塞，舌强不能言者，可先与通关散㗜鼻，次服至宝丹，此药性凉，稍壮人可与，气虚及年高人不可与服，只与后药。《太平惠民和剂局方·卷中·论中风证候》

2. 盖人之肢体运动原脑髓神经为之中枢，而脑髓神经所以能司运动者，实赖脑中血管为之濡润，胸中大气为之斡旋。乃有时脑中血管充血过度，甚或至于破裂，即可累及脑髓神经，而脑髓神经遂失其司运动之常职，又或有胸中大气虚损过甚，更或至于下陷，不能斡旋脑髓神经，而脑髓神经亦恒失其司运动之常职。此二者，一虚一实，同为偏枯之证，而其病因实判若天渊，设或药有误投，必至凶危立见。《重订医学衷中参西录·医论篇·第四卷·论治偏枯者不可轻用王勋臣补阳还五汤》

3. 遍身麻痹，口目蠕眴，眉棱骨痛，按之益甚，年逾四十，形丰脉软，风袭阳明，营卫俱伤，血凝气阻，名曰肉苛，慎防倾跌。《医略十三篇·真中风第一》

4. 解益以医风名。其进沉香半夏汤方云：夫人中风，心肾俱虚，百脉皆乱，气散血凝。若使便服金银、朱砂、脑麝凉药，则手足不举，经络遂死。便服生附子，则益发虚热，转不能语，或下故成废疾。善治风者，当

先主气益心，祛痰醒脾，然后疗风，十愈八九。《针灸资生经·中风（中风寒热）》

5. 四肢不举，其脉缓大有力者，土太过也，平胃五苓散主之；其脉细小无力者，土不及也，补中益气汤主之。《病机沙篆·卷上·中风》

6. 血郁，其状四肢无力，能食，便血，脉涩而芤，四物汤加桃仁、红花、青黛、抚芎、香附，或子和越鞠丸合四物汤治之。四物汤（方见血证条。）子和越鞠丸桃仁（去皮尖）、红花、香附（醋制）、抚芎、青黛（各等分），上为末，水丸，如梧子大，每服四、五十丸，白汤送下。《明医指掌·卷三·郁证四》

7. 头眩，痰挟气虚并火。治痰为主，挟补气药及降火药。无痰则不作眩。左手脉数热多，脉涩有死血。右手脉实有痰积，脉大是久病之人。气血俱虚而脉大，痰浊不降也。《古今名医汇粹·卷六·头痛晕运风汗证》

8.【半身不遂之症】或一手一指，先见麻木，一年半载，渐渐不能举动，此病起于缓者；或痰火内作，忽尔僵仆，少顷即苏，半身不能举动，此病因于火而急者。二者皆无表邪形象，故曰内伤半身不遂也。【半身不遂之因】或气凝血滞，脉痹不行；或胃热生痰，流入经隧，踞绝道路，气血不得往还；或浩饮所伤，酒湿成瘫，则半身不遂之症作矣。【半身不遂之脉】沉涩血痹；沉滑结痰；沉数酒湿；脉虚气亏；脉细血少。《症因脉治·中风总论·内伤半身不遂》

（三）气虚痰阻证

析证： 朱丹溪谓"中风大率主血虚有痰，治痰为先，次养血行血。或属虚，挟火（一作痰）与湿，又须分气虚、血虚。半身不遂，大率多痰"，明确提出了气虚挟痰、血虚挟痰是中风的主要病机，而后世《石室秘录》所言："中风与堕地之症，纯是气虚。气虚之人，未有不生痰者。"[1]《医宗必读》又言："虚中……过于劳役，耗损真元，脾胃虚衰，痰生气壅，宜六君子汤[2]。"明确了气虚痰阻导致中风病。因气虚挟痰，痰浊阻滞，临床症状表现为神识昏蒙、错乱、肌肤不仁、麻木肿胀，伴气短、乏力、咳喘、咳痰等。气虚之因，有喜怒，有饥饱，有劳倦，有久病等，正所谓喜怒伤气，寒暑伤形，过饥过饱，损伤脾胃之气，劳则气耗，脾胃乃气血生化之源，四肢皆禀气于胃，气虚则四肢乏力酸软，肺主一身之气，肾为生气之根，肺肾气虚则气短，呼吸浅短难续；虚气留滞，气停则津停，津液不归正化而凝成痰，痰阻于肺则咳喘，阻于经络则麻痹，《类证治裁》言："隐皮里膜外者，肿而麻木。"[3]阻于心窍则神昏错乱，正如《辨证奇闻》言："一身猝倒，目紧闭，昏晕不识人……不知心气虚，膻中亦虚，膻中既虚，仅可障痰以卫心，力难祛痰以益心。"[4]因心气虚，痰阻心窍，蒙蔽心神，出现神识昏蒙、错乱。

平脉：气虚痰阻之证，以濡滑或滑而无力之脉多见，如《张聿青医案》记载："偏右不遂，舌强言謇，脉象弦滑少力，此气虚挟痰化风中络。""（左）四肢不遂，言语謇涩，脉濡而滑，此气虚而湿痰入络。"《脉经》也谓："关脉弱，胃气虚。"[5]饮入于胃，胃气虚，不能游溢精气，上输于脾，水谷不能化生气血津液，偏化为痰涎，阻于脏腑经络、四肢百骸，丹溪谓："湿土生痰，痰生热，热生风。"[6]气虚挟痰动风从而变成中风诸症。《濒湖脉学》有云："沉潜水蓄阴经病，数热迟寒滑有痰。"[7]滑脉为痰病之正脉，濡脉为阳气亏虚之脉，《濒湖脉学》有云："寸濡阳微自汗多，关中其奈气虚何。"[8]又有云："无力为弱。"故脉见濡滑或滑而无力，气虚而有痰也。

【古籍原文】

1. 中风与堕地之症，纯是气虚。气虚之人，未有不生痰者。痰重，卒中卒倒，有由来也。然则徒治其痰，而不补其气，即所以杀之也。三生饮，妙在用生人参一两，同生附、半夏、南星祛邪荡涤之药，驾驭而攻之。《石室秘录·礼集·反医法》

2. 虚中：东垣以卒倒昏愦，皆属气虚。过于劳役，耗损真元，脾胃虚衰，痰生气壅，宜六君子汤；虚而下陷者，补中益气汤。《医宗必读·卷之六·类中风》

3. 隐皮里膜外者，肿而麻木。二陈汤加白芥子、姜汁、竹沥。《类证治裁·卷之二·痰饮论治》

4. 一身猝倒，目紧闭，昏晕不识人，人谓中风危证，谁知乃心气乏绝乎。身中未有不痰盛者，痰盛则直走心经，心气乏绝，则痰涎壅住，膻中不能开。虽膻中为心君相，痰来侵心，膻中先受，所以障心而使痰不入。然膻中本卫心以障痰，何反壅痰以害心？不知心气虚，膻中亦虚，膻中既虚，仅可障痰以卫心，力难祛痰以益心。况痰气过盛，犯心甚急，膻中坚闭夫膜膈，使痰之不入，心气因之不通，不能上通，故目闭不识人。《辨证奇闻·卷二·中风》

5. 关脉弱，胃气虚，胃中有客热。脉弱为虚热作痛。其说云：有热不可大攻之，热去则寒起。止宜服竹叶汤，针胃脘，补之。《脉经·卷二·平三关病候并治宜第三》

6. 东南之人，多是湿土生痰，痰生热，热生风也。邪之所凑，其气必虚。风之伤人，在肺脏为多。许学士谓：气中者亦有，此七情所伤，脉微而数，或浮而紧，缓而迟，必也。脉迟浮可治，大数而极者死。若果外中者，则东垣所谓中血脉、中腑、中脏之理，其于四肢不举，亦有与痿相类者，当细分之。《局方》风、痿同治，大谬。《发挥》甚详。子和用三法，如的系邪气卒中，痰盛实热者可用，否则不可。《丹溪心法·卷一·中风一》

7. 沉潜水蓄阴经病，数热迟寒滑有痰。无力而沉虚与气，沉而有气积并寒。寸沉痰郁水停胸，关主中寒痛不通。尺部浊遗并泄痢，肾虚腰及下元恫。沉脉主里，有力里实，无力里虚。沉则为气，又主水蓄，沉迟痼冷，沉数内热，沉滑痰食，沉涩气郁，沉弱寒热，沉缓寒湿，沉紧冷痛，沉牢冷积。《濒湖脉学·诸脉》

8. 濡为亡血阴虚病，髓海丹田暗已亏。汗雨夜来蒸入骨，血山崩倒湿侵脾。寸濡阳微自汗多，关中其奈气虚何。尺伤精血虚寒甚，温补真阴可起疴。濡主血虚之病。又为伤湿。《濒湖脉学·诸脉》

（四）血虚挟痰证

析证：《丹溪心法》云："中风大率主血虚有痰，治痰为先，次养血行血。"[1]脾胃为气血生化之源，而脾也为生痰之源，或因久病，或因劳损，或因老弱，血气亏虚为本，脾虚失其运化，水液代谢失常，凝聚成痰，痰为病理产物，也是致使中风的病理因素，《古今医彻》有言："中风肥人多见之，而瘦者间有，然肥人多气虚，气虚则生痰。"故血虚挟痰中风之时责其本虚为脏腑血气亏虚，而表实则责之痰浊内生。在临床上则表现为半身不遂，猝然晕倒，头眩晕，周身麻木或刺痛，干咳少痰等症状，如《古今医鉴》中说道："气固形实，形虚中风……或为偏枯，半身不遂。此率多痰，或属血虚。"[2]或为痰阻经络，或为脉络虚空，血不荣身，故可见偏枯，又如《王旭高临证医案》中记载"肝风眩晕……周身筋脉跳跃，甚则发厥。此乃血虚不能涵木，筋脉失养，虚风走络，痰涎凝聚所致"。[3]《赤水玄珠》又载"筋者周布四肢百节，联络而束缚之，此属肝木。得血以养之，则柔和而不拘急"[4]，今患者血虚，肝木不养，筋脉失濡，故或有周身"筋脉跳跃"，或见《名医类案》中所言"中风，身如刺疼。四物汤……（血虚挟湿）"[5]，见周身"如刺疼"；又《王旭高临证医案》中有言"血虚肝风上逆，痰涎走络。头眩心跳，干咳痰少，右肩臂不能举，足热无力"[6]，血虚挟痰，阴血亏虚，虚风内动，而"痰之为物，随气升降，无处不到"[7]，故可见痰上扰清窍而头眩，痰贮肺器而干咳痰少，而在《金匮发微》说道："今半身不遂，脉微而有数象，故决为中风使然。然则卒然晕倒，痰涎上涌，两脉但弦无胃者，岂得谓之中风耶？"[8]或见痰蒙清窍而"卒然晕倒"。

平脉： 血虚挟痰证，以脉微细而弦或数多见，《金匮发微》记载："脉为血分盈虚之大验，血虚故脉微，（与《伤寒·太阳篇》脉微、脉涩同）。风为阳邪，其气善于鼓动，故脉数……今半身不遂，脉微而有数象，故决为中风使然。然则卒然晕倒，痰涎上涌，两脉但弦无胃者，岂得谓之中风耶？"[8]可见当中风属血虚挟痰者，见脉微而弦。又如《症因脉治》言："【中风之脉】空大气虚，微细血弱，沉数沉实，膏粱积热。"[9]血虚则不充脉道，故见脉微细，而痰涎阻滞，则见脉道不畅，痰湿最易困脾，脾胃运化不利，故言脉无胃气，是言脉象失其从容、和缓、流利。

【古籍原文】

1. 中风大率主血虚有痰，治痰为先，次养血行血。或属虚，挟火（一作痰）与湿，又须分气虚、血虚。半身不遂，大率多痰，在左属死血、瘀（一作少）血；在右属痰、有热，并气虚。左以四物汤加桃仁、红花、竹沥、姜汁；右以二陈汤、四君子等汤，加竹沥、姜汁。痰壅盛者、口眼㖞斜者、不能言者，皆当用吐法，一吐不已，再吐。《丹溪心法·卷一·中风一》

2. 气固形实，形虚中风，或为寒热，或为热中，或为寒中，或为厉风，或为偏枯，半身不遂。此率多痰，或属血虚，在左死血，在右属痰。痰壅盛者，口眼㖞斜，不能言语，皆用吐法。气虚卒倒，降痰益气。火热而甚，燥热潮热，治经随之。阴虚补阴，勿骤凉治。轻可降散，实则可泻。重者难疗，从治可施。《古今医鉴·卷一·病机》

3. 谢　久患肝风眩晕，复感秋风成疟。疟愈之后，周身筋脉跳跃，甚则发厥。此乃血虚不能涵木，筋脉失养，虚风走络，痰涎凝聚所致。拟养血息风，化痰通络。渊按：疟后脾气必虚，风动虽由木燥，痰聚由于脾虚。若舌苔浊腻，运脾化痰尤不可少。《王旭高临证医案·卷二·中风门》

4. 人之一身经络贯串谓之脉。脉者血之隧道也。血随气行，周流不停。筋者周布四肢百节，联络而束缚之，此属肝木。得血以养之，则柔和而不拘急。脉皆起于手足指端，故十二经皆以手足而名，筋则无处无之。《赤水玄珠·

第一卷·风门·中风》

5. 陶文三年五十六岁，患中风，身如刺痛。四物汤加防风、荆芥、蝉蜕、麦冬、蔓荆子。（血虚挟湿。）《名医类案·卷一·中风》

6. 王　血虚肝风上递，痰涎走络。头眩心跳，干咳痰少，右肩臂不能举，足热无力。养阴以息风阳，化痰以调脾胃。《王旭高临证医案·卷二·肝风痰火门》

7. 痰之为物，随气升降，无处不到。脾虚者，宜清中气以运痰降下，二陈汤加白术之类，兼用升麻提起。中焦有痰则食积，胃气亦赖所养，卒不便虚，若攻之尽，则虚矣。痰成块，或吐咯不出，兼气郁者，难治。气湿痰热者，难治。痰在肠胃间者，可下而愈；在经络中，非吐不可。《丹溪心法·卷二·痰十三》

8. 然则风之著于人体者，偏左病即在左，血气乃受约而并于右；偏右病即在右，血气乃受约而并于左。血气不行之手足，乃废而不用，故曰当半身不遂。但臂不遂者，此为寒湿痹于筋络，当用威灵仙、独活等合桂枝附子汤以治之，不当与中风同治矣。脉为血分盈虚之大验，血虚故脉微（与《伤寒·太阳篇》脉微、脉涩同）。风为阳邪，其气善于鼓动，故脉数。盖脉微者不必数，虚固多寒也；脉数者不必，热固多实也。今半身不遂，脉微而有数象，故决为中风使然。然则卒然晕倒，痰涎上涌，两脉但弦无胃者，岂得谓之中风耶？《金匮发微·中风历节病脉并治第五》

9. 【中风之症】平居无故，倏尔仆倒，随即苏醒；一年半载，又复举发；三四发作，其病渐重；或犯半身不遂，口眼㖞斜，甚则痰涎壅闭，便溺不通；至手撒口开，遗尿不语，乃为不治。此内伤中风之症也。【中风之因】或本元素弱，劳役过度，五志厥阳之火，煎熬真阴，阴虚则热，热则风生，风火相搏，痰涎自聚，不由外邪，其病自发；或膏粱积久，湿热之气，上熏成痰，迷其心窍，亦能倒仆，而成内伤之症。【中风之脉】空大气虚，微细血弱，沉数沉实，膏粱积热。《症因脉治·中风总论·内伤中风症》

（五）阴虚火旺证

析证：《素问·六微旨大论》中说道"相火之下，水气承之……君火之下，阴精承之"[1]，生理情况下，心火下行温暖肾水，使肾水得温而不寒。肾水上行涵制心火，使心火得约而不亢，火性炎上，何以下行？或借肺之肃降之力，或因心中真阴下行。水性润下，何以升腾？或赖其肾阳蒸腾之力。如今或因其饮食失节、或情志失调，至心火亢盛，煎熬阴液，肾水不养，反伤肾阴，如《推求师意》所载："中风瘫痪……由乎平日衣服饮食，安处动止，精魂神志，情性好恶，五志过极，不循其宜，致失其常，久则气变兴衰，而心火暴甚，肾水衰弱不能制之。"[2]或久病虚劳、或房劳所伤，致肾水亏损，水不济火，心火不制则偏亢，则愈加损伤肾水，在临床上，若其人肾阴虚而心火旺，则以猝然昏倒、身多偏枯、语言謇涩、口渴饮水、面赤眼红、烦躁喘咳、口唇咽喉或见糜烂、小便或见清长为其主要临床特征，如《临证指南医案》指出"下虚上实，君相火亢，水涸液亏，多有暴怒跌仆之虞"[3]。虚火上冲脑窍，故见猝然神昏，又如《石室秘录》中记载，"更有中风之症，口渴引饮，眼红气喘，心脉洪大，舌不能言……此乃肾虚之极，不能上滋于心，心火亢极自焚，闷乱遂至身倒，有如中风也"[4]。肾水不制心火，心火偏亢，火性炎上，灼伤阴液，故口渴眼红，阴液受损，筋脉不养，故见偏枯，如《顾松园医镜》所言"人有病面红口渴……中风为病，身多偏枯。而筋脉之败，必由乎阴也。虚劳生火，非壮水何以救其燎原"[5]；又或有《临证指南医案》所言"夏热秋燥，阳津阴液更伤。口齿咽喉受病，都属阴火上乘，气热失降使然"[6]；或观《名医类案》所记"顿然如旧，反加鼻疮，目眦赤烂，胸乳胀痛，烦躁益盛"[7]。古籍所言种种皆为阴虚火旺，阴虚为本，火旺为标，本虚标实，阴亏使虚火更旺，火亢灼津使阴液更亏。

平脉：脑卒中属阴虚火旺证者，脉象多见弦大或细弱，在《评点叶案存真类编》中有记载："平时六脉微弱，巳酉九月患类中风，经岁不痊……其左手三部，弦大而坚，知为肾藏阴伤，壮火食气之候，且人迎斜内向寸，又为三阳经满，溢入阳维之脉，是不能无颠仆不仁之虞……此本肾气不能上通于心，心藏虚热生风之证。"[8]以火象为其主要见症，则其脉主见弦大而坚或洪大，如《石室秘录》所记，"更有中风之症……心脉洪大，舌不能言"[4]；又或如《顾松园医镜》所言"谁不曰火盛之极，抑熟知其为肾中阴寒所逼乎？（小便必清利，右尺必微细）"[5]，《素圃医案》也有记载："大升典客毛兄，素有眩证……诊脉细数，两尺尤甚……余曰：此虚火也。阴精竭于下，阳火逆于上，龙雷之火，一发即隐。《内经》所谓煎厥也。"[9]尺脉候下焦，肾水亏虚为主，则在尺脉以微细见，在《张聿青医案》也记载："痰火风劫阴，恐舌起糜腐，实证变成虚证……五志之火，尽从上亢，而真水欲竭，不能相济。"[10]心火至极，煎灼之力极盛，肾阴本就亏损，恶心消耗下则真水欲竭，故见脉由弦大渐转细弱，《中风斠诠》言："要知脉实于上，而其下乃虚，上实是主，下虚是宾。"[11]寸为上尺候下，心火亢在上而肾水虚在下，故见寸实而尺虚，寸大而尺弱。

【古籍原文】

1. 相火之下，水气承之；水位之下，土气承之；土位之下，风气承之；风位之下，金气承之；金位之下，火气承之；君火之下，阴精承之。《素问·六微旨大论》

2. 河间曰：中风瘫痪，非肝木实甚而发中之也，亦非外中于风，由乎平日衣服饮食，安处动止，精魂神志，情性好恶，五志过极，不循其宜，致失其常，久则气变兴衰，而心火暴甚，肾水衰弱不能制之，则阴虚阳实而热气怫郁，心神昏瞀，筋骨不用，而卒倒无所知也。《推求师意·卷之下·中风》

3. 又下虚上实，君相火亢，水涸液亏，多有暴怒跌仆之虞。此方滋液救焚，使补力直行下焦，不助上热。议铁瓮申先生琼玉膏方。《临证指南医案·卷一·中风》

4. 更有中风之症，口渴引饮，眼红气喘，心脉洪大，舌不能言，又不可作气虚治之。倘作气虚用参、芪之药，去生亦远。此乃肾虚之极，不能上滋于心，心火亢极自焚，闷乱遂至身倒，有如中风也。法当大补肾水，而佐之清心祛火之药，自然水足以济火。《石室秘录·数集·内伤门》

5. 人有病面红口渴，（不喜饮水）烦躁（神静不昏）喘咳者，谁不曰火盛之极，抑熟知其为肾中阴寒所逼乎？（小便必清利，右尺必微细）若不大剂加减八味丸料，（即六味加五味子、肉桂）煎汤冷饮以引之归原，而反进寒凉之剂，必致危亡……中风为病，身多偏枯。而筋脉之败，必由乎阴也。虚劳生火，非壮水何以救其燎原。《顾松园医镜·卷五乐集　格言汇纂》

6. 又夏热秋燥，阳津阴液更伤。口齿咽喉受病，都属阴火上乘，气热失降使然，进手太阴清燥甘凉方法甚安。其深秋初冬调理，大旨以清上实下，则风息液润，不致中厥，至冬至一阳初复再议。《临证指南医案·卷一·中风》

7. 顿然如旧，反加鼻疮，目眦赤烂，胸乳胀痛，烦躁益盛。复召予诊视，皆虚热无根之火，乃用六味丸料加参、附、麦门冬、五味、元参、知母，二服安然，头痛除而虚热减。谤又至，云参、芪必不可服，病家疑，固不肯用。予固辞：既不用参，吾无奇术矣。然二陈、芩、连，虽不去病，亦无伤也，但不可轻用下痰峻利丸散，不补正气，必成瘫痪，可延岁月耳。遂归不复往。《名医类案·卷一·中风》

8. 张石顽治春榜赵明远，平时六脉微弱，巳酉九月患类中风，经岁不瘥，邀石顽诊之，其左手三部，弦大而坚，知为肾藏阴伤，壮火食气之候，且人迎斜内向寸，又为三阳经满，溢入阳维之脉，是不能无颠仆不仁之虞，右手三部浮缓，而气口以上微滑，乃痰沫壅塞于膈之象，以清阳之位，而为痰气占据，未免侵凌心主，是以神识不清，语言错误也，或者以其神识不清，言语错误，口角常有微涎，目睛恒不易转，以为邪滞经络，而用祛风导痰之药，殊不知此本肾气不能上通于心，心藏虚热生风之证，良非燥药所宜。《评点叶案存真类编·卷下·类中风》

9. 大升典客毛兄，素有眩证，发则昏仆不知人事，一刻即苏，起则如常，积有年矣，前医皆作痰治。近因眩跌阶石，触落门牙二个，血流不止，急招诊视。牙已落矣，而人事如常。诊脉细数，两尺尤甚。问彼眩时何状，答以头一眩，便不能自主，瞬息即苏。问素有何病，答曰：梦遗三两日一次。余曰：此虚火也。阴精竭于下，阳火逆于上，龙雷之火，一发即隐。《内经》所谓煎厥也。《素圃医案·卷三·男病治效》

10. 四诊昨诊痰火风劫阴，恐舌起糜腐，实证变成虚证。今诊脉弦大渐转细弱，舌苔果起白腐，上腭、两腮均布糜点，呃忒虽止，而多言妄笑。五志之火，尽从上亢，而真水欲竭，不能相济。一波未平，一波又起，恐药力不足抵制。勉拟救阴泄热，清护神明。《张聿青医案·张氏医案卷一·中风（附类中）》

11. 要知脉实于上，而其下乃虚，上实是主，下虚是宾。治是证者，必当先治其上之实，但能镇而摄之，抑使下降，则气火安潜，上盛之脉，自能平静，而两尺亦即有神。不当以其寸大尺弱，遽谓下虚，而投滋腻。伯龙能知参、芪、术之壅气，而不知滋水养阴之弊，助痰增壅，其害尤在参、术之上，即其误认上实下虚，双管齐下，不分缓急标本之过，所以必将"镇肝养水"四字，联为一气，终是理法未尽精密。《中风斠诠·卷第一·论张伯龙之〈类中秘旨〉》

（六）阴虚痰热证

析证：《辨证录》有云："夫阴虚非血虚之谓，盖真阴之虚，肾水干枯，不能上滋于心，故痰来侵心，一时迷乱而猝中，及痰气既散，而心之清如故也。"[1]该书言明阴虚与血虚不同，乃肾水不足之证，而《先醒斋医学广笔记》则说道："真阴既亏，内热弥甚，煎熬津液，凝结为痰，壅塞气道，不得通利，热极生风，亦致猝然僵仆类中风证。"[2]在《中风斠诠》则记载阴虚痰热的成因："所谓仆击偏枯，甘肥贵人则膏粱之疾，已明言富厚之家，肥甘太过，浊腻壅塞，声色货利，戕贼真元，驯致阴虚火动，痰热生风之病。"[3] 阴虚痰热，或因平素饮食不节，嗜食肥甘，内生痰浊，或因肾阴已亏，内热灼津成痰，临床以猝然仆倒，甚或神昏、口眼歪斜、手足抽搐、偏身麻木、语言謇涩、口干口苦、大便闭涩、小便短赤等为特征。《中风斠诠》所载"盖以阴虚于下，阳浮于上，必挟其胸中浊阴，泛而上溢，蔽塞性灵，上蒙清窍，以致目瞑耳聋、舌謇语塞、神昏志乱、手足不遂"[4]。《古今医案按选》也说道"或有虚火冲逆，热痰壅塞，以致昏愦颠仆者"[5]，阴虚于下，内热以生，火性炎上，挟痰上扰清窍，而致猝然神昏仆倒。《医方集宜》中也记载"由于人之不谨调护，素以肥甘悦其口，而热郁内生；妄以色欲无度，而肾水衰亏；适因怒动肝火，火寡于畏，得以上升，是水无以降其火也。火载其痰，胶住喉膈，遂致不救，而为病之暴也"[6]。《寿世保元》言"一论瘫痪之证，因虚而痰火流注为病"[7]，痰无处不去，或阻于四肢九窍，或滞于经脉舌络，而致手足不遂、言语謇涩等诸症。在《先醒斋医学广笔记》中载"或不省人事，或言语謇涩，或口眼歪斜，或半身不遂。其将发也，外必先显内热之候，或口干舌苦，或大便闭涩，小便短赤，此其验也"，而《神农本草经疏》载"肾主五液，又主二便，肾家有火，则真阴日亏，津液日少，不能荣养于舌络，舌络劲急，故语言不利"[8]，肾主水，司二便，肾阴亏虚，津液不足，兼有内热，故见大便闭涩、小便短赤。若痰热愈重，阴虚不显，痰热痹阻脑络，甚或可见阳闭之证，如《中风斠诠》言"大率阴虚之未甚者，则木火之势必盛，痰升气升，一发难遏，多为闭证，如目定口呆、牙关紧急、痰声曳锯、气粗息高、面赤唇红、脉息洪大，皆是乍闭之确据"[9]。

平脉：阴虚痰热之证，脉象以虚软为主，或兼见洪数，或兼见浮滑。《古今医案按》记载："秀才刘允功，形体魁伟，不慎酒色，因劳怒头晕仆地，痰涎上涌，手足麻痹，口干引饮，六脉洪数而虚。"[10] 同时也载："年四十七，微觉阳痿，其脉上盛下虚。上盛为痰与火，下虚为精元弱。"[11] 真阴亏损在下，而痰易被炎上之火挟持向上，故脉象见虚，但亦受痰热之实影响，而脉呈盛候，《古今医案按》中也有言"其脉软滑中时带劲疾，是痰与风杂合之症，又内热与外寒杂合之症……此证之脉，软为虚，滑为痰，劲疾为风"[12]，而在《神农本草经疏》中说道："肾属水，冬脉沉，故曰：诸浮者，肾不足也……故其脉应沉实而反浮洪，失常候也[8]。" 尺脉候下焦，肾水不足，脉失常候，故或可见浮洪，而痰象多表现为滑脉，故虚软以候虚象，阴虚痰热多见洪数而虚或浮滑而软。

【古籍原文】

1. 有人一时猝中，手足牵搐，口眼㖞斜，然神思则清，言语如故，人以为阳虚中风也，而孰知不然。夫阳虚猝倒，未有不神昏者也。今猝倒而心中明了，状似阳虚，而非阳虚，此乃阴虚之中耳。夫阴虚非血虚之谓，盖真阴之虚，肾水干枯，不能上滋于心，故痰来侵心，一时迷乱而猝中，及痰气既散，而心之清如故也。作中风治，非其治也，即作中气治，亦非治法。惟有直补其肾中之阴，则精足而肾自交于心，而心之液，自流行于各脏腑，而诸症自痊也。《辨证录·卷之二·中风门二十五则》

2. 若大江以南之东西两浙、七闽、百粤、两川、滇南、鬼方，荆、扬、梁三州之域，天地之风气既殊，人之所禀亦异。其地绝无刚猛之风，而多湿热之气。质多柔脆，往往多热多痰。真阴既亏，内热弥甚，煎熬津液，凝结为痰，壅塞气道，不得通利，热极生风，亦致猝然僵仆类中风证。或不省人事，或言语謇涩，或口眼歪斜，或半身不遂。《先醒斋医学广笔记·卷之一·中风·治法大略》

3. 所谓仆击偏枯，甘肥贵人则膏粱之疾，已明言富厚之家，肥甘太过，浊腻壅塞，声色货利，戕贼真元，驯致阴虚火动，痰热生风之病。未始不与大厥、薄厥数条隐隐符合，且与今之西学家所谓血冲脑经之情状息息相通。《中风斠诠·卷第一·论〈甲乙经〉之中风本是外因，而始有以内风之病认作外风之误》

4. 又此病之最着重处，在浊痰壅塞一层。盖以阴虚于下，阳浮于上，必挟其胸中浊阴，泛而上溢，蔽塞性灵，上蒙清窍，以致目瞑耳聋、舌謇语塞、神昏志乱、手足不遂。若以中医理想之词，姑备一说，未始非浊痰窒塞经隧为病。是以昏瞀之时，痰塞涎流，十恒八九。《中风斠诠·卷第一·论张伯龙之〈类中秘旨〉》

5. 或有虚火冲逆，热痰壅塞，以致昏愦颠仆者，状类中风，恐乌附非所宜服。立斋治王进士失于调养，忽然昏愦，谓是元气虚，火妄发，挟痰而作，急灌童溺，神思渐爽。更用参、芪各五钱。芎、归各三钱。元参、柴胡、山栀、炙草。予从弟履中，痰升遗溺，眼斜视，超时不醒，竟类中风，亦灌以童溲而苏。此等证候，皆火挟痰而作，断非三生饮可投，并姜汤亦不相宜也。同一卒然昏愦，而所因不同，须细审之。《古今医案按选·卷一·中风》

6. 今人有患暴病，卒然仆倒，昏晕涎潮，痰鸣拽锯，证类中风，多致不救。此非外受风邪之中也。由于人之不谨调护，素以肥甘悦其口，而热郁内生；妄以色欲无度，而肾水衰亏；适因怒动肝火，火寡于畏，得以上升，是水无以降其火也。火载其痰，胶住喉膈，遂致不救，而为病之暴也。《医方集宜·卷之一·中风》

7. 一论瘫痪之证，因虚而痰火流注为病，当时速治为妙。若失之于初，痰火停久便成郁，郁久便生火，火能伤气耗血，而痰犹难治矣。如疼痛，则为实，用疏通关节之药，而与脑、麝少许为引经。如不痛，则为虚，服此疏通关节之药，亦要兼服补气血药。如此攻补兼施，而瘫痪可愈矣。一论瘫者，坦也，筋脉弛纵，坦然而不举也，痪者，涣也，血气散漫，涣然而不用也。或血虚，或气虚，皆正气虚，不足之证也。《寿世保元·卷二·中风》

8. 诸浮者，肾不足也。肾主五液，又主二便，肾家有火，则真阴日亏，津液日少，不能荣养于舌络，舌络劲急，故语言不利；火性急速，故小便疾出而不能忍，且有余沥，而大便亦多燥结也。故其脉应沉实而反浮洪，失常候也……肾足则真阴自生，津液自足，舌络有所荣养，则舌之伸缩自由而言语自利矣。且世无不阴虚而中风者，第须拨去烦恼，一切放下，使心火不炎，则肾亦因之而不燥，此又治之之本也。《神农本草经疏·卷一·续序例上·似中风问答》

9. 大率阴虚之未甚者，则木火之势必盛，痰升气升，一发难遏，多为闭证，如目定口呆、牙关紧急、痰声曳锯、气粗息高、面赤唇红、脉息洪大，皆是乍闭之确据。《中风斠诠·卷第二·治法总论》

10. 秀才刘允功，形体魁伟，不慎酒色，因劳怒头晕仆地，痰涎上涌，手足麻痹，口干引饮，六脉洪数而虚。薛以为肾经亏损，不能纳气归原而头晕，不能摄水归原而为痰，阳气虚热而麻痹，虚火上炎而作渴。用补中益气合六味丸，治之而愈。其后或劳役，或入房，其病即作，用前药随愈。《古今医案按·卷一·中风》

11. 东宿曰：潘见所，年四十七，微觉阳痿，其脉上盛下虚。上盛为痰与火，下虚为精元弱。宜戒色慎怒，恐痰生热而热生风，将有中风之患。《古今医案按·卷一·中风》

12. 其脉软滑中时带劲疾，是痰与风杂合之症，又内热与外寒杂合之症。房帏不节，精气内虚，膏粱蕴热，久蒸脾湿为痰，痰阻窍隧，而卫气不周，外风易入，是以杂合而成是症。及今大理右半脾胃之气，以运出左半之热痰虚风，此其间有微细曲折，非只温补一端所能尽也。《古今医案按·卷一·中风》

（七）阴虚风动证

析证：丹溪翁首提"阳常有余，阴常不足"之论，为阴虚风动奠定了基础，对于中风病的阴虚之证，明代王节斋在金元四大家的理论基础上畅发阴虚之论，清代叶天士始重讲阴虚之治，一洗前人惯用辛燥之习[1]。清代陈士铎《辨证录》记载："人有素多内热，一旦颠仆，目不识人，左手不仁。人以为中风之症，谁知此乃肾水不足以养肝，肝木太燥，木自生风而自仆，非真中风也。"[2]《类证治裁》中亦记载："东南卑湿酿热，真阴亏者，风自内生，虚阳上冒，亦致昏仆，是为类中。"明代张景岳又曰："偏枯拘急痿弱之类，本由阴虚，言之详矣。然血气本不相离……筋急者，当责其无血。"可见阴虚为此病根本，而此"阴虚"当广义理解为导致肝风内动物质基础的不足，即阴津精血亏少，水不涵木而动风，清代叶天士《临证指南医案》言："肝为风脏，因精血衰耗，水不涵木，木少滋荣，故肝阳偏亢。"[3]阴虚风动与肝关系密切，《素问·至真要大论》言："诸风掉眩，皆属于肝。"肝为风木之脏，内风之生，病变主脏在肝，是谓肝风；肝藏血主筋，若先天禀赋不足，肝肾精血亏虚；或慢性久病，思虑忧愁，暗伤阴血，均可导致阴血亏虚，虚风内动。《素问·阴阳应象大论》谓："风胜则动。"《杂病证治准绳》指出颤为风象，"颤，摇也；振，动也。筋脉约束不住而未能任持，风之象也"，故发为麻木不仁、肌肉瞤动等症，正如《医方集宜》所谓"人初觉手足指无故麻木或不仁，或手足无力，肌肉蠕动者，三年内必有大风作"，阴虚风动尚属微风，若不及时预防，大风将至，发为偏枯瘫痪。

平脉：阴虚风动证多见细数之脉或兼弦脉。《临证指南医案》言"脉细而数，细为脏阴之亏，数为营液之耗"，阴液亏耗，脏腑失润，阳浮生风，风阳上扰而导致眩晕、昏仆等症。阴虚风动以阴虚为本，风动为标，阴虚明显则脉象细弱，若阴亏已久，内风旋动明显，可见脉细之中，兼见弦数，如《杂症会心录》中阴虚风动发作眩仆，"其脉或弦细而数，或弦大而数，或细涩而数，无非精血受亏，阴虚为病，盖蒂固则真水闭藏，根摇则上虚眩仆，此阴虚之晕也"[4]。

【古籍原文】

1. 中风者，人间第一大病也，而《金匮》论之甚简，吾初亦怪仲景之太率略矣。细考其义乃知察脉审证、施治之法，已提纲挈领而无遗也……王节斋始畅发阴虚之论，叶天士始重讲阴虚之治，一洗前人惯用辛燥之习，而又遗阳虚一层矣。《读医随笔·卷四　证治类·中风有阴虚阳虚两大纲》

2. 人有素多内热，一旦颠仆，目不识人，左手不仁。人以为中风之症，谁知此乃肾水不足以养肝，肝木太燥，木自生风而自仆，非真中风也。若作风治，鲜不立亡。即作气虚治，亦阳旺而阴愈消，非恰中病情之法，必须仍补肾水以生肝木，则木得其养，而左手之不仁可以复愈。（【批木自生风，补水而风恬木静，谁人知之？】）《辨证录·卷之二·中风门二十五则》

3. 今叶氏发明内风，乃身中阳气之变动，肝为风脏，因精血衰耗，水不涵木，木少滋荣，故肝阳偏亢，内风时起。治以滋液息风，濡养营络，补阴潜阳，如虎潜、固本、复脉之类是也。若阴阳并损，无阳则阴无以化，故以温柔濡润之通补，如地黄饮子、还少丹之类是也。更有风木过动，中土受戕，不能御其所胜。《临证指南医案·卷一·中风》

4. 如纵欲无节而伤阴，脱血过多而伤阴，痛脓大溃而伤阴，崩淋产后而伤阴，金石破伤失血，痛极而伤阴，老年精衰，劳倦日积而伤阴，大醉之后，湿热相乘而伤阴。其症面赤耳热，口干不渴，烦躁不寐，寒热往来，大便秘而小便赤，其脉或弦细而数，或弦大而数，或细涩而数，无非精血受亏，阴虚为病，盖蒂固则真水闭藏，根摇则上虚眩仆，此阴虚之晕也。《杂症会心录·眩晕》

（八）阴虚阳亢证

析证：《心印绀珠经》中有言"所中风者，非由外伤于风耳，由平日饮食起居、性情好恶不修其宜而失常，久则气变兴衰，以使阳盛阴虚而为病也"[1]，阴虚阳亢，阴虚由来，或年老体虚，肾水衰竭，或房劳过度，损伤肾阴，或由气血大亏，如《冯氏锦囊秘录·杂证大小合参》中记载"衰老之人，气血俱虚，真水已竭……男子乃色欲过多，下元水亏，不能制火"，又记载"阴也，血也，岂不为阳气之根本乎"[2]，肝肾同源，肾阴精滋养于肝，使肝阴血充足而肝阳不亢；《王旭高临证医案》记载"内风多从火出，其源实由于水亏，水亏则木旺，木旺则风至"[3]，今患者肾阴亏虚，水不涵木，肝阳上亢，上扰脑络，发为中风，临床以猝然昏仆、半身不遂、言语謇涩、口眼㖞斜、头晕头痛、惊悸怔忡、健忘恍惚等为特征，如《类证治裁》中记载"东南卑湿酿热，真阴亏者，风自内生，虚阳上冒，亦致昏仆，是为类中"[4]，在《中风斠诠》中也有"其虚者，则真水不充，不能涵木，肝阳内动，生风土扬，激犯脑经，因而口眼㖞斜，手足撘搦，口不能言，或为僵仆，或为瘫痪"[5]的记载。可见在肾阴亏虚，水不涵木之时，肝阳时时上扰脑络，导致僵仆、昏厥、瘫痪等症，肝主筋，肾主骨，肝肾阴虚，筋骨无养，故半身不遂[6]，《中风斠诠》谓："试观肝阳易动之人，必有惊悸怔忡、健忘恍惚诸症，谓非血少心虚之明验，则为肝病培本之计。"[7]《临证指南医案》言："头晕，左肢麻木，胃脘腹中饥时欲痛。"[8]《吴鞠通医案》载"肝风头痛，病根少阳郁勃，真水不能上济可知"[9]，肝阳上扰，头晕头痛时发，而肝失疏泄，横犯脾胃，或有胃脘疼痛，阳亢化风，横窜经络则舌强肢麻。如《中风瘫痪验方》中所言"善怒，舌本强，手臂麻，余曰，舌本属土，被木克制故耳"[10]。

平脉：阴虚阳亢之证，脉象多沉细微或兼见弦洪，或左弦右濡。如《续名医类案》中记载"脉之，两寸甚洪大，两尺右关甚沉微。此孤阳独亢于上，弱阴不能敛纳"[11]，肝肾阴虚于下，故见尺脉沉细微，阳亢于上，故见寸脉洪大。《临证指南医案》载："诊脉左劲右濡。据症是水弱木失滋涵，肝阳化风。"[8]《程杏轩医案》言："暮春之初，始觉头筋抽痛，旋见口眼歪斜，肢凉脉细。"[12]《重订医学衷中参西录》又言："而两尺弱甚，不堪重按。知其肾阴亏损，故肝胆之火易上冲出。"[13]《评点叶案存真类编》谓："脉左大右濡，肝风震动，阳明脉空，舌强肢软。"[14]所言皆下焦肝肾阴虚为主之脉，以细弱濡多见，而《张聿青医案》所言"左脉弦大，右脉濡细"也是记载肝肾阴虚，肝阳上亢之脉，水不涵木，肝阳上亢，弦为阳亢之脉，濡细乃阴虚之脉，阴虚阳亢，左右各表。

【古籍原文】

1. 所中风者，非由外伤于风耳，由平日饮食起居、性情好恶不修其宜而失常，久则气变兴衰，以使阳盛阴虚而为病也。中腑者多着四肢，使人手足瘫痪，不能运动也。中脏者多滞九窍，使人口眼㖞斜，舌謇不语，大小便不通也。治法先以降心火为主，或清心汤，或泻心汤，大作剂料服之，心火降则肝木自平矣，次以防风通圣散汗之。《心印绀珠经·卷下·演治法第七》

2. 若衰老之人，气血俱虚，真水已竭。适因怒动肝火，火寡于畏，得以上升，所以身温有痰涎。其多不能治者，水竭无以降火也，名为中风。然亦有少壮而中风不治者，男子乃色欲过多，下元水亏，不能制火，女人乃产后经后，去血过多，不能配气，适因忿怒动火，而气无所附，故随火而发越矣。

阴也，血也，岂不为阳气之根本乎？《冯氏锦囊秘录·杂证大小合参·冯卷八·方脉中风合参》

3. 朱　五脏六腑之精气皆上注于目，目之系上属于脑，后出于项，故凡风邪中于项、入于脑者，多令目系急而邪视，或颈项强急也。此症始由口目牵引，乃外风引动内风。内风多从火出，其源实由于水亏，水亏则木旺，木旺则风至。至于口唇干燥赤碎，名舐唇风，亦由肝风胃火之所成也。治当清火、息风、养阴为法。《王旭高临证医案·卷二·肝风痰火门》

4. 东南卑湿酿热，真阴亏者，风自内生，虚阳上冒，亦致昏仆，是为类中，实与外风无涉，经所谓阳之气以天地之疾风名之也。类中者，痰多壅塞，捣萝卜子，以温汤和饮吐之。脾虚呕痰者，六君子汤，异功散。肾虚水泛为痰者，六味丸，或八味丸汤服。中气虚者，补中汤。阴虚者，补阴煎。《类证治裁·卷之一·中风论治》

5. 其虚者，则真水不充，不能涵木，肝阳内动，生风土扬，激犯脑经，因而口眼㖞斜，手足搐搦，口不能言，或为僵仆，或为瘫痪。余习医十余年，于此证留心试验，实证甚少。〔批〕（实证甚少一句，殊未妥恰，观注中为伯龙说明作意，乃始恍然大悟。）《中风斠诠·卷第一·论张伯龙之〈类中秘旨〉》

6. 中风一症，多由肝阴不足，肾水有亏，虚火上乘，无故卒倒，筋骨无养，偏枯不遂，故滋肾养肝，治本之至要。奈有肝无补法一语，举世尽以伐肝平肝为事，殊不知言不可补者，言肝气也，非肝血也。盖厥阴为风木之脏，喜条达而恶抑郁，故《经》云：木郁达之。夫肝藏血，人卧则血归于肝，是肝之所赖以养者血也，肝血虚则肝火旺，肝火旺，则肝气逆，肝气逆则气实为有余，有余者病气也。《冯氏锦囊秘录·杂证大小合参·卷八·方脉中风合参》

7. 试观肝阳易动之人，必有惊悸怔忡、健忘恍惚诸症，谓非血少心虚之明验，则为肝病培本之计，虽宜滋肾之水，补母以及其子，亦必生心之血，助阴以涵其阳，此养心一层，亦治疗肝阳者所必不可忽也。虽养心正药，亦是无多，不过枣仁、淮麦、茯神之类而已，其余则清热化痰，去其侵扰之病魔，即以安其固有之正气，以此宁神益智，奠定心君，亦已绰有余裕，功效固自可观。《中风斠诠·卷第二·论心液肝阴宜于培养》

8. 而头晕，左肢麻木，胃脘腹中饥时欲痛，咽喉中似有物黏着，咳咯咽饮不解，诊脉左劲右濡。据症是水弱木失滋涵，肝阳化风，过膈绕咽达巅，木乘胃土，阳明脉衰，不司束筋骨以利机关。脘腹中痛，得食则缓者，胃虚求助也。今壮年有此，已属痱中根萌。养肝肾之液以息虚风，补胃土以充络

脉。务在守常，勿图速效，可望全好。《临证指南医案·卷三·淋浊》

9. 某氏，己卯七月。其人本有肝风头痛，病根少阳郁勃，真水不能上济可知。又现伏暑内发，新凉外加。金来克木，木愈病矣。少阳所致为瘰疬，理固然也。勉与清胆络兼清心包。《吴鞠通医案·卷二·瘰疬》

10. 一妇人善怒，舌本强，手臂麻，余曰，舌本属土，被木克制故耳，当用六君加柴胡芍药治之。《中风瘫痪验方·附预防中风说》

11. 谭掌科，年六十余，卒然晕仆，痰涎涌盛，不省人事。顷之，吐痰碗许，少苏。长班用力拥之舆中，挟其两腿而归。医与疏风清热豁痰，旬余痰涎不减，烦躁倍常，头痛、腿疼更甚。脉之，两寸甚洪大，两尺右关甚沉微。此孤阳独亢于上，弱阴不能敛纳，且中宫脾土亦虚，阳无退藏之舍，上浮颠顶，为胀为疼。宜壮水以制之，培土以藏之，补火以导之，佐以滋肺清金，以成秋降之令，则收敛蛰藏。《续名医类案·卷二·中风》

12. 君翁盛纪，年将二旬。暮春之初，始觉头筋抽痛，旋见口眼㖞斜，肢凉脉细。以为风寒外感，药投温散，其病益剧，肢掣头昏，心悸汗浆，君翁令舁至舍，嘱为诊治。按：诸风眩掉，皆属于肝。春深时强木长，水不涵木，阳化内风，乘虚绕络。《程杏轩医案·医案续录·又仆人肝风，用药大意》

13. 又治邻村生员刘树帜，年三十许，因有恼怒，忽然昏倒不省人事，牙关紧闭，唇齿之间有痰涎随呼气外吐，六脉闭塞若无。急用作嚏之药吹鼻中，须臾得嚏，其牙关遂开。继用香油两余炖温，调麝香末一分灌下，半句钟时稍醒悟，能作呻吟，其脉亦出，至数五至余，而两尺弱甚，不堪重按。知其肾阴亏损，故肝胆之火易上冲出。《重订医学衷中参西录·药物篇·第二卷·赭石解》

14. 脉左大右濡，肝风震动，阳明脉空，舌强肢软，是属中络，议用缓肝息风。（大而濡，是类中常脉，水虚木亢，火盛土衰之候。）《评点叶案存真类编·卷下·类中风》

第四章　脑卒中定治

定治为脑卒中"辨病—平脉—析证—定治"诊疗体系的最后一个环节，具有重要的临床意义。在辨病、平脉、析证的基础上，临床医生准确理解并掌握了脑卒中的发病机制，进一步选定正确的治则治法，并在此指导下开处方，以确定用药、针灸及其他疗法，将医学理论运用于临床实践中。在病脉证并治思维模式的指导下，定治在临床具体实施过程中得到不断完善，提升了脑卒中诊疗的普适性及精准度，提高了临床疗效。

一、方　药

（一）治则

随着中医学的发展，脑卒中的治疗法则得到不断完善，并逐步形成了完整体系。由于不同医家所处时代背景不同，学术思想存在差异，其指导下的治疗法则亦有所不同。按照学术思想的形成年代，治疗法则主要分为唐宋时期及其以前的治疗法则，金元、明清时期的治疗法则，近代中西医汇通的治疗法则三个阶段。

1. 唐宋时期及其以前的治疗法则

《黄帝内经》最早确定了脑卒中的治疗法则。《素问·宝命全形论》认为总体治疗原则"不离阴阳"[1]。《素问·阴阳应象大论》又提到"治病必求于本""阳病治阴，阴病治阳"，强调治病需要掌握阴阳之间的相互关系和作用，进一步探求疾病的本质，从而进行有效治疗，使人体之阴阳处于动态平衡的状态[2-3]。同时，针对脑卒中虚实情况的不同采取相应的治则，《灵枢·热病》亦指出"益其不足，损其有余"，说明偏枯邪气旺盛应当泻其有余，正气不足时应当补其不足[4]。这作为治疗脑卒中的法则，具有重要的指导意义。

汉代张仲景强调正气先虚为脑卒中的重要病机，必须使用扶助正气、疏风散邪的治疗法则。《金匮要略·中风历节病脉证并治》开篇提到"脉微而数，中风使然"，强调外感邪气虽然是脑卒中的病因，但其根本仍在于"络脉空虚"，正气无力抗邪，邪气趁机留着于虚处，痹阻经脉，总结出了"内虚邪中"的病因[5]。故后世临床中使用侯氏黑散、风引汤（即紫石汤）等方剂以息风清热、养血祛风，同时蕴含着益气回阳固脱的治疗法则[6-8]。

汉代华佗的《华氏中藏经》总结出治疗脑卒中偏枯的吐、泻、补、发、温、按、熨七法作为后世治疗该病的法则，即"在上则吐之，在中则泻之，在下则补之，在外则发之，在内则温之、按之、熨之也。"[9]

唐代孙思邈认为脑卒中的治疗原则应当兼顾扶正与祛邪[10-11]，在该原则指导下于《备急千金要方》和《千金翼方》记载了小续命汤、大续命汤、葛根汤、羌活汤、竹沥汤、荆沥汤等数十首治疗脑卒中的方剂，方中多用麻黄、细辛、防风等祛风散邪，用人参、白芍、当归、川芎、桂枝、附子等益气养血，活血温阳[12]。

唐代王焘在《外台秘要·中风门》中强调外风在脑卒中形成过程中的重要作用，并以疏风通脉、扶正祛邪为治疗原则。以续命汤为代表，加减化裁有大续命汤、小续命汤、西州续命汤、深师续命汤、崔氏续命汤等十余首续命汤方[13]。此方由麻黄、桂枝、杏仁、甘草、当归、人参、干姜、川芎、石膏等组成，麻黄散瘀、桂枝通脉、杏仁祛痰、甘草和中、当归养血、人参益气、干姜温经、川芎行血，佐石膏以制其辛燥之性也，内蕴疏风与扶正兼顾的治疗法则。

严用和在《严氏济生方·中风论治》中认为情志不调与脑卒中发病有密切联系，故率先提出脑卒中治疗原则应当首重调气[14]。其治疗脑卒中的常用方中，如八味顺气散、排风汤、星附汤、寿星丸、青龙妙应丸、加减地仙丹、二香三建汤、豨莶丸，均强调了调气在脑卒中治疗过程中的重要意义，对后世医家产生了深远影响。

宋代医家陈自明在治疗妇人邪风久留筋络时，认为"治风先治血，血行风自灭"为该病治疗原则。《妇人大全良方》中亦指出："医风先医血，血行风自灭是也。"方用十八风汤、增损茵芋酒、续断汤以养血祛风[15-16]。因风邪入侵，流窜经络，阻碍气血，血络闭阻，以致出现肌肤麻木、半身不遂等一系列动风症状，治疗时从养血行血着手，使血脉通利，血液畅行，则邪风自无可容之地。

可见，《黄帝内经》的调理阴阳、补虚泻实法，汉代张仲景的扶正散邪法，《华氏中藏经》的吐泻补发温按熨七法，唐代孙思邈、王焘的扶正疏风兼顾法，宋代严用和的调气以祛风、陈自明的祛风先医血法，都是在治疗脑卒中的临证实践中发展而来的治疗法则，并为后世医家治疗该病提供了重要的参考。

2. 金元明清时期的治疗法则

金代医家刘完素力倡火热病邪在脑卒中发病过程中的重要作用，在治疗原则方面认为应当除怫热，散风壅，临床上多采用寒凉药[17]。同时，还应"临时消息，适其所宜"[18]，如，肝火上冲，急则治标，用当归龙荟丸；积热腑实兼表证用防风通圣散；闭证，用至宝丹开窍醒神，清热化痰。这些论治法则及方剂，至今仍被广泛沿用。

张从正力崇攻邪治疗诸病，脑卒中也不例外，并以厥阴风木立论，治以汗吐下三法，临床多用三圣散、通圣散、凉膈散、人参半夏丸、桂苓甘露散治疗[19-21]，为后世医家所效仿。

李杲重视脾胃与脑卒中的关系，认识到"和脏腑，通经络"为该病的治疗原则，当根据脑卒中不同阶段进行辨证治疗[22-23]。

元代医家朱丹溪在其书《丹溪心法·中风》中强调痰浊为脑卒中发生的重要原因，治疗原则方面当以顺气化痰为要，并根据兼证进行对证治疗[24]。其常用方剂包括二陈汤、活络丹等，方中多用陈皮、半夏、桃仁、红花、竹沥、姜汁之辈，并强调"宜以大药养之，当顺时令而调阴阳，安脏腑而和营卫"的整体防治观[25-27]。

缪希雍在《先醒斋医学广笔记》中认为脑卒中以阴虚为本，热极生风、痰壅气道为标，当脑卒中猝发之时，先治其标，后治其本。临床选方用药方面宜先解散风邪，法当清热、顺气、开痰以救其标。次补养气血以治其本，阴虚则养血，阳虚则补气，气血双虚，则气血兼补[28]。

王肯堂在《杂病证治准绳·诸中门》中认为热极生风为脑卒中卒仆偏枯的重要病机，疾病先期以降心火为主要治则，佐以解表疏风，通腑泄热，后期当以益气养血，活血通络为主[29]。心火降则肝木自平，当用清心汤或泻心汤，佐以防风通圣散发汗解表，或三化汤泄热通便，最后以羌活愈风汤宣畅气血，疏导经络[30]。

张介宾在《景岳全书·古方八阵》中认为元气虚弱为脑卒中发病的根本原因，临床当以培补元气为脑卒中的基本治则[31]。根据虚证的不同，提出火虚者宜益火之源；水虚宜壮水之主；气血俱虚宜大补元气，养血固脱[32]。

尤怡根据疾病阴阳表里虚实缓急的区别，认为治疗原则方面亦应有寒温汗下补泻轻重之侧重[33-34]。因此在临床实践中总结出治疗脑卒中的"中风八法"：一曰开关，二曰固脱，三曰泄大邪，四曰转大气，五曰逐痰涎，六曰除热风，七曰通窍遂，八曰灸腧穴。基本上概括了脑卒中的治疗法则[35]。

叶桂在《临证指南医案·中风》提出"肝阳化风"之说，力倡在脑卒中治疗中应遵循"缓肝之急以息风，滋肾之液以驱热"治疗原则[36]。根据证型辨证治疗：肝阳上亢者，宜滋阴息风；阴阳并损者，宜温润补通；风木过动，中土受戕者，宜益木扶土；痰火阻窍，神志不清者，宜芳香宣窍，辛凉清火；阴阳离决，卒仆暴脱者，宜救阴回阳等。以上治法，在其《临证指南医案·中风》中足以证明。

清代医家王清任强调血瘀在脑卒中发病过程中的重要作用，临床中应当以活血为根本治则，创立的方剂有血府逐瘀汤、膈下逐瘀汤、少腹逐瘀汤、通窍活血汤、会厌逐瘀汤等，皆为治疗脑卒中的有效方剂。在《医林改错·半身不遂本源》又以气虚血瘀立论，当治以益气活血化瘀，创立了代表方剂补阳还五汤[37-38]。

可见，金元以来，刘完素主火说、李杲主气说、朱丹溪主痰说、陈自明主血虚说、张介宾主气虚说、叶桂主阳化内风说、张璐主内虚暗风说、王清任主气虚血瘀说等等，脑卒中病因学说由外风向内因发展，治疗思路由治外向治内变化，从疏表散风、养血祛风、燥湿化痰、通经活络，逐步发展到平肝息风、活血化瘀、通腑泻浊、启闭固脱等治疗法则。

3. 近代中西医汇通的治疗法则

随着西医学的传入，近代很多医家开始吸收西医知识，并阐发中医理论。随着中西汇通思想的出现，尤其是对于人体脑髓功能的认识不断深化，对于脑卒中的治疗，也发生了相应的变化。总之，张锡纯对脑卒中的认识可谓衷中参西，运用现代医学理论，深入浅出地阐述了脑卒中的机制，使后学者对其认识更加透彻，张氏更是创立了对脑卒中的治疗有成效的传世名方，着眼于临床，有着不可磨灭的宝贵价值。

张氏在《医学衷中参西录》中指出脑卒中的病机常为虚实夹杂，治则方面当虚实兼顾。如：镇肝息风、滋阴潜阳，创立方剂有建瓴汤、镇肝熄风汤、熄风汤、起痿汤、养脑利肢汤；补气养血、通经活络，创立方剂有加味补血汤、升陷汤、回阳升陷汤、干颓汤、补脑振痿汤、补偏汤、振颓汤、振颓丸等。

目前，中医学对于脑卒中的治疗原则以平肝息风、化痰通腑、活血化瘀、滋阴潜阳、益气活血、清热开窍、回阳固脱等为主。尤其是活血化瘀治疗方法的广泛应用，受到了中医学术界的普遍重视。目前，临床上首推中西医结合治疗脑卒中，其展现出广阔的前景，为广大脑卒中患者带来福音。

【古籍原文】

1. 人生有形，不离阴阳。《素问·宝命全形论》

2. 阴阳者，天地之道也，万物之纲纪，变化之父母，生杀之本始，神明之府也，治病必求于本。《素问·阴阳应象大论》

3. 审其阴阳，以别柔刚，阳病治阴，阴病治阳。《素问·阴阳应象大论》

4. 偏枯，身偏不用而痛，言不变，志不乱，病在分腠之间，巨针取之，益其不足，损其有余，乃可复也。《灵枢·热病》

5. 夫风之为病，当半身不遂，或但臂不遂者，此为痹。脉微而数，中风使然。《金匮要略·中风历节病脉证并治》

6. 侯氏黑散　治大风，四肢烦重，心中恶寒不足者。《金匮要略·中风历节病脉证并治》

7. 除热镇心，紫石汤。《金匮要略·中风历节病脉证并治》《外台秘要·风痫及惊痫方五首》

8. 《金匮》侯氏黑散，系宋人较正附入唐人之方，因逸之，其辨论颇详。而喻嘉言独赞其立方之妙，驱风补虚，行堵截之法，良非思议可到。方中取用矾石以固涩，诸药冷服四十日，使之留积不散，以渐填其空窍，则风自息而不生矣。《绛雪园古方选注·内科·侯氏黑散》

9. 在上则吐之，在中则泻之，在下则补之，在外则发之，在内则温之、按之、熨之也。吐，谓出其涎也；泻，谓通其塞也；补，谓益其不足也；发，谓发其汗也；温，谓驱其湿也；按，谓散其气也；熨，谓助其阳也。治之各合其宜，安可一揆在求其本？脉浮则发之，脉滑则吐之，脉伏而涩则泻之，

脉紧则温之，脉迟则熨之，脉闭则按之。要察其可否，故不可一揆而治者也。《华氏中藏经·论治中风偏枯之法》

10. 偏枯者，半身不遂，肌肉偏不用而痛，言不变，智不乱，病在分腠之间。温卧取汗，益其不足，损其有余，乃可复也。《备急千金要方·诸风·论杂风状》

11. 风懿者，奄忽不知人，咽中塞，窒窒然（《巢源》作噫噫然有声），舌强不能言，病在脏腑，先入阴后入阳。治之先补于阴，后泻于阳，发其汗，身转软者生。汗不出，身直者，七日死。《备急千金要方·诸风·论杂风状》

12. 夫诸急卒病多是风，初得轻微，人所不悟，宜速与续命汤，依穴灸之。《备急千金要方·诸风·论杂风状》

13. 崔氏：小续命汤，疗卒中风欲死，身体缓急，口目不正，舌强不能语，奄奄惚惚，神情闷乱，诸风服之皆验，不令人虚方。出《小品》。余昔任户部员外，忽婴风疹，便服此汤，三年之中，凡得四十六剂，风疾迄今不发。余曾任殿中少监，以此状说向名医，咸云此方为诸汤之最要。《外台秘要》

14. 岐伯所谓大法有四：一曰偏枯，二曰风痱，三曰风懿，四曰风痹，言其最重者也……治疗之法，当推其所自。若内因七情而得之者，法当调气，不当治风；外因六淫而得之者，亦先当调气，然后依所感六气，随证治之，此良法也。《严氏济生方·中风论治》

15. 夫偏枯者，其状半身不遂，肌肉枯瘦，骨间疼痛，神智如常，名曰偏枯……《内经》云：汗出偏沮，使人偏枯。详其义理，如树木或有一边津液不荫注而先枯槁，然后被风所害。人之身体，或有一边血气不能荣养而先枯槁，然后被风所苦，其理显然。王子亨有云：舟行于水，人处于风。水能泛舟而亦能覆舟，风能养体而亦能害体。盖谓船漏水入，体漏风伤。古人有云：医风先医血，血行风自灭是也。治之先宜养血，然后驱风，无不愈者。宜用大八风汤、增损茵芋酒、续断汤。《妇人大全良方·妇人贼风偏枯方论》

16. 增损茵芋酒　治半身不遂，肌肉干燥，渐渐细瘦，或时酸痛，病名偏枯。《妇人大全良方·妇人贼风偏枯方论》

17. 故中风者，俱有先兆之证，凡人如觉大拇指及次指麻木不仁，或手足不用，或肌肉蠕动者，三年内必有大风之至。经曰："肌肉蠕动，名曰微风。"宜先服八风散、愈风汤、天麻丸各一料为效。故手大指、次指，手太阴、阳明经，风多着此经也。先服祛风涤热之剂，辛凉之药，治内外之邪，是以圣人治未病，不治已病。又曰："善治者治皮毛。"是止于萌芽也。《素问病机气宜

18. 世方虽有治风之热药，当临时消息，适其所宜，扶其不足，损其有余。《素问玄机原病式·六气为病·火类·暴病暴死》

19. 况风病之作，仓卒之变生。尝治惊风痫病，屡用汗、下、吐三法，随治随愈。《内经》中明有此法。五郁中木郁达之者，吐之令其条达也。汗者是风随汗出也。下者是推陈致新也。此为汗、下、吐三法也。愈此风病，莫知其数。如之何废而不用也？《儒门事亲·指风痹痿厥近世差玄说》

20. 夫风者，厥阴风木之主也。诸风掉眩，风痰风厥，涎潮不利，半身不遂，失音不语，留饮飧泄，痰实呕逆旋运，口喎搐搦，僵仆目眩，小儿惊悸狂妄，胃脘当心而痛，上支两胁，咽膈不通，偏正头痛，首风沐风，手足挛急，肝木为病，人气在头。《儒门事亲·风》

21. 风者，善行而数变……或失音而昏冒，或口目而喎斜，可用三圣散吐之。或不知人事者，或牙关紧急者，粥不能下，不能咽者，煎三圣散，鼻内灌之，吐出涎沫，口自开也。次服无忧散、通解丸、通圣、凉膈、人参半夏丸、桂苓甘露散，消风、散热、除湿、润燥、养液之寒药，排而用之。《儒门事亲·风论》

22. 如中血脉，外有六经之形证，则从小续命汤加减及疏风汤治之。中腑，内有便溺之阻隔，宜三化汤或《局方》麻仁丸通利。外无六经之形证，内无便溺之阻隔，宜养血通气，大秦艽汤、羌活愈风汤治之。中脏，痰涎昏冒，宜至宝丹之类镇坠。《医学发明·脚气论》

23. 中风为百病之长，乃气血闭而不行，此最重疾。《东垣十书》

24. 中风大率主血虚有痰，治痰为先，次养血行血。或属虚，挟火（一作痰）与湿，又须分气虚、血虚。《丹溪心法·丹溪先生心法·中风》

25. 治风之法，初得之即当顺气，及日久即当活血，此万古不易之理，惟有以四物汤吞活络丹，愈者正是此义。若先不顺气化痰，遂用乌、附，又不活血，徒用防风、天麻、羌活辈，吾未见能治也。又见风中于肌膝，辄用脑、麝治之者，是引风入骨髓也，尤为难治，深可戒哉。《丹溪心法·丹溪先生心法·中风》

26. 半身不遂，大率多痰，在左属死血、瘀（一作少）血，在右属痰、有热，并气虚。左以四物汤，加桃仁、红花、竹沥、姜汁；右以二陈汤、四君子等汤，加竹沥、姜汁。《丹溪心法·丹溪先生心法·中风》

27. 无此乃在经也，初证既定，宜以大药养之，当顺时令而调阴阳，安脏

腑而和营卫，少有不愈者也。《丹溪心法·丹溪先生心法·中风》

28. 此即内虚暗风，确系阴阳两虚，而阴虚者为多，与外来风邪迥别。法当清热顺气，开痰以救其标；次当治本，阴虚则益血，阳虚则补气，气血两虚则气血兼补，久以持之。《先醒斋医学广笔记·中风·治法大略》

29. 有热盛生风而为卒仆偏枯者，以麻、桂、乌、附投之则殆，当以河间法治之。《杂病证治准绳·诸中门》

30. 治法先以降心火为主，或清心汤，或泻心汤，大作剂料服之，心火降则肝木自平矣。次以防风通圣散汗之，或大便闭塞者，三化汤下之。内邪已除，外邪已尽，当以羌活愈风汤常服之。宣其气血，导其经络，病自已矣。《杂病证治准绳·诸中门》

31. 中风一症，病在血分，多属肝经；肝主风木，故名中风，奈何自唐宋名家以来，竟以风字看重，遂多用表散之药。《景岳全书·古方八阵·散阵·愈风汤》

32. 火虚者，宜大补元煎、右归饮、右归丸、八味地黄丸之类主之，庶可以益火之源；水虚者，宜左归饮、左归丸、六味地黄丸之类主之，庶可以壮水之主。若气血俱虚，速宜以大补元煎之类，悉力挽回，庶可疗也。《景岳全书·非风》

33. 病有阴阳表里虚实缓急之殊，医有寒温汗下补泻轻重之异，不知此，不足以临病矣。故立中风八法，以应仓卒之变。《金匮翼·卒中八法》

34. 盖病千变，药亦千变，凡病皆然，不独中风。《金匮翼·卒中八法》

35. 一曰开关，宜白矾散、急救稀涎散。二曰固脱，宜参附汤。三曰泄大邪，宜小续命、三化汤。四曰转大气，宜八味顺气散、匀气散。五曰逐痰涎，宜涤痰汤、清心散。六曰除热风，宜竹沥汤、地黄煎。七曰通窍隧，宜苏合香丸、至宝丹。八曰灸腧穴。《金匮翼·中风》

36. 缓肝之急以息风，滋肾之液以驱热，气重以镇之，介类以潜之，酸味以收之，复入滋肝以凉肝，引之导之，浮阳内风，勿令鼓动。《临证指南医案·中风门》

37. 或曰：君言半身不遂，亏损元气，是其本源，何以亏至五成方病？愿闻其说。余曰：……若元气一亏，经络自然空虚……实因气亏得半身不遂，以致跌仆。《医林改错·半身不遂本源》

38. 补阳还五汤　此方治半身不遂，口眼㖞斜，语言謇涩，口角流涎，大便干燥，小便频数，遗尿不禁。《医林改错·瘫痿论》

（二）治法

随着中医学的发展，脑卒中的治法不断完善。由于不同历史时期医家对于脑卒中病机的认识有所不同，故在其指导下的治法方药亦有所不同。按照不同的证型，分为祛风化痰、化痰息风通络、化痰开窍、平肝息风、理气化痰、清热化痰、益气活血、温经养血通络、补益肝肾、通腑等治法。其中一些方剂设立之初并非为脑卒中所设，在历史发展中古代医家发现这些方剂亦可以治疗脑卒中。还有一些方剂，存在着同名异方的情况，这些不同组成的方剂中亦有可以治疗脑卒中的方剂。另外还有一些经典方剂，自设立之初至今广泛应用于临床。

1. 祛风化痰

唐宋时期及其以前治疗脑卒中多以外风立论，故一些医家常用具有祛散外风、化痰功效的药物，临床辨证使用祛风化痰法治疗脑卒中，古籍中常见的方剂有小续命汤类方剂、疏风汤、侯氏黑散、芎劳汤等。

（1）小续命汤

方剂出处：东晋 陈延之《小品方》。

功用主治：治卒中风欲死，身体缓急，口目不正，舌强不能语，奄奄忽忽，神情闷乱。诸风服之皆验，不令人虚方。

药物组成：麻黄、防己、人参、黄芩、桂心、甘草、芍药、川芎、杏仁（各一两），附子（一枚）、防风（一两半）、生姜（五两）。

煎服方法：以水九升，煮取三升，分三服。

按语：东晋医家陈延之所著《小品方》中首次提到了"小续命汤"之名，并提出了"诸风服之皆验"，证实了该方治疗脑卒中效果显著。在古今录验续命汤的基础上药味由9味变为12味，主药剂量降至一两，主治扩至所有风证，此时的处方已经基本接近《备急千金要方》中的小续命汤，唐代医家孙思邈《备急千金要方》中载该方为治风剂之首，后又提出大续命汤、西州续命汤、大续命散、续命煮散在内的五首续命汤类方用于治疗脑卒中[1-2]。北宋政府编纂的《圣济总录》中也记载了小续命汤可以治疗脑卒中[3]。金元后，随着脑卒中病因学说产生了由外因到内因的巨大转折，小续命汤的临床应用也产生了较大的争议，有医家认为续命汤类方剂是祛风解表之剂，不应用于治疗脑卒中。但也有少数持赞同观点者，如明代医家虞抟在《医学正传》中提到小续命汤治疗"中风"，并对几类续命汤进行了详细鉴别[4]。清代徐灵胎非常认同唐代医家的观点，他在《兰台轨范》中提到小续命汤为脑卒中主方，应因证加减、因人而异，他也通过《洄溪医案·三家医案合刻》记录以小续命汤治愈脑卒中患者的医案来说明该方剂具有良好的临床疗效[5]。

（2）疏风汤

方剂出处：元　罗天益《卫生宝鉴》。

功用主治：治半身不遂麻木，及语言微涩。

药物组成：麻黄三两（去节），杏仁（去皮）、益智仁各一两，甘草（炙）、升麻各半两。

煎服方法：每服五钱，水一小碗，煎至六分，去渣，温服。

按语：疏风汤最早见于元代医书《卫生宝鉴》[6]，是麻黄汤去桂枝加益智仁和升麻所成，用于治疗半身不遂。在《东医宝鉴》一书中提出煎煮时加姜片[7]，后世医书中提出"忌冬月服"。其方药组成在历史发展中未发生明显变化，在明代医家施沛《祖剂》中称为洁古疏风汤，《保幼新编》中提出加减疏风汤，并针对不同的肢体症状提出了药物加减[8-9]。

（3）侯氏黑散

方剂出处：东汉　张机《金匮要略》。

功用主治：治大风四肢烦重，心中恶寒不足者。

药物组成：菊花（四十分）、白术（十分）、细辛（三分）、茯苓（三分）、牡蛎（三分）、桔梗（八分）、防风（十分）、人参（三分）、矾石（三分）、黄芩（五分）、当归（三分）、干姜（三分）、芎䓖（三分）、桂枝（三分）。

煎服方法：上十四味，杵为散，酒服方寸匕，日一服，初期服二十日，温酒调服，禁一切鱼肉、大蒜，常宜冷食，六十日止，即药积腹中不下也。热食即下矣，冷食自能助药力。

按语：有医家将侯氏黑散称为"中风第一方"。方中君药为菊花，菊花得金水之精，能制火而平木，木平则风息，火降则热除，故以为君；防风、细辛以祛风散邪；人参、白术以健脾益气；黄芩以清热坚阴，一可清风化之热，二能减姜、桂之燥热；当归、川芎以补血养血，既可养血治其血虚、填络脉空虚，又能活血，血行风自灭；茯苓通心气而行脾湿，桔梗以和膈气；姜、桂温阳；牡蛎、白矾，酸敛涩收，敛阴截痰、填塞空窍，又能祛空窍顽痰，牡蛎为咸寒之品，阴中之阳，还可引火下达肾水。加酒服者，以行药势也。全方共奏祛风清热化痰、益气养血填窍之功。对于病机之"风""火""痰"

"虚""气""血"六方面都能进行干预，符合脑卒中的复杂病机。[10-12]

（4）芎䓖汤

方剂出处：唐 孙思邈《备急千金要方》。

功用主治：主卒中风，四肢不仁，善笑不息。

药物组成：芎䓖（一两半），黄芩、石膏、当归、秦艽、麻黄、桂心、干姜、甘草（各一两），杏仁（二十一枚）。

煎服方法：上十味，哎咀，以水九升，煮取三升。

按语：芎䓖汤首见于唐代孙思邈《备急千金要方》，主治"卒中风，四肢不仁、善笑不息"[13]。后世多沿用原方，在《外台秘要》中提出了服药禁忌[14]。宋代《圣济总录》中记载了两种芎䓖汤，其一药物组成及主治功效同《备急千金要方》所载[15]；另一种芎䓖汤药物组成为芎䓖、防风、石膏、桂、人参、麻黄、杏仁、干姜、当归、羌活、甘草，用来治疗金疮中风、角弓反张。在宋代医书《三因极一病证方论》中也记载了芎䓖汤，其药物组成为芎䓖和当归，主治妇人产后失血过多。该方存在同名异方的情况，在临床使用时要注意区分。

2.化痰息风通络

（1）半夏白术天麻汤

方剂出处：清 程钟龄《医学心悟》。

功用主治：风痰上扰证。

药物组成：半夏（一钱五分），天麻、茯苓、橘红（各一钱），白术（三钱），甘草（五分），生姜（一片），大枣（二枚）。

煎服方法：水煎服。

按语：众多文献提出半夏白术天麻汤首见于《医学心悟》[16]，但早在明代医家董宿《奇效良方》中也提到过半夏白术天麻汤[17]，其方药组成稍有不同，《奇效良方》中多了苍术、人参、神曲、炒麦芽、炒黄芪、泽泻、草果这几味药物，主要治疗眩晕。后在明代医书《万密斋·保命歌括》《医学入门万病衡要》《治法汇》等中均提到该方可以治疗痰厥头痛、头晕目眩。《证治准绳类方》中提出该方可以治疗内风，为后世用半夏白术天麻汤治疗脑卒中提供依据[18]。

（2）导痰汤

方剂出处：元 危亦林《世医得效方》。

功用主治：一切痰，头目旋晕，或痰饮留积不散。

药物组成：半夏（洗七次，四两），天南星（炮，去皮）、橘红、枳实（去穰，麸炒）、赤茯苓（去皮，各一两），甘草（炙，半两）。

煎服方法：上锉散。每服四钱，水二盏，生姜十片，煎八分，食后温服。

按语：导痰汤由《太平惠民和剂局方》二陈汤衍化而来，功效是燥湿豁痰，行气开郁[19]。主治痰涎壅盛、胸膈痞塞，或咳嗽恶心、饮食少思。可见导痰汤最初并非治疗脑卒中的方剂，直至明代医家张洁在《仁术便览》中将导痰汤归属于中风篇后才将导痰汤和脑卒中联系起来，明代医家李中梓在《医宗必读》中提出导痰汤治疗痰饮头痛，同时期还有医家提出导痰汤治疗痰厥[20]。可以肯定的是，导痰汤可以治疗一切痰浊所致疾病，且并不局限于某一身体部位。在历史发展中，导痰汤的主要药物组成及剂量未发生明显改变，药物组成即二陈汤加南星、枳实。明朝医家殷之屏在《医方便览》中提出顺气导痰汤治疗痰涎壅盛、肢体麻木，也被后世沿用[21]。明朝医家龚廷贤在《寿世保元》中在原方基础上加清热解毒药物并更改煎服方法组成清热导痰汤，治疗脑卒中痰涎壅盛、不省人事[22]。朝鲜医家许浚在《东医宝鉴》中提出针对不同症状的导痰汤加减，例如顺气导痰汤、祛风导痰汤、宁神导痰汤[23]。导痰汤治疗脑卒中具有良好疗效，现代临床应用广泛。

（3）青州白丸子

方剂出处：北宋　官修《太平惠民和剂局方》。

功用主治：风痰入络，手足麻木，半身不遂，口眼歪斜，痰涎壅塞，以及小儿惊风，大人头风，妇人血风。

药物组成：白附子（二两，生用）、半夏（白好者，水浸洗过，七两，生用）、天南星（二两，生用）、川乌头（去皮、脐，半两，生用）。

煎服方法：常服二十丸，生姜汤下，不拘时。

按语：青州白丸子首见于《太平惠民和剂局方》，此方本用青州范公泉之水澄粉，故方以地名。本方开痰降浊药物，川乌、白附子、天南星、半夏皆生用，而澄浸去毒，又是制炼之一法，去除毒性而药性仍在。使用本方要注意痰热内闭者禁用。其方药组成在历史发展中未发生明显改变，后世医书《医宗必读》《杂病心法要诀》《中风斠诠》其组成剂量及煎服方法同《太平惠民和剂局方》[24-27]。

（4）醒风汤

方剂出处：元　李仲南《永类钤方》。

功用主治：治中风痰涎壅盛，口眼歪斜，半身不遂。

药物组成：半夏（生）、防风（各一两），全蝎（去毒，三个），白附子（生）、川乌（生）、南星（生）、木香、甘草（炙，各半两）。

煎服方法：每服半两，水一盏，姜十片煎，温服。

按语：本方最早见于宋代《太平惠民和剂局方》，名为大醒风汤，药物组成为南星、防风、独活、附子、甘草、全蝎，功用主治为"中风痰厥，涎潮昏晕，手足搐搦，半身不遂，及历节痛风，筋脉挛急"。本方在大醒风汤的基础上加入川乌和木香以增强通络之力，易附子为白附子以减轻方之火热之性[28-29]。

3. 化痰开窍

脑卒中可见神志不清、神昏谵语、精神昏愦、昏不知人、不能言语等症状。古代医家认为这是由痰涎壅塞心窍、神窍所致，故临床常用化痰开窍法治疗这类症状。临床要根据寒热的不同，使用不同的开窍剂。

（1）安宫牛黄丸

方剂出处：清 吴瑭《温病条辨》。

功用主治：治疗热闭心包、神昏谵语。

药物组成：牛黄、郁金、犀角、黄连、黄芩、山栀、朱砂、雄黄（各一两），梅片、麝香（各二钱五分），珍珠（五钱）。

煎服方法：上为极细末，炼老蜜为丸，每丸一钱，金箔为衣，蜡护。

按语：安宫牛黄丸是中医治疗热闭急症的"凉开三宝"之一，具有清热解毒、豁痰开窍的功效，常常将最早出现在《太平惠民和剂局方》中的牛黄清心丸追溯为安宫牛黄丸的祖方，细酌其方药组成，后世推测此方或是因古文错简混入了《金匮要略》薯蓣丸的组成。明代医家万全《痘疹世医心法》中所载的牛黄清心丸，此方之中具开窍、重镇、清热、宁心四法，为后世安宫牛黄丸的组方来源。吴鞠通继承叶桂煎汤送服牛黄丸以助开窍之法，重新创制牛黄丸的药物组成，在制丸时大量使用芳香辟秽及重镇定惊之品，最终形成安宫牛黄丸方[30-31]。

（2）牛黄清心丸

方剂出处：明 李中梓《医宗必读》。

功用主治：治诸风缓纵不随，语言謇涩，怔忡健忘，头目眩冒，胸中烦郁，痰涎壅塞，精神昏愦，心气不足，神志不定，惊恐怕怖，悲忧惨戚，虚烦少睡，喜怒无时，癫狂昏乱。

药物组成：白芍药、麦门冬（去心）、黄芩、当归、防风、白术各一两半，柴胡、桔梗、芎䓖、白茯苓、杏仁（去皮尖，双仁，炒黄，别研）各一两二钱五分，神曲、蒲黄（炒）、人参各二两半，羚羊角、麝香、龙脑各一两，甘草（炒）五两，肉桂、大豆黄卷（碎炒）、阿胶（碎炒）各一两七钱半，白蔹、干姜（炮）各七钱五分，牛黄一两二钱，犀角二两，雄黄（水飞）八钱，干山药七两，金箔一千二百片，大枣一百枚（蒸，研膏）。

煎服方法：上除枣、杏仁、金箔、犀角、羚羊角、牛黄、雄黄、龙脑、麝香外，为细末，入余药和匀，炼蜜与枣膏为丸，每丸一钱，即于内分金箔四百片为衣，温水化服。

按语：牛黄清心丸还见于宋代《太平惠民和剂局方》，书中载"牛黄清心圆治诸风缓纵不随"，又治"心气不足"，药物组成繁多。后世考究发现该书所载牛黄清心丸乃混入薯蓣丸组成。随着历史发展，后世医家所载牛黄清心丸的组成未发生明显改变。其主治为诸风缓纵不随，语言謇涩，痰涎壅盛，心忪健忘，或发癫狂等症。清代医家吴世昌在《奇方类编》中提出另一种制法的牛黄清心丸，其组成为胆星、白附子、郁金、半夏、川乌。将上面五味药研为粗末，混入牛胆汁后放入牛胆内，风干一年后加芒硝、辰砂、硼硝、冰片、麝香研成细末，稀糊为丸，金箔为衣[32-33]。

（3）至宝丹

方剂出处：明　熊宗立《名方类证医书大全》。

功用主治：治诸痫、急惊、卒中、客忤。

药物组成：安息香（一两半，为末），无灰酒（飞过，滤去沙石，约取一两，慢火熬成膏，入药内用），琥珀（研）、朱砂、雄黄（各一两，研，水飞），金箔（五十片半，为衣），银箔（五十片，研），龙脑、麝香（各一分），牛黄（半两，各研），生乌犀角（镑）、生玳瑁屑（各一两）。

煎服方法：上生乌犀角、玳瑁捣罗为细末，研入余药令匀，将安息香膏以重汤煮，凝成和搜为剂。如干，即入少熟蜜，丸如梧桐子。二岁服二丸，人参汤化下，大小以意加减。

按语：至宝丹具有化浊开窍、清热解毒之功效，主治痰热内闭心包证，亦治脑卒中痰热内闭者，症见神昏谵语，身热烦躁，痰盛气粗，舌绛苔黄垢腻，脉滑数。《小儿药证直诀》提出该方除治疗小儿急惊心热、卒中客忤、不得眠睡外，还可以治疗成人卒中急风不语，其方药组成至今仍沿用古方[34-36]。

（4）苏合香丸

方剂出处：明　龚廷贤《万病回春》。

功用主治：治男妇中风中气，牙关紧闭，口眼歪斜，不省人事并传尸。

药物组成：沉香、木香、丁香、白檀香、安息香（酒熬膏）、麝香、香附米、白术、诃子肉、荜茇、朱砂、犀角（镑）各一两，乳香、片脑、苏合香油（入息香膏内）各五钱。

煎服方法：上将各味咀成片，为细末，入片脑、麝香、安息香、苏合香油同药搅匀，炼蜜为丸，每丸重一钱，用蜡包裹。每用大人一丸、小儿半丸，去蜡皮，以生姜汁化开擦牙关，另煎姜汤少许，调药灌下。

按语：苏合香丸出自唐代《玄宗开元广济方》，原名"吃力伽（白术丸）"。《太平惠民和剂局方》改名苏合香丸，因其版本规范，校正明确，故论苏合香丸时常选用《太平惠民和剂局方》。传承过程中其组成未见明显改变。宋代医书中描述苏合香丸的首要主治疾病是肺痿。从明代开始，医书中就提到该方可以治疗脑卒中。至清代，医家将苏合香丸与安宫牛黄丸、至宝丹等并列为开闭剂[37-40]。

（5）三生饮

方剂出处：北宋　官修《太平惠民和剂局方》。

功用主治：治卒中，昏不知人，口眼歪斜，半身不遂，咽喉作声，痰气上壅。

药物组成：南星（生用，一两），木香（一分），川乌（生，去皮）、附子（生，去皮）各半两。

煎服方法：每服半两，水二大盏，姜十五片，煎至八分，去滓，温服，不拘时候。

按语：三生饮出自《太平惠民和剂局方》，主治卒中，昏不知人，口眼歪斜，半身不遂，兼治痰厥、气厥，及气虚眩晕。在宋代陈自明《妇人大全良方》中首次提到三生饮的加减，另有明代医家李梴在《医学入门》中提到去川乌名星附汤。明代龚信《古今医鉴》载"若真气虚，而风邪所乘，加人参一两"，提出气虚病人三生饮加人参，后世医家多沿用此方[41-43]。

（6）涤痰汤

方剂出处：明　董宿《奇效良方》。

功用主治：治中风痰迷心窍，舌强不能言。

药物组成：南星（姜制）、半夏（汤洗七次）各二钱半，枳实（麸炒，二钱），茯苓（去皮，二钱），橘红、石菖蒲、人参（各一钱），竹茹（七分），甘草（半钱）。

煎服方法：上作一服，水二盏，生姜五片，煎至一盏，食后服。

按语：涤痰汤最早见于南宋《仁斋直指方论》"涤痰汤豁痰而顺气"。该条文虽记载了涤痰汤豁痰顺气之功用，但没有列出方药组成。后明代《奇效良方》中首次提到涤痰汤的药物组成，用以治疗"中风痰迷心窍，舌强不能言"。《奇效良方》涤痰汤在保留温胆汤治法功用的基础上，加入天南星以增加半夏化痰之力，增人参、石菖蒲以作扶正开窍增智之用，用以治疗舌强不语、手足不遂之中风痰迷。清代《成方切用》分析认为，人参、茯苓、甘草补心益脾而泻火，陈皮、南星、半夏利气燥湿而祛痰，菖蒲开窍通心，枳实破痰利膈，竹茹清燥开郁，使痰火降则经通而舌柔。陈实功的《外科正宗》所载涤痰汤，在《奇效良方》涤痰汤的基础上，删减了开窍之石菖蒲与生姜，易姜制南星为胆南星，再加黄连以清泻火热，更入麦门冬以滋肺阴，入桔梗以宣肺祛痰，增加了主治范围，用以治疗心火克肺金，久不愈之肺痿[44-46]。

4. 平肝息风

金元以后，肝风内动被认为是脑卒中发病的重要病因，古代医家认为脑卒中发病时的头晕目眩、肢体偏枯都属于肝风作祟，故镇肝息风、凉肝息风等平肝之法在治疗脑卒中时使用广泛，临床代表方剂有镇肝熄风汤、起痿汤、养脑利肢汤、羚角钩藤汤等。

（1）镇肝熄风汤

方剂出处：近代　张锡纯《医学衷中参西录》。

功效主治：主治内中风，头晕目眩，目胀耳鸣，脑部热痛，面色如醉，心中烦热，或时常嗳气，或肢体渐觉不利，口眼渐歪斜。

药物组成：怀牛膝、生赭石、生龙骨、生牡蛎、生龟板、生杭芍、玄参、天冬、川楝子、生麦芽、茵陈、甘草。

煎服方法：水煎服。

按语：张锡纯用此方治疗内中风，其病机为肝肾阴虚，肝阳化风。肝肾阴虚，肝阳偏亢，阳亢化风，风阳上扰，故见头晕目眩、目胀耳鸣、脑部热痛、面红如醉；肝阳偏亢，气血随之逆乱，遂致卒中。轻则风中经络，肢体不利，口眼歪斜；重则风中脏腑，眩晕颠仆，不省人事。方中怀牛膝归肝肾经，入血分，性善下行，故重用以引血下行，并有补益肝肾之效，为君。代赭石质重沉降，镇肝降逆，合牛膝以引气血下行，急治其标；龙骨、牡蛎、龟板、白芍益阴潜阳，镇肝息风，共为臣药。玄参、天冬下走肾经，滋阴清热，合龟板、白芍滋水以涵木，滋阴以柔肝；肝为刚脏，性喜条达而恶抑郁，过用重镇之品，势必影响其条达之性，故又以茵陈、川楝子、生麦芽清泻肝热，疏肝理气，以遂其性，以上俱为佐药。甘草调和诸药，合生麦芽能和胃安中，以防金石、介类药物碍胃，为使[47-48]。

（2）起痿汤

方剂出处：近代　张锡纯《重订医学衷中参西录》。

功用主治：治因脑部充血以致肢体痿废，迨脑充血治愈，脉象和平，而肢体仍痿废者，徐服此药，久自能愈。

药物组成：生箭芪（四钱）、生赭石（轧细，六钱）、怀牛膝（六钱）、天花粉（六钱）、玄参（五钱）、柏子仁（四钱）、生杭芍（四钱）、生明没药（三钱）、生明乳香（三钱）、䗪虫（大的，四枚）、制马钱子（末，二分）。

煎服方法：共药十一味。将前十味煎汤，送服马钱子末。至煎渣再服时，亦送服马钱子末二分。

按语：起痿汤是张锡纯在《重订医学衷中参西录》中提出的镇肝熄风汤类的方剂，主要用于治疗脑卒中后遗症期[49]。本方治疗脑卒中后气虚阳亢、脉络瘀阻所致肢体痿废，故用黄芪补气，怀牛膝、代赭石降逆，天花粉、玄参、白芍滋阴清热，柏子仁养血，因久病入络，故使用乳香、没药、䗪虫、制马钱子活血通络。与起痿汤相似的方剂还有同书中的干颓汤，干颓汤的组成为生箭芪五两、当归一两、甘枸杞果一两、净杭萸肉一两、生滴乳香三钱、生明没药三钱、真鹿角胶（捣碎）六钱。用于治疗脑贫血中期"肢体痿废，或偏枯，脉象极微细无力"[50]。

（3）养脑利肢汤

方剂出处：近代　张锡纯《重订医学衷中参西录》。

功用主治：肢体已能运动，而仍觉无力。

药物组成：野台参（四钱）、生赭石（轧细，六钱）、怀牛膝（六钱）、天花粉（六钱）、玄参（五钱）、柏子仁（四钱）、生杭芍（四钱）、生滴乳香（三钱）、生明没药（三钱）、威灵仙（一钱）、䗪虫（大的，四枚）、制马钱子末（二分）。

煎服方法：共药十一味，将前十味煎汤，送服马钱子末。至煎渣再服时，亦送服马钱子末二分。

按语：养脑利肢汤是针对"服前方若干剂后，肢体已能运动，而仍觉无力者"，也是张锡纯在《重订医学衷中参西录》中提出的镇肝熄风汤类方[51]。张锡纯认为，镇肝熄风汤用于脑充血早期，起痿汤用于脑充血中期，养脑利肢汤用于脑充血晚期，养脑利肢汤与起痿汤相比，易黄芪为野台参，增加补气功效。

（4）羚角钩藤汤

方剂出处：清　俞根初《通俗伤寒论》。

功效主治：肝热生风证。

药物组成：羚角片、霜桑叶、京川贝、鲜生地、双钩藤、滁菊花、茯神木、生白芍、生甘草、淡竹茹。

煎服方法：水煎服。

按语：本方首见于《通俗伤寒论》，书中主治证为温热病邪传入厥阴，肝经热盛，热极动风。全方以清热凉肝息风为主，佐以养阴增液舒筋。方中羚羊角咸寒，入肝经，善于凉肝息风；钩藤甘寒，入肝经，清热平肝，息风解痉。二药合用，相得益彰，清热凉肝，共为君药。配伍霜桑叶、滁菊花清热平肝，以加强凉肝息风之效，共为臣药。风火相煽，最易耗阴劫液，故用鲜地黄凉血滋阴，白芍养阴泄热，柔肝舒筋，二药与甘草相伍，酸甘化阴，养阴增液，舒筋缓急，以加强息风解痉之力；邪热每多炼液为痰，故又以川贝母、鲜竹茹清热化痰；热扰心神，以茯神木平肝宁心安神，以上俱为佐药。甘草兼调和诸药[52]。

5.理气化痰

气是推动人体各项生理功能正常运行的基础。早在明代，医家就已经开始重视调气在治疗脑卒中时的重要作用，提出"初得病，即当顺气""治痰先治气，气顺则痰清"。古代医家认为，由情志不调引起的脑卒中更应重视调气的作用。气滞可导致痰、瘀。反之，痰瘀又会导致气滞、气虚。临床气、痰、瘀病机复杂，常在一方中同时配伍理气、化痰、活血的药物。本条治法所列方剂与前文所述化痰通络、化痰息风所列方剂互为补充，临床使用时还需多加临证思考。理气化痰的代表方剂有乌药顺气散、木香调气散、八味顺气散、星香散等。

（1）乌药顺气散

方剂出处：北宋　官修《太平惠民和剂局方》。

功用主治：治男子、妇人一切风气，攻注四肢，骨节疼痛，遍身顽麻，头晕目眩及瘫痪、语言謇涩、筋脉拘挛。

药物组成：麻黄（去根、节）、陈皮（皮瓢）、乌药（去木）各二两，白僵蚕（去丝、嘴，炒）、川芎、枳壳（去瓢，麦炒）、甘草（炒）、白芷、桔梗各一两，干姜（炮）半两。

煎服方法：上为细末，每服三钱，水一盏，姜三片，枣一枚，煎至七分，温服。

按语：乌药顺气散首见于宋代《太平惠民和剂局方》，由十味药组成，主治"男子、妇人一切风气"[53]。明代医家龚信在《古今医鉴》中详细记载了不同变证的加减[54]。后世在《明医杂著》《寿世保元》《医门法律》等多本著作中均有记载，方药组成及煎法无明显变化。

（2）木香调气散

方剂出处：明　李中梓《医宗必读》。

功用主治：体实中气，恼怒气逆，猝然昏倒，牙噤面青，口鼻气粗。

药物组成：白豆蔻（研）、丁香、檀香、木香各二两，藿香、甘草（炙）各八两，砂仁四两。

煎服方法：上为细末，每服二钱，沸汤入盐少许点服。

按语：木香调气散见于明代医家李中梓的著作《医宗必读》，又名木香调气饮。书中该方用来治疗"气中"，李中梓认为"气中"是由七情内伤所致痰盛昏迷、牙关紧闭、气逆而为病。该方药物组成在后世沿用，未发生明显改变。清代著作《医学心悟》和《医碥》中也提到用木香调气散治疗"气中"，其"气中"指七情气结，或怒动肝气，以致气逆痰壅，牙关紧急，极与中风相似。后又有清代郑玉坛《彤园妇人科》记载木香调气散治疗"中气"，其症状表现为卒然仆倒，不省人事，牙关紧急，身冷，肢冷[55-58]。

（3）八味顺气散

方剂出处：南宋　严用和《严氏济生方》。

功用主治：有风之人，先宜服此，次进治风药。

药物组成：白术、白茯苓（去皮）、青皮（去白）、香白芷、陈皮（去白）、天台乌药、人参各一两，甘草（炙）半两。

煎服方法：上为细末，每服三钱，水一大盏，煎至七分，温服，不拘时候。

按语：八味顺气散中含有四君子汤，意在先益气，气利则可化痰。方中补气顺气并行，无壅塞之患矣，此标本兼施之治也。其药物组成在历史发展中多沿用前方，无明显改变。《古今医鉴》中提到了临证加减，清代医书《中风斠诠》中对该方治疗脑卒中进行了解析[59-61]。

（4）星香散

方剂出处：元 李仲南《永类钤方》。

功用主治：中风痰盛。

药物组成：南星（炮，二钱），木香、净陈皮（各一钱），全蝎（二个，焙），甘草（炙，半钱）。

煎服方法：锉散，每服一钱，姜三片煎。

按语：本方药物组成简单，是治疗中风痰盛证的常用方。方中南星用量最大以化痰，陈皮、木香行气利痰，全蝎息风通络，甘草调和诸药。在《明医指掌·真中风》中提到了星香散，由牛胆南星和木香构成，治疗风痰入络，后世医家在原方基础上增加了理气通络之药物以增强功效，《成方切用·卷九上·除痰门·星香散》中提出体虚之人用四君子汤或六君子汤送服[62-64]。

6. 清热化痰

痰热证在脑卒中是一个常见证型，多由于邪热炽盛，煎灼津液，酿成痰火，痰火内积，熏灼肝经，筋脉失其濡养，上蒙元神，滞于经络隧窍，致气血运行不畅。症见半身不遂、口眼歪斜、高热、神昏、谵语、舌黄厚或黄腻、脉滑数或弦滑数等。常用方剂有风引汤、清热化痰汤、凉膈散、清心散等。

（1）风引汤

方剂出处：东汉 张机《金匮要略》。

功用主治：大人风引瘫痪，小儿惊痫瘛疭，日数十发。

药物组成：大黄、干姜、龙骨（各四两），桂枝（三两），甘草、牡蛎（各二两），滑石、石膏、寒水石、赤石脂、白石脂、紫石英（各六两）。

煎服方法：杵筛，取三指撮，煮三沸，温服。

按语：风引汤出自《金匮要略》，书中认为风邪内并，则火热内生，故以大黄为君药，又用了石膏、滑石等寒凉药物，除热瘫痫。后世医家多沿用原药物组成，后世医书《医门法律》《重订医学衷中参西录》中对该方进行了详细的解读[65-67]。

（2）清热化痰汤

方剂出处：清　吴谦《杂病心法要诀》。

功用主治：治内发，谓痰火内发之病也。此病之来，必有先兆，如神短忽忽，言语失常，上盛下虚，头眩脚软，皆痰火内发之先兆也。

药物组成：人参、白术、茯苓、甘草、橘红、半夏、麦冬、黄芩、黄连、石菖蒲、枳实、竹茹、南星、木香。

煎服方法：水煎服。

按语：清热化痰汤由清代医家吴谦在《杂病心法要诀》中提到，治中风痰热，神气不清，舌强难言。后医家郑玉坛《彤园妇人科》提到可以治疗"孕妇痰火迷心窍，神思恍惚，舌强难言，头晕足软，脉滑数，形气虚者"[68-69]。方中用参、苓、术、草以补气，木香、枳实以利气，橘、半、南星以化痰，黄芩、黄连以泻热，菖蒲通心，麦冬、竹茹清心、清热化痰、扶正并行。

（3）凉膈散

方剂出处：明　张洁《仁术便览》。

功用主治：治中风，心经痰气壅塞，不能言语。

药物组成：连翘（一钱），山栀、大黄、薄荷、黄芩（各五分），甘草（一钱半），芒硝（二分半），黄连（五分）。

按语：凉膈散首见于《太平惠民和剂局方》，主治上中焦邪郁生热证。明代医家张洁在《仁术便览》中提到凉膈散"治中风，心经痰气壅塞，不能言语"[70]。至清朝，已有多位医家提出凉膈散可以治疗脑卒中，如陈修园在《医学从众录》中将凉膈散归于中风篇。张山雷在《中风斠诠》中提到"虽非为中风而设，然内风暴动之病，亦无不膈热如焚，以致化风上扰，昏眩无知，苟能泄导其热，则气血之上菀者，自然投匕而安"[71]。另外，清代吴仪洛在《成方切用》中提到了凉膈散的衍生方清心散，即凉膈散加黄连、竹叶，煎成，去渣，入蜜少许，温服。

（4）清心散

方剂出处：清　吴仪洛《成方切用》。

功用主治：中风证，大率风木合君相二火主病，多显膈热之证。

药物组成：凉膈散加黄连、竹叶。

煎服方法：煎成，去渣，入蜜少许，温服。

233

按语：清心散是凉膈散的衍生方，因火邪火毒性质炎上，胸膈易受侵犯，清心散较凉膈散多清心、宁神之功。医书中还有另一种组成的清心散，其药物组成为青黛、白硼砂、冰片、牛黄、薄荷，外治涂于舌面，主治舌强不语[72-73]。

7. 益气活血

王纶在《明医杂著》中言："古人论中风偏枯，麻木诸症，以气虚死血为言，是论其致病之根源。"明确指出气血亏虚是"中风"偏枯等后遗症发生的主要病机。清代医家王清任总结前人经验，博采各家所长，在《医林改错》中提出："元气既虚，必不能达于血管，血管无气，必停留而瘀。"认为气虚导致血瘀，又曰："半身不遂，亏损元气，是其本源。"认为脑卒中为气虚所致，当以益气活血化瘀为治则，创立了补阳还五汤。张锡纯所创补脑振痿汤也具有益气活血的功效。

（1）补阳还五汤

方剂出处：清　王清任《医林改错》。

功用主治：此方治半身不遂，口眼歪斜，语言謇涩，口角流涎，大便干燥，小便频数，遗尿不禁。

药物组成：黄芪（四两，生）、归尾（二钱）、赤芍（一钱半）、地龙（一钱，去土）、川芎（一钱）、桃仁（一钱）、红花（一钱）。

煎服方法：水煎服。

按语：本方既是益气活血法的代表方，又是治疗脑卒中后遗症的常用方。临床应用以半身不遂，口眼歪斜，舌暗淡，苔白，脉缓无力为辨证要点。本方重用补气药与少量活血药相伍，使气旺血行以治本，祛瘀通络以治标，标本兼顾；且补气而不壅滞，活血又不伤正。合而用之，则气旺、瘀消、络通，诸症向愈[74-75]。

（2）补脑振痿汤

方剂出处：近代　张锡纯《重订医学衷中参西录》。

功用主治：治肢体痿废偏枯，脉象极微细无力，服药久不愈。

药物组成：生箭芪（二两）、当归（八钱）、龙眼肉（八钱）、杭萸肉（五钱）、胡桃肉（五钱）、䗪虫（大者，三枚）、地龙（去净土，三钱）、生乳香（三钱）、生没药（三钱）、鹿角胶（六钱）、制马钱子末（三分）。

煎服方法：前九味煎汤两盅半，去渣，将鹿角胶入汤内融化，分两次送服制马钱子末一分五厘。

按语：补脑振痿汤是张锡纯创立的镇肝息风类方中的一首，与其他几个类方相比，补脑振痿汤侧重于治疗脑贫血后期肢体痿废。方中重用黄芪，大补元气，气旺则血行，瘀血自去；龙眼肉、山萸肉与鹿角胶，温肾助阳，填精生髓，倍加温煦；与当归相配，化阳生血；没药、乳香相配破气活血，辅助地龙增加活血通络之力；诸药合用，共奏益气养血，化瘀通络之功[76]。

8. 温经养血通络

血是构成与维持人体生命活动的基本物质。血虚寒凝、外风侵袭经络等因素均会导致血的生理功能及运行失常，血瘀或血虚均可以导致脑卒中的发生。早在宋代就有医家提出"治风先治血"的理论，治疗脑卒中注重血及其生理功能，临床常用方剂有三圣散、黄芪五物汤、大秦艽汤、铁弹丸等。

（1）三圣散

方剂出处：南宋　王璆《是斋百一选方》。

功用主治：大治手足拘挛，口眼歪斜，左瘫右痪，骨节酸疼，脚弱无力，行步不正，一切风疾。

方剂组成：当归（洗，焙）、肉桂（去皮）、延胡索（灰炒）。

煎服方法：上等分，为细末，每服二钱，温酒调下，空心临卧日进三服。

按语：三圣散在历史发展中存在着同名异方的情况，上文所述三圣散，药物组成为当归、肉桂、延胡索，治疗脑卒中拘挛脚弱，行步不正，口眼歪斜，在《是斋百一选方》中三圣散又名舒筋散。在明代医家董宿所著《奇效良方》中，三圣散的组成为没药、琥珀、干蝎（活血），研末后需用梨汁送服，主治"中风舌强不语"，服药后需要吐出痰涎[77-79]。古籍中还记载了另一种涌吐剂三圣散，药物组成为防风、藜芦、瓜蒂，治疗痰涎壅盛，无汗表实证。临床使用时需要加以鉴别。

（2）黄芪五物汤

方剂出处：清　吴谦《删补名医方论》。

功用主治：治风痹身无痛，半身不遂，手足无力，不能动履者。

药物组成：黄芪（蜜炙，六钱）、白芍药（酒炒，三钱）、桂枝（嫩枝连皮，三钱）、生姜（外皮，三钱）、大枣（去核，四枚）。

煎服方法：水煎服。

按语：黄芪五物汤即《金匮要略》中黄芪桂枝五物汤，用来治疗血痹、肢体不仁。后世医家提出该方可以治疗身痛、半身不遂、手足无力等症状，并提出其临证加减[80-81]。

（3）大秦艽汤

方剂出处：金　刘完素《素问病机气宜保命集》。

功用主治：中风，外无六经之形证，内无便溺之阻格，手足不能运动，舌强不能言语。

药物组成：秦艽（三两），甘草、川芎、当归、石膏、白芍药、川独活（各二两），细辛（半两），川羌活、防风、黄芩（各一两），吴白芷、白术、生地黄、熟地黄、白茯苓（各一两）。

煎服方法：上十六味，每服一两，水煎去渣，温服无时。

按语：大秦艽汤方中生地黄、熟地黄、当归、白芍药、川芎五味药，相当于四物汤加味用以补血养筋，同时养血和营而起到扶正散"虚邪"的作用。秦艽、羌活、独活、细辛、防风、白芷六味风药用于宣散阳气，开冲卫气结滞，使卫阳布散于表、温养于经筋。石膏、黄芩、甘草三味药的用意是预防方中风药"辛热开冲"不效而郁热加重，茯苓、白术是为顾护中土以防被郁滞的肝木所乘，上五药都有预防之意，使本方养血而不滞[82]。

（4）铁弹丸

方剂出处：南宋　陈无择《三因极一病证方论》。

功用主治：治男子妇人一切风疾。

药物组成：白附子、没药（别研）、虎胫骨（酒浸一宿，炙干）、全蝎、乌头（炮，去皮尖）、麻黄（不去节）、自然铜（烧存性，醋浸一宿）各一两，白花蛇（酒浸）半两，辰砂（别研）一分，五灵脂（一分），木鳖子（二十个，去皮别研，不入罗），脑、麝（各一分，别研），乳香（柳木捶研，一分）。

煎服方法：上为末，蜜丸弹子大。用无灰酒一升，浸一丸，分二十服。

按语：铁弹丸出自南宋陈无择《三因极一病证方论》，主治"男子妇人一切风疾"[83]。明代医家李中梓《医宗必读》载"此药极止疼痛，通经络，活血脉"[84]，此时药物组成已稍有变化。清代医籍《沈氏尊生书·杂病源流犀烛》《医碥》中沿用了李氏铁弹丸的药物组成，沿用至今。

9. 补益肝肾

唐宋时期及其以前对脑卒中病因的认识多为"外中风邪"，至宋金元时期才逐渐以内因致病的观点为主。明清时期明确提出脑卒中发生的根本原因是内虚，进而引致身内阳气变动，且主要为厥阴肝木阳亢生风。肾精肝血亏虚则水不涵木，致肝阳偏亢而生内风，多见上实下虚之象，应以滋液息风、补益肝肾之法治之。现代临床证明补益肝肾法更多适用于脑卒中后遗症期。常用方剂有羌活愈风汤、地黄饮子等。

（1）羌活愈风汤

方剂出处：明　张洁《仁术便览》。

功用主治：治肝肾虚，筋骨弱，语言难，精神昏愦，及治风湿内弱，风热体重，或瘦而一肢偏枯。

药物组成：羌活、甘草（炙）、防风（去芦）、黄芪（去芦）、人参（去芦）、蔓荆子、川芎、细辛（去芦、土、叶）、枳壳（去穰，麸炒）、地骨皮、麻黄（去节）、知母（去皮毛）、独活、白芷、杜仲（炒去丝）、秦艽（去芦）、柴胡（去苗）、半夏（汤洗，姜制）、厚朴（姜制）、熟地黄、防己、前胡（各二两），芍药、黄芩（去腐）、白茯苓（各三两），石膏、生地黄、苍术（各四两），官桂（一两）。

煎服方法：上锉，每服一两，水二盏煎至一盏，温服。如遇天阴，加生姜三片煎。空心服，临卧煎粗常服之。

按语：原书治疗"年近四旬，营卫不足，肝肾虚弱，风中经络，精神恍惚，语言不清，半身不遂，手足麻木，筋骨无力"。人参、黄芪补气；熟地、芍药以补血；桂枝扶卫通络；麻黄、川芎以调营；苍术、半夏、防己以除湿，治疗筋骨痿软；杜仲、生地黄滋阴养血，治疗筋骨拘急；病久必滞，枳壳、厚朴以行气；风多从燥化，故佐知母、石膏、黄芩以清之。全方内外兼顾，故能针对脑卒中之复杂病机，取得良好效果[85-86]。

（2）地黄饮子

方剂出处：北宋　官修《太平圣惠方》。

功用主治：治小儿中风，面引口偏，身体拘急，舌不能转。

药物组成：生地黄汁（三合）、竹沥（三合）、独活（三分，末）。

煎服方法：煎至四合去滓，不计时候，量儿大小，分减温服。

按语：地黄饮子出自金代刘河间《黄帝素问宣明论方》，后世有"河间地黄饮子"之称。《黄帝素问宣明论方·诸证门》曰："喑痱，足不履用，声音不出者，地黄饮子主之。"对于喑痱的证治描述，最早见于宋代《圣济总录·肾脏门》："治肾气虚厥，语声不出，足废不用。"《黄帝素问宣明论方》记载的地黄饮子与《圣济总录》记载的地黄饮，两方药物组成与功能主治大体相同，但煎煮方法有所不同，地黄饮子煎煮时除了加入生姜、枣之外，还需加入薄荷叶，以使本方清轻上行宣窍之力益著，可见河间地黄饮子源于《圣济总录》地黄饮方，并在其基础上有所发挥。自金代以后，明清有百余部中医常见经典古籍，均记载了地黄饮子方，其药物组成与《黄帝素问宣明论方》的记载基本一致，主治肾气虚弱所致的喑痱、中风、暴喑等病证[87-89]。

10. 通腑法

脑卒中多伴有腑实证，且腑实的程度影响着病情的发展变化，故通腑法是治疗脑卒中的基本法则之一。通腑法对后世有深远的指导意义，现在临床实践中，王永炎院士创立了化痰通腑法之星蒌承气汤，该方在临床应用中效果显著。古籍中常见的通腑方剂有三化汤。

（1）三化汤

方剂出处：明 虞抟《医学正传》。

功用主治：中风，外有六经之形证，先以加减续命汤随证治之；内有便溺之阻隔，复以此药利之。

药物组成：厚朴、大黄、枳实、羌活（各等分）。

煎服方法：上细切，每服三两重，水三升，煎至一升半，终日服之，以微利为度。

按语：三化汤主治中风入脏，热极闭结，历代古籍也有"三化汤"的相关记载，如元代杜思敬编辑的医学丛书《济生拔萃》、明代虞抟《医学正传》、明代吴正伦《脉症治方》、明代张洁《仁术便览》和清代程国彭《医学心悟》等，基本遵从了原方的药味及剂量。[90-92]

【古籍原文】

1. **小续命汤** 治卒中风欲死，身体缓急，口目不正，舌强不能语，奄奄忽忽，神情闷乱，诸风服之皆验，不令人虚方。麻黄、防己（《崔氏》、《外台》不用防己）、人参、黄芩、桂心、芍药、甘草、芎藭、杏仁（各一两），附子（一枚）、防风（一两半）、生姜（五两）。上十二味㕮咀，以水一斗二升，先煮麻黄三沸，去沫，纳诸药，煮取三升。分三服，甚良。不瘥，更合三四剂，必佳。取汗随人风轻重虚实也。有人脚弱，服此方至六七剂得瘥。有风疹家，天阴节变，辄合服之，可以防喑。[（一本云：恍惚者，加茯神、远志；如骨节烦疼，本有热者，去附子，倍芍药）《小品》、《千金翼》同。《深师》、《古今录验》有白术，不用杏仁。《救急》无芎䓖、杏仁，止十味，《延年》无防风。］《备急千金要方·诸风》

2. 小续命汤 治中风冒昧，不知痛处，拘急不得转侧，四肢缓急，遗失便利，此与大续命汤同，偏宜产后失血并老小人方。麻黄、桂心、甘草（各二两），生姜（五两），人参、芎䓖、白术、附子、防己、芍药、黄芩（各一两），防风（一两半）。上十二味，哎咀，以水一斗二升，煮取三升，分三服。（《古今录验》无桂，名续命汤。《胡洽》《千金翼》同。）《备急千金要方·诸风》

3. 治妇人卒中风，身体缓纵，口眼㖞斜，舌强不得语，奄奄忽忽，神情闷乱，小续命汤方：麻黄（去节煎，掠去沫，焙）、人参、黄芩（去黑心）、芍药、芎䓖、甘草（炙）、杏仁（去皮尖、双仁，炒）、桂（去粗皮，各一两），防风（去叉，一两半），附子（一枚，大者，炮裂，去皮脐）。上一十味，剉如麻豆大，每服五钱匕，以水一盏半，入生姜半分，切，同煎取七分，去滓，温服，日二夜一。《圣济总录·妇人血风门·妇人中风》

4. 东垣曰：中风自汗者，不可重发其汗，故此药亦不可轻用也。麻黄（去节）、人参（去芦）、黄芩、白芍药、防己、桂枝、川芎各七分，防风（去芦）一钱，甘草（炙）七分，附子（童便煮，去皮脐），杏仁（去皮尖，另研）一钱。《金匮要略》本方有石膏、当归，无附子、防风、防己。愚按：本方石膏、当归固不可无，而附子、防风、防己尤不可缺，此恐传写者之脱简耳。上细切，作一服，水一盏半，加生姜五片，煎至一盏，温服。凡中风不审六经之形证加减用药，虽治之不能去其邪也。《内经》曰：开则淅然寒，闭则热而闷。知暴中风邪，宜先以加减续命汤随证治之。中风无汗恶寒，麻黄续命主之。麻黄、防风、杏仁依本方加添一倍，宜针太阳至阴出血，昆仑举蹻。中风有汗恶风，桂枝续命主之。桂枝、芍药、杏仁依本方加一倍，宜针风府。以上二证，皆太阳经中风也。中风无汗身热不恶寒，白虎续命主之。石膏一钱四分、知母一钱四分、甘草七分，依本方加之。中风有汗身热不恶风，葛根续命主之。葛根一钱四分，桂枝、黄芩依本方加一倍，宜针陷谷，刺厉兑。针陷谷者，去阳明经之贼邪；刺厉兑者，泻阳明经之实也。以上二证，阳明经之中风也。中风无汗身凉，附子续命主之。附子加一倍、干姜加七分、甘草加二钱一分，宜刺隐白，去太阴之贼邪也。此证，太阴经中风也。中风有汗无热，桂附续命主之。桂枝、附子（炮）、甘草（炙），依本方加一倍，宜针太溪。此证，少阴经中风也。中风六经混淆，系之于少阳、厥阴，

239

或肢节挛痛，或麻木不仁，宜羌活连翘续命主之。小续命汤八钱、羌活四钱、连翘六钱。古之续命，混淆无六经之别，今各分经治疗，又分经针刺。刺法，厥阴之井大敦，刺以通其经，少阳之经绝骨，灸以引其热，是针灸同法象之大体也。愚按：先哲制小续命汤，以治中风初病无汗，及手足瘫痪、关节不利、表实等证，此急则治标之药也。后人不分表里虚实，通用以治中风之证，故张易水授东垣以加减之法。夫中风无汗表实者固宜，其有汗表虚之证，虽有加减之法，恐不可以胶柱鼓瑟也。《医学正传·中风》

5. 小续命汤（《千金》）　治猝中风欲死，身体缓急，口目不正，舌强不能言，奄奄忽忽，神精闷乱，诸风服之皆验。麻黄、防己、人参、黄芩、桂心、芍药、甘草、川芎、杏仁（各一两），防风（一两半），附子（一枚），生姜（五两）。上十二味㕮咀，以水一斗二升，先煮麻黄三沸，去沫，纳诸药，煮取三升。分三，不瘥，更合三四剂，随人风轻重虚实，脚弱服之亦瘥。恍惚者加茯神、远志。骨节疼烦有热者，去附子，倍芍药。《外台》加白术一两，石膏、当归各二两，无防己。（续命为中风之主方，因症加减，变化由人，而总不能舍此以立法。后人不知此义，人自为说，流弊无穷，而中风一症，遂十不愈一矣。人参附桂，何尝不用，必实见其有寒象而后可加。然尤宜于西北人，若东南人则当详审，勿轻试。）《兰台轨范·卷二·风》

6. 治半身不遂麻木，及语言微涩，季春初夏宜服。麻黄三两（去节），杏仁（去皮）、益智仁各一两，甘草（炙）、升麻各半两。上五味，㕮咀，每服五钱，水一小碗，煎至六分，去渣，温服。脚蹬热水葫芦，以大汗出，去葫芦不用。《卫生宝鉴·名方类集·风中腑诸方·疏风汤》

7. 疏风汤治风中腑，手足不仁。先宜解表，后用愈风汤调理。羌活、防风、当归、川芎、赤茯苓、陈皮、半夏、乌药、白芷、香附子各八分，桂枝、细辛、甘草各三分。上锉，作一贴。入姜三片，水煎服。《东医宝鉴·风》

8. 洁古疏风汤　即麻黄汤去桂枝，加益智仁、升麻。煎服。脚蹬热水葫芦，候大汗出去之。治表中风邪，半身不遂，麻木，语言微涩。季春初夏宜服，冬月忌用。《祖剂·洁古疏风汤》

9. 加减疏风汤　治手足不仁，或强直，或柔软。羌活、防风、陈皮、赤茯苓、半夏（泡，姜炒）、乌药（去皮心，酒炒）、香附子（便炒）、细辛、甘草各五分。如左臂不仁，加当归、川芎各五分，薄桂三分，竹沥、姜汁各半匙。如强直，加麻黄去节五分。如柔软，加白僵蚕（去嘴，姜炒）五分。如左脚不仁，加川芎、当归、独活各五分，桂皮三分。如右臂不仁，加白术

五分，人参、薄桂各三分，竹沥、姜汁各半匙。如右脚不仁，加人参三分，白术、独活各五分，桂皮三分。《保幼新编·中风》

10. 菊花四十分、白术十分、细辛三分、茯苓三分、牡蛎三分、桔梗八分、防风十分、人参三分、矾石三分、黄芩三分、当归三分、干姜三分、芎劳三分、桂枝三分。上十四味，杵为散，酒服方寸匕，日一服，初期服二十日，温酒调服，禁一切鱼肉、大蒜，常宜冷食，六十日止，即药积腹中不下也。热食即下矣，冷食自能助药力。《金匮要略·中风历节病脉证并治》

11. **侯氏黑散**　菊花四十分、白术十分、细辛三分、茯苓三分、左牡蛎三分、桔梗八分、防风十分、人参三分、矾石三分、黄芩三分、当归三分、干姜三分、川芎三分、桂枝三分，上十四味，杵为散，酒服方寸匕，日三服。初服二十日，用温酒调服。禁一切鱼、肉、大蒜，常宜冷食。六十日止，即药积在腹中不下也，热食即下矣，冷食自能助药力。程云来云：《金匮》侯氏黑散，系宋人较正附入唐人之方，因逸之，其辨论颇详。而喻嘉言独赞其立方之妙，驱风补虚，行堵截之法，良非思议可到。方中取用矾石以固涩，诸药冷服四十日，使之留积不散，以渐填其空窍，则风自息而不生矣。此段议论，独开千古之秘，诚为治中风之要旨。余读是方，补气养血，散表驱风，入走经络，殊觉混乱。顾以黑名意者，药多炒黑，不从气而从味，取其苦涩以走于空窍耳。再读方下云，初服二十日，用温酒调，是不欲其遽填也；后服六十日，并禁热食，则一任填空窍矣。夫填窍本之《内经》久塞其空，是谓良工之语，煞有来历，余故选之。《绛雪园古方选注·侯氏黑散》

12. 风为阳邪，卫为阳气，两阳相合而不相争，故无恶寒发热等症。阳主开，故有自汗。卫为风所淆，则知觉运动俱为之不用，故猝倒不知人。仲景用独活以解外，（因其有汗，故只用轻表）白菊、秦艽以解风，白芍以固卫气，归身以附营气，白术以安宗气，尤妙入白矾以澄之，不使风与卫相浑，以遗日后之患。此侯氏黑散，所以为至当至确之法也。《中风论·论药饵》

13. **芎劳汤**　主卒中风，四肢不仁、善笑不息方。芎劳一两半，黄芩、石膏（一方用黄连）、当归、秦艽、麻黄、桂心各一两，杏仁二十一枚，干姜、甘草各一两。上十味，㕮咀，以水九升，煮取三升，分三服。《备急千金要方·诸风·贼风》

14. 《千金》芎劳汤，主卒中风，四肢不仁、善笑不息方。芎劳（六分）、杏仁（二十枚，去两仁尖皮，碎）、黄芩、当归（炙）、石膏（碎，绵裹）、麻黄（去节）、桂心、秦艽（炙）、甘草（炙）、干姜（各四分）。上十

味，切，以水九升，煮取三升，分为三服。忌海藻、菘菜、生葱。《外台秘要·卒中风方七首》

15. 治中风半身不遂，口不能言，冒昧如醉，不知人。又《集验方》云：凡风生于涎毒，多起于肾脏，肾恶燥，燥则生热，热气右乘则成风病。入室多则肾干，故令半身不遂，芎䓖汤方：芎䓖（二两）石膏（碎，四两）桂（去粗皮）人参（各二两）麻黄（去根节，先煎，掠去沫，焙干用，三两）甘草（炙，剉，二两）杏仁（汤退去皮尖、双仁，炒，四十枚）干姜（炮裂，切，三两）当归（切，焙，二两）。上九味粗捣筛，每用药十二钱匕，以水四盏煮取二盏，去滓，分温三服，日二夜一，不拘时服。《圣济总录·诸风门·中风半身不遂》

16. 半夏白术天麻汤 半夏一钱五分，天麻、茯苓、橘红各一钱，白术三钱，甘草五分，生姜一片，大枣二枚，水煎服。《医学心悟·眩晕》

17. 半夏白术天麻汤 治头旋恶心烦闷，气喘短促，心神颠倒，兀兀欲吐，目不敢开，如在风云中。苦头痛眩晕，身重如山，不得安卧，并皆治之。半夏（一钱半）、白术（二钱）、天麻、茯苓（去皮）、橘皮、苍术、人参、神曲、炒麦糵、炒黄芪、泽泻（以上各一钱）、干姜、草果（各半钱）。上作一服，水二盏，生姜三片，煎至一盏，食远服。《奇效良方·眩晕门附论·半夏白术天麻汤》

18. 半夏白术天麻汤（东垣） 天麻（五分），半夏（汤洗，一钱半），白术（一钱），人参、苍术、橘皮、黄芪、泽泻、白茯苓（各五分），神曲（一钱，炒），大麦糵（一钱半），干姜（三分），黄柏（二分）。上件吹咀，每服半两，水二盏，煎至一盏，去渣，带热服，食前。此头痛苦甚，谓之足太阴痰厥头疼，非半夏不能疗。眼黑头眩，风虚内作，非天麻不能除。其苗为定风草，亦治内风之神药也。内风者，虚风是也。黄芪甘温，泻火补元气。人参甘温，泻火补中益气。二术俱甘苦温，除湿补中益气。泽泻、茯苓利小便导湿。橘皮苦温，益气调中升阳。神曲消食，荡胃中滞气。大麦糵宽中，助胃气。干姜辛热，以涤中寒。黄柏苦大寒，酒洗，以主冬天少火在泉发躁也。右气虚挟痰眩晕。余尝治一人卧则稍轻，但举足则头眩眼黑，以天麻、半夏、茯苓、白附、陈皮、僵蚕、参、芪、甘草、当归、生姜、黄芩煎汤服之，五六日愈，盖仿此方加减之也。《证治准绳类方·杂病证治类方·眩晕》

19. 导痰汤 一切痰，头目旋晕，或痰饮留积不散。胸膈痞塞，胁肋胀满，头痛吐逆，喘急痰嗽，涕唾稠粘，坐卧不安，可思饮食。半夏（洗七次，四两)、天南星（炮，去皮）、橘红、枳实（去穰，麸炒）、赤茯苓（去皮，各一两）、甘草（炙，半两）。上锉散。每服四钱，水二盏，生姜十片，煎八分，食后温服。《世医得效方·大方脉杂医科·痰饮·通治·导痰汤》

20. 导痰汤　治痰饮头痛。半夏（熟，四两），天南星（炮，去皮）、赤茯苓（去皮）、枳实（麸炒）、橘红（各一两）、甘草（炙，五钱）。每服四钱，水一盅，姜十片，煎八分，食后服。《医宗必读·卷之八·头痛》

21. 顺气导痰汤　治肢体疼痛，顽麻瘫弱，口眼㖞斜，痰壅语涩。乌药、陈皮、麻黄（各一钱，有汗不用），僵蚕（七分），川芎、枳壳、桔梗、白芷、黄芩、南星（炮）、半夏（炮，各八分），甘草（三分）、干姜（五分，有热不用）。生姜三片，煎服。风急，煎，调全蝎末三分。左右上下，依前方加引经药。《医方便览·真中风》

22. 一论中风，痰涎壅盛，不能言语，不省人事，牙关紧急，有火、有痰、有气，或面赤身热，手足温暖，脉紧盛，宜服此方。清热导痰汤：黄连八分、黄芩二钱、瓜蒌仁四钱（去壳）、枳实二钱（麸炒）、桔梗八分、白术一钱五分（去芦）、白茯苓三钱（去皮）、陈皮二钱（去白）、半夏二钱、南星二钱、人参三钱、甘草八分。上锉一剂、生姜三片、枣一枚，水煎熟，入竹沥、姜汁同服。一方加防风、白附子，尤效。《寿世保元·中风》

23. 导痰汤　治中风痰盛，语涩眩晕（方见痰饮），加香附子、乌药、沉香、木香，名曰顺气导痰汤；加黄芩、黄连，名曰清热导痰汤；加羌活、白术，名曰祛风导痰汤；加远志、菖蒲、芩、连、朱砂，名曰宁神导痰汤。《东医宝鉴·风》

24. 青州白丸子　治男子、妇人手足瘫痪，风痰壅盛，呕吐涎沫及小儿惊风并皆治之。

白附子（二两，生用）　半夏（白好者，水浸洗过，七两，生用）　天南星（二两，生用）　川乌头（去皮、脐，半两，生用）。

上捣罗为末，以生绢袋盛于井花水内摆出，未出者更以手揉令出，以滓更研，再入绢袋，摆尽为度。放瓷盆中，日晒夜露，每日一换新水，搅而复澄。春五日、夏三日、秋七日、冬十日，去水晒干如玉片，碎研，以糯米粉煎粥清，为丸如绿豆大。常服二十九，生姜汤下，不拘时。如瘫痪风，以温酒下；如小儿惊风，薄荷汤下三五丸。《名方类证医书大全·风·痰涎》

25. 青州白丸子　治风痰壅盛，瘫痪，呕吐涎沫，气不舒畅，闷闷不宁。半夏（生，七两，水浸洗）、南星（生，二两）、白附子（生，二两）、川乌

（生，半两，去皮脐）。上为末，以生绢袋盛，于井花水内揉出滓，再研再揉，以尽为度。置磁盆中，日晒夜露，至晓，去旧水，别用井水搅，又晒，至来日早，再换新水搅。春五日，夏三日，秋七日，冬十日。去水晒干，以糯米粉煎粥清丸，绿豆大，姜汤下二十九。《医宗必读·卷之九·遗精》

26. 青州白丸子　青州白丸中风痰，喎斜瘫痪涌痰涎，小儿惊痰为妙药，白附乌星半夏丸。【注】中风痰，谓不论经络脏腑、风邪中表，有痰饮之人也。涌痰涎，谓痰涎涌盛也。是方生白附子、生川乌、生南星、生半夏，法制为丸也。《杂病心法要诀·中风死候》

27. 青州白丸子　治风痰壅盛，呕吐涎沫，手足瘫痪，及小儿惊风。白附子（二两，生用）、半夏（七两，水浸，去衣，生用）、南星（二两，生用）、川乌（去皮脐，五钱，生用）。上为末，绢袋盛于井花水内，澄出粉，未出者揉令出，渣再磨再澄，用磁盆日中曝，夜露，每日一换新水，搅而澄之，春五、夏三、秋七、冬十日，去水曝干如玉片，以糯米粉作稀糊，丸如绿豆大，每服二十九，生姜汤下，无时。如瘫痪，酒下；小儿惊风，薄荷汤下三五丸。《中风斠诠·化痰之方》

28. 大醒风汤　治中风痰厥，涎潮昏晕，手足搐搦，半身不遂，及历节痛风，筋脉挛急，并皆治之。南星（生，八两），防风（生，四两），独活（生）、附子（生，去皮、脐）、全蝎（微炒）、甘草（生，各二两），上㕮咀，每服四钱重，水二大盏，生姜二十片，煎至八分，去滓，温服，不拘时候，日进二服。《太平惠民和剂局方·治诸风（附脚气）·大醒风汤》

29. 醒风汤　治中风痰涎壅盛，口眼歪斜，半身不遂。半夏（生）、防风（各一两），全蝎（去毒，三个），白附子（生）、川乌（生）、南星（生）、木香、甘草（炙，各半两）。㕮咀，每服半两，水一盏，姜十片煎，温服。《永类钤方·诸名医杂病集要方·诸风》

30. 牛黄清心圆　治诸风缓纵不随，语言謇涩，心怔健忘，恍惚去来，头目眩冒，胸中烦郁，痰涎壅塞，精神昏愦。又治心气不足，神志不定，惊恐怕怖，悲忧惨戚，虚烦少睡，喜怒无时，或发狂颠，神情昏乱。白芍药、麦门冬（去心）、黄芩、当归（去苗）、防风（去苗）、白术（各一两半），柴胡、桔梗、芎䓖、白茯苓（去皮）、杏仁（去皮、尖，双仁，炒黄，别研，各一两二钱半），神曲（研）、蒲黄（炒）、人参（去芦，各二两半），羚羊角末、麝香（研）、龙脑（研，各一两），肉桂（去粗皮）、大豆黄卷（碎炒）、阿胶（碎炒，各一两七钱半），白蔹、干姜（炮，各七钱半），牛黄（研，一两二钱），犀角末（二两），雄黄（研飞，八钱），干山药（七两），甘草（锉，炒，五两），金箔（一千二百箔，内四百箔为衣），大枣（一百枚，蒸熟去皮、核研成膏）。上除枣、杏仁、金箔、二角末及牛黄、麝香、雄黄、龙脑四味外，为细末，入余药和匀，用炼蜜与枣膏为圆，每两作一十圆，用金箔为衣。每服一圆，温水化下，食后服之。小儿惊痫，即酌度多少，以竹叶汤温水化下。《太平惠民和剂局方·治诸风（附脚气）·牛黄清心圆》

31. 安宫牛黄丸方　牛黄（一两）、郁金（一两）、犀角（一两）、黄连（一两）、朱砂（一两）、梅片（二钱五分）、麝香（二钱五分）、珍珠（五钱）、山栀（一两）、雄黄（一两）、黄芩（一两）。上为极细末，炼老蜜为丸，每丸一钱，金箔为衣，蜡护。脉虚者，人参汤下。脉实者，银花薄荷汤下。每服一丸，兼治飞尸、痓厥、五痫、中恶，大人小儿痓厥之因于热者。大人病重体实者，日再服，甚至日三服，小儿服半丸，神昏再服半丸。方论：此芳香化秽浊而利诸窍、咸寒补肾水而安心体、苦寒通火腑而泻心用之方也。牛黄得日月之精，通心主之神。犀角主治百毒、邪鬼、瘴气，珍珠得太阴之精而通神明，合犀角补水救火。郁金草之香，梅片木之香（按：冰片，洋外老杉木浸成。近世以樟脑打成伪之。樟脑发水中之火，为害甚大，断不可用。），雄黄石之香，麝香乃精血之香。合四香以为用，使闭锢之邪热温毒深在厥阴之分者，一齐从内透出，而邪秽自消，神明可复也。黄连泻心火，栀子泻心与三焦之火，黄芩泻胆肺之火，使邪火随诸香一齐俱散也。朱砂补心体，泻心用，合金箔衣坠痰而镇摄，再合珍珠、犀角，为督战之主帅也。《时疫辨》

32. 牛黄清心丸　治诸风缓纵不随，语言謇涩，怔忡健忘，头目眩冒，胸中烦郁，痰涎壅塞，精神昏愦，心气不足，神志不定，惊恐怕怖，悲忧惨戚，虚烦少睡，喜怒无时，癫狂昏乱。白芍药、麦门冬（去心）、黄芩、当归、防风、白术（各一两半），柴胡、桔梗、芎䓖、白茯苓、杏仁（去皮尖，双仁，炒黄，别研）各一两二钱五分，神曲、蒲黄（炒）、人参（各二两半），羚羊角、麝香、龙脑（各一两），甘草（炒）五两，肉桂、大豆黄卷（碎炒）、阿胶（碎炒）各一两七钱半，白蔹、干姜（炮）各七钱五分，牛黄（一两二钱），犀角（二两），雄黄（水飞）八钱，干山药（七两），金箔（一千二百片），大枣（一百枚，蒸，研膏）。上除枣、杏仁、金箔、犀角、羚羊角、牛黄、雄黄、脑、麝外，为细末，入余药和匀，炼蜜与枣膏为丸，每丸一钱，即于内分金箔四百片为衣，温水化服。《医宗必读·卷之六·真中风》

33. 牛黄清心丸　专治中风中痰，昏晕不醒，口噤痰喘及小儿惊风，发搐五痫等症。

胆星一两（姜汁炒）　白附子一两（煨）　郁金五钱　半夏一两（皮硝汤泡五次；皂角汤泡五次；矾汤泡一次，晒干为末）　川乌一两（面包煨）

上五味为粗末，腊月黄牛胆三个取汁，和药仍入胆内，扎口挂风檐下，次年可用，取胆内药一两四钱，加渡过芒硝、辰砂、硼硝各一钱，冰片、麝香各一分，研极细末和在一处，稀糊为丸，芡实大，金箔为衣，姜汤下。《奇方类编·风瘫门》

34. 至宝丹

治诸痫、急惊、卒中、客忤并宜服之。

安息香一两半，为末，无灰酒飞过，滤去沙石，约取一两，慢火熬成膏，入药内用　琥珀研　朱砂　雄黄各一两，研，水飞　金箔五十片半，为衣　银箔五十片，研　龙脑　麝香各一分　牛黄半两，各研　生乌犀角镑　生玳瑁屑各一两。

上生犀、玳瑁捣罗为细末，研入余药令匀，将安息香膏以重汤煮，凝成和搜为剂。如干，即入少熟蜜，丸如梧桐子。二岁服二丸，人参汤化下，大小以意加减。《名方类证医书大全·中恶风痫附天吊·风痫》

35. 至宝丹

本池州医郑感，庆历中为予处此方，以其屡效，遂编入《灵苑》。

生乌犀　生玳瑁　琥珀　朱砂　雄黄（各一两）　牛黄　龙脑　麝香（各一分）　安息香（一两半，酒浸，重汤煮令化，滤去滓，约取一两净）　金箔（五十片）。

上丸如皂角子大，人参汤下一丸，小儿量减。旧说主疾甚多。此丸专疗心热血凝，心胆虚弱，喜惊多涎，眠中惊魇，小儿惊热，女子忧劳，血滞血厥，产后心虚怔忪尤效。血病，生姜、小便化下。《苏沈良方·至宝丹》

36. 至宝丹

治诸痫，急惊心热，卒中客忤，不得眠睡，烦躁，风涎搐搦，及伤寒狂语，伏热呕吐，并宜服之。

生乌犀屑　生玳瑁屑　琥珀（研）　朱砂（细研，水飞）　雄黄（以上各一两，细研，水飞）　金箔（五十片，一半为衣）　银箔（五十片，研）　龙脑（一分，研）　麝香（一分，研）　牛黄（半两，研）　安息香（一两半，为末，以无灰酒飞过，滤净，去砂石，约取一两，慢火熬成膏）。

上生犀、玳瑁捣罗为细末，研入余药，令匀，将安息香膏，以重汤煮，凝成和搜为剂。如干，即入少熟蜜，盛不津器中，旋丸如桐子大。二岁儿，服二丸，人参汤化下，大小以意加减。又治大人卒中不语，中恶气绝，中诸物毒，中热暗风，产后血运，死胎不下，并用童子小便一合，生姜自然汁三五滴，同温过化下五丸，立效。《小儿药证直诀·附录　阎氏小儿方论·药方·至宝丹》

37. 苏合香丸，治男妇中风中气，牙关紧闭，口眼㖞斜，不省人事并传尸，骨蒸劳瘵，卒暴心疼，鬼魅瘴疟，小儿急慢惊搐，妇人产后中风，赤白痢疾，一切气暴之症，最能顺气化痰。沉香、木香、丁香、白檀香、安息香（酒熬膏）、麝香、香附米、白术、诃子肉、荜茇、朱砂、犀角（镑）各一两，乳香、片脑、苏合香油（入息香膏内）各五钱。上将各味咀成片，为细末，入脑、麝、安息香、苏合香油同药搅匀，炼蜜为丸，每丸重一钱，用蜡包裹。每用大人一丸、小儿半丸，去蜡皮，以生姜自然汁化开擦牙关，另煎姜汤少许，调药灌下神效。《万病回春·中风·类中风证》

38. 苏合香圆　疗传尸骨蒸，殗殜肺痿，疰忤鬼气，卒心痛，霍乱吐利，时气鬼魅，瘴疟，赤白暴利，瘀血月闭，痃癖，丁肿，惊痫，鬼忤中人，小儿吐乳，大人狐狸等病。《太平惠民和剂局方·治一切气（附脾胃、积聚）·苏合香圆》

39. 苏合香丸　治病人初中风，喉中痰塞，水饮难通。《医学入门万病衡要·卷之一·中风真中类中论·治中风方》

40. 惟其所用开闭方药，则清心牛黄丸、苏合香丸、至宝丹等，皆是脑、麝芳香走窜耗气之品。《中风斠诠·论闭证宜开》

41. 三生饮　治卒中昏不知人，口眼㖞斜，半身不遂，咽喉作声，痰气上壅。无问外感风寒，内伤喜怒，或六脉沉伏，或指下浮盛，并宜服之。兼治痰厥、气厥，及气虚眩晕，大有神效。南星（生用，一两），木香（一分），川乌（生，去皮）、附子（生，去皮）各半两。上㕮咀，每服半两，水二大盏，姜十五片，煎至八分，去滓，温服，不拘时候。《太平惠民和剂局方·治诸风（附脚气）·三生饮》

42. 三生饮　治卒中，昏不知人，口眼㖞斜，半身不遂，咽喉作声，痰气上壅；无问外感风寒，风伤喜怒，或六脉沉伏，或指下浮盛，并宜服之。兼治痰厥、饮厥及气虚眩晕，悉有神效。生南星（一两），生乌头（去皮尖）、生附子（各半两，去皮），木香（一分）。上㕮咀。每服半两，水二大盏，生姜十片，煎至六分，去滓温服。或口噤不省人事者，用北细辛、皂角各少许为细末。或只用半夏为细末，用少许以芦管吹入鼻中，俟喷嚏，其人少苏，然后进药。如气盛人，只用南星五钱重，木香一钱，加生姜十四片，煎作两服饮之。名星香饮。《妇人大全良方·妇人中风方论》

43. 三生饮　治中风昏不知人，口眼㖞斜，半身不遂，声如拽锯，痰涎上壅，无问外感风寒，内伤喜怒，或六脉沉伏，或指下浮盛，并宜服之。兼治痰厥、气厥及气虚眩晕。若真气虚，而风邪所乘，加人参一两。天南星（一两），川乌（去皮、尖）、黑附子（去皮、尖，各五钱），木香（二钱五分）。上吹咀，生姜十片，水煎温服。如气盛人，只用南星五钱，木香一钱，生姜十四片，水煎服。《古今医鉴·中风》

44. 涤痰汤　治中风痰迷心窍，舌强不能言。南星姜制　半夏汤洗七次，各二钱半　枳实麸炒，二钱　茯苓去皮，二钱　橘红一钱半　石菖蒲　人参各一钱　竹茹七分　甘草半钱。上作一服，水二盅，生姜五片，煎至一盅，食后服。《奇效良方·风门附论·涤痰汤》

45. 涤痰汤：治中风痰迷心窍，舌强口不能言。南星（姜煮）二钱，半夏（炮七次）合二钱，枳实一钱，白茯苓一钱半，橘红一钱，石菖蒲八分，人参、竹茹各七分，甘草五分。上水二盏，生姜五片，煎八分，食前服。按：此方证最急，此药最缓，未免有两不相当之弊。审其属热，此方调下牛黄清心丸；审其属虚，此方调下二丹丸，庶足以开痰通窍也。《医门法律·中风门·中风门诸方》

46. 涤痰汤内二陈先，麦冬枳实胆星前，人参桔梗黄连煎，竹茹加上病安然。治心火克肺金，久而不愈，传为肺痿，咽嗌嘶哑，胸膈痞闷，呕吐痰涎，喘急难卧者并服之。陈皮、半夏、茯苓、甘草、麦门冬、胆南星、枳实、黄连、人参、桔梗各五分，竹茹一钱。水二盅，煎八分，食后服。《外科正宗·疽毒门·肺痈论》

47. 治内中风证（亦名类中风，即西人所谓脑充血证），其脉弦长有力（即西医所谓血压过高），或上盛下虚，头目时常眩晕，或脑中时常作疼发热，或目胀耳鸣，或心中烦热，或时常噫气，或肢体渐觉不利，或口眼渐形歪斜，或面色如醉，甚或眩晕，至于颠仆，昏不知人，移时始醒，或醒后不能复元，精神短少，或肢体痿废，或成偏枯。《重订医学衷中参西录·方剂篇·治内外中风方》

48. 是以方中重用牛膝以引血下行，此为治标之主药。而复深究病之本源，用龙骨、牡蛎、龟板、芍药以镇息肝风。赭石以降胃、降冲。玄参、天冬以清肺气，肺中清肃之气下行，自能镇制肝木……从前所拟之方，原止此数味。后因用此方效者固多，间有初次将药服下，转觉气血上攻而病加剧者，于斯加生麦芽、茵陈、川楝子即无斯弊。盖肝为将军之官，其性刚果。若但用药强制，或转激发其反动之力。茵陈为青蒿之嫩者，得初春少阳生发之气，与肝木同气相求，泻肝热兼舒肝郁，实能将顺肝木之性。麦芽为谷之萌芽，生用之亦善将顺肝木之性使不抑郁。川楝子善引肝气下达，又能折其反动之力。方中加此三味，而后用此方者，自无他虞也。《重订医学衷中参西录·方剂篇·治内外中风方》

49. 起痿汤：治因脑部充血以致肢体痿废，迨脑充血治愈，脉象和平，而肢体仍痿废者，徐服此药，久自能愈。生箭芪四钱　生赭石（轧细）六钱　怀牛膝六钱　天花粉六钱　玄参五钱　柏子仁四钱　生杭芍四钱　生明没药三钱　生明乳香三钱　䗪虫（大的）四枚　制马钱子末二分　共药十一味。将前十味煎汤，送服马钱子末。至煎渣再服时，亦送服马钱子末二分。《重订医学衷中参西录·医论篇·论肢体痿废之原因及治法（附：起痿汤、养脑利肢汤）》

50. 干颓汤：治肢体痿废，或偏枯，脉象极微细无力者。生箭芪五两　当归一两　甘枸杞果一两　净杭萸肉一两　生滴乳香三钱　生明没药三钱　真鹿角胶（捣碎）六钱。先将黄芪煎十余沸，去渣；再将当归、枸杞、萸肉、乳香、没药入汤同煎十余沸，去渣，入鹿角胶末融化，取汤两大盅，分两次温饮下。方中之义，重用黄芪以升补胸中大气，且能助气上升，上达脑中，而血液亦即可随气上注，惟其副作用能外透肌表，具有宣散之性，去渣重煎，则其宣散之性减，专于补气升气矣。当归为生血之主药，与黄芪并用，古名补血汤，因气旺血自易生，而黄芪得当归之濡润，又不至燥热也。萸肉性善补肝，枸杞性善补肾，肝肾充足，元气必然壮旺。元气者胸中大气之根也（元气为祖气，大气为宗气，先祖而后宗，故宗气以元气为根，一先天一后天也），且肝肾充足则自脊上达之督脉必然流通，督脉者又脑髓神经之根也。且二药皆汁浆稠润，又善助当归生血也。用乳香、没药者，因二药善开血痹，血痹开则痿废者久瘀之经络自流通矣。用鹿角胶者，诚以脑既贫血，其脑髓亦必空虚，鹿之角在顶，为督脉之所发生，是以其所熬之胶善补脑髓，脑髓足则脑中贫血之病自易愈也。此方服数十剂后，身体渐渐强壮，而痿废仍不愈者，可继服后方。《重订医学衷中参西录·医论篇·论脑贫血痿废治法答内政部长杨阶三先生（附：干颓汤、补脑振痿汤）》

51. 养脑利肢汤：治同前证，或服前方若干剂后，肢体已能运动，而仍觉无力者。野台参四钱　生赭石（轧细）六钱　怀牛膝六钱　天花粉六钱　玄参五钱　柏子仁四钱　生杭芍四钱　生滴乳香三钱　生明没药三钱　威灵仙一钱　䗪虫（大的）四枚　制马钱子末二分，共药十一味，将前十味煎汤，送服马钱子末。至煎渣再服时，亦送服马钱子末二分。上所录二方，为愚新拟之方，而用之颇有效验，恒能随手建功，试举一案以明之。《重订医学衷中参西录·医论篇·论肢体痿废之原因及治法（附：起痿汤、养脑利肢汤)》

52. 肝藏血而主筋，凡肝风上翔，症必头晕胀痛，耳鸣心悸，手足躁扰，甚则瘛疭，狂乱痉厥，与夫孕妇子痫，产后惊风，病皆危险。故以羚、藤、桑、菊息风定痉为君。臣以川贝善治风痉，茯神木专平肝风。但火旺生风，风助火势，最易劫伤血液。尤必佐芍、甘、鲜地酸甘化阴，滋血液以缓肝急。佐以竹茹，不过以竹之脉络通人身之脉络耳。此为凉肝息风，增液舒筋之良方。《重订通俗伤寒论·六经方药·清凉剂》

53. 乌药顺气散　治男子、妇人一切风气，攻注四肢，骨节疼痛，遍身顽麻，头目旋晕。及疗瘫痪，语言謇涩，筋脉拘挛。又治脚气，步履艰难，脚膝软弱。妇人血风，老人冷气，上攻胸臆，两肋刺痛，心腹膨胀，吐泻肠鸣。麻黄（去根、节）　陈皮（皮瓢）　乌药（去木，各二两）　白僵蚕（去丝、嘴，炒）　川芎　枳壳（去瓢，麦炒）　甘草（炒）　白芷　桔梗（各一两）　干姜（炮，半两）。上为细末。每服三钱，水一盏，姜三片，枣一枚，煎至七分，温服。如四时伤寒，憎寒壮热，头痛脚体倦怠，加葱白三寸，同煎并服，出汗见效。如闪挫身体疼痛，温酒调服。遍身瘙痒，抓之成疮，用薄荷三叶煎服。孕妇不可服。常服疏风顺气。《太平惠民和剂局方·治诸风（附脚气）·乌药顺气散》

54. 乌药顺气散　治男子女人一切风邪攻注，遍身麻痹，骨节酸疼，手足瘫痪，语言謇涩，筋脉拘挛，步履艰辛，腿膝软弱，妇人血气不调，胸膈胀满，心腹刺痛，吐泻肠鸣。凡治风，先理气，气顺则痰自消，风自散。麻黄（去节）　陈皮（去白）　乌药（各二钱）　川芎　白芷　僵蚕　炒枳壳（麸炒）　桔梗（去芦，各一钱）　干姜（炮，五分）　甘草（炙，三分）。上㕮咀，生姜三片，黑枣二枚，水二盅，煎八分，温服。如憎寒壮热，肢体倦怠，加葱白。遍身瘙痒，加薄荷。手足拘挛，加木香、石斛。湿气，加苍术、白术、槟榔。足浮肿，加牛膝、五加皮、独活。遍身疼痛，加当归、官桂、乳香、没药。自汗，加黄芪、麻黄根，去麻黄、干姜。胸膈胀满，加枳实、莪术。头眩，加细辛、细茶。脚不能举动，加羌活、防风、麝香。心腹刺痛，加小茴香。手足不能动，头不能起，加川续断、威灵仙。阴囊浮肿，合五积散。四肢冷痹，加川乌、附子、交桂、秦艽。久患左瘫右痪，去麻黄、干姜，加天麻、防风、羌活、半夏、南星、木香、当归。麻痹作痛，加天雄、细辛、防风。妇人血风，加防风、荆芥、薄荷。臂痛，加羌活、防风、薄桂、苍术、紫苏。气滞腰痛，加桃仁，入酒同服。背心痛，合行气香苏散，加苍术、半夏、茯苓。口眼㖞斜，加姜炒黄连、羌活、防风、荆芥、竹沥、姜汁。麻痹疼痛极者，合和三五七散。午后痛甚，合和神秘左经汤。经年不能举动者，合和独活寄生汤。《古今医鉴·中风》

55. 木香调气散　白豆蔻（研）　丁香　檀香　木香（各二两）　藿香　甘草（炙）各八两　砂仁（四两）。上为细末，每服二钱，沸汤入盐少许点服。《医宗必读·卷之六·类中风》

56. 木香调气散　平肝气，和胃气。白蔻仁去壳，研　檀香　木香各一两　丁香三钱　香附五两　藿香四两　甘草炙　砂仁　陈皮各二两　上为细末。每服二钱，入盐少许，点服。《医学心悟·类中风》

57. 木香调气散　白豆蔻仁　丁香　檀香　木香各二两　藿香叶　炙甘草各八两　缩砂仁四两，上为细末，每服二钱，入盐少许，沸汤不拘时点服。《医碥·气》

58. 木香调气散　治体实中气，恼怒气逆，猝然昏倒，牙噤面青，口鼻气粗，脉洪有力。木香　丁香　白蔻　砂仁　檀香　炙草　藿香　陈皮各五分　当归　川芎　炙香附各一钱　苏梗引。

有热去丁香、白蔻，加茯苓、炒芩、薄荷。《彤园妇人科·类中风九症·妊娠中气》

59. 八味顺气散　白术　白茯苓（去皮）　青皮（去白）　香白芷　陈皮（去白）　天台乌药　人参各一两　甘草（炙）半两。上为细末，每服三钱，水一大盏，煎至七分，温服，不拘时候。仍以酒化苏合香丸间服，有风之人，先宜服此，次进治风药。《严氏济生方·诸风门·中风论治》

60. 八味顺气散　凡中风，先服此药顺气，然后治风。人参（去芦，片）　白术（炒）　白茯苓　白芷　青皮　陈皮（去白）　乌药各二钱　甘草一钱。上㕮咀，分作二剂，每一剂用水二钟，煎至八分，滤去渣，食远服。或加南星、木香以醒痰气。或痰盛，加半夏二钱、生姜三片。《古今医鉴·中风》

61. 八味顺气散　严用和　凡患中风者，先服此顺养真气，次进治风药。

人参　白术　茯苓　陈皮　青皮　台州乌药　香白芷（各一两）　甘草（半两）。上㕮咀，每服三钱，水煎，温服。寿颐按：此方为正虚而痰气上逆者立法，故用四君加以行气之药。严氏谓内因七情而得者，法当调气，不当治风，其意以为七情气逆，皆属正虚，故必以参术甘苓，先扶其正。方下所谓先服此以顺养正气者，其意未尝不善，而岂知痰壅气升之时，已是实证，参甘白术，反增满闷，且白芷芳香，上升颇猛。既谓不当治风，则此物已是矛盾。总之汉唐以下，对于此病，皆在五里雾中，所立方法，本无一完善可用之剂，是当为古人曲谅者。严又谓外出六淫而得者，亦当先调气，后以所感六气治之，方下亦谓次进治气药，皆是隔膜，不必求全责备。《中风斠诠·顺气之方》

62. 中腑者，废肢节，审其六经形证，用加减续命汤。初中先须理气，乌药顺气散、对星香散。《明医指掌·真中风》

63. 星香散　并治中风。南星（炮，二钱）、木香、净陈皮（各一钱），全蝎（二个，焙），甘草（炙，半钱）。锉散，每服一钱，姜三片煎。虚冷可加熟附、川乌少许，添姜钱。《永类钤方·全婴门·痉瘛》

64. 星香散　治中风痰盛，体肥不渴者。胆星八钱　木香二钱　为末服，或加全蝎。

南星燥痰之品，制以牛胆，以杀其毒。且胆有益肝胆之功，肝胆之经属风木。佐以木香，取其行气以利痰也。木香能疏肝气，和脾气。肥而不渴，宜燥可知。加全蝎者，以疏肝风也。中风体虚有痰者，宜六君子或四君子汤，调下此散。《成方切用·除痰门·星香散》

65.《金匮》风引汤：大黄、干姜、龙骨（各四两），桂枝（三两）、甘草、牡蛎（各二两），滑石、石膏、寒水石、赤石脂、白石脂、紫石英（各六两）。杵筛，取三指撮，煮三沸，温服。治大人风引瘫痪，小儿惊痫瘛疭，日数十发。巢氏用治脚气（按：黑散、风引二汤，喻氏以为仲景圣方，而程云来《金匮直解》又云：侯氏黑散、风引汤、防己地黄汤、头风摩膏、矾石汤，所主皆非中风历节之证，是宋人校正附入唐人之方，遂尽删之。又云：仲景方书之祖，复取侯氏方为法耶？愚谓：仲景多方，岂无祖术，而必创自一人之手乎；方若果佳，虽出自唐宋，其可删耶？但瘫痪必气血不足之人，风引汤用大黄为君，又石药居其大半，独不曰石药之气悍乎？喻氏虽深赞之，亦未知其果尝以此治风而获实验乎？抑亦门外之揣摩云尔也？若黑散之君菊花，又加气血解表除痰之药，视此亦不同矣。昂按：中风为危笃之证，古方佳者颇少，兹录《续命》、黑散、风引诸剂，要存共源流焉耳。）《医

66. 风引汤：治大人风引，少小惊痫瘛疭，日数十发，医所不疗，除热方可，见大人中风牵引，少小惊痫瘛疭，正火热生风，五脏亢甚，归逆入心之候。盖惊痫之来，初分五脏，后逆入心，故同治也。巢氏用此治脚气，岂非以石性易于下达，可胜其湿热，不使攻心乎！示厥阴风木，与少阳相火同居，火发必风生，风生必挟木热，侮其脾土，故脾气不行，聚液成痰，流注四末，因成瘫痪。用大黄为君，以荡涤风火热湿之邪矣。随用干姜之止而不行者以补之，用桂枝、甘草以缓其势，用诸石药之涩以堵其路，而石药之中，又取滑石、石膏清金以伐其木，赤、白石脂厚土以除其湿，龙骨、牡蛎以收敛其精神魂魄之纷驰，用寒水石以助肾水之阴。俾不为阳光所劫，更用紫石英以补心神之虚，恐主不安，则十二官皆危也。明此以治入藏之风，游刃有余矣。何后世以为石药过多，舍之不用，而用脑麝以散其真气，花蛇以增其恶毒，智耶愚耶？吾不解矣。按《金匮》风引汤，当在侯氏黑散之下，本文有正气引邪，喝僻不遂等语，故立方即以风引名之。侯氏黑散，专主补虚以息其风。此方兼主清热火湿，以除其风也。集者误次于寸口脉迟而缓之下，则证与方不相涉矣。《医门法律·中风门·中风论》

67. 又《金匮》有风引汤，除热瘫痫。夫瘫既以热名，明其病因热而得也。其证原似脑充血也。方用石药六味，多系寒凉之品，虽有干姜、桂枝之辛热，而与大黄、石膏、寒水石、滑石并用，药性混合，仍以凉论（细按之桂枝、干姜究不宜用）。且诸石性皆下沉，大黄性尤下降，原能引逆上之血使之下行。又有龙骨、牡蛎与紫石英同用，善敛冲气，与桂枝同用，善平肝气。肝冲之气不上干，则血之上充者自能徐徐下降也。且其方虽名风引，而未尝用祛风之药，其不以热瘫痫为中风明矣。特后世不明方中之意，多将其方误解耳。拙拟之建瓴汤，重用赭石、龙骨、牡蛎，且有加石膏之时，实窃师风引汤之义也。《重订医学衷中参西录·医论篇·论脑充血证可预防及其证误名中风之由（附：建瓴汤）》

68. 清热化痰汤 清热化痰治内发，神短忽忽语失常，头眩脚软六君麦，芩连菖枳竹星香。【注】治内发，谓痰火内发之病也。此病之来，必有先兆，如神短忽忽，言语失常，上盛下虚，头眩脚软，皆痰火内发之先兆也，宜用此汤，即人参、白术、茯苓、甘草、橘红、半夏、麦冬、黄芩、黄连、石菖蒲、枳实、竹茹、南星、木香也。《杂病心法要诀·中风死候》

69. 清热化痰汤 孕妇痰火迷心窍，神思恍惚，舌强难言，头晕足软，脉滑数，形气虚者。人参、炙术、茯苓、炙草、陈皮、法半各一钱，当归、条芩、制麦冬、川芎、炒芍各钱半，酒炒川连、面炒枳实、石菖蒲、炒香附、胆星、竹茹各五分，木香、姜、枣引。《彤园妇人科·妊娠中风·中痰火寒湿风痰》

70. 凉膈散　治中风，心经痰气壅塞，不能言语。连翘（一钱），山栀、大黄、薄荷、黄芩（各五分），甘草（一钱半），硝（二分半），黄连（五分）。大便如常，去硝黄；有气加香附、桔梗；痰壅盛，中风不能言，加枳实、胆星、菖蒲、半夏、桔梗、茯苓；大便如常，去硝黄。《仁术便览·中风》

71. 凉膈散　《局方》　治温热时行，表里实热，及心火亢盛，目赤便秘，胃热发斑。大黄（酒浸，二两），芒硝（一两），甘草（炙，六钱），连翘、黄芩、山栀（各一两），薄荷（七钱）。为散，每服四五钱，加竹叶十五片，蜂蜜少许，水煎温服，日三夜二服，得下热退为度。一本无竹叶，有姜一片，枣一枚，葱白一茎。寿颐按：此方本为热聚膈上而设，芩、栀、连翘、竹叶，专清上焦之热，硝、黄特以导热下行，本非欲其直泻，故黄用酒制，而更以蜂蜜、炙草，甘以缓之，皆欲其留恋迟行，不遽下泄，则上焦之热与药俱行，一鼓而奏廓清之绩。方后所谓得下热退，是其征也。《局方》本以治时行热病之表里俱热者，故用薄荷，兼以疏表；又以通治感冒风热，故或加生姜、葱白。张路玉谓硝、黄得枳、朴之重着，则下热承之而顺降；得栀、芩、翘、薄之轻扬，则上热抑之而下清，此承气凉膈之所由分。颐谓《和剂》此方，虽非为中风而设，然内风暴动之病，亦无不膈热如焚，以致化风上扰，昏眩无知，苟能泄导其热，则气血之上菀者，自然投匕而安。古有防风通圣散一方，谓治西北卒中，内外热极，其方即凉膈散加麻黄、石膏、滑石、白术、防风、荆芥、桔梗、川芎、当归、芍药、生姜。其用麻黄、荆芥、芎、归，虽仍是认有外风，不脱温升疏散旧习，然硝黄石膏，栀芩翘芍，大队清火，亦可见其证内热如焚，所以用药若是。则所谓西北卒中之病，亦犹是内热所生之风，麻防归芎，终是可议。喻嘉言录凉膈散于中风篇，称其治心火上盛，膈热有余，目赤头眩，口疮唇裂，吐衄涎嗽稠黏，二便淋闷，胃热发斑，小儿惊急潮搐，疮疹黑陷，大人诸风瘛疭，手足掣搦，筋挛疼痛。且谓中风证之大势，风木合君相二火主病，多显膈热之证。〔批〕（嘉言之论中风，常以为外受之风，而于此独能知其为风木合君相二火主病，盖其所见之病，必多内因之风，故能有此见到语。喻氏本极灵敏，所以能随机变化也。）古方用凉膈散最多，如清心散即凉膈加黄连，转舌膏即凉膈加菖蒲、远志，活命金丹即凉膈散加青黛、蓝根。盖风火之势上炎，胸膈正燎原之地，所以清心宁神，转舌活命，凉膈之功居多，不可以宣通肠胃之法轻訾之云云。推重此方甚至，更可见内风内热，自古为然矣。《中风斠诠·清热之方》

72. 清心散　即凉膈散加黄连、竹叶，煎成，去渣，入蜜少许，温服。如头痛加防风、川芎、石膏。

按中风证，大率风木合君相二火主病，多显膈热之证。古方用凉膈散最多，不但二方已也。如转舌膏用凉膈散加菖蒲、远志；活命金丹用凉膈散加青黛、蓝根。盖风火之势上炎，胸膈正燎原之地。所以清心宁神转舌活命，凉膈之功居多，不可以宣通肠胃之法，轻訾之也。《成方切用·祛风门·清心散》

73. 清心散，治舌强不语。青黛二钱，白硼砂二钱，冰片二分，牛黄三分，薄荷二钱。上为细末，先以蜜水洗舌上，后以姜汁擦之，将药蜜水调稀，搽舌上。《治法汇·中风门·真中风》

74. 补阳还五汤　此方治半身不遂，口眼歪斜，语言謇涩，口角流涎，大便干燥，小便频数，遗尿不禁。黄芪（四两，生）、归尾（二钱）、赤芍（一钱半）、地龙（一钱，去土）、川芎（一钱）、桃仁（一钱）、红花（一钱）。水煎服。初得半身不遂，依本方加防风一钱，服四五剂后去之。如患者先有入耳之言，畏惧黄芪，只得迁就人情，用一二两，以后渐加至四两，至微效时，日服两剂，岂不是八两。两剂服五六日，每日仍服一剂。如已病三两个月，前医遵古方用寒凉药过多，加附子四五钱。如用散风药过多，加党参四五钱。若未服则不必加。此法虽良善之方，然病久气太亏，肩膀脱落二三指缝，胳膊曲而搬不直，脚孤拐骨向外倒，哑不能言一字，皆不能愈之症。虽不能愈，常服可保病不加重。若服此方愈后，药不可断，或隔三五日吃一副，或七八日吃一副，不吃恐将来得气厥之症。方内黄芪，不论何处所产，药力总是一样，皆可用。方歌　补阳还五赤芍芎，归尾通经佐地龙，四两黄芪为主药，血中瘀滞用桃红。《医林改错·瘫痿论·补阳还五汤》

75. 对于此证，专以气虚立论。谓人之元气，全体原十分，有时损去五分，所余五分虽不能充体，犹可支持全身。而气虚者经络必虚，有时气从经络虚处透过，并于一边，彼无气之边即成偏枯。爰立补阳还五汤，方中重用黄芪四两，以峻补气分，此即东垣主气之说也。然王氏书中，未言脉象何如。若遇脉之虚而无力者，用其方原可见效。若其脉象实而有力，其人脑中多患充血，而复用黄芪之温而升补者，以助其血愈上行，必至凶危立见，此固不可不慎也。《重订医学衷中参西录·方剂篇·治内外中风方》

76. 补脑振痿汤：治肢体痿废偏枯，脉象极微细无力，服药久不愈者。生

箭芪二两　当归八钱　龙眼肉八钱　杭萸肉五钱　胡桃肉五钱　䗪虫（大者）三枚　地龙（去净土）三钱　生乳香三钱　生没药三钱　鹿角胶六钱　制马钱子末三分，共药十一味，将前九味煎汤两盅半，去渣，将鹿角胶入汤内融化，分两次送服制马钱子末一分五厘。《重订医学衷中参西录·医论篇·第三卷·论脑贫血痿废治法答内政部长杨阶三先生（附：干颓汤、补脑振痿汤）》

77. 三圣散　大治手足拘挛，口眼㖞斜，左瘫右痪，骨节酸疼，脚弱无力，行步不正，一切风疾，又名舒筋散（元版作"手足风痹"，今从写本）。

当归洗，焙　肉桂去皮　延胡索灰炒。

上等分，为细末，每服二钱，温酒调下，空心临卧日进三服。除孕妇外，老幼皆可服。《是斋百一选方·三圣散》

78. 三圣散　治中风舌强不语。没药（研）、琥珀（研，各一分），干蝎（七枚，全者，炒）。上为细末，每服三钱匕，用鹅梨汁半盏，皂角末一钱匕，浓煎汤一合，与梨汁相和调下，须臾吐出涎毒，便能语。《奇效良方·三圣散》

79. 三圣散　治中风，手足拘挛，口眼㖞斜，脚气行步不正。当归（酒洗炒）、玄胡索（微炒为末）、肉桂（去粗皮）。等分为末，每服二钱，空心温酒调下。按：此方治血虚风入之专剂也。故取以治口眼㖞斜之左急右缓者。然血药中而加地黄、白芍、秦艽、杜仲、牛膝；风药中而加天麻、防风、羌活、白芷、细辛，或加独活以去肾间风，加草薢以除下焦热，又当随证酌量也。《成方切用·祛风门·三圣散》

80. 黄芪五物汤　治风痹身无痛，半身不遂，手足无力，不能动履者。久久服之，自见其功。

黄芪（蜜炙）六钱　白芍药（酒炒）三钱　桂枝（嫩枝连皮）三钱　生姜（外皮）三钱　大枣（去核）四枚。

水煎服。

〔注〕《经》曰：虚邪偏客于身半，其入深者，内居营卫，营卫衰则真气去，邪气独留，发为偏枯；其邪气浅者，脉偏痛。此谓虚邪贼风之中人也。营卫虚则其入深，久留发为偏枯、半身不遂也。营卫实则其入浅，即作经脉偏痛、风痹病也。八风、五痹之病，营卫实者，则以续命汤、换骨丹发其营卫之邪。风痹、偏枯之病，是营卫虚，则当以此汤补其营卫之虚也。故君黄芪以补卫，臣桂、芍以补营，佐姜、枣补而兼通，以和营卫也。此方乃小建中汤之变制，加黄芪，减甘草、饴糖者，是其意在补外，而不在补中也。若左半身不遂，则加当归以补血；右半身不遂，则倍黄芪以补气。手软倍桂枝，

足软加牛膝，筋软加木瓜，骨软加虎骨，元气虚加人参，阳气虚加附子，在临证者消息之。久久服之，无不应也。《删补名医方论·黄芪五物汤》

81. **黄芪五物汤** 治风痱身无痛，半身不遂，手足无力，不能动履者。久久服之，自见其功。炙黄芪、炒白芍、嫩桂枝。加姜、枣，煎服。《时病论·备用成方》

82. 中风，外无六经之形证，内无便溺之阻格，知血弱不能养筋，故手足不能运动，舌强不能言语，宜养血而筋自荣，大秦艽汤主之。秦艽（三两），甘草（二两），川芎（二两），当归（二两），白芍药（二两），细辛（半两），川羌活、防风、黄芩（各一两），石膏（二两），吴白芷（一两），白术（一两），生地黄（一两），熟地黄（一两），白茯苓（一两），川独活（二两）。上十六味，剉，每服一两，水煎，去渣，温服无时。如遇天阴，加生姜煎七八片。如心下痞，每两加枳实一钱同煎。《素问病机气宜保命集·中风论》

83. **铁弹圆** 治男子妇人一切风疾，无问远近，瘫痪中风，口眼㖞斜，言语謇涩，手足躭曳，难以称举，或发搐搦，或如虫行，或失音不语，牙关紧急，脚不能行，身体顽麻，百节疼痛，精神不爽，头虚烦闷，夜卧不安，多涎，胸膈不利，口干眼涩，多困少力，如破伤风，身如角弓，口噤不开，作汗如油及洗，头风脑重，眉梁骨痛；卒中，不语迷闷；兼白癜风，遍身瘾疹，鼻多清涕，耳作蝉鸣；小儿惊风，天吊搐搦；妇人血风，手足烦热，夜多虚汗，头旋倒地，并皆治之。白附子、没药（别研）、虎胫骨（酒浸一宿，炙干）、全蝎、乌头（炮，去皮尖）、麻黄（不去节）、自然铜（烧存性，醋浸一宿，各一两），白花蛇（酒浸，半两），辰砂（别研，一分），五灵脂（一分），木鳖子（二十个，去皮别研，不入罗），脑、麝（各一分，别研），乳香（柳木捶研，一分）。上为末，蜜丸弹子大。用无灰酒一升，浸一丸，分二十服；伤风鼻塞，分三十服，空心临卧各一服；大风五丸可安。《三因极一病证方论·中风治法》

84. **铁弹丸** 治中风昏愦，口噤直视，瘛疭，口眼㖞斜，涎潮语涩，筋挛骨痛，瘫痪偏枯，或麻木，或瘙痒。此药极止疼痛，通经络，活血脉。乳香（另研）、没药（另研，各一两），川乌头（一两五钱），五灵脂（淘净，四两），麝香（一钱）。先将乳香、没药阴凉处细研，次入麝，次入药，再研匀，滴水和丸，如弹子大，每服一丸，食后临卧，薄荷酒磨服。《医宗必读·卷之六·真中风》

85. **羌活愈风汤** 治年近四旬，营卫不足，肝肾虚弱，风中经络。精神恍惚，语言不清，半身不遂，手足麻木，筋骨无力；或手足枯瘦浮肿，或手足筋挛不收。一切风病稍愈之后，调理俱宜此方。及初觉大指次指麻木不用，手足少力，或肌肉微掣，口眼跳动，若不预防调治，三年之内，风病必生，亦宜服之。羌活、甘草（炙）、防风、黄芪、蔓荆子、地骨皮、川芎、细辛、枳壳、人参、麻黄、知母、甘菊花、薄荷、枸杞、当归、独活、白芷、杜仲、秦艽、柴胡、半夏（制）、厚朴（姜制）、熟地黄、防己（已上各二两），芍药、黄芩、白茯苓（各三两），石膏、生地、苍术（各四两），官桂（一两）、前胡（二两）。

上每服一两，水二盏，煎一盏，去滓，空心温服。如遇天阴，加生姜三片，临卧再煎，滓俱要，食远空心服。《医宗金鉴·删补名医方论·羌活愈风汤》

86. 羌活愈风汤　治肝肾虚，筋骨弱，语言难，精神昏愦，及治风湿内弱，风热体重，或瘦而一肢偏枯，或肥而半身不遂。心乱则百病生，静则万病息。此药能安心养神，调阴阳无偏胜。羌活、甘草（炙）、防风（去芦）、黄芪（去芦）、人参（去芦）、蔓荆子、川芎、细辛（去芦、土、叶）、枳壳（去穰，麸炒）、地骨皮、麻黄（去节）、知母（去皮毛）、独活、白芷、杜仲（炒去丝）、秦艽（去芦）、柴胡（去苗）、半夏（汤洗，姜制）、厚朴（姜制）、熟地黄、防己、前胡（各二两），芍药、黄芩（去腐）、白茯苓（各三两），石膏、生地黄、苍术（各四两），桂（一两）。上锉，每服一两，水二盏煎至一盏，温服。如遇天阴，加生姜三片煎。空心服，临卧煎粗常服之。药不可失于四时之辅，如春望大寒之后，加半夏、柴胡、人参各二两；望夏谷雨之后，加石膏、黄芩、知母各二两；季夏之月，加防己、白术、茯苓各二两；望秋大暑之后，加厚朴、藿香各二两，桂一两；望冬霜降之后，加附子、官桂各一两，当归二两。《仁术便览·中风》

87. 治小儿中风，面引口偏，身体拘急，舌不能转，宜服生地黄饮子方：生地黄汁（三合）、竹沥（三合）、独活（三分，末），右件药相和，煎至四合去滓，不计时候，量儿大小，分减温服。《太平圣惠方·治小儿中风口㖞斜僻诸方》

88. 河间地黄饮子　治舌暗不能言，足废不能步，属肾经虚寒，其气厥不至，宜温之。熟地黄（生者自制）、巴戟（去心）、山茱萸（去核）、肉苁蓉（酒浸焙）、石斛、附子（炮）、五味子（炒）、白茯苓、石菖蒲、远志（去心）、肉桂、麦门冬。上每服三四钱，姜、枣、水煎，入薄荷煎。《明医杂著·河间地黄饮子》

89. 口噤身冷为喑厥，四肢不收为风痱。河间所谓心火暴甚，肾水虚衰之证，制地黄饮子一方，熟地培根本之阴，桂、附、苁蓉、巴戟返真元之火，山茱、石斛温肝平胃，茯苓、菖蒲补心通肾，麦冬、五味保肺以滋化源，诸药等分，每用五分，加薄荷煎汤。浊药软投，故云饮子。《医学举要·卷三　杂症合论》

90. （《机要》）三化汤　中风，外有六经之形证，先以加减续命汤随证治之；内有便溺之阻隔，复以此药利之。厚朴、大黄、枳实、羌活（各等分）。上细切，每服三两重，水三升，煎至一升半，终日服之，以微利为度。《医学正传·中风》

91. 三化汤　治中风，外有六经之形证，先以加减续命汤随证治之。内有便溺之阻膈，复以此导之。厚朴（姜制）、大黄、枳实、羌活（各等分）。上锉，每服三两，水三升，煎至一升半，终日服之，以微利则已。如内邪已除，外邪已尽，当从愈风汤以行中道。久服大风悉去，纵有微邪，只从愈风汤加减治之。然治病之法不可失于通塞，或一气之微汗，或一旬之通利，如此为常治之法也。久则清浊自分，荣卫自和。《仁术便览·中风》

92. 三化汤　治中风入脏，热势极盛，闭结不通，便溺阻隔不行，乃风火相搏而为热风者，本方主之。设内有寒气，大便反硬，名曰阴结。阴结者，得和气暖日，寒冰自化，不可误用攻药，误即不复救。慎之！慎之！厚朴（姜汁炒）、大黄（酒蒸）、枳实（面炒）、羌活（各一钱五分）。水煎服。《医学心悟·中风门·遗尿》

二、针　灸

（一）针灸治疗脑卒中的特点与历史源流

针对脑卒中，《黄帝内经》中亦提倡针灸治疗，治宜损其有余，补其不足，恢复营卫经络气血的畅行，以期达到"阴阳平复"的目的[1-3]。

汉代医家对脑卒中的分型做出了很大的创新及精辟阐述，认为脑卒中应当在辨证的基础上进行针灸治疗。《华氏中藏经》最早认为脑卒中可根据起病脏腑的不同而针灸相应的脏腑腧穴[4]。

西晋医家皇甫谧《针灸甲乙经》详细记录脑卒中的临床针灸治疗。同时，书中采用分部和按经分类法，详述了治疗时各部穴位的适应证和禁忌、针刺深度与灸的壮数，是我国现存最早的一部针灸治疗脑卒中理论与实践的专著[5-9]。

隋代医家巢元方《诸病源候论》在脑卒中治疗方面提出应以艾绒为灸疗的主要材料，点燃后直接或间接熏灼体表背俞穴，认为该法有温经通络、升阳举陷、行气活血、祛湿散寒等作用[10]。

唐代名医孙思邈《备急千金要方》最早采取针灸疗法预防脑卒中。书中认为预防脑卒中应当注意耳朵的防护，针刺耳前风府可有效预防脑卒中发生[11]。同时，当脑卒中发生时，书中关于针灸治疗脑卒中也有详细的记载[12-14]。

金元时期，朱丹溪强调"湿痰生热"为脑卒中的重要发病原因，治以灸风池、曲池、合谷、风市、绝骨、三里等穴以奏疏凿祛风、清热化痰之效[15-16]。李东垣则在"正气自虚"的理论指导下，在对症治疗的基础上，灸人迎以益气举陷疏风[17]。

元代医家罗天益《卫生宝鉴》则在《黄帝内经》的基础上，根据"从阴引阳""从阳引阴"的原则治疗脑卒中，并根据不同症状罗列了脑卒中治疗相关腧穴[18-19]。同时指出"大接经针法"是专治脑卒中偏枯的一种特殊配穴法，《卫生宝鉴·中风门》首载"大接经针法"。

明代医家楼英则在《医学纲目》中首次提出治疗脑卒中的透刺手法，并总结了常用于脑卒中治疗的十二穴及其补泻手法：听会、颊车、地仓、百会、肩髃、曲池、风市、足三里、绝骨、发际、大椎、风池，用之无不效[20-21]。

近代以来，针灸治疗脑卒中的研究也一直是国内外针灸人士研究的热点课题，使该研究步入了一个新的历史时期。其中，以提高临床疗效，减少残障为目的的治疗方法的研究最为突出。有关这方面的临床报道有毫针刺法、电针、火针、眼针、舌针、温针、拔罐法、皮肤针、刺血疗法、穴位注射、穴位埋线等。其中，以毫针刺法的头针、体针、电针及综合疗法的研究最多，并逐渐形成了一套独特的理论与针刺方法，如十二透穴针法、颞三针疗法、跳动穴、醒脑开窍针刺法、平衡疗法、全经针刺法、神经刺激疗法、分期针刺法等。各种疗法虽取穴方法、理论依据不尽相同，但各有特色，在临床上都有明显的疗效。

【古籍原文】

1. 偏枯，身偏不用而痛，言不变，志不乱，病在分腠之间，巨针取之，

益其不足，损其有余，乃可复也。《灵枢·热病》

2. 大风在身，血脉偏虚，虚者不足，实者有余，轻重不得，倾侧宛伏，不知东西，不知南北，乍上乍下，乍反乍复，颠倒无常，甚于迷惑。《灵枢·刺节真邪》

3. 岐伯曰：泻其有余，补其不足，阴阳平复，用针若此，疾于解惑。《灵枢·刺节真邪》

4. 风中有五者，谓肝、心、脾、肺、肾也。五脏之中，其言生死，状各不同。

心风之状（一作候），汗自出而好偃，仰卧不可转侧，言语狂妄。若唇正赤者生，宜于心俞灸之；若唇面或青或黄，或白或黑，其色不定，眼睛动不休者，心绝也，不可救，过五六日即死耳。肝风之状：青色围目连额上，但坐不得倨偻者可治；若喘而目直视，唇面俱青者死。肝风宜于肝俞灸之。脾风之状：一身通黄，腹大而满，不嗜食，四肢不收持。若手足未青而面黄者可治，不然即死。脾风宜于脾俞灸之。肾风之状：但踞坐，而腰脚重痛也。视其胁下，未生黄点者可治，不然即死矣。肾风宜灸肾俞穴也。肺风之状：胸中气满，冒昧，汗出，鼻不闻香臭，喘而不得卧者可治；若失血及妄语者不可治，七八日死。肺风宜于肺俞灸之。《华氏中藏经·风中有五生死论》

5. 偏枯，四肢不用，善惊，大巨主之。《针灸甲乙经·阳受病发风》

6. 口噤不可开，支沟主之。《针灸甲乙经·阳受病发风》

7. 口不禁水浆，喎僻，水沟主之。《针灸甲乙经·阳受病发风》

8. 偏枯不能行，大风默默，不知所痛，视如见星，溺黄，少腹热，咽干，照海主之。《针灸甲乙经·阳受病发风》

9. 痱痿，臂腕不用，唇吻不收，合谷主之。《针灸甲乙经·阳受病发风》

10. 中风者，风气中于人也。心中风，急灸心俞百壮；肝中风，急灸肝俞百壮；肺中风，急灸肺俞百壮。《诸病源候论·风病诸候上》

11. 《千金》曰：针耳前动脉及风府神良。《仲景伤寒补亡论·痉痉》

12. 夫诸急卒病多是风，初得轻微，人所不悟，宜速与续命汤，依穴灸之。《备急千金要方·诸风·论杂风状》

13. 阴跷，主风、暴不知人，偏枯不能行。《备急千金要方·风病》

14. 卒中风，口噤不得开，灸机关（《千金翼》名颊车）二穴。穴在耳下八分小近前，灸五壮，即得语。《备急千金要方·诸风·风懿》

15. 湿土生痰，痰生热，热生风。《丹溪心法·中风》

16. 灸风池、百会、曲池、合谷、风市、绝骨、环跳、肩髃、三里等穴，皆灸之以凿窍疏风。《丹溪心法·中风》

17. 卒暴中风，目之斜，灸以承泣；口之喎，灸以地仓，俱效。苟不效者，当灸人迎。夫气虚风入而为偏，上不得出，下不得泄，真气为风邪所陷，故宜灸。《儒门事亲》

18. 大接经从阴引阳，治中风偏枯。《卫生宝鉴·大接经从阳引阴治中风偏枯》

19. 手太阴 列缺，偏风半身不遂；天府，猝中恶鬼疰不得安卧。手阳明 肩髃，曲池，偏风半身不遂。足阳明 大巨，偏枯四肢不举；冲阳，偏风，口眼喎斜，足缓不收。手太阳 腕骨，偏枯狂惕。足太阳 辅阳，风痹不仁，四肢不举。足少阴 照海，大风偏枯，半身不遂，善悲不乐。足少阳 阳陵泉，半身不遂；环跳，风眩偏风，半身不遂，失音不语。手阳明 天鼎，暴喑并喉痹；合谷，喑不能言。足阳明 颊车，地仓，不语饮食不收。承浆，漏落，左治右，右治左。手少阴 阴郄，喑不能言；灵道，暴喑不语。手少阳 支沟，暴喑不语；三阳络，暴哑不能言。手太阳 天窗，暴喑不能言。足少阴 通谷，暴喑不语。《卫生宝鉴·大接经从阴引阳治中风偏枯》

20. 中风不语，不省人事，顶门灸七壮，百会针入豆许，先补后泻，泻多补少。《医学纲目》

21. 口眼喎斜，地仓针入二分，沿皮斜向颊车一寸半，留十吸泻之；颊车二分，斜向地仓。以上二穴，喎右补泻左，喎左补泻右。《医学纲目》

（二）奇经八脉与脑卒中联系

奇经八脉特指督脉、任脉、冲脉、带脉、阴跷脉、阳跷脉、阴维脉、阳维脉八条经脉，主一身之阴阳气血，同时加强机体各部分尤其是十二经脉之间的联系[1]。奇经八脉无脏腑所属，行一身之内外前后左右，归属于一阴一阳，仅为阴阳所制约。八脉中的冲、任、督三脉均起自胞中，又同出于会阴之后，任脉行于前，督脉行于背，冲脉并足少阴肾经挟脐而上，其中任、督二脉上行至头，交接于唇内，是人体气机升降的主要通道[2]。并通过联络十二经脉及其他络脉，有利于气血津液快速升降运行。因此，冲、任、督三脉的畅通与否会直接影响气机的上下运行[3]。若气机运行不畅，气血运行失常，脑髓经脉、五脏六腑的功能皆可受损[4]。

脑卒中多导致肢体一侧偏废的症状，多为身体一侧的手足之三阴三阳机能失调所致，偏盛偏衰到一定程度而引起的猝然发病。因为人体左右之间的联系和气血津液运行并非十二经脉掌管，而是由奇经八脉统筹协调左右机能，其中任督二脉统协前后，冲脉居中总汇十二经脉气血，带脉约束纵行诸脉，阴跷脉、阳跷脉主宰一身左右之阴阳，阴维脉、阳维脉维络一身表里之阴阳。如果奇经八脉功能失调，运行失常，则左右气血津液不畅通，从而引起一侧身体功能偏盛偏衰，导致人体的一侧偏废。

此时如果仅从十二经脉的角度考虑，难免会以偏概全，难以抓住脑卒中左右一侧偏瘫阴阳失调、气血逆乱、上扰清窍的本质。如果从奇经八脉的角度来思考，调节上下、左右、阴阳、气血津液，则更符合中医整体观念的治疗原则。因此，奇经八脉气机运行畅通，则人体气血津液运行畅通，引发脑卒中的虚实瘀滞自然随之消除，病亦可除。

1. 督脉治疗脑卒中

奇经八脉中督脉入络于脑，主一身之阳，是人体诸阳经的统帅，故金代医家张洁古（名元素）认为，督脉"为阳脉之都纲"。同时督脉和足少阴肾经联系密切，对脑及足厥阴肝经亦有影响[5]。它对人体的生理功能主要起到两种作用：一是督率诸阳；二是统摄诸元。十二经脉中手足三阳经脉均与督脉交会于大椎穴，故本脉能统督全身的阳气。在统摄真元方面，人身真元之气，关键在于肾，督脉与肾脏的联系最为密切。《灵枢·经脉》篇记载，它的循行路线由下而上，在下贯脊属肾；其别络则自上而下，循膂络肾。肾为先天之本，元气之根，人的生命之源。所谓贯脊属肾与循膂络肾，就是络属两肾，连系命门。其由廷孔向上循行的，是下起于阴，以阴属阳；其由太阳同出于目内眦而向下循行的，是上起于阳，以阳络阴。故督脉从上下贯络属肾脏，交互阴阳，以统摄人身真元之气。

脑卒中的病位在脑，易受阳邪或风邪的侵扰，病因病机虽然是属本虚标实，阴虚阳亢，但仍为阳分之病。由于督脉的循行，并脊入脑，及与足厥阴肝经交会于巅顶的缘故，故督脉经气不和，则阳气偏亢或肝气逆，气血升降失利，气逆而厥，从而导致脑卒中[6-7]。

因此针灸治疗脑卒中应首选督脉，督脉上共有二十八个腧穴，其中位居一身巅顶的三阳五会——百会穴，是治疗脑卒中的首选[8]。除百会穴之外，文献中经常运用于脑卒中的腧穴还包括风府、本神、大椎、身柱、命门、神庭、神道、陶道、哑门等[9-16]。在历代医籍中，亦可以看到运用督脉穴治疗脑卒中的大量记载和论述。

2. 任脉治疗脑卒中

虽然督脉主一身之阳，但是任脉主一身之阴。任脉穴在治疗脑卒中时的运用同样不容忽视。因为针灸在治疗上讲求"阴病阳治，阳病阴治"，对于调节气血阴阳同样会起到不容小觑的效果[17-19]。任督二脉分别为全身阴经与阳经之统领，调节阴阳的效果显著。而且督任二脉由络脉相连于脐。

历代医籍文献和大量临床实践表明，结合选取督任二脉之穴治疗脑卒中，以相互为用调节阴阳更会相得益彰。历代医家较常用治疗脑卒中的任脉腧穴有水沟、承浆、廉泉、天突、膻中、神阙、关元等[20-24]。

在脑卒中脱证中多用灸气海、关元、神阙等任脉腧穴。三穴是人身元气之根本，其中气海为先天元气汇聚于下元之处，主治脏气虚惫，真气不足。关元为人之根本，肝、脾、肾三脏交会之处，精血之所藏，五气之真元。又为任脉与足三阴经的交会穴，位居阴脉联系命门之真阳，因此为阴中有阳之穴。神阙位于脐中，脐为生命之根蒂，胎儿赖此得以生长，为先天真气之所系，灸之能大补元气，回阳固脱。故取任脉的关元、神阙两穴重灸，以回阳救逆而救虚脱。由此可见任脉穴在治疗脑卒中也是无可替代的，可以与督脉相互配合、相互为用，以起到更好的疗效。

3. 阴、阳跷脉治疗脑卒中

阴、阳跷脉可通行人体气血。同时，跷脉分主一身左右之阴阳，对于调节大脑的功能，交通阴阳，运行卫气等方面具有重要的作用，在脑卒中的治疗中亦受到重视[25-26]。

4. 八脉交会穴治疗脑卒中

八脉交会穴，别称流注八穴、交经八穴，是指奇经八脉与十二经脉经气相通的八个腧穴，且多为络穴。络穴为联络表里两经之穴，可加强经脉之间的联系，有助于治疗范围的扩大。它们均分布于四肢肘膝关节以下，加强十二经脉与奇经八脉的联系。临床上八脉交会穴既可应用单穴位治疗各自相通的奇经病证，又可相互配合使用，加强疗效。

八脉交会穴包括外关、足临泣、内关、公孙、列缺、照海、后溪和申脉穴。其中外关为手少阳三焦经络穴，功可疏利肝胆，疏风通络；足临泣为足少阳胆经腧穴，有疏利肝胆、清头目而止痛的功效。脑卒中病理因素多以风、火、痰、瘀、虚为标，与肝胆密切相关，故可用二穴疏利肝胆，且两经分别循行至巅顶及头部两侧[27]。内关穴为手厥阴心包经与阴维脉相通之穴，其功能为镇静安神，和胃止痛，亦为本经络穴。公孙为脾经络穴，通于冲脉，具有健脾和胃利湿之功，又可主血统血，以助气血生化之源。两穴既可单独应用，又可合用，起到调理脾胃，化痰祛湿及镇静安神的作用，适用于脑卒中风痰瘀闭、痰热腑实、心神受扰等证[28-30]。列缺为肺经络穴，与任脉相通，可治口眼歪斜，肢体无力等症。照海为肾经腧穴，通于阴分，有滋阴安神开窍之功。对于阴亏于下，阳亢于上，内风煽动，针刺照海可滋肾水，补肾阴，潜亢阳，且肾经循喉咙，夹舌本，故可治舌强不语等症[31-36]。后溪为手太阳小肠经腧穴，可止痛疏经。申脉为膀胱经穴，可舒筋止痛，脑卒中合并癫病或有精神症状时，可用二穴镇静安神。对后期病人肢体挛缩抽搐疼痛者，两穴可用以缓急止痉[37]。脑卒中治疗中八脉交会穴的主穴和配穴既可单独应用，又可合用，以取阴阳相配之效。

八脉交会穴来源相同，都源于肾间动气，为元气之根。八脉交会穴多属于络穴，既可联络表里两经，加强经脉之间的联系，又能扩大治疗范围。运用其治疗脑卒中，具有取穴少、疗程短、疗效好等特点。当然八脉交会穴也会根据辨证需要结合其他经穴使用，以达到更好的治疗效果。

【古籍原文】

1. 冲脉者，经脉之海也，主渗灌溪谷，与阳明合于宗筋，阴阳为宗筋之会，会与气街，而阳明为之长，皆属于带脉，而络于督脉。故阳明虚则宗筋纵，带脉不引，故足痿不用也。《素问·痿论》

2. 雷公曰：病止此乎？岐伯曰：肾之气必假道、于任督二经，气闭则肾气塞矣。女不受妊，男不射精，人道绝矣。然则任督二经之脉络，即人死生之道路也。《外经微言·任督死生篇》

3. 出入废则神机化灭，升降息则气立孤危。《素问·六微旨大论》

4. 盖血不自升，必随气而上升，上升之极，必致脑中充血。至所谓气反则生，气不反则死者，盖气反而下行，血即随之下行，故其人可生。若其气上行不反，血必随之充而益充。《重订医学衷中参西录·方剂篇·治内外中风方》

5. 督脉者，起于少腹以下骨中央，女子入系廷孔，其孔，溺孔之端也。

其络循阴器合篡间，绕篡后，别绕臀，至少阴与巨阳中络者合，少阴上股内后廉，贯脊属肾，与太阳起于目内眦，上额交巅，上入络脑，还出别下项，循肩髆，内挟脊抵腰中，入循膂，络肾。《素问·骨空论》

6. 督脉为病，脊强反折。《素问·骨空论》

7. 督之为病，脊强而厥。《难经·二十九难》

8. 半身不遂，男女皆有此患……则当先百会、囟会，次风池、肩髃、曲池、合谷、环跳、风市、三里、绝骨，不必拘旧经病左灸右，病右灸左之说，但按酸疼处灸之。若两边灸亦佳，但当自上而下灸之。《针灸资生经·偏风》

9. 暴喑气硬，刺扶突与舌本出血。喑不能言，刺脑户。暴喑不能言，喉嗌痛，刺风府。舌缓，喑不能言，刺喑门。喉痛，喑不能言，天窗主之。《针灸甲乙经·欠哕唏振寒噫嚏亸泣出太息涎下耳鸣啮舌善忘善饥》

10. 猥退风，半身不遂，失喑不语者，灸百会，次灸本神，次灸承浆，次灸风府。《备急千金要方·偏风》

11. 肝风占候口不能言。灸鼻下人中。次大椎、次肝俞，各五十壮。《千金翼方·诸风》

12. 风猥退，半身不遂，失音不语者，灸百会，随年壮。诸风发动，不自觉知，或心腹胀满，或半身不遂，或口噤不语、涎唾自出、目闭耳聋，或举身冷置，或烦闷恍惚，喜怒无常，或唇青口白，戴眼角弓反张，始觉发动，即灸神庭一处七壮。肝风口不能言，灸鼻下人中，次灸大椎，各随年壮。中风眼戴上，不能语者，灸第二椎及第五椎上，各二七壮。《圣济总录·治五脏中风并一切风痰灸刺法》

13. 治中风口噤，牙关不开：刺督脉水沟一穴……针入四分；治中风气塞涎上，不语昏危者：针百会。风池……针入七分。大椎……针入五分……以取尽风气，神清为度。《针经摘英集·治病直刺诀》

14. 中风风邪入腑，以致手足不遂：百会、耳前发际、肩髎、曲池。中风风邪入脏，以致气寒涎壅，不语昏危：百会、大椎、风池。《针灸大成·乾坤生意》

15. 中风口噤不开：颊车、人中、百会、承浆、合谷，俱宜泻。问曰：此症前穴不效，何也？答曰：此皆风痰灌注，气血错乱，阴阳不升降，致有此病，复刺后穴：廉泉、人中。《针灸大成·治症总要》

16. 若上部昏迷，则先神庭、百会、中脘而下；痰涎上壅，则先涌泉、然谷、气海而上；神庭、百会二穴择用或连用。《采艾编翼·中风》

17. 故善用针者，从阴引阳，从阳引阴，以右治左，以左治右，以我知彼，以表知里，以观过与不及之理，见微得过，用之不殆。《素问·阴阳应象大论》

18. 用针之要，在于知调阴与阳。《灵枢·根结》

19. 督脉生病，治督脉，治在骨上，甚者在脐下营。《素问·骨空论》

20. 半身不遂，失音不语，灸百会，次本神，次承浆，次风府。《针灸资生经》

21. 灸非风卒厥危急等证：神阙，用净盐炒干，纳于脐中令满，上加厚姜一片盖定，灸百壮至五百壮。愈多愈妙，姜焦则易之。《景岳全书·杂证谟·非风》

22. 肝肾必自内伤为病，久则奇经与诸脉交伤……久病易通任督。《临证指南医案》

23. 中风病，方书灸百会、肩井、曲池、三里等穴多不效，此非黄帝正法。灸关元五百壮，百发百中。《扁鹊心书·窦材灸法》

24. 承浆，疗偏风口㖞，面肿消渴，口齿疳蚀生疮，灸亦佳，日可灸七壮，至七七壮止。灸即血脉通宣，其风应时立愈、其艾炷不用大。《铜人腧穴针灸图经》

25. 阴荣其脏，指阴跷也。阳荣其腑，指阳跷也。言无分脏腑，跷脉皆所必至也。流者流于内，溢者溢于外，故曰流溢之气，内溉脏腑，外濡腠理，谓其不独在脏也。《类经·九卷·经络类·跷脉分男女》

26. 凡人有此八脉，皆属阴神，闭而不开；惟神仙以阳气冲开，故能得道。《奇经八脉考》

27. 外关：手指节痛不能屈、四肢不遂、手麻痛并无力。足临泣：手足麻、手足挛急、四肢不遂、中风手足不举。《针经指南·流注八穴》

28. 内关，治中风肘挛，实则心暴痛，虚则心烦惕惕。阴跷，主风暴不知人，偏枯不能行。照海，主大风默默，不知所痛，视如见星。《针灸资生经·中风》

29. 中风：临泣、百会、肩井、肩髃、曲池、天井、间使、内关、合谷、风市、三里、解溪、昆仑、照海。偏风：列缺、冲阳。中风肘挛：内关。《针灸大成·诸风门》

30. 中风……脚弱无力：公孙、三里、绝骨、申脉。《针灸大成·治症总要》

31. 列缺治偏风口㖞，手腕无力、半身不遂……照海，治大风偏枯，半身不遂。阴跷，疗手足偏枯，半身不遂。《针灸资生经·偏风》

32. 偏枯不能行，大风默默，不知所措，视如见星，溺黄，小腹热，咽干，照海主之。泻在阴蹻，右少阴俞。先刺阴蹻，后刺少阴，在横骨中……口僻噤，外关主之。《针灸甲乙经·阳受病发风》

33. 风口喎，灸列缺二穴……灸三壮，患左灸右，患右灸左。《圣济总录·治五脏中风并一切风痰灸刺法》

34. 出窦先生气元归类　手太阴列缺、偏风，半身不遂……足少阴照海，大风偏枯、半身不遂，善悲不乐。《卫生宝鉴·中风针法》

35. 半身不遂患偏风，肩髃曲池列缺同，阳陵泉分手三里，合谷绝骨丘墟中，环跳昆仑照海穴，风市三里委中攻。《针灸聚英·杂病歌》

36. 喉闭肿痛气不通，内关申脉用针通，失音不语是中风，照海内关五会中，敬简因风针五会，外关照海后溪功。《针灸神书》

37. 后溪：手足挛急、中风不语、手足麻。申脉：手足不遂、手足麻、手足挛。《针经指南·流注八穴》

（三）脑卒中常见症状的治疗

脑卒中症状以猝然昏倒、不省人事、半身不遂、语言不利及肢体麻木为主，病理因素与风、火、痰、气、瘀、虚密切相关。通过整理相关古籍文献发现，针灸治疗脑卒中的取穴原则以通督调神、疏通经络为主。

1.卒然昏仆

经脉：以督脉穴、足少阳胆经穴、足太阳膀胱经穴及十二井穴为主。

穴位：水沟、后溪、风池、完骨、神阙、十二井等。

按语：脑为元神之府，督脉入络脑，水沟为督脉要穴，可醒脑开窍，调神导气，后溪穴为手太阳经腧穴，通于督脉，可通督调神，还能治疗脑卒中猝然昏仆，不能言语[1]；风池、完骨二穴皆为足少阳胆经穴，足少阳胆经分布于头两侧，为局部取穴，可疏通脑部气血，通利关窍，古籍记载二穴有治疗脑卒中僵仆的功效[2-4]；对于脑卒中脱证，猝然昏倒，灸神阙穴可以回阳固脱[5]；十二井穴点刺出血，可开窍启闭[6]。

2.半身不遂

经脉：以督脉穴、手阳明经穴、足少阳经穴为主。

穴位：风府、百会、风池、承浆、上廉、曲池、肩髃、环跳、列缺、阳辅、阳陵泉、悬钟等。

按语：脑卒中半身不遂，病位在四肢经络，但总由神不导气，四肢无所禀受，风府百会位于脑部，属于督脉，刺风府、百会二穴可通督调神、激发阳气，两穴均有治疗脑卒中半身不遂的功效[7-8]；刺风池可平肝息风，兼以疏散外风[9]；灸承浆可以达到宣通血脉、息风的作用[10]；上廉、肩髃、曲池三穴皆属于手阳明大肠经，为局部取穴，可疏通上肢经脉，具有治疗脑卒中半身不遂的功效[11-13]；阳辅、阳陵泉、悬钟三穴皆为足少阳胆经穴位，刺灸三穴可宣通下肢气血，此外阳陵泉为筋会、悬钟为骨会，此二穴合用，有强筋健骨的功效，可用于治疗卒中后半身不遂、下肢瘫痪[14-16]。

3. 口眼歪斜

经脉：以局部取穴为主。

穴位：水沟、颊车、迎香、四白、下关、翳风、风池、二间、冲阳等。

按语：风中一侧面部经络，阻滞经络气血运行，从而引起口眼歪斜。取水沟、颊车、迎香、四白、下关五穴，皆局部取穴，以祛风通络，行散气血[17-21]；翳风、风池属少阳经穴位，可疏通少阳经气，可治疗中风歪斜[22-23]。二间属手阳明经穴位，冲阳属足阳明经穴位，皆为远部取穴，疏通阳明经气血[24-25]。

4. 语言不利

经脉：以局部取穴、督脉穴、足少阴肾经穴与足少阳胆经穴为主。

穴位：颊车、地仓、天窗、百会、风府、哑门、水沟、涌泉、听会等。

按语：脑卒中不语与口窍不利有关，颊车、地仓二穴可疏通口周经络，以助发声[26]；《针灸资生经》指出灸天窗、百会二穴可治疗失音[27]；风府、哑门二穴均属于督脉穴，语言是神气的外在表现，刺二穴可通督调神，促进语言恢复[28]；听会属足少阳胆经穴，可疏通局部经络气血[29]；水沟主口喝僻不能言[17]；涌泉乃足少阴肾经井穴，有益肾开窍之功[30-31]。

5. 肢体麻木

经脉：以手足三阳经穴为主。

穴位：外关、中渚、阳陵泉、足临泣、肘髎、合谷、列缺、条口、肩贞、后溪。

按语：气不通则麻，木属顽痰死血阻滞，取穴多局部取穴，务在疏通肢体经络，畅达气血；外关能治疗"手足顽麻冷痛"[32]；中渚穴主治"四肢麻木"[33]；阳陵泉主治"冷痹不仁"[34]；足临泣主"麻痛发热筋拘挛"[35]；后溪主"手足麻木破伤风"[36]；《针灸聚英》记载肘髎、条口、肩贞均有治疗肢体麻木的功效[37-39]；《医宗金鉴·刺灸心法要诀》亦提出合谷配列缺可治疗"风痹麻木不仁"[40]。

【古籍原文】

1. 水沟穴，主治中风口噤，牙关不开，卒中恶邪鬼击，不省人事，癫痫卒倒，口眼歪斜，风水面肿，及小儿急慢惊风等病。《医宗金鉴·刺灸心法要诀》

2. 风池，主寒热，癫疾僵仆狂，热病汗不出，头眩痛。《外台秘要·十二身流注五脏六腑明堂·胆人胆者肝之腑也两旁一百四穴》

3. 完骨，主风头，耳后痛，烦心，足痛不收失履，口喎僻，头项摇瘲，牙车急，癫疾，僵仆狂。《外台秘要·十二身流注五脏六腑明堂·胆人胆者肝之腑也两旁一百四穴》

4. 完骨，在耳后，人发际四分，足太阳、少阳之会，灸三壮。主风头，耳后痛，烦心，足痛不收失履，口喎僻，头项摇瘲，牙车急，癫疾，僵仆狂，虚面有气，齿牙龋痛，小便赤黄，喉痹，项肿，不可俯仰，颊肿引耳，瘗疟，狂易。《外台秘要·十二身流注五脏六腑明堂·胆人胆者肝之腑也两旁一百四穴》

5. 久冷伤惫脏腑，泄利不止，中风不省人事等疾，宜灸神阙。《针灸资生经·虚损》

6. 此为十井穴，凡初中风跌倒，卒暴昏沉，痰盛不省人事，牙关紧闭，药水不下，急以三棱针刺中冲、少商、商阳、关冲、少冲、少泽，使血气流通，实起死回生急救之妙诀也。《刺灸心法要诀》

7. 风府……主中风，舌缓不语，振寒汗出身重，恶寒头痛，项急不得回顾，偏风半身不遂。《针灸聚英·督脉》

8. 百会……主头风中风，言语謇涩，口噤不开，偏风半身不遂。《针灸大成·督脉经穴主治·考正穴法》

9. 风池手足指诸间，右瘫偏风左曰瘫，各刺五分随后泻，更灸七壮便身安。《针灸聚英·杂病十一穴歌》

10. 承浆……主治：主偏风，半身不遂，口眼歪斜，面肿消渴，口齿疳蚀生疮，暴喑不能言。《针灸大成·任脉经穴主治·考正穴法》

11. 上廉三里下一寸……主小便难、黄赤，肠鸣，胸痛，偏风半身不遂，骨髓冷，手足不仁，喘息，大肠气，脑风头痛。《针灸聚英·手阳明大肠经》

12. 肩髃穴，主治瘫痪，手挛肩肿，针六分，灸五壮。《医宗金鉴·刺灸心法要诀》

13. 曲池主治是中风，手挛筋急痛痹风……针五分，灸七壮。《医宗金鉴·刺灸心法要诀》

14. 阳辅穴，主治膝胻酸疼，腰间寒冷，肤肿筋挛，百节酸疼，痿痹，偏风不遂等证。针三分，留七呼，灸三壮。《医宗金鉴·刺灸心法要诀》

15. 阳陵泉……主治两膝肿痛，及冷痹不仁，半身不前……针六分，留十呼，灸七壮。《医宗金鉴·刺灸心法要诀》

16. 悬钟……主中风手足不遂。《针灸聚英》

17. 水沟穴，主治中风口噤，牙关不开，卒中恶邪鬼击，不省人事，癫痫卒倒，口眼歪斜，风水面肿。《医宗金鉴·刺灸心法要诀》

18. 口眼㖞斜：中风口眼致㖞斜，须疗地仓连颊车。㖞左泻右依师语，㖞右泻左莫教差。《扁鹊神应针灸玉龙经》

19. 迎香：鼻塞不闻香臭，喘息不利，偏风口眼㖞斜，浮肿风动，满面作痒，状如虫行。《审视瑶函·目病十三症　经验汤剂丸散四十六方》

20. 迎香：主鼻塞不闻香臭，偏风口㖞，面痒浮肿，风动叶叶，状如虫行，唇肿痛，喘息不利，鼻㖞多涕，鼽衄有疮，鼻有息肉。《针灸聚英·手阳明大肠经》

21. 下关二穴在客主人下耳前，动脉下廉，合口有空，开口即闭，足阳明少阳之会。疗聤耳有脓汁出，偏风口目㖞，牙车脱臼。《圣济总录·针灸门·足阳明胃经》

22. 翳风二穴……治耳聋，口眼㖞斜，失欠脱颔，口噤不开，吃不能言，颊肿牙车急痛。《圣济总录·针灸门·手少阳三焦经》

23. 凡中风皆灸之。卒中风㖞斜，涎塞不省，宜灸听会、颊车、地仓、百会、肩髃、曲池、风市、三里、绝骨、耳前发际、大椎、风池，凡十二穴。中风，目戴上，不能视，灸第二椎骨、第五椎骨上各七壮，一齐下火，立愈。《东医宝鉴·风》

24. 二间主治口眼歪斜。《审视瑶函》

25. 冲阳二穴，治偏风口眼歪。《圣济总录·足阳明胃经》

26. 颊车……主治中风，牙关不开，失音不语，口眼歪斜。《类经图翼·经络

四·足阳明胃经穴》

27. 中风失喑，不能言语，缓纵不随，先灸天窗五十壮。息火，仍移灸百会五十壮毕，还灸天窗五十壮。若发先灸百会，则风气不得泄，内攻五脏，喜闭伏，仍失音也。所以先灸天窗，次百会佳。《针灸资生经·中风不语》

28. 哑门、风府二穴，主治中风舌缓，暴喑不语……哑门穴针二分，不可深入，禁灸。风府穴针三分，留三呼，禁灸。《医宗金鉴·刺灸心法要诀》

29. 听会……主失音，癫疾，心腹满，聤耳，耳聋如物填塞无闻，耳中嘈嘈㗅㗅蝉鸣。《针灸聚英·手太阳小肠经》

30. 厥气走喉而不能言，手足清，大便不利，取足少阴。《灵枢·杂病》

31. 不能言，刺脑户。暴喑不能言，喉嗌痛，刺风府。舌缓，喑不能言，刺喑门。喉痛，喑不能言，天窗主之。暴喑气哽，喉痹咽肿，不得息，食饮不下，天鼎主之。食饮善呕，不能言，通谷主之。喑不能言，期门主之。暴喑不能言，支沟主之。喑不能言，合谷及涌泉、阳交主之。《针灸甲乙经·寒气客于厌发喑不能言》

32. 外关，通阳维，少阳络。在腕后二寸，前踝骨尖后，两筋中，覆手取。治伤寒，自汗盗汗，发热恶风，百节酸疼，胸满，拘急，中风半身不遂，腰脚拘挛，手足顽麻冷痛，偏正头风，眼中冷痛冷泪，鼻衄，耳聋，眼风。《扁鹊神应针灸玉龙经》

33. 中渚穴，主治四肢麻木、战振、蜷挛无力，肘臂连肩红肿疼痛，手背痛毒等证。《医宗金鉴·刺灸心法要诀》

34. 阳陵泉……主治偏风，半身不遂，足膝冷痹不仁，无血色，脚气筋挛。《类经图翼·经络（六）·足少阳胆经穴》

35. 带脉临泣穴主治歌：中风手足举动难，麻痛发热筋拘挛，头风肿痛连腮项，眼赤而疼合头眩，齿痛耳聋咽肿证，游风搔痒筋牵缠，腿疼胁胀肋肢痛，针入临泣病可痊。《医宗金鉴·刺灸心法要诀》

36. 手足拘挛战掉眩，中风不语并癫痫，头疼眼肿涟涟泪，背腰腿膝痛绵绵，项强伤寒病不解，牙齿腮肿喉病难，手足麻木破伤风，盗汗后溪穴先砭。《医宗金鉴·督脉后溪穴主治歌》

37. 肘髎主风劳嗜卧，臂痛不举，肩重腋急，肘臂麻木不仁。《针灸聚英·手阳明大肠经》

38. 条口……主足麻木，风气，足下热，不能久立。《针灸聚英·足阳明胃经》

39. 肩贞……主伤寒寒热，耳鸣耳聋，缺盆肩中热痛，风痹，手足麻木不

举。《针灸聚英·手太阳小肠经》

40. 列缺……**主治偏风头痛，遍身风痹麻木，痰壅气堵，口噤不开等证。**
《医宗金鉴·刺灸心法要诀》

（四）20 个重点穴位

著者通过对所有古籍中的腧穴进行频次统计，排名前 20 位的腧穴依次为曲池、地仓、百会、水沟、肩髃、合谷、列缺、承浆、大迎、风府、阳陵泉、足三里、完骨、足临泣、冲阳、颊车、环跳、风池、承泣、外关。其定位、主治及操作手法在古籍中的叙述如下。

1. 曲池

属于手阳明大肠经，合穴，出自《灵枢·本输》。

定位：在肘外辅骨陷者中，屈臂而得之；肘外辅骨，屈肘曲骨之中，以手拱胸取之；在肘后，转屈肘曲骨之中。

功效：疏经通络，清热解表。

主治：主要治疗"偏风半身不遂""喉痹不能言"等。[1-7]

2. 地仓

别名会维、胃维，属于足阳明胃经，跷脉、手足阳明经之交会穴，出自《针灸甲乙经》。

定位：挟口吻旁四分外，如近下有脉微微动。

功效：祛风止痛，舒筋活络。

主治：主要治疗"偏风口㖞，目不得闭，失音不语，饮食不收，水浆漏落""口缓不收，不能言语，手足痿躄不能行"等。[8-11]

3. 百会

别名"三阳五会"，属于督脉，出自《针灸甲乙经》。

定位：前顶后一寸五分，顶中央旋毛中，可容豆。

功效：开窍醒脑，回阳固脱。

主治：主要治疗"顶上痛""风痫中风""言语不择"等。[12-14]

4.水沟

别名鬼宫、鬼市，属于督脉，督脉、手阳明经之交会穴，出自《针灸甲乙经》。

定位：鼻柱下人中。

功效：清热开窍，回阳救逆。

主治：主要治疗"口不禁水浆，喎僻""中风口噤，牙关不开，卒中恶邪鬼击，不省人事……口眼歪邪"等。[15-18]

5.肩髃

属于手阳明大肠经，手阳明大肠经、跷脉之交会穴，出自《灵枢·经别》。

定位：肩端两骨间；在肩外头近后，以手按之有解宛宛中；膊骨端上两骨罅间，举臂平肩陷中。

功效：疏经利节，祛风通络，理气化痰。

主治：主要治疗"偏风半身不遂""手挛"等。[19-24]

6.合谷

别名虎口，属于手阳明大肠经，原穴，出自《灵枢·本输》。

定位：在（手）大指歧骨之间；大指次指间；手大指虎口两骨间陷中；虎口后纵纹头，立指取之宛宛中。

功效：通经活络，镇静止痛，清热解表。

主治：主要治疗"痱痿，臂腕不用""唇吻不收""喑不能言，口噤不开"等。[25-32]

7.列缺

属于手太阴肺经，络穴，八脉交会穴，出自《灵枢·经脉》。

定位：起于腕上分间，去腕半寸；去腕上一寸五分；腕后臂侧三寸，交叉头面，两筋骨罅宛宛中。

功效：通经活络，通调任脉，宣肺解表。

主治：主要治疗"偏风口喎，半身不遂""偏风头疼""遍身风痹麻木"等。[33-39]

8. 承浆

属于足阳明胃经，足阳明胃经、任脉之会，出自《针灸甲乙经》。

定位：在颐前下唇之下，开口取之。

功效：疏通经络，镇静止痛。

主治：主要治疗"偏风半身不遂""口眼㖞斜"等。[40-43]

9. 大迎

别名髓孔，属于足阳明胃经，出自《素问·气穴论》。

定位：在曲颔前一寸二分；曲颔前一寸三分骨陷中动脉，又以口下当两肩。

功效：祛风通络，消肿止痛。

主治：主要治疗"舌强不能言""舌缓不收"等。[44-46]

10. 风府

属于督脉，别名本穴、鬼穴，足太阳、督脉、阳维之交会穴，出自《素问·气府论》。

定位：入项发际一寸，大筋内宛宛中，疾言其肉立起，言休立下。

功效：清热散风，通关开窍。

主治：主要治疗"目眩""中风舌缓，暴喑不语""舌急语难"等。[47-51]

11. 阳陵泉

别称筋会、阳陵、阳之陵泉，属于足少阳胆经，合穴，八会穴之筋会，出自《灵枢·邪气脏腑病形》。

定位：膝下一寸，外廉陷中，蹲坐取之；尖骨前筋骨间。

功效：镇静息风，疏肝利胆，舒筋利节。

主治：主要治疗"偏风半身不遂"等。[52-55]

12. 足三里

属于足阳明胃经，出自《灵枢·五邪》。

定位：在膝下三寸，胻外廉。

功效：健脾益气，化痰通络。

主治：主要治疗"头痛"等。[56-58]

13. 完骨

属于足少阳胆经，足太阳、少阳之会，出自《素问·气穴论》。

定位：在耳后，入发际四分。

功效：清胆泻热，散风通窍。

主治：主要治疗"偏风口眼㖞斜""头痛"等。[59-62]

14. 足临泣

属于足少阳胆经，八脉交会穴，出自《灵枢·本输》。

定位：在足小指、次指间本节后，去侠溪一寸半，陷者中。

功效：清泻肝胆，通经活络，清利头目。

主治：主要治疗"目眩""手足顽麻"等。[63-67]

15. 冲阳

别名会原、会骨、跗阳，属于足阳明胃经，原穴，出自《灵枢·本输》。

定位：足跗上五寸，去陷谷三寸骨间动脉。

功效：和胃化痰，通络宁神。

主治：主要治疗"偏风口眼㖞斜""足缓履不收"等。[68-71]

16. 颊车

别名曲牙、鬼床、机关、齿牙，属于足阳明胃经，出自《灵枢·经脉》。

定位：在耳下八分小近前；耳下曲颊端近前陷中，开口有空。

功效：利窍通关，息风通络，清热解毒。

主治：主要治疗"中风牙关不开，口噤不语，失音""口眼㖞"等。[72-76]

17. 环跳

别名枢中、髀枢、髋骨、髎骨、分中、髀厌、环铫，属于足少阳胆经，足少阳胆经、足太阳膀胱经交会穴，出自《针灸甲乙经》。

定位：在髀枢中，侧卧伸下足屈上足取之。

功效：回阳固脱，舒筋通络。

主治：主要治疗"偏风半身不遂""痹不仁"等。[77-81]

18. 风池

属足少阳胆经，足少阳胆经、阳维之交会穴，出自《灵枢·热病》。

定位：耳后颞颥后，脑空下，发际陷中，按之引于耳中。

功效：回阳固脱，舒筋通络。

主治：主要治疗"口㖞僻不能言""头眩痛""昏危"等。[82-84]

19. 承泣

别名鼷穴、承先、谿穴、溪穴、鼠穴，属于足阳明胃经，阳跷、任脉、足阳明胃经之交会穴，出自《针灸甲乙经》。

定位：在目下七分，直目瞳子陷中。

功效：明目利窍，疏风清热。

主治：主要治疗"口不能言""目眩瞢""口眼㖞斜"等。[85-87]

20. 外关

属于手少阳三焦经，络穴，八脉交会穴，出自《灵枢·经脉》。

定位：在腕后二寸，前踝骨尖后，两筋中，覆手取。

功效：通经活络，行气止痛，清热解表。

主治：主要治疗"口僻噤""手足顽麻""手足不遂"等。[88-91]

【古籍原文】

1. 入于曲池，在肘外辅骨陷者中，屈臂而得之，为合。《灵枢·本输》

2. 在肘外辅，屈肘曲骨之中……以手按胸取之。《针灸甲乙经》

3. 曲池，在肘后转屈肘曲骨之中。《备急千金要方·针灸上·侧人手阳明大肠经二十穴远近法第三》

4. 曲池二穴，土也，在肘外辅骨屈肘曲骨之中，以手拱胸取之。手阳明脉之所入也，为合。治肘中痛，偏风半身不遂，刺风瘾疹，喉痹不能言，胸中烦满，筋缓捉物不得，挽弓不开，屈伸难，风臂肘细而无力，伤寒余热不尽，皮肤干燥。《圣济总录·针灸门·手阳明大肠经》

5. 曲池穴，主治中风，手挛，筋急，痹风，疟疾先寒后热等证。《刺灸心法要诀》

6. 主肩肘中痛，难屈伸，手不可举，喉痹不能言，目不明，腕急，身热惊狂，臂痿痹重，瘰疬，癫疾吐舌，胸中满，耳前痛，齿痛，目赤痛，颈肿，寒热，渴，饮辄汗出，不饮则皮干热，伤寒余热不尽。《外台秘要·十二身流注五脏六腑明堂》

7. 曲池穴，其穴在肘辅骨屈肘屈骨之中，以手拱胸取之。主治肘中疼痛，偏风半身不遂，臂痛拉弓不开，两臂瘫痪不能举手向发，喉痹喘促欲死，伤寒振寒，余热不尽，皮肤干燥，痂疥等证。《医宗金鉴·刺灸心法·曲池穴歌》

8. 口缓不收，不能言语，手足痿躄不能行，地仓主之。《针灸甲乙经·热在五脏发痿》

9. 地仓二穴，挟口吻旁四分外，如近下有脉微微动。跷脉、手足阳明之交会。若久患风，其脉亦有不动者。治偏风口㖞，目不得闭，失音不语，饮食不收，水浆漏落，眼瞤动不止。病左治右，病右治左，针入三分，留五呼，得气即泻。灸亦得，日可灸二七壮，重者七七壮，其艾作炷，如麦子大，灸炷若大，口转㖞，却灸承浆七七壮即愈。《圣济总录·针灸门·足阳明胃经》

10. 地仓穴，主偏风口眼歪斜，牙关不开，齿痛颊肿，目不能闭，唇缓不收，饮食难进，失音不语，眼目瞤动，视物䀮䀮，昏夜无见等证。刺三分，留五呼，灸七壮，或二七壮，重者七七壮俱可。《刺灸心法要诀》

11. 地仓，一名胃维，侠口旁四分，如近下，跷脉、手足阳明之会，灸三壮。主口缓不收，不能言语，手足痿躄不能行。《外台秘要·十二身流注五脏六腑明堂·胃人胃者脾之腑也两旁九十二穴并下一单穴共九十三穴》

12. 百会一穴，一名三阳五会，在前顶后一寸五分，顶中央旋毛中，可容豆。督脉、足太阳交会于巅上。治小儿脱肛久不瘥，风痫中风，角弓反张，或多哭，言语不择，发即无时，盛即吐沫，心烦惊悸健忘，痎疟耳鸣耳聋，鼻塞不闻香臭。针入二分，得愈即泻，可灸七壮至七七壮即止。《圣济总录·针灸门·督脉》

13. 百会穴，提补阳气上升。主治大人中风，痰火癫痫，小儿急慢惊风，大肠下气，脱肛等证。针二分，灸五壮。《刺灸心法要诀》

14. 百会，一名三阳五会，在前顶后一寸半，顶中央旋毛中，陷容指，督脉、足太阳之会，灸五壮。主痎疟，癫疾不呕沫，耳鸣，痓，顶上痛，风头重，目如脱，不可左右顾。《外台秘要·十二身流注五脏六腑明堂》

15. 口不禁水浆，㖞僻，水沟主之。《针灸甲乙经·阳受病发风》

16. 水沟，一穴，在鼻柱下，一名人中。督脉、手足阳明之会。治消渴饮水无度，水气遍身肿，失笑无时，癫痫语不识尊卑，乍喜乍哭，牙关不开，面肿唇动，状如虫行，卒中恶。针入四分，留五呼，得气即泻，灸亦得。《圣济总录·针灸门·督脉》

17. 水沟穴，主治中风口噤，牙关不开，卒中恶邪鬼击，不省人事，癫痫卒倒，口眼歪斜，风水面肿，及小儿急慢惊风等病。刺三分，留六呼，灸三壮至七壮，炷如小麦。然灸不及针。《医宗金鉴·刺灸心法要诀》

18. 水沟，在鼻柱下人中，督脉、手阳明脉之会，直唇取之，灸三壮。主寒热，头痛，癫疾互引，水肿，人中尽满，唇反者死，振寒手卷前僵，鼻鼽不能息，鼻不收涕，不知香臭，衄不止，口木，禁水浆，喎僻，眲目。《外台秘要·十二身流注五脏六腑明堂》

19. 手阳明之正，从手循膺乳，别于肩髃，入柱骨，下走大肠，属于肺，上循喉咙，出缺盆，合于阳明也。《灵枢·经别》

20. 在肩端两骨间，手阳明、蹻脉之会，刺入六分，留六呼，灸三壮。《针灸甲乙经·肩凡二十六穴》

21. 颜色焦枯，劳气失精，肩臂痛，不得上头，灸肩留百壮，穴在肩外头近后，以手按之有解宛宛中。《备急千金要方·脉极》

22. 广注：髆骨端上两骨罅间，举臂平肩陷中，一云当微前些，下直对曲肘缝尖，须搁臂纵手，或转手插腰，缓缓下针。手阳明、阳蹻之会。《循经考穴编·手阳明之经》

23. 偏风不得挽弓，针肩髃一穴。肩髃二穴，在肩端两骨间陷者宛宛中，举臂取之。手阳明、蹻脉之会。疗偏风半身不遂，热风瘾疹，手臂挛急，捉物不得，挽弓不开，臂细无力，筋骨酸疼。可灸七壮至二七壮，以瘥为度。《圣济总录·针灸门·治五脏中风并一切风疾灸刺法》

24. 肩髃穴，主治瘫痪，手挛肩肿。针六分，灸五壮。《刺灸心法要诀》

25. 过于合谷，合谷，在大指歧骨之间，为原。《灵枢·本输》

26. 痱痿，臂腕不用，唇吻不收，合谷主之。《针灸甲乙经·阳受病发风》

27. 喑不能言，合谷及涌泉、阳交主之。《针灸甲乙经·寒气客于厌发喑不能言》

28. 次灸合谷二处各七壮，穴在手大指虎口两骨间陷者中是。《备急千金要方·诸风》

29. 合谷、水沟，主唇吻不收，喑不能言，口噤不开。《备急千金要方·头面》

30. 合谷在虎口后纵纹头，立指取之宛宛中，主耳聋，飕飕然如蝉鸣，宜针入四分，留三呼五吸。《千金翼方·舌病》

31. 合谷二穴，一名虎口。在手大指次指歧骨间陷中。手阳明脉之所过也，为原。疗寒热疟，鼻衄衄，热病汗不出，目视不明，头痛齿龋，喉痹，痿臂，面肿，唇吻不收，喑不能言，口噤不开。针入三分，留六呼，可灸三壮。若妇人妊娠不可刺，刺则损胎气。《圣济总录·针灸门·手阳明大肠经》

32. 合谷，一名虎口，在手大指次指歧骨间，灸三壮。主寒热，痎疟，狂易，鼻衄衄，热病汗不出，目痛，瞑，头痛，口齿龋痛，惊，喉痹，痱痿臂腕不用，唇吻不收，聋，耳中不通，喑不能言，口噤不开。《外台秘要·十二身流注五脏六腑明堂·大肠人大肠者肺之腑也两旁四十二穴并下三单穴共四十五穴》

33. 手太阴之别，名曰列缺，起于腕上分间，并太阴之经直入掌中，散入于鱼际。其病实则锐掌热，虚则欠㰦，小便遗数，取之去腕半寸，别走阳明也。《灵枢·经脉》

34. 列缺，手太阴之络，去腕上一寸五分，别走阳明者。刺入三分，留三呼，灸五壮。《针灸甲乙经·手太阴及臂凡一十八穴》

35. 甄权云：腕后臂侧三寸，交叉头面，两筋骨罅宛宛中。《外台秘要·十二身流注五脏六腑明堂》

36. 列缺二穴，去腕侧上一寸半，交叉头，两筋两骨罅宛中，是穴。手太阴络。主疗偏风，口㖞，半身不遂。针入三分，留三呼，泻五吸。灸亦得，日灸七壮。若患偏风，灸至一百。若患腕劳，灸至七七。《太平圣惠方·针经序》

37. 列缺二穴，去腕侧上一寸五分，以手交叉，头指末筋骨罅中，手太阴络，别走阳明。疗偏风口，手腕无力，半身不遂，咳嗽，掌中热，口噤不开，寒疟呕沫，善笑，纵唇口，健忘。针入二分，留三呼；泻五吸，可灸七壮。《圣济总录·针灸门·手太阴肺经》

38. 列缺穴，其穴在腕后侧上一寸五分，两手交叉，当食指末筋骨罅中。主治偏风头痛，遍身风痹麻木，痰壅气堵，口噤不开等证。针二分，留三呼，灸三壮。《刺灸心法要诀》

39. 列缺，手太阴络，去腕上一寸半，灸五壮。甄权云：腕后臂侧三寸交叉头两筋骨罅宛宛中是也。主偏风口㖞，半身不随，腕劳，灸三壮。主疟甚热，惊痛，如有见者，咳喘，掌中热，虚则肩背寒栗，少气不足以息，寒厥交两手如瞀，为口沫出。《外台秘要·十二身流注五脏六腑明堂》

40. 承浆，一名天池，在颐前唇之下，足阳明任脉之会，开口取之，刺入三分，留六呼，灸三壮。（气府论注作五呼。）《针灸甲乙经》

41. 承浆一穴，一名垂浆。在颐前唇下宛宛中。足阳明、任脉之会，疗偏

风口㖞，面肿消渴，口齿疳蚀生疮。灸亦佳，日可灸七壮至七七壮止，灸即血脉通宣，其风应时立愈。《圣济总录·针灸门·任脉》

42. 承浆穴，主治男子诸疝，女子瘕聚，小儿撮口，及偏风半身不遂，口眼㖞斜，口噤不开，消渴饮水不休，口齿疳蚀生疮等证。《刺灸心法要诀》

43. 承浆，一名天池，在颐前下唇之下，足阳明、任脉之会，开口取之，灸三壮。主寒热凄厥鼓颔，癫疾呕沫，寒热，痉互引，口干，小便赤黄，或时不禁，消渴嗜饮，目瞑，身汗出，衄血不止，上齿龋。《外台秘要·十二身流注五脏六腑明堂》

44. 大迎二穴，在曲颔前一寸二分骨陷中动脉，又以口下当两肩。足阳明脉气所发。治寒热颈痛瘰疬，口㖞，齿龋痛，数欠气，风痉口噤，牙疼颊颔肿，恶寒，舌强不能言。针入三分，留七呼，可灸三壮。兼治风壅面浮肿，目不得闭，唇吻瞤动不止，当针之顿愈。《圣济总录·针灸门·足阳明胃经》

45. 大迎曲颔前一寸三分骨陷中动脉，又以口下当两肩是穴。《素注》针三分，留七呼，灸三壮。主风痉口喑哑，口噤不开，唇吻瞤动，颊肿牙疼，寒热，颈痛瘰疬，舌强舌缓不收，不能言，目痛不得闭。《针灸聚英·足阳明胃经》

46. 大迎，一名髓孔，在曲颔前一寸二分，骨陷者中动脉，足阳明脉气所发，灸三壮。主寒热，颈瘰疬，癫疾，口㖞，喘悸，痉，口噤，厥口僻，失欠，下牙痛，颊肿，恶寒，口不收，舌不能言，不得嚼。《外台秘要·十二身流注五脏六腑明堂》

47. 风府 （一名舌本）项后入发际一寸，大筋内宛宛中，疾言其肉立起，言休立下。足太阳、督脉、阳维之会。《针灸大成·督脉经穴主治·考正穴法》

48. 风府一穴。一名舌本。在项发际上一寸，大筋内宛宛中，疾言，其肉立起，言休立下。督脉、阳维之会。禁不可灸，不幸使人失音。治头痛颈项急不得回顾，目眩鼻衄，喉咽痛，狂走目妄视。针入三分。《圣济总录·针灸门·督脉》

49. 风府，主舌缓喑不能言，舌急语难。《备急千金要方·针灸下·头面》

50. 哑门、风府二穴，主治中风舌缓，暴喑不语，伤风伤寒，头痛项急不得回顾及抽搐等病。哑门穴针二分，不可深入，禁灸。风府穴针三分，留三呼，禁灸。《刺灸心法要诀》

51. 风府，一名舌本，入项发际一寸，大筋内宛宛中，督脉、阳维之会，不可灸之。主头痛项急，不得顾侧，目眩，鼻不得喘息，舌急难言，狂易，多言不休，狂走欲自杀，目反妄见，暴喑不得言，喉嗌痛，足不仁。《外台秘

要·十二身流注五脏六腑明堂》

52. 胆病者，善太息，口苦，呕宿汁，心下澹澹，恐人将捕之，嗌中吓吓然，数唾。在足少阳之本末，亦视其脉之陷下者灸之；其寒热者，取阳陵泉。《灵枢·邪气脏腑病形》

53. 阳陵泉二穴，土也，在膝下一寸，外廉陷中。足少阳脉之所入也，为合。针入六分，得气即泻。又宜久留针。治膝伸不得屈，冷痹脚不仁，偏风半身不遂，脚冷无血色。又以蹲坐取之。日可灸七壮，至七七壮即止。《圣济总录·针灸门·足少阳胆经》

54. 阳陵泉穴，主治冷痹偏风，霍乱转筋。《医宗金鉴·刺灸心法要诀·足部主病针灸要穴歌》

55. 阳陵泉穴，其穴在膝下一寸，外廉陷中，尖骨前筋骨间。主治两膝肿痛，及冷痹不仁，半身不遂，腰背重痛，起坐艰难，两目浮肿，胸中胀满，两足疼痛难移，起坐不能支持等证。针六分，留十呼，灸七壮。《医宗金鉴·刺灸心法要诀》

56. 邪在脾胃，则病肌肉痛。阳气有余，阴气不足，则热中善饥；阳气不足，阴气有余，则寒中肠鸣腹痛。阴阳俱有余，若俱不足，则有寒有热，皆调于足三里。《灵枢·五邪》

57. 三里，在膝下三寸，胻外廉，灸三壮。主阳厥凄凄而寒，少腹坚，头痛，胫股腹痛，消中，小便不利，善哕。痉，中有寒。腹中寒，胀满善噫，闻食臭，胃气不足，肠鸣腹痛泄，食不化，心下胀。热病汗不出，喜呕吐，苦痉，痉身反折，口噤，喉痹不能言，寒热，阴气不足，热中，消谷善饥，腹热身烦，狂言，胸中瘀血，胸胁支满，痛不能久立，膝痿寒，水腹胀皮肿，乳痛，有热，五脏六腑胀，狂歌妄言，怒、恐，恶人与火，骂詈，霍乱，遗矢失气。《外台秘要·十二身流注五脏六腑明堂》

58. 足三里穴，治中风，中湿，诸虚，耳聋，上牙疼，水肿，心腹鼓胀，噎膈哮喘，寒湿脚气，上、中、下三部痹痛等证。针五分，留七呼，灸三壮。此穴三十外方可灸，不尔反生疾。《医宗金鉴·刺灸心法要诀》

59. 完骨 耳后入发际四分，足太阳、少阳之会。《针灸聚英·足少阳胆经》

60. 风头耳后痛，烦心及足不收失履，口㖞僻，头项摇瘈，牙车急，完骨主之。《针灸甲乙经·阳受病发风》

61. 完骨二穴，在耳后入发际四分。治头痛烦心，癫疾头面虚肿，齿龋，偏风口眼㖞斜，颈项痛不得回顾，小便赤黄，喉痹颊肿。针入五分，可灸七

壮。《圣济总录·针灸门·足少阳胆经》

62. 完骨，在耳后，入发际四分，足太阳、少阳之会，灸三壮。主风头，耳后痛，烦心，足痛不收失履，口喝僻，头项摇瘛，牙车急，癫疾，僵仆狂，虚面有气，齿牙龋痛，小便赤黄，喉痹，项肿，不可俯仰，颊肿引耳，痎疟，狂易。《外台秘要·十二身流注五脏六腑明堂·胆人胆者肝之腑也两旁一百四穴》

63. 胆出于窍阴，窍阴者，足小趾次趾之端也，为井金；溜于侠溪，侠溪，足小趾次趾之间也，为荥；注于临泣。《灵枢·本输》

64. 临泣 此足临泣也，足少阳胆经，通带脉，合于目，上走耳后、颊颈、缺盆、胸膈，主治二十五证。《针灸聚英·窦氏八穴》

65. 临泣穴，主治鼻塞目眩，生翳瞙瞒目诸疾，及惊痫反视，卒暴痰厥，疟疾晚发等病。刺三分，留七呼，禁灸。《刺灸心法要诀》

66. 临泣为输木，通带脉。在小趾次趾本节后间陷中，去侠溪寸半，垂足取。治癫痫，中风身足不遂，腰腿难辛，寒湿脚气，手足顽麻，偏正头风，面痒，目赤眵泪，耳聋，喉痹牙痛，失饥伤饱，四肢浮肿，面黄肌瘦，气血不和，伤寒解利，多汗。《扁鹊神应针灸玉龙经》

67. 临泣，在足小指、次指间本节后，去侠溪一寸半，陷者中，灸三壮。主厥，四逆，喘，气满，风，身汗出而清，髋髀中痛，不得行，足外皮痛。胸中满，腋下肿，马刀瘘，善自啮颊，天牖中肿，淫泺胫酸，头眩，枕骨颔颅痛，目涩，身痹，洒淅振寒，季胁下支满，寒热，胸胁腰腹膝外廉痛，月水不利，见血而有身则败，及乳肿，胸痹，心下痛，不得息，痛无常处，大风，目外眦痛，身热痹，缺盆中痛，疟日西发。《外台秘要·十二身流注五脏六腑明堂》

68. 胃出于厉兑……过于冲阳，冲阳，足跗上五寸陷者中也，为原，摇足而得之，为原。《灵枢·本输》

69. 冲阳为原。在足跗骨上，去陷谷三寸动脉。治偏风，口眼喝斜，寒热如疟，牙疼。《扁鹊神应针灸玉龙经》

70. 冲阳 足跗上五寸，去陷谷三寸骨间动脉，足阳明胃脉所过为原，胃虚实皆拔之。《素注》针三分，留十呼。《素问》刺足跗上动脉，血出不止死。《铜人》针五分，灸三壮。主偏风口眼喝斜，跗肿，齿龋，发寒热，腹坚大，不嗜食，伤寒病振寒而欠，久狂，登高而歌，弃衣而走，足缓履不收，身前痛。《针灸聚英·足阳明胃经》

71. 冲阳二穴，在足跗上，去陷谷三寸。足阳明脉之所过也，为原。治偏风口眼喝斜，肘肿，齿龋痛，发寒热，腹坚大不嗜食，振寒；久狂登高

而歌，弃衣而走，足缓履不收。针入五分，可灸三壮。《圣济总录·针灸门·足阳明胃经》

72. 胃足阳明之脉，起于鼻之交頞中，旁约太阳之脉，下循鼻外，入上齿中，还出挟口环唇，下交承浆，却循颐后下廉，出大迎，循颊车，上耳前，过客主人，循发际，至额颅。《灵枢·经脉》

73. 颊车，在耳下曲颊端陷者中，开口有孔，足阳明脉气所发。刺入三分，灸三壮。《针灸甲乙经·面凡二十九穴》

74. 卒中风，口噤不得开，灸机关（《千金翼》名颊车）二穴，穴在耳下八分小近前，灸五壮，即得语。又灸，随年壮，僻者，逐僻左右灸之。《备急千金要方·诸风·风懿》

75. 颊车 一名机关，一名曲牙，耳下曲颊端近前陷中，开口有空。《铜人》针四分，得气即泻，日灸七壮止其七七壮。《明堂》灸三壮。《素注》针三分。主中风牙关不开，口噤不语，失音，牙关痛，颔颊肿，牙不可嚼物，颈强不得回顾，口眼㖞。《针灸聚英·足阳明胃经》

76. 颊车二穴。在耳下曲颊端陷中。足阳明脉气所发。治牙关不开，口噤不语失暗，牙车疼痛，颔颊肿，颈强不得回顾。其穴侧卧开口取之，针入四分，得气即泻。灸亦良，日可灸七壮至七七壮止，炷如大麦。《圣济总录·针灸门·足阳明胃经》

77. 腰胁相引痛急，髀筋瘈，胫痛不可屈伸，痹不仁，环跳主之。《针灸甲乙经·阴受病发痹》

78. 环跳在髀枢中，丸子骨下。两腿间，系侧卧伸下足，屈上足取。治中风，身体不遂，血凝气滞，浑身腰腿风寒湿痹，生疮肿癞。《扁鹊神应针灸玉龙经》

79. 环跳在髀枢，侧卧屈足取，腰折莫能顾，冷风并湿痹，腿胯连腨痛，转则重嗟吁，若人针灸后，顷刻痛消除。《针灸聚英·薛真人天星十二穴歌》

80. 环跳穴，其穴在髀枢中，侧卧伸下足屈上足取之。主治半身不遂，闪挫腰痛不能回顾，冷风湿痹，周身拘急，腿胯腿肚疼痛不能动转等证。针一寸，留十呼，灸三壮。《刺灸心法要诀》

81. 环跳二穴。在髀枢中，侧卧伸下足屈上足取之。治冷风湿痹风疹，偏风半身不遂，腰胯痛不得转侧。可灸五十壮，针入一寸，留十呼。《圣济总录·针灸门·足少阳胆经》

82. 口病：承泣、四白、巨髎、禾髎、上关、大迎、颧骨、强间、风池、

迎香、水沟，主口喎僻不能言。《备急千金要方·针灸下·头面》

83. 风池　耳后颞颥后，脑空下，发际陷中，按之引于耳中，手足少阳、阳维之会。《素注》：针四分。《甲乙》：针三分。《铜人》：针七分，留三呼，灸三壮。《甲乙》：针一寸二分，患大风者，先补后泻，少可患者，以经取之。留五呼，泻七吸，灸不及针。日七壮，至百壮。主洒淅寒热，伤寒温病汗不出，目眩苦，偏正头痛，痎疟，颈项如拔，痛不得回顾，目泪出，欠气多，鼻衄，目内眦赤痛，气发耳塞，目不明，腰背俱疼，腰伛偻引颈筋无力不收，大风中风，气塞涎上不语，昏危，瘿气。《针灸聚英·足少阳胆经》

84. 风池，在颞颥后发际陷者中，足少阳、阳维之会，灸三壮。主寒热，癫疾僵仆狂，热病汗不出，头眩痛，痎疟，颈项痛不得顾，目泣出互引，鼻衄，目内眦赤痛，气窍耳目不明，喉痹偻引项，筋挛不收。《外台秘要·十二身流注五脏六腑明堂》

85. 目不明，泪出，目眩瞢，瞳子痒，远视疏疏，昏夜无见，目眴动与项口参相引，僻口不能言，刺承泣。《针灸甲乙经·足太阳阳明手少阳脉动发目病》

86. 承泣，主目眴动与项口相引。《甲乙》云：目不明，泪出，目眩瞢，瞳子痒，远视䀮䀮，昏夜无见，目眴动与项口参相引，喎僻，口不能言。《备急千金要方·针灸下》

87. 主目冷泪出，上观，瞳子痒，远视䀮䀮，昏夜无见，目眴动，与项口相引，口眼喎斜，口不能言，面叶叶牵动，眼赤痛，耳鸣耳聋。《针灸聚英·足阳明胃经》

88. 口僻嗫，外关主之。《针灸甲乙经·阳受病发风》

89. 外关通阳维，少阳络。在腕后二寸，前踝骨尖后，两筋中，覆手取。治伤寒，自汗盗汗，发热恶风，百节酸疼，胸满，拘急，中风半身不遂，腰脚拘挛，手足顽麻冷痛，偏正头风，眼中冷痛冷泪，鼻衄，耳聋，眼风。《扁鹊神应针灸玉龙经》

90. 四肢骨节肿痛，两膝痹冷，手足不遂，偏正头风，脊背、腰胯、筋骨、头项、眉棱疼痛，手足发热麻木，夜间盗汗，及破伤游风，脚跟肿痛，两眼赤红，伤寒阳明自汗，蒸热烘烘，皆宜刺外关穴，其病立已。《刺灸心法要诀》

91. 外关，手少阳络，在腕后二寸陷者中，灸三壮。主肘中濯濯，臂内廉痛，不可及头，耳淳淳浑浑，聋无所闻，口僻嗫。《外台秘要·十二身流注五脏六腑明堂》

三、其他疗法

（一）刺血疗法

刺血疗法，又称"刺络刺血疗法""刺络疗法""放血疗法"等，是中医传统的急救措施。古典医籍多有记载，《内科摘录》提及使用"砭法"针刺少商穴，少商在两大指甲侧缝肉尽处，先从背上抹至指尖，使血下行方刺[1]。《病机沙篆》提出用十宣穴放血以治疗脑卒中不省人事[2]。此法在我国已使用数千年，韩国、日本、法国、埃及等国也很重视此法。日本的代田文彦氏认为："（十二井穴刺络放血）刺血机制虽不甚明了，但搅动指尖动静脉吻合部血流，对全身血流，尤其是脑内血流的影响最大，因此，作为脑卒中急救措施，应首先考虑刺血术。"

（二）点搽法

点搽法，即将药物制成洗剂，涂搽于患处的一种外治法，具有温通血脉、祛寒逐湿、消肿散结、回阳救逆等功效。正如《内科摘录》治疗脑卒中不能言语，急用生姜涂擦天庭，或用姜汁滴眼角，或用白盐梅擦牙，或用龟尿滴舌，可取得一定的疗效[3]。当然，在配制洗剂时，应尽量将药物研细，以免刺激皮肤，点搽后注意药物的过敏反应，一旦出现过敏现象，应立即停用，并及时处理。

（三）吹鼻法

吹鼻法，即从鼻治脑，通过肺窍而调理气机，进而活血复脉、化痰通络、开窍醒脑，对于脑卒中尤其是中脏腑气机逆乱的治疗，具有非常重要的学术价值和临床意义。它主要分为吹鼻法和熏鼻法两种方式。吹鼻法，正如《寿世保元》所述："一方用半夏为末，少许吹鼻，即效。"[4]熏鼻法，可见于《本草纲目》采用巴豆烟、蓖麻烟、黄芪汤[5]熏鼻窍治疗脑卒中入脏的患者。现代医学研究也发现，鼻腔与脑在生理结构上有着独特联系，使得鼻腔给药作为脑内递药的一种途径成为可能，目前药物经鼻腔入脑的给药方式已经成为国内外中枢神经系统疾病给药方式研究的热点。

（四） 熨法

熨法，即以药物功效与温热效应协同作用而达到治疗目的的一种治疗方法。药熨结合有活血祛瘀、散寒通络之功，正如古籍《内科摘录》《寿世保元》分别使用葱白及苦酒煮白芥子药熨治疗脑卒中失音[6-7]。毫无疑问，药熨法是中医学颇具特色的外治法之一。现代研究发现温热效应能使局部温度升高，微小血管得以扩张，改善周围营养状况，血液循环通畅，新陈代谢加快，有利于脑卒中后遗症患者的康复。同时，药熨法操作简单易行，安全有效，患者较容易接受而且无痛苦，其效果也得到了证实，配合综合护理，对中风后语言不利患者的治疗可达到事半功倍的效果。

（五） 食疗法

食疗法，即根据食物和药物的不同性味归经，进行适当组合、烹饪，使其具备防治脑卒中的功效。预防及治疗脑卒中的食材多归肝、脾、肺、肾及胃经，味以辛开为主，具有开窍醒脑之功效。《医碥》《肘后备急方》多使用葱白、姜、椒、豉、酒治疗脑卒中，它们具有辛通开窍、温里通络、活血化瘀的功效，是脑卒中急症常见食材配伍，但因个体差异，建议辨证施膳[8-9]。

【古籍原文】

1. 又砭法　用锋利碎磁针刺少商穴，使血出即解。少商穴在两大指甲侧缝肉尽处，先从背上抹至指尖，使血下行方刺。《内科摘录·周身部·身痛重坠》

2. 忽然中风，不知人事，宜以十宣穴出血即醒。乃十指头端井穴。《病机沙篆·中风》

3. 急救中风方　此症喉内无声，手足冷而身热。即用生姜，不拘多少，向面上天庭等处频擦。又以姜汁滴男左女右眼角即醒。或用白盐梅擦牙，或用龟尿滴舌即愈。《内科摘录·周身部·身痛重坠》

4. 一论中风、中气，痰厥，不省人事，牙关紧急，汤水不下，宜夺命通关散：皂角（如猪牙者，去皮弦，二两。用生白矾一两，以苎布包，入水与牙皂同煮化，去帛，再煮，令干，取出，晒干，为末。），辽细辛（去土、叶，为末）五钱。上合匀，每遇痰厥或喉闭，不省人事者，先以少许吹鼻。候有嚏可治，无嚏不可治。却用蜜汤调服二匙，即吐痰。不吐，再服。一方用半夏为末，少许吹鼻，即效。《寿世保元·中风》

5. 诸风有中脏、中腑、中经、中气、痰厥、痛风、破伤风、麻痹。【吹鼻】皂荚末　细辛末　半夏末　梁上尘　葱茎插鼻耳。【熏鼻】巴豆烟　蓖麻烟　黄芪汤。《本草纲目·百病主治药上·诸风》

6. 中寒　寒气直中三阴，口噤失喑，四肢强直，挛急疼痛，似乎中风者，或厥逆，唇青囊缩，无脉，或卒倒，尸厥，脱阴脱阳等症。葱白一斤微捣，炒热，分二包，轮换熨肚脐下，久久候暖气透入自愈。《内科摘录·周身部·伤寒》

7. 一治中风，卒不得语，以苦酒煮白芥子，敷颈一周，以帛包之，一日一夕即瘥。《寿世保元·中风》

8. 羊肚酿粳米、葱白、姜、椒、豉等，煮烂，日食一具，十日止。《医碥·中风·内风证》

9. 治卒不得语方。以苦酒煮菥子，敷颈一周，以衣苞，一日一夕乃解，即瘥。又方，煮大豆，煎其汁令如饴，含之，亦但浓煮饮之。又方，煮豉汁，稍服之一日，可美酒半升中搅，分三服。又方，用新好桂，削去皮，捣筛，三指撮，着舌下咽之。又方，锉穀枝叶，酒煮热灰中，沫出，随多少饮之。《肘后备急方·治卒风喑不得语方》

第五章　脑卒中古籍医案举隅

　　章巨膺先生曾言："中医书刊浩如烟海，但最有价值的资料，能理论联系实际的首推医案。"秦伯未先生亦言："合病理、治病于一，而融会贯通，卓然成一家言，为后世法者，厥惟医案。"中医学重视实践，强调经验积累，其精髓亦存在于历代名家的临床医案中。中医古籍医案记载历史悠久，西汉时期淳于意的诊籍二十五篇是现存最早且相对完整的医录，宋代许叔微所著《伤寒九十论》是现存最早的古籍医案专著。古籍医案曾有诊籍、脉案、病案等多种称谓，是古代医家诊疗活动的记录，包含了中医理、法、方、药等综合内容，反映了医家诊疗的具体策略思路及对疾病的认识与把握，以及解决实际病证的方法途径。本章筛选并梳理古籍书目中的脑卒中医案，采取的纳入标准：①疾病诊断符合国家中医药管理局脑病急症协作组制定的《中风病诊断与疗效评定标准（试行)》；②医案的"病脉证并治"诊疗信息相对完整；③对于多诊次医案，纳入证候、方药等复诊信息完备的医案。采取的排除标准：①不符合疾病诊断标准的医案；②多诊次医案复诊非以脑卒中及其并发症、后遗症为主要辨治对象的诊次；③不同文献中出现患者姓名、病情等关键信息雷同，有重复嫌疑的医案；④表述模糊，容易产生歧义的医案；⑤记载为治疗无效或误治、误诊的医案。最终筛选出来自37本古籍的103则医案。在呈现这些医案时，在尊重医家本意的基础上，结合证候表现，将医案主要分为"类中风"与"真中风"两类，且每则医案下方总结"病脉证并治"临床诊疗思路要点，提纲挈领，以供参考。

一、真 中 风

1. 案一

予长嫂何氏，年五十七，身肥白，春初得中风，暴仆不省人事，身僵直，口噤不语，喉如拽锯，水饮不能入，六脉浮大弦滑，右甚于左。以藜芦末一钱，加麝香少许，灌入鼻窍，吐痰一升许，始知人事，身体略能举动。急煎小续命汤倍麻黄，连进二服，覆以衣被，得汗，渐苏省，能转侧，但右手足不遂，语言蹇涩。后以二陈汤加芎、归、芍药、防风、羌活等药，合竹沥、姜汁，日进二三服。若三四日大便不去，则不能言语，即以东垣导滞丸或润肠丸微利之，则语言复正。如此调理，至六十四岁，得他病而卒。《医学正传》

"病脉证并治"思路解析

本案辨病为真中风–中脏腑。平脉为浮大弦滑，浮为风邪，大主邪气盛，弦主风，滑主痰，析证为表里俱病，痰蒙清窍。定治急则以涌吐法攻逐痰邪，方药以藜芦和麝香为主。二诊，待神志稍清，析证为气虚风中，定治以小续命汤益气祛风。三诊，待风邪得除，析证为痰瘀阻络，则以二陈汤合活血药化痰通络。

2. 案二

车驾王用之，卒中昏愦，口眼㖞斜，痰气上涌，咽喉有声，六脉沉伏。此真气虚而风邪所乘，以三生饮一两，加人参一两，煎服即苏。若遗尿手撒、口开鼾睡为不治，用前药亦有得生者。夫前饮乃行经络、治寒痰之药，有斩关夺旗之功，每服必用人参两许，驾驭其邪而补助真气，否则不惟无益，适足以取败矣！观先哲用芪附、参附等汤，其义可见。《内科摘要》

"病脉证并治"思路解析

本案辨病为真中风–中脏腑。平脉为沉伏，沉为邪入里，伏为病位深，析证为气虚风中。定治以三生饮加人参益气祛风，温阳化痰。

3. 案三

休宁程少溪，贾秣陵城，年四十八岁，三月初旬往茅山进香，衣着单薄，中途遇雨，衣被尽濡，止宿旅舍，带湿睡卧，回入城，患中风，左手足不遂。口眼歪斜，言语謇涩，面肿流涎，口开眼合手撒，喉如拽锯，汗出如油，呃逆不定，昏愦。头痛如破，烦躁不宁。诸医环视，议作风痰，投以二陈加枳实、瓜蒌、芩、连、胆星，三四日殊无退症。逆予诊视，六脉浮大弦滑，重按豁然，右大于左一倍，此平时酒色过度，兼之外感风邪，脏腑俱受病，而阳明经居多。投白虎加小续命汤（《明医杂著》白虎配附子理中，此以白虎合小续命，二法俱妙），一匕而呃逆止，口闭涎收。再二剂眼开，呼吸和而诸症递减，脉始敛，两手停匀，已逾险处。予有事暂回，一二辈流言病症虽减，人参、附子乃劫药，若多服恐留热毒在中，遂易医，仍服二陈加寒凉二十余剂，顿然如旧，反加鼻疮，目眦赤烂，胸乳胀痛，烦躁益盛。复召予诊视，皆虚热无根之火，乃用六味丸料加参、附、麦门、五味、元参、知母，二服安然，头痛除而虚热减。谤又至，云参、芪必不可服，病家疑，固不肯用。予固辞：既不用参，吾无奇术矣。然二陈、芩、连，虽不去病，亦无伤也，但不可轻用下痰峻利丸散，不补正气，必成瘫痪，可延岁月耳。遂归不复往。《名医类案》

"病脉证并治"思路解析

本案辨病为真中风－中脏腑，病因为劳逸失调，外风侵袭。平脉为浮大弦滑，重按豁然，右大于左一倍，浮为风邪，大主热，弦主风，滑主痰，重按豁然主里虚，右大于左主邪在肺脾，析证为气虚风中。定治以白虎汤合小续命汤益气祛风清热，化痰通络。

4. 案四

一男子，卒中，口眼㖞斜，不能言语，遇风寒四肢拘急，脉浮而紧。此手足阳明经虚，风寒所乘，用秦艽升麻汤治之稍愈，乃以补中益气加山栀而痊。若舌喑不能言，足痿不能行，属肾气虚弱，名曰痱证，宜用地黄饮子治之。然此症皆由将息失宜，肾水不足而心火暴盛，痰滞于中也。轻者自苏，重者或死。要见此症，痰滞于胸，总缘心火暴盛。心火之盛，总缘肾水不足。故能使真阴不虚，必无是病。《医宗撮精》

"病脉证并治"思路解析

本案辨病为真中风－中经络。平脉为浮紧，浮为风，紧为寒，析证为气虚风中。定治以益气祛风为主，先以秦艽升麻汤益气升阳祛风，再以补中益气汤益气以扶正治本。

5. 案五

《九峰医案》曰：邪之所凑，其气必虚。卒然倾跌，神识不清，口眼㖞斜，语言謇涩，溲赤而浑，苔黄而厚，脉来沉数。阴亏水不涵木，七情郁结化火，风邪乘袭，厥阴横扰阳明，目为肝窍，胃脉挟口环唇，肝在声为呼，胃受疾为哕，诸汗属阳明，谨防呃逆鼾呼大汗。拟玉屏风散、升麻葛根汤二方加减，外以桂酒涂颊。嫩黄芪三钱，防风根一钱，冬白术钱半，绿升麻三分，葛根一钱，白芍药钱半，大生地四钱，当归身三钱，炙甘草五分。桂酒涂颊法：用油肉桂三钱为细末，高烧酒二两，煎百沸，涂两颊，不必拘左右，加入马脂更妙。

昨药后，夜来神志渐清，语言渐爽，黄苔渐腐，身有微热后汗大解一次，溲转浑黄，沉数之脉依然，口目㖞斜未正。证本阴虚火盛，情志乖违，腠理开疏，为风所袭，扰乱厥明之络，原方加减，仍以桂酒涂颊。炙黄芪三钱，防风根一钱，冬白术钱半，煨葛根一钱，白芍药钱半，炙甘草五分，大生地四钱，当归身三钱，人参二钱。厥阴为风木之脏，阳明为十二经脉之长，真阴素亏，肝木自燥，木燥召风，虚风直袭，攻其无备，是以卒中之也。连进玉屏风散、升麻葛根汤二方加减，神识已清，语言已爽，饮食颇进，身热得微汗已解，大便如常，溲色较淡，黄腐之苔较退，沉数之脉亦缓。惟口目仍斜，风淫未尽，真阴未复，原方加减，仍以桂酒涂颊。嫩黄芪三钱，防风根一钱，冬白术钱半，煨葛根一钱，独活一钱，白芍药钱半，大生地四钱，当归身三钱，人参二钱。

诸证悉平，惟口目之斜较前虽好，未能如故。口目常动，故风生焉。耳鼻常静，故风息焉。肝气通于目，胃脉环于口，必得肝胃冲和，口目方能平复，原方加减，仍以桂酒涂颊。嫩黄芪三钱，防风根一钱，冬白术钱半，煨葛根一钱，当归身三钱，白芍药钱半，人参钱半，大生地四钱，白蒺藜三钱。

病原已载前方，惟口眼仍斜，未能如故。肝为藏血之脏，胃为水谷之海，证本血燥召风，风翻胃海，气脉为之动变，霾瞱上冒清空，分布不周于本络，以故口目㖞斜，斜乃风之象也。服药以来，风淫虽解未尽，阴液虽复未充，气脉未能流畅，水能生木，土能培木，当以脾肾为主，拟六味归脾加减为丸，以善其后。大熟地八两，粉丹皮三两，福泽泻三两，怀山药四两，白茯苓三两，人参二两，冬白术三两，炙甘草一两，当归身三两，肉苁蓉三两，酸枣

仁三两，远志肉两半为末，水叠丸。每早晚开水服三钱。《医略十三篇·真中风》

"病脉证并治"思路解析

本案辨病为真中风－中脏腑，病因为内伤积损、情志失调，外风侵袭。首诊平脉为沉数，沉属里，数属热，里热为病本，使腠理开泄，析证为表虚风中。定治以益气固表祛风，方选玉屏风散合升麻葛根汤加减，兼入补血之品，标本同治。同时用涂敷法外治口歪。二至四诊，治疗基本同前。五诊，风邪基本清除，考虑治本为主，定治以补益脾肾，方用六味地黄丸合归脾汤加减。

6.案六

曾经伤风咳嗽痰多，渐至步履欹斜，语言謇涩，痰涎上溢，三载以来，痰嗽由渐而止。现在涎唾不禁，舌謇难言，身形强直，脉来弦数，肾阴素亏，子窃母气，肺损于上，为风所引，传之于肝，肝主一身之筋，筋弱不能自收持，肝复传之于脾，脾伤则四肢不为人用，脾复注之于胃，胃缓则廉泉开，故涎下不禁。所服之方，都是法程寡效者，病势苦深也，张长沙云：病势已成，可得半愈。病势已过，命将难全。勉拟一方，尽其心力。大熟地五钱，人参一钱，当归身三钱，云茯苓三钱，炙甘草五分，制半夏钱半，福橘皮一钱，冬白术三钱，炮姜五分。《医略十三篇·真中风》

"病脉证并治"思路解析

本案辨病为真中风－中经络，病因为内伤积损。平脉为弦数，弦属风，数属热，析证为肝热生风，兼感外风。病久则治本，定治以六君子汤合熟地黄、炮姜、当归，阴阳气血并补。

7.案七

形充脉弱，气歉于中，分腠不固，常多自汗，为风所引，肾水上泛，脾液倒行，凝滞成痰，机窍阻塞，卒然昏愦无知，气促痰鸣言謇，舌苔白滑，胸次不舒，木旺金衰，正不敌邪，防其汗脱。藿香梗一钱，老苏梗一钱，白茯苓三钱，炙甘草五分，制半夏钱半，福橘皮一钱，冬白术钱半，制南星一钱，肥桔梗一钱。

自喊颠疼，问之则否，身有微热微汗，肌肤粟起，眠不竟夕，痰涎上涌，苔白滑，胸痞言謇，欲大解，小便先行，淋沥不爽，六经浑淆，二便互阻，七情内伤，风淫外袭。昨进藿香正气加减，未见效机。正不敌邪，谨防大汗，照原方加人参八分，正气散护卫外以祛风，六君汤益中土以清痰。服后神识已清，夜来安寐，身热退，自汗收，舌强和，痰声息，弱脉起，邪退正复之机。惟右肢苛痹，乃偏枯之象，证本脾肾双亏，气虚挟痰，分布不周，风淫末疾，煎方加减为丸缓治。人参八钱，白茯苓三两，冬白术三两，炙甘草八钱，制半夏二两，福橘皮一两，明天麻两半，嫩黄芪三两，防风（煎水炒）三钱为末，竹沥二两，生姜汁一两，和开水叠丸，每早晚开水服三钱。《医略十三篇·真中风》

"病脉证并治"思路解析

本案辨病为真中风–中脏腑，病因为内伤积损，情志内伤，外风侵袭。首诊平脉为弱，属本虚，析证为气虚风中，痰浊中阻。定治以藿香正气散加减化痰祛湿。二诊于前方加人参，以益气扶正，祛邪外出。三诊为表邪将除，而本虚出现，析证为气虚痰阻，定治以六君子汤加减益气化痰祛风。

8. 案八

邪风中府，卒然昏喋。商人穆栖桐，吾介东乡人也。在京为号中司事。体素肥胖，又兼不节饮食。夏有友人招饮，酒后出饭肆，卒然昏喋，口不能言，四肢不能运动，胸腹满闭，命在旦夕，车载而归。其契友南方人，颇知医，以为瘫也，用续命汤治之，数日无效。乃转托其同事延余视之，余诊其六脉缓大，惟右关坚欲搏指，问其症，则不食、不便、不言数日矣。时指其腹，作反侧之状。余曰，瘫则瘫矣，然邪风中府，非续命汤所能疗，必先用三化汤下之，然后可疗，盖有余症也。南医意不谓然，曰：下之亦恐不动。余曰，下之不动，当不业此。因立进三化汤，留南医共守之。一饭之际，病者欲起，肠中漉漉，大解秽物数次，腹小而气定，声亦出矣。惟舌根謇涩，语不甚可辨，伏枕视余，叩头求命。因问南医曰，何如？南医面赤如丹，转瞬间鼠窜而去。因命再服二剂，神气益清。用龟尿点其舌，言亦渐出。不十日铺东逼之归家。余在京供职，今不知其如何也。《醉花窗医案》

"病脉证并治"思路解析

本案辨病为真中风–中脏腑。病因为饮食失宜，外风侵袭。平脉为缓大，右关坚欲搏指，缓大为湿热，坚而搏指为湿热壅滞，析证为痰热腑实。定治以三化汤化痰通腑。

9. 案九

风邪中络。城西马某之母，望八高年，素常轻健，霎时暴蹶，口眼㖞斜，左部偏枯，形神若塑，切其脉端直而长，左三部皆兼涩象。丰曰：此血气本衰，风邪乘虚中络，当遵古人治风须治血，血行风自灭之法。于是遂以活血祛风法，全当归（三钱，酒炒），川芎（一钱五分），白芍（一钱，酒炒），秦艽（一钱五分），冬桑叶（三钱），鸡血藤胶（一钱），加橘络二钱，加首乌、阿胶、天麻、红枣治之，连服旬余，稍为中窾。

复诊脉象，不甚弦而小涩，左肢略见活动，口眼如常，神气亦清爽矣，惟连宵少寐，睡觉满口焦干，据病势已衰大半，但肝血肾液与心神，皆已累亏，姑守旧方，除去秦艽、桑叶、白芍、天麻，加入枸杞、苁蓉、地黄、龙眼，又服十数剂，精神日复，起居若旧矣。《时病论》

"病脉证并治"思路解析

本案辨病为真中风－中经络。首诊平脉为弦，左脉涩，弦为风，涩为血虚，析证为血虚风中。治风先治血，定治以自拟方养血活血。方中以当归、川芎、白芍、鸡血藤胶、首乌、阿胶、大枣养血活血，秦艽、天麻祛风，桑叶、橘络通络。复诊，脉象缓和，析证为精血亏虚，心神失养。定治予前方加减以滋阴补血，养心安神。

10. 案十

中风急证。南乡余某，年将耳顺，形素丰肥，晨起忽然昏倒，人事无知，口眼㖞斜，牙关紧闭，两手之脉皆浮滑，此为真中风也，诚恐痰随风涌耳。令购苏合香丸，未至痰声遂起，急以开关散先擦其龈，随化苏合香丸，频频灌下，少焉，痰如鼎沸，隔垣可闻，举家惊惶，索方求救，又令以鹅翎向喉内蘸痰，痰忽涌出，约有盈碗，人事略清，似有软倦欲寐之状。屏去房内诸人，待其宁静而睡，鼻有微鼾，肤有微汗，稍有痰声。顷间又一医至，遂谓鼾声为肺绝，汗出为欲脱，不可救也，即拂衣而去。丰思其体颇实，正未大虚，汗出微微，谅不至脱，痰既涌出，谅不至闭，询其向睡，亦有鼾声，姑以宣窍导痰法加东参、姜汁治之，从容灌下。直至二更时分，忽闻太息一声，呼之遂醒，与饮米汤，牙关似觉稍松，诘其所苦，又有垂头欲睡之态，即令弗扰，听其自然，依旧鼾声而寐，汗出周身，至次日黎明甫醒，皮肤汗减，痰声亦平，口眼亦稍端正。复诊其脉，滑而不浮，似乎风从微汗而去，痰尚留滞于络也。继用茯神、柏子养心收汗，橘络、半夏舒络消痰，加稆豆、桑叶以搜余风，远志、菖蒲以宣清窍，更佐参、甘辅正，苏合开痰，本末兼医，庶几妥当，合家深信，一日连尝二剂，至第五朝诸恙皆减，饮食日渐进矣。

《时病论》

"病脉证并治"思路解析

本案辨病为真中风－中脏腑。首诊平脉浮滑，浮为风，滑为痰，析证为风痰上壅。定治急以苏合香丸化痰开窍，兼探吐法涌吐痰涎。后以导痰开窍，方中远志、石菖蒲醒神开窍，天竺黄、瓜蒌仁、杏仁、皂角炭化痰，僵蚕祛风通络，东参益气。二诊，平脉滑而不浮，表邪已除，痰浊尚阻络。定治以化痰通络，予前方加减。

11.案十一

左肢痿而不用，口歪流涎，舌苔起腻，便溏溺少，脉形弦迟。以中虚湿胜之体，易于生痰动风，内风既动，未有不招外风者也。牵正散（白附、蝎梢）合二陈汤，加川附、桂枝、白芍、制蚕。再诊：肢体稍和，流涎略减，仍以前方增减。前方去芍，加首乌、川断、竹油。（诒按：方案均切实不浮。）

《柳选四家医案》

"病脉证并治"思路解析

本案辨病为真中风－中经络，病因为内伤积损，外风侵袭。平脉弦迟，弦属风，迟属阳虚，内风引动外风，析证为风痰阻络。定治以牵正散合二陈汤化痰祛风通络。

二、类中风

1.案一

风中脏治验。真定府临济寺赵僧判，于至元庚辰八月间，患中风。半身不遂，精神昏愦，面红颊赤，耳聋鼻塞，语言不出，诊其两手六脉弦数。尝记洁古有云：中脏者多滞九窍，中腑者多著四肢。今语言不出，耳聋鼻塞，精神昏愦，是中脏也。半身不遂，是中腑也。此脏腑俱受病邪。先以三化汤一两，内疏三两行，散其壅滞，使清气上升，充实四肢。次与至宝丹，加龙骨、南星，安心定志养神治之。使各脏之气上升，通利九窍。五日音声出，语言稍利，后随四时脉证加减，用药不匀，即稍能行步。日以绳络其病脚，如履阈或高处，得人扶之方可逾也。又刺十二经之井穴，以接经络。翌日不用绳络，能行步。几百日大势尽去。戒之慎言语，节饮食，一年方愈。《卫生宝鉴》

"病脉证并治"思路解析

本案辨病为类中风－中脏腑。平脉为弦数，弦可主痰，数主热，析证为痰热腑实兼痰热闭窍。定治以通腑法结合清热化痰开窍，方药以三化汤合至宝丹加减。中风后遗症期遗留半身不遂，予针刺进行康复治疗，针刺十二井穴疏通经络。

2. 案二

一妇人，年六十余，左瘫手足，不语，健啖。防风、荆芥、羌活、南星、没药、乳香、木通、茯苓、厚朴、桔梗、甘草、麻黄、全蝎、红花。右末之，温酒调下，效。时春脉伏微，以淡盐汤、齑汁，每早一碗，吐之，至五日，仍以白术、陈皮、茯苓、甘草、厚朴、菖蒲，日进二帖，后以川芎、山栀、豆豉、瓜蒂、绿豆粉、齑汁、盐汤吐之，甚快。不食，后以四君子汤服之，复以当归、酒芩、红花、木通、厚朴、鼠粘子、苍术、姜南星、牛膝、茯苓、酒糊丸，如桐子大，服十日后，夜间微汗，手足动而言。《丹溪治法心要》

"病脉证并治"思路解析

本案辨病为类中风－中经络。平脉为伏微，伏代表阻隔闭塞，微主本虚（或气血亏虚），析证为痰浊中阻。定治以涌吐法，用盐汤及齑汁吐痰。吐后，本虚显现，其证为气虚痰阻，再以方药四君子汤加减以益气化痰。

3. 案三

一肥人，口喎，手瘫，脉有力，南星、半夏、薄桂、威灵仙、酒芩、酒柏、天花粉、贝母、荆芥、瓜蒌、白术、陈皮、生姜、甘草、防风、羌活、竹沥。《丹溪治法心要》

本案辨病为类中风 – 中经络。平脉为脉实，表示以邪实为主，析证为痰热证。定治以贝母瓜蒌散清热化痰。

4. 案四

艾郭武，牙关紧，左体瘫，不能言，口眼牵动，神昏欲绝。六脉沉细而涩，乃中寒湿所致，非中风也。即以姜汁调白末子（白末子即胆星、白附子、乌头三味），灌入半盏，吐痰四五口。又磨至宝丹灌之，又吐痰数口，气得通，张眼四顾，惊号大哭，片时复昏不语。继以五积散加木香、南星、附子、白术、茯苓，自当日午至来早服药四盏，患人方苏，三日后大便洞利三行，皆是痰积。又与虎骨酒服之，全愈。《名医类案》

本案辨病为类中风 – 中脏腑。平脉为沉细涩，沉为里证，细涩代表气血亏虚，运行不畅，析证为寒湿中阻证。定治首以涌吐法，用白末子与至宝丹攻痰，继而用五积散加减以温里祛湿。待痰邪得除，再以虎骨酒补肾强骨以治瘫痪。

5. 案五

顾宪幕饮食起居失宜，左半身并手不遂，汗出神昏，痰涎上涌。用参、芪大补之剂，汗止而神思渐清，颇能步履。后不守禁，左腿自膝至足肿胀甚大，重坠如石，痛不能忍，其痰甚多。肝脾肾脉洪大而数，重按则软涩。朝用补中益气加黄柏、知母、麦门、五味，煎送地黄丸，晚用地黄丸料加黄柏、知母，数剂诸症悉退，但自弛禁，不能全愈耳。《名医类案》

本案辨病为类中风 – 中脏腑，病因为饮食失宜。平脉为肝脾肾脉洪大数，重按软涩，洪大数代表内热，重按软涩代表精亏与气虚，析证为本虚标实，本虚脾气不足兼有肝肾亏虚，标实为内热。定治以补中益气、滋阴降火，方用补中益气汤合地黄丸加减。

6. 案六

江应宿治淮商朱枫野，年五十二岁，患中风月余。逆予诊视，六脉滑数弦长，重按无力，口角涎流，言语謇涩，饮食作呕，此七情内伤，热胜风动之症。调以六君、秦艽、天麻、芩、连、瓜蒌、姜汁、竹沥，补以六味丸，风热渐退，手能作字。家眷远来，以为饮食少，欲求速效，请京口一医，投十六味流气饮，继进滚痰三钱。予曰：必死是药矣。预煎人参一两，候至夜分，果大泻神脱，厥去不知人。予自持参汤灌之，复苏。予遂辞归白下，越旬日而讣音至。惜哉！此商而儒行者，本虚病，误投下药，是犯虚虚之戒。
《名医类案》

"病脉证并治"思路解析

本案辨病为类中风–中脏腑，病因为情志失调。平脉为弦滑数，重按无力，弦滑数代表风痰热互结，重按无力主本虚，析证为本虚标实，气虚兼风痰热扰。定治以益气化痰、清热息风，方用六君子汤合六味地黄丸加减。

7. 案七

黄州府管粮通判胡，嘉靖壬子冬，署掌罗田县印。素嗜酒，十一月望日，文庙行香，暴得风疾，口唇牵动，言语謇涩，召予治之。诊其脉，弦紧而滑。予告之曰：此得之脾虚有痰，因寒乃发也。公不能言，乃索笔书曰：我平昔少食，但喜饮酒。予用二陈汤，改半夏为南星，加白术、天麻、防风，一剂而定，口能言矣。

时士夫有荐医张鹏者，倡为酒痰之说，欲加瓜蒌。予阻之曰：瓜蒌性寒，脾恶寒，方今隆冬，用寒远寒，瓜蒌不可加也。张弗从，予以告公曰：服此汤，前病若再作，勿罪不先说也。公亦弗听。延至十七日，进药少顷，病果复作更甚。公怒，以手指全，命急治之。予曰：寒痰正盛，非吐不可。公索笔书曰：此劫法也，不可妄用以求霸功。予告曰：诸风振掉，皆属肝木。木郁达之，吐也。公首肯之。予用二陈加桔梗作汤，先以软帕勒公之腹，服汤后，以鹅翎探吐之，吐去稠痰三碗许，其病始定。公能言，责鹏令去，专任全矣。予用六君子汤加黄芪、桂，调理至十二月朔，复出治事。《万密斋·保命歌括》

"病脉证并治"思路解析

本案辨病为类中风–中经络，病因为饮食失宜，病位在脾。平脉为弦紧滑，弦滑主风痰，紧主寒，析证为寒痰内阻，定治以温化寒痰兼以祛风，方药以二陈汤加减。

8. 案八

程晓山中风先兆（有发明）。太塘程晓山，程松谷从弟也。客湖州，年四十。悬壶之日，湖中亲友举贺，征妓行酒，宴乐月余。一日，忽言曰：近觉两手小指及无名指掉硬不舒，亦不为用。口角一边常牵扯引动，幸为诊之。六脉皆滑大而数，浮而不敛。其体肥，其面色苍紫。予曰：据脉滑大为痰、数为热、浮为风。盖湿生痰、痰生热、热生风也。君善饮，故多湿。近又荒于色，故真阴竭而脉浮，此手指不舒，口角牵扯，中风之症已兆也。所喜面色苍紫，其神藏，虽病犹可治。切宜戒酒色，以自保爱。为立一方，以二陈汤加滑石为君，芩连为臣，健脾消痰，彻湿热从小便出，加胆星、天麻以定其风，用竹沥、姜汁三拌三晒，仍以竹沥打糊为丸，取竹沥引诸药入经络化痰。外又以天麻丸滋补其筋骨，标本两治。服二料，几半年，不惟病瘥，且至十年无恙。

迨行年五十，湖之贺者如旧，召妓宴乐者亦如旧，甘酒嗜音，荒淫而忘其旧之致疾也。手指、口角牵引、掉硬尤甚，月余中风，右体瘫痪矣，瘫痪俗所谓半身不遂也。归而逆予诊之，脉皆洪大不敛，汗多不收，呼吸气促。予曰：此下虚上竭之候。盖肾虚不能纳气归原，故汗出如油喘而不休，虽和缓无能为矣，阅二十日而卒。《孙文垣医案·新都治验·程晓山中风先兆》

"病脉证并治" 思路解析

本案辨病为类中风－中风先兆，病因为饮食失宜、劳逸失调。平脉为浮滑数大，滑大为痰、数为热、浮为风，浮亦为精亏虚阳浮动，析证为风痰热扰、肾精亏虚。定治方面，先治标以二陈汤加减清热化痰息风，后治本以天麻丸补肾强骨。

9. 案九

潘见所公半身不遂（有发明）。丙申夏，见所潘公迓予于海阳邑邸，时霪浃旬，邑市水涨。公至，予惊问曰：公贵倨也者，何堪此？公曰：与君间者阔矣，且先君服阕，秋当北上，不卜补任南北，迓求一诊，他何计？予究何疾。公曰：无，第年甫逾疆，微觉阳痿。次早诊毕，语其随行俞金二子曰：公脉上盛下虚，上盛为痰与火，下虚为精元弱，切宜戒色慎怒，剂宜清上补下。不然，三年内恐中风不免。盖由痰生热，热生风也，谨之识之，乃为立方。别去，公亦未暇制服。

公次年八月，往返武林，不无劳怒，又届中秋，连宵酒色。平常色后，辄用鹿角胶三钱，人参一钱，酒送下。以连宵有犯，乃用鹿角胶五钱，人参三钱，空心服之，十七日薄暮，偶与社友谈诗，筵间，左手陡然颤动，把捉不住，随归房，左手重不能举，十八日早，左边半体手足皆不为用矣。亟令人逆予，予适在前丘吴宅，及至，公惊喜交集曰：君何先见若此也，先少保患在左体不遂者，三年而殁，不佞今亦左体，其风水致然欤？第先少保保七十余，不佞四十有七；先少保不能遇先生，不佞赖有先生，或可企无恙也。予始观面色赤，口微喎向右，唇麻，手足蹇掉，已成瘫痪。诊其脉，左弦大，右滑大。先用乌药顺气散一帖，服后昏睡半日，醒觉面更加赤，喎也稍加，知痰盛使然。即以二陈汤加全蝎、僵蚕、天麻、黄芩、石菖蒲、红花、秦艽、水煎。临服加竹沥一小酒杯，生姜汁五茶匙，一日两进，晚更与活络丹。服至第六日，手指梢头略能运动，足可倚桌而立。予喜曰：机动矣！改用归芍六君子汤，加红花、钩藤、天麻、竹沥、姜汁，服二十帖，行可二十步矣，手指先麻木不知痛痒，至是能执物。继用天麻丸，兼服全鹿丸，调理百日，病去十之九，次年二月，北上补任永清。公以病后，能戒色断酒，自知培养，故药功获奏。此症予历治历效者，良由先为疏通经络，活血调气，然后以补剂收功。惟经络疏通，宿痰磨去，新痰不生，何疾不瘳。此治类中风之法也。

《孙文垣医案》

"病脉证并治"思路解析

本案辨病为类中风–中经络，病因为饮食、劳逸、情志失调。平脉为左弦大、右滑大，弦大为风，滑大为痰，析证为风痰阻络。定治，先主化痰息风通络，以二陈汤加减，兼服活络丹；待痰除络通，再以归芍六君子汤加减以活血调气，兼用天麻丸与全鹿丸强健筋骨。

10. 案十

别驾吴勉斋翁，体丰腴，嗜炮炙，任性纵欲，年六十七。极躁急。一日跌伤其齿，恬不为意，阅三日复跌，亦不为意，复跌之次日晚，左手足忽不能动，口眼歪斜。陆怀南先生，公通家友也。即往诊之，语公诸郎曰：此中风也，治不可缓，急取牛黄丸进之，诸郎皆有名博士弟子。延予为治。诊其脉，左洪大，右缓大，观其色苍黑，神昏鼾呼，呼长而吸短，呼至口气勃勃出不能回，终日偃卧如醉，人不能动。陆曰：此非半身不遂乎？予曰：证候甚恶，不特半身不遂也。半身不遂者，中风已过之疾，其势仍缓，亦有十余年无恙者，今才病，势便若此，乃中风之渐，方来且不可测。陆重厚长者，所谓亦精，闻予言，当下了然，即与予商榷用药。始以六君子汤加全蝎、僵蚕、天麻，与之两日，神气仍未清，犹昏睡，睡犹呼吸，口边嘞嘞然，间作吐，粒米尚不进，前药再加竹茹。又两日，神始苏，欲言而舌难掉，嗳嗳不能出诸口，前药又加石菖蒲、远志、红花，始能进粥数口，日计亦可茶瓯许，夜与正舌散，同前药饮之。又三日，能坐，粥亦颇加，惟言尚蹇涩，欲言以笔代口，写我左手甚痛，大小便艰少。又用四君子汤加陈皮、竹茹、当归、芍药、红花、钩藤、天麻，服三日，神思大好，饮食日加，以是方调理弥月，手痛减，稍能动，足稍能伸，扶起能坐，且能自按谱铺牌，语言十分清至八九，骎骎有万全之望。惟大便有七八日或十余日始一行。予曰：此血少之故，补养久当自全，幸无他用而速害。公常自言吾疾乃痰在膈间，何能得一吐为快，此医家有授之言也。予曰：公脉大虚，非余痰为害，况今以补养而渐安，此其明验，何敢轻试一吐，愿宁耐静俟，毋涉险为也。

此戊戌九月念五，予以是日别往苕城，别不及旬，公复倾心而任张甲，张大言曰：公病可吐，早吐早愈，诸郎君始信予言，持议不可。彼曰：公病痰也，不可不吐，吐而后补，可全瘳而无后患，不然必成痼疾。公欲速效，决意吐之。诸郎君不能阻，一吐而烦躁，犹曰吐不快耳，须大吐始可，再吐而神昏气促，汗出如雨，立时就殂，可叹可叹！《孙文垣医案》

"病脉证并治"思路解析

本案辨病为类中风－中脏腑，病因为饮食、劳逸、情志失调。平脉为左洪大、右缓大，洪大为风，缓大为脾虚有痰，析证为气虚风痰阻络。定治方面，以六君子汤加减以益气化痰通络，兼以醒神开窍。待神清，再益气补血、化痰通络，方以四君子汤合补血、化痰、息风之品。

11. 案十一

桑环川、刘前溪，素皆与余善，年俱近五旬，而桑多欲、刘嗜酒，其脉左右俱微，人迎盛，右脉滑大，时常手足酸麻、肌肉蠕动，此气血虚而风痰盛也。余谓三年内，俱有瘫痪之患，二君宜谨慎，因劝其服药以免后患。桑然其言，每年制搜风顺气丸、延龄固本丹各一料，后果无恙。其刘不听，愈纵饮无忌，未及三年，果中风卒倒，瘫痪言涩，求治于予曰：悔不听君言，致有今日，愿君竭力救我残喘则再造之恩也。予以养荣汤加减，并健步虎潜丸，二药兼服一年余始愈。《万病回春》

"病脉证并治"思路解析

本案辨病为类中风-中风瘫痪，病因为饮食失宜。平脉为微脉，人迎盛，右脉滑大，微主气血亏虚，滑大为痰，析证为气血亏虚，风痰阻络，定治以养荣汤加减益气补血，化痰通络，兼用健步虎潜丸强健筋骨。

12. 案十二

蒋仲仁，年近四旬，体肥而白皙，素雄饮善餐，一日与其亲谢君素正在弈棋之间，两相争道，仲仁忽然不能言语，以目视君素作慌张状，口眼歪斜，遽流涎沫，急延予过诊，六脉浮洪而滑，溢上鱼际，此风痰上壅，宜亟治之，若汤剂迟缓则闭塞不通而难救矣。必须吐法为妙，乃用稀涎散五钱，斋汤调匀灌下，少顷涌出稠痰数碗，即能言语，惟口眼尚歪，再用牵正散加以导痰之剂调治，旬日而瘥。《程茂先医案》

"病脉证并治"思路解析

本案辨病为类中风-中经络，病因为饮食失宜、情志失调。平脉为浮洪滑，浮为风，洪滑为痰，析证为风痰壅盛。病急以稀涎散涌吐痰涎，重在攻邪，后再以牵正散化痰通络。

13. 案十三

延平太守唐东瀛，多郁多思，又为府事劳神，昏冒痰壅，口呙语涩，四肢不随，时欲悲泣，脉大而软，此脾、肺气虚，风在经络。余以补中益气去黄芪，加秦艽、防风、天麻、半夏，十剂证减二三，更加竹沥、姜汁，倍用人参，兼与八味丸，两月乃愈。《医宗必读》

"病脉证并治"思路解析

本案辨病为类中风-中经络，病因为情志失调、劳倦过度。平脉为大而软，无力虚损，气不内守，析证为气虚风中，定治为益气祛风、温补肝肾，方用补中益气汤合八味丸加减。

14. 案十四

戊寅芝山寺施医。一僧忽中风，半身不遂，精神昏愦，面红颊赤，耳聋鼻塞，语言不出。诊其六脉弦数，余思《肘方》云：中脏者多滞九窍，中腑者多着四肢。此僧耳聋鼻塞，精神昏愦，是中脏也；半身不遂，是中腑也，此脏腑表里俱受病。先用滚痰丸五服，行其壅滞，使清气得以上升；继服四物汤合二陈、竹沥、姜汁，养其荣血，清其痰热，使九窍得利。服十剂，声音渐出，语言稍利。后用至宝丹加减与之，计二月，大病皆去。后戒之节劳役，慎饮食。今精神日长，步履如旧，此乃类中之实症也。《雪潭居医约》

"病脉证并治"思路解析

本案辨病为类中风－中脏腑。平脉为弦数，弦可主痰，数主热，析证为痰热闭窍，定治以滚痰丸涌吐痰涎，再以四物汤合二陈汤加减，养血扶正兼清热化痰。此后再以丸药缓治，至宝丹加减清热化痰。

15. 案十五

季藕翁禀丰躯伟，望七之龄，神采不衰，近得半身不遂之证，已二年矣。病发左半，口往右㖞，昏厥遗溺，初服参、术颇当，为黠医簧以左半属血，不宜补气之说，几致大坏。云间施笠泽以参、附疗之，稍得向安。然概从温补，未尽病情也。

诊得脉体，软滑中时带劲疾，盖痰与风杂合之证。痰为主，风为标也。又热与寒杂合之症，热为主，寒为标也。平时手冷如冰，故痰动易至于厥。然厥已复苏，苏已呕去其痰，眠食自若。虽冬月亦能耐寒，无取重裀复絮，可知寒为外显之假寒，而热为内蕴之真热。既有内蕴之热，自蒸脾湿为痰，久久阻塞窍隧，而卫气不周，外风易入，加以房帏不节，精气内虚，与风相召，是以杂合而成是症耳。

及今大理右半脾胃之气，以运出左半之热痰虚风，此其间有微细曲折，非只温补一端所能尽者，何也？治杂合之病，必须用杂合之药，而随时令以尽无穷之变。即如冬月严寒用事，身内之热，为外寒所束，不得从皮肤外泄，势必深入筋骨为害矣。故用姜、附以暂彻外寒，而内热反得宣泄。若时令之热，与内蕴之热相合，复助以姜、附，三热交煽，有灼筋腐肉而已。孰是用药之权衡，可以一端尽耶？

或者曰：左半风废，而察脉辨证，指为兼痰兼热似矣。痰者脾湿所生，寄居右畔，是则先宜中右，而何以反中左耶？既已中左，明系左半受病，而何以反治右耶？不知此正病机之最要者。但为丹溪等方书说，病在左血多，病在右气多，教人如此认症，因而起后人之执着，至《内经》则无此说也。《内经》但言左右者，阴阳之道路。夫左右既为阴阳往还之道路，何常可偏执哉！况左半虽血为主，非气以统之则不流；右半虽气为主，非血以丽之则易散。故肝胆居左，其气常行于右，脾胃居右，其气常行于左，往来灌注，是以生生不息也。肝木主风，脾湿为痰。而风与痰之中人，原不分于左右。但翁恃其体之健，过损精血，是以八八天癸已尽之后，左半先亏，而右半饮食所生之痰，与皮毛所入之风，以渐积于空虚之府，而骤发始觉耳。风脉劲疾，痰脉软滑，惟劲疾故病则大筋短缩，即舌筋亦短而謇于言。小筋弛长，故从左而喝于右。从左喝右，即可知左畔之小筋，弛而不张也。若小筋之张，则左喝矣。

凡治一偏之病，法宜从阴引阳，从阳引阴，从左引右，从右引左。盍观树木之偏枯者，将溉其枯者乎？抑溉其未枯者使荣茂，而因以条畅其枯者乎？治法以参、术为君臣，以附子、干姜为佐使，寒月可恃无恐。以参、术为君臣，以羚羊角、柴胡、知母、石膏为佐使，而春夏秋三时，可无热病之累。然宜刺手足四末，以泄荣血而通气，恐热痰虚风，久而成痼也。《寓意草》

"病脉证并治"思路解析

本案辨病为类中风-半身不遂，病因为内伤劳损，饮食失宜。平脉为软滑中时带劲疾，软滑为痰，劲疾为风，析证为风痰内阻。定治方面，于冬季，以附子理中汤加减在于温阳散寒，宣泄内热，以助痰清风息；于春夏秋，则更以四君辅加清热化痰息风之品。同时，针刺四末达到通气泄热之功。

16. 案十六

分镇符公祖恭人，形体壮盛，五旬手指麻木，已历三载。甲辰秋偶感恚怒，忽失声仆地，痰潮如锯，眼合遗尿，六脉洪大。适予往草城，飞骑促归。缘符公素谙医理，自谓无救，议用小续命汤，俟予决之。予曰：是方乃辛温群聚，利于祛邪，妨于养正。其故有三：盖北人气实，南人气虚，虽今古通论，然北人居南日久，服于水土，阜禀更移，肤腠亦疏，故阜下之乡，柔脆之气，每乘虚来犯，致阴阳颠倒，荣卫解散，而气虚卒中。此南北之辨者一。

况中风要旨，又在剖别闭脱。夫闭者，邪塞道路，正气壅塞，闭拒不通；脱者，邪胜五内，心气飞越，脱绝不续。二证攸分，相悬霄壤。故小续命汤原为角弓反张牙关紧急闭证而设，若用于眼合遗尿之脱证，是既伤其阴，复耗其阳。此闭脱之辨者二。又风为阳中阴气，内应于肝；肝为阴中阳脏，外合于风。恚怒太过，大起肝胆，内火外风，猖狂扰乱，必然挟势而乘脾土，故痰涎汹涌。责脾勿统摄，肾不归经，滋根固蒂尚恐不及，若徒事发散是为虚虚。此真似之辨者三。《灵枢》所谓虚邪偏客于身半，其入者内居荣卫，荣卫稍衰，则正气去，邪气独留，发为偏枯。端合此症，当法河间、东垣用药，保全脾肾两脏，庶可回春。亦以六君子加黄芪、白芍、桂枝、钩藤、竹沥、姜汁，服二剂，恶症俱减，脉亦收敛，但声哑如故，此肾水衰心苗枯槁。至更余后火气下行，肾精上朝方能出音，遂用地黄饮子，服至十五剂，大便始通，坚黑如铁。虽有声出，状似燕语，乃朝用补中益气汤加五味、麦冬以培脾，夕用地黄汤加肉苁蓉、当归以滋肾，调理百日，语言如旧，步履如初，但右手稍逊于前耳。《旧德堂医案》

"病脉证并治"思路解析

本案辨病为类中风－中脏腑。平脉为洪大，洪为热盛，大为气虚失摄，析证为元气欲脱，定治急以六君子汤加减益气固脱，后针对中风不语，考虑肾精亏虚，以地黄饮子补益肾精。针对遗留语言不利，析证为脾肾亏虚，定治以补中益气汤加减健脾益气，地黄汤加减滋补肾精。

17. 案十七

赵以德治陈学士敬初，因醮事跪拜间，就倒仆，汗注如雨。诊之脉大而空虚，年当五十，新娶少妇，今又从拜跪之劳役，故阳气暴散。急煎独参汤，连饮半日而汗止，神气稍定，手足俱疢，喑而无声。遂于独参汤中加竹沥，开上涌之痰，次早悲哭，一日不已。因以言慰之，遂笑，复笑五七日无已时。此哭笑为阴火动其精神魂魄之藏，相并故耳。在《内经》所谓五精相并者，心火并于肺则喜，肺火并于肝则悲是也。稍加连、柏之属泻其火，八日笑止手动，一月能步矣。《张氏医通》

"病脉证并治"思路解析

本案辨病为类中风－中脏腑。平脉为大而空虚，大为气虚失摄，析证为气虚痰阻，定治急以独参汤益气固脱，后以独参汤加竹沥益气化痰。

18. 案十八

石顽治春榜赵明远，平时六脉微弱，己酉九月，患类中风，经岁不瘥，邀石顽诊之。其左手三部弦大而坚，知为肾脏阴伤，壮火食气之候。且人迎斜内向寸，又为三阳经满，溢入阳维之脉，是不能无颠仆不仁之虞。右手三部浮缓，而气口以上微滑，乃顽痰涌塞于膈之象。以清阳之位而为痰占据，未免侵渍心主，是以神识不清，语言错误也。或者以其神识不清，语言错误，口角常有微涎，目睛恒不易转，以为邪滞经络，而用祛风导痰之药，殊不知此本肾气不能上通于心，心藏虚热生风之证，良非风燥药所宜。或者以其小便清利倍常，以为肾虚，而用八味壮火之剂，殊不知此证虽虚，而虚阳伏于肝脏，所以阳事易举，饮食易饥，又非益火消阴药所宜。或者以其向患休息久痢，大便后常有淡红渍沫，而用补中益气，殊不知脾气陷于下焦者，可用升举之法，此阴虚久痢之余疾，有何清气在下可升发乎？若用升、柴升动肝肾虚阳，鼓激膈上痰饮，能保其不为喘胀逆满之患乎？是升举药不宜轻服也。今举河间地黄饮子助其肾，通其心，一举而两得之。但不能薄滋味，远房室，则药虽应病，终无益于治疗也。惟智者善为调摄，为第一义。《张氏医通》

"病脉证并治" 思路解析

本案辨病为类中风－中经络，病因为内伤劳损。平脉为左弦大而坚，右浮缓、气口以上微滑，弦大而坚主肝风内盛，浮缓滑为痰，气口以上则痰壅于上焦，析证为风痰上壅，定治以地黄饮子，其义在补益肾精，同时化中阻之痰浊，以实现交通心肾。

19. 案十九

又治汉川令顾荩在夫人，高年气虚痰盛，迳因乃郎翰公远任广西府，以道远抑郁，仲春十四夜，忽然下体堕床，便舌强不语，肢体不遂，以是日曾食湿面。诸医群议消导，消导不应，转增困惫，人事不省，头项肿胀，事在危急，急邀石顽诊之。六脉皆虚濡无力，诸医尚谓大便六七日不通，拟用攻下。余谓之曰：脉无实结，何可妄攻？荩在乔梓，皆言素有脾约，大便常五七日一行，而艰苦异常，乃令先小试糜饮，以流动肠胃之枢机。日进六君子汤，每服用参二钱，煎成炖热，分三次服。四剂后，自能转侧，大便自通。再四剂，手足便利，自能起坐。数日之间，倩人扶掖徐行，因切嘱其左右谨

防，毋使步履有失，以其气虚痰盛，不得不防杜将来耳。《张氏医通》

"病脉证并治"思路解析

本案辨病为类中风－中脏腑，病因为内伤劳损。平脉为虚濡无力，虚为本虚，濡为痰湿，析证为气虚痰阻，治以六君子汤益气化痰。

20.案二十

又治松陵沈云步先生，解组归林，以素禀多痰，恒有麻木之患，防微杜渐，不无类中之虞，乃谋治于石顽。为疏六君子汤，服之颇验。而性不喜药，入秋以来，渐觉肢体不遂，复邀延医。脉软滑中有微结之象，仍以前方除去橘皮，加归、芪、巴戟，平调半月而安。然此证首在节慎起居，方能永保贞固，殊非药力可图万全也。《张氏医通》

"病脉证并治"思路解析

本案辨病为类中风－中风先兆。平脉为软滑微结，软为本虚，滑为痰，微结为气血运行不畅，析证为气血亏虚，痰浊阻络，治以六君子汤为主，兼入补养气血之品，以益气补血，化痰通络。

21.案二十一

吴敦吉翁，年逾五十，善饮多劳，二月间盥洗时，忽然发晕，呕痰未仆，即右手足不举，言语謇涩，口眼不歪，尚能扶步，脉弦滑有力而无他证。此痰中也，用六君子汤去人参，加胆星、天麻、秦艽、竹沥、姜汁，半月后病减。方少加人参，兼用归、芍，一月后即言语，步履如常矣。《素圃医案》

"病脉证并治"思路解析

本案辨病为类中风－中经络，病因为饮食失宜，内伤劳损。平脉为弦滑有力，主风痰内盛，析证为风痰阻络，定治以化痰息风为主，方药以六君子汤加减。待风痰得除，主以六君子汤加归、芍补血之品，共成补益气血，兼化痰浊之功。

22.案二十二

吴坦如兄，年将三十，酒后行走，忽昏仆不知人事，扛上床一刻方醒，即右手足不能举，尿不禁而口眼不歪，舌微强，时发寒而汗出，小便频下，六脉细濡无力。此元气大虚，类中风之脱证也，若不急行温补，恐致大汗喘厥亡阳，乃显明易见之虚病。时火治庵盛行之际，亦不能别生他议，遂以参、芪、归、术、桂、附、天麻、半夏、益智等药，补益月余而健。《素圃医案》

"病脉证并治"思路解析

本案辨病为类中风－中脏腑。平脉为细濡无力，主阳气虚脱，析证为元气败脱，定治以温阳补气。

23. 案二十三

沈四九 脉细而数，细为脏阴之亏，数为营液之耗。上年夏秋病伤，更因冬暖失藏，入春地气升，肝木风动，遂令右肢偏瘫，舌本络强言謇，都因根蒂有亏之症。庸俗泄气降痰，发散攻风，再劫真阴，渐渐神愦如寐。倘加昏厥，将何疗治？议用仲景复脉法。复脉汤去姜、桂。《临证指南医案》

"病脉证并治"思路解析

本案辨病为类中风－中脏腑，病因为内伤劳损。平脉为细数，主阴虚有热，析证为阴虚风动，定治以滋阴息风，方以复脉汤加减。

24. 案二十四

程 脉濡无热，厥后右肢偏瘫，口㖞舌歪，声音不出。此阴风湿晦中于脾络，加以寒滞汤药蔽其清阳，致清气无由展舒。法宗古人星附六君子汤益气，仍能攻风祛痰。若曰风中廉泉，乃任脉为病，与太阴脾络有间矣。人参、茯苓、新会皮、香附汁、南星（姜汁炒）、竹节、白附子（姜汁炒）。《临证指南医案》

"病脉证并治"思路解析

本案辨病为类中风－中经络。平脉为濡，主湿痰，析证为气虚风痰阻络。定治以星附六君子汤益气祛风化痰。

25. 案二十五

张 脉细小带弦，冬季藏纳少固，遂至痹中。百余日来，诸患稍和。惟语言欲出忽謇，多言似少相续。此皆肾脉不营舌络，以致机窍少宣，乃虚象也。早用地黄饮子煎法以治下，晚用星附六君子以益虚宣窍。《临证指南医案》

"病脉证并治"思路解析

本案辨病为类中风 – 痱中。平脉为细弦，细主阴虚，弦主风，析证为阴虚风动，定治以地黄饮子补益肾精，兼星附六君子汤益气化痰息风。

26. 案二十六

左关尺脉独得动数，多语则舌音不清，麻木偏着右肢，心中热炽，难以名状。此阳明脉中空乏，而厥阴之阳夹内风以纠扰，真气不主藏聚，则下无力以行动，虚假之热上泛，为喉燥多咳，即下虚者上必实意。冬至后早服方，以丹溪虎潜法。九制熟地照前法制八两，肉苁蓉照前制四两，天冬去心蒸烘四两，当归炒焦二两，生白芍三两，川斛熬膏八两，黄柏盐水炒二两，淮牛膝盐水蒸三两，上为末，另用虎骨胶三两，溶入蜜捣丸。服五钱，滚水送。《临证指南医案》

"病脉证并治"思路解析

本案辨病为类中风 – 中经络。平脉为左关尺动数，左关尺脉位为肝肾，动为阴阳相搏，肝阳与肾阴相搏，数为热，析证为阴虚风动，定治以虎潜丸滋阴降火息风。

27. 案二十七

陈　脉左数，右弦缓，有年形盛气衰。冬春之交，真气不相维续，内风日炽。左肢麻木不仁，舌歪言謇，此属中络。调理百日，戒酒肉，可望向愈。羚羊角、陈胆星、丹皮、橘红、连翘心、石菖蒲、钩藤、川斛。《临证指南医案》

"病脉证并治"思路解析

本案辨病为类中风 – 中经络。平脉为左数右弦缓，数为热，弦缓为风痰，析证为风痰热扰，定治以凉肝息风、清热化痰为主，方中羚羊角、钩藤凉肝息风，胆南星、橘红清热化痰，连翘清热，丹皮、石斛滋阴清热，石菖蒲醒神开窍。

28. 案二十八

陈　夏季阳气暴升，烦劳扰动，致内风上阻清窍，口喎舌强，呵欠，机窍阻痹不灵，脉数，舌苔。忌投温散，乃司气所致，非表邪为病也。犀角、

羚羊角、郁金、菖蒲、胆星、钩藤、连翘、橘红、竹沥、姜汁。《临证指南医案》

"病脉证并治"思路解析

本案辨病为类中风–中经络，病因为劳逸失调。平脉为数，重在突出里热，析证为风痰火亢，定治以凉肝息风、清热化痰为主，方中以羚羊角、犀角、钩藤凉肝息风，胆南星、橘红、竹沥清热化痰，连翘、郁金清热活血，石菖蒲醒神开窍。

29. 案二十九

蒋　上年久暖少寒，冬不藏固，花甲已外，肾真既亏，水不涵木，肝阳化风，勃然上泛，遂令眩晕。经云：下虚上实为厥。乃欲仆中之根萌也。此非外来六气所感，由操持萦思，五志之阳剧升，烦动在里营血，脂液暗耗。诊脉左尺空弦，望色浮红光亮，欲便用力，汗泄絷絷，偶尔立起，则足趻骨痿，色脉见症，显明彰著。阅所服诸药，未参内典圣训。昔刘河间内经奥旨：凡上实下虚，耳鸣足痿，便溺窍阻等症，每以浊药清投，名曰饮子，宗是议主治。〔批〕中风。阴虚阳浮。制熟地、肉苁蓉、炒远志、柏子仁、川斛、天冬、五味、淮牛膝。《种福堂公选良方》

"病脉证并治"思路解析

本案辨病为类中风–中风先兆。平脉为左尺空弦，主阴虚风动，析证为肝肾精亏，虚风内动，定治以地黄饮子加减滋阴填精息风。

30. 案三十

邹春元心泉，年未五旬，患中风，耳聋鼻塞，二便不通，四肢不随而厥，语言不出。或言：皆说亡故之人，已灌牛黄钱许矣。或曰：经云脱阳者见鬼，脱阴者目盲。今口说亡人，目无所见，是见鬼与目盲也。又洁古云：中腑者著四肢，中脏者滞九窍。今手足不随，上下秘塞，是脏腑兼中也。且六脉弦数无伦，《脉诀》云：中风之脉迟浮吉，急实大数三魂孤。脉症俱危，恐无生理。立方人参五钱，熟地一两，桂、附各二钱半，未服。陆至脉之，浮按果极急数，中按稍觉和缓，此犹有胃气，第两尺重按觉空耳。乃曰：阴阳兼补，诚治本之法也，第上下秘塞之时，恐不能奏效。宜先通二便，使浊阴降，则清阳之气得以上升，然后议补。经谓病发急则先标而后本，先治其标，后治其本。咸谓病势已危急，恐不可虚缓，遂将前药灌之。连进数剂，俱停胸中，揉之作声而不下腹。再促诊，脉仍前，即袖中出家制神佑丸数十粒，抉其口纳之，令灌以淡姜汤。药已下，即为灸百会穴，使阳气上升，又灸关元穴，不使阳气下陷。一二壮，目即能开，眉频蹙。问痛否？能点头，四肢亦少动。谓之曰：忍至七壮可生矣，亦点头。灸将毕，腹欲便，既而前后俱通，去垢秽极多。少顷，又泻一行，令急以前药倍人参候煎。及再便，有晕意，徐灌之，自苏。此后人事渐省，第手足振掉，左半身不遂，于大补气血药中，少佐却风顺气消痰之品，如秦艽、全蝎、僵蚕、乌药、星、半之类，调治年余而愈。盖此症初起，气血不足为本，九窍闭塞为标。先通其秘者，急则治其标也。迨后见风症，亦不足为本，风症为标，而专补气血，少佐风药者，缓则治其本也。《续名医类案》

"病脉证并治"思路解析

本案辨病为类中风–中脏腑。平脉为弦数无伦，浮取疾数，中取稍和缓，弦数为风热，无伦则阴阳离决，中取和缓则胃气尚存，析证为阴阳两虚、内闭外脱。定治以通补兼施，阴阳双补，通利二便。方为自拟方，含有人参、熟地、肉桂、附子等。同时，以灸百会、关元防止通利太过而气陷。

31. 案三十一

李思瑭母，年六旬，体甚肥，正月间忽中风卒倒，不省人事，口噤喉鸣，手足不随，服牛黄丸、小续命不效。脉之，浮洪而滑，右手为甚，缘奉养极厚，形气盛而脉有余。经云：消瘅击仆，偏枯痿厥，气满发逆，肥贵人则膏粱之疾也。又云：土太过令人四肢不举。丹溪所谓湿生痰，痰生热，热生风也，当先用子和法涌吐之。乃以稀涎散、斋汁调灌之，涌出痰涎碗许。少顷，又以三化汤灌之，至晚，泻两三行，喉声顿息，口亦能言。但人事不甚者，知上下之障塞已通，中宫之积滞未去也，用二陈汤加枳实、黄连、莱菔子、木香、白蔻仁，每日二服。数日，人事渐爽，腹中知饥，令进稀粥。大便结，每日以润字丸五分，白汤点姜汁送下。犹时有拘挛燥结之患，知为血耗津衰，以四物加秦艽、黄芩、甘草数十帖，三月而愈。《续名医类案》

"病脉证并治"思路解析

本案辨病为类中风–中脏腑，病因为饮食失宜。平脉为浮洪滑，浮为风，洪滑为痰热，析证为痰热内盛。定治以清热化痰为主，以稀涎散涌吐上焦之痰热，二陈汤清中焦，三化汤通下焦。病缓后，攻邪伤正，津血亏虚，以四物汤加减养血息风清热。

32. 案三十二

金教谕，夏月壮热头疼咳嗽。医谓感冒，用羌、前、苏、橘、半、枳之类，未终剂，头疼如破，舌强不清，溃汗粘手，左臂麻木，神气不堪，脉洪大，空缓而无力。知为气虚类中，误投发散，当此疏泄之时，几成脱症。与熟地一两二钱，麦冬三钱，炒白术四钱，牛膝二钱四分，五味子八分，制附子一钱五分，人参八钱另煎冲服，日三剂，不五日全安。时有李庠生，同日得病，证候无异，一剂发散，汗出彻夜，次日死矣。《续名医类案》

"病脉证并治"思路解析

本案辨病为类中风－中脏腑，病因为误治。平脉为洪大，空缓无力，主阴阳气血俱虚，析证为元气败脱，定治以气血阴阳并补，以生脉散、参附汤合方急救。

33. 案三十三

大参朱云溪母，于九月忽仆地，痰壅不省人事，唇口㖞邪，左目紧小。或用痰血之剂，其势稍缓。至次年四月初，其病复作，仍进前药，势亦渐缓。至六月终，病乃大作，小便自遗，或谓风中于脏，以为不治。诊之，左关洪弦而数，此属肝火血燥也。遂用六味丸加五味、麦冬、芎、归，一剂而饮食顿进，小便顿调。随用补中益气加茯苓、山栀、钩藤、丹皮而安。

至十月，复以伤食，腹痛作泻，左目仍小，两关尺脉弦洪鼓指，以六君加木香、吴茱、升麻、柴胡，一剂而痛泻俱缓。以六君加肉果、故纸，一剂诸脉顿平，痛泻俱止。夫左关弦洪，由肝火血燥，故左目燥小；右关弦洪，由肝邪乘脾，故唇㖞口邪，腹痛作泻；二尺鼓指，由元气下陷。设以目紧口㖞，误作中风，投以风药；以腹痛泄泻，误作积滞，投以峻攻，复耗元气，为害甚矣。以阳虚恶寒，围火过热，致增痰喘，误服寒剂而卒。《续名医类案》

"病脉证并治"思路解析

本案辨病为类中风－中脏腑。平脉为左关洪弦数，洪数主热盛，弦为肝风，析证为风火上扰，定治以六味地黄丸加减滋阴清热。

34. 案三十四

一妇人，因怒仆地，语言謇涩，口眼㖞邪，四肢拘急，汗出遗溺，六

313

脉洪大，肝脉尤甚。皆由肝火炽盛，盖肝主小便，因热甚而自遗也，（经云：肝虚者善溺。）用加味逍遥散加钩藤，及六味丸寻愈。（亦可入气厥。）
《续名医类案》

"病脉证并治"思路解析

本案辨病为类中风－中脏腑，病因为情志失调。平脉为洪大，肝脉尤甚，主肝火炽盛，析证为肝郁化火，定治以加味逍遥散合六味地黄丸滋阴疏肝清热。

35. 案三十五

陶氏，六十八岁。左肢拘挛，舌厚而謇，不能言，上有白苔，滴水不能下咽，饮水则呛，此中风挟痰之实证。前医误与补阴，故隧道俱塞，先与开肺。生石膏（四两）、防己（五钱）、杏仁（四钱）、姜半夏（五钱）、茯苓块（五钱）、桑枝（五钱）、陈皮（三钱）、白通草（钱半）。服一帖而饮下咽，服七帖而舌肿消，服二十帖诸病虽渐减而无大效。左肢拘挛如故，舌虽消肿，而语言不清，脉兼结。余曰：此络中痰堵塞，皆误补致壅之故，非针不可。于是延郏七兄针之，舌上中泉穴一针，出紫黑血半茶碗，随后有物如蚯蚓，令伊子以手探出，即从针孔中拉出胶痰一条，如勺粉，长七八寸，左手支沟穴一针，透左关手背三阳之络，用小针十数针。以后用药日日见效。前方止减石膏之半，服至七十余帖，自行出堂上轿矣。《吴鞠通医案》

"病脉证并治"思路解析

本案辨病为类中风－中经络。平脉兼有结象，主血行不畅，析证为瘀血阻络，定治以针刺中泉穴以活血化瘀。

36. 案三十六

哈，六十六岁。中风湿，口歪，臂不举，腿肿，脉洪数，口渴，胃不开，与辛凉开水道法。桂枝（三钱）、防己（二钱）、飞滑石（一两）、通草（二钱）、半夏（五钱）、桑枝（五钱）、石膏（四两）、茯苓皮（一两）、晚蚕沙（三钱），二帖而效，十四帖全愈。后以补脾胃收全功。《吴鞠通医案》

"病脉证并治"思路解析

本案辨病为类中风－中经络。平脉为洪数，主里热炽盛，析证为湿热阻络，定治以清热利湿，方中石膏清阳明之热，茯苓、滑石、通草以利湿，蚕沙、防己以祛风除湿，桂枝、桑枝以佐制兼通络。

37.案三十七

叶氏，三十六岁。中风，神呆不语，前能语时，自云头晕，左肢麻，口大歪，不食，六脉弦数。此痱中也，与柔肝法。生白芍（三钱）、麦冬（二钱）、生鳖甲（五钱）、左牡蛎（五钱）、炙甘草（三钱）、生地黄（八钱）。一帖而神有清意，人与之言能点头也。又于前方加生阿胶（三钱），丹皮（四钱），三帖而半语，七帖而愈，能食，十二三帖而如故。《吴鞠通医案》

"病脉证并治"思路解析

本案辨病为类中风－中经络。平脉弦数，主肝风热盛，析证为阴虚风动，定治以滋阴潜阳息风，方中生地、麦冬滋阴，生牡蛎、生鳖甲潜阳息风，白芍柔肝。

38.案三十八

陶氏，癸亥二月十五日。右脉洪大，尺部更甚，左脉弦细，上盛下虚，卒中不能言，如中风状，乃肝风内动，络热窍闭之故，证势甚重。羚羊角（一钱）、桔梗（一钱）、麦冬（二钱）、桑叶（一钱）、沙参（钱半）、生鳖甲（三钱）、茶菊花（钱半）、甘草（八分）、刺蒺藜（一钱）、细生地（钱半）。日二帖，服三日。二十日，上盛下虚，窍闭不能言，用清轻合芳香开上。今稍能言，但虚烦不眠，心悸头晕，仍系厥阴未熄。用补心肝之体，兼实下法。炒白芍（六钱）、沙参（三钱）、阿胶（二钱）、莲子（五钱）、大生地（五钱）、炒枣仁（五钱）、龟板（四钱）、朱砂（五钱）、麦冬（五钱，连心）、炙甘草（三钱）、茯苓块（三钱），水五杯，煮取两碗，分三次服。再煮一杯服。《吴鞠通医案》

"病脉证并治"思路解析

本案辨病为类中风－中脏腑。平脉右脉洪大、尺部更甚，左脉弦细，洪大主热盛，弦细主阴虚风动，析证为肝肾阴虚，肝阳上亢。定治以滋阴潜阳、凉肝息风，方中主要以羚羊角凉肝息风，生地、沙参、麦冬滋阴，鳖甲潜阳，菊花、桑叶清肝热，同时肝体阴用阳，佐桔梗使降中有升。

39. 案三十九

舌苔滞腻，口歪流涎，便溏溺少，左肢痿而不用，脉见弦迟，是中虚湿胜之体，易于生痰动风。内风既动，未有不招外风者，宜用：牵正散合二陈汤，加川附、桂枝、制僵蚕、白芍。《南雅堂医案》

"病脉证并治"思路解析

本案辨病为类中风－中经络。平脉弦迟，弦主风，迟主多痰，析证为风痰阻络，定治以牵正散合二陈汤加减以化痰祛风。

40. 案四十

寡居多年，平时操持家政，少逸多劳。当夏令阳气大泄，陡患右肢麻木，不能提举，冷汗时出，心复卒痛，便秘不通，呵欠连连。诊得脉象小弱，知非外感，似乎痱中之象，盖意伤忧愁则肢废，若穷治风痰，恐被劫烁，非徒无益，而又害之，于治法非其所宜。兹拟先固卫阳，而佐以宣通脉络法。桂枝、生黄芪、附子、远志、羌活、片姜黄。《南雅堂医案》

"病脉证并治"思路解析

本案辨病为类中风－中经络，病因为劳逸失调、情志内伤。平脉小弱主气虚，析证为气虚络阻，定治以益气固表通络，方中主要以黄芪、附子固卫阳，桂枝、片姜黄通络。

41. 案四十一

脉濡无力，舌强，声音不出，半身不遂，系阴风挟湿，中于太阴脾络所致，前医误用寒滞汤药，致清阳愈蔽，更无展舒之机，病势益剧。辨证不清，用药安能合律？急师嘉言老人资寿解语汤法。防风（一钱）、酸枣仁（一钱）、炮附子（一钱）、天麻（一钱）、羚羊角（八分）、肉桂（八分）、羌活（五分）、甘草（五分）、淡竹沥（二匙）、姜汁（一滴），同煎服。《南雅堂医案》

"病脉证并治"思路解析

本案辨病为类中风－中经络。平脉为濡无力，濡主湿痰，无力主阳气亏虚，析证为阳虚风痰阻络，定治以资寿解语汤加减温阳化痰，息风通络。

42. 案四十二

上年冬暖失藏，入春地气上升，肝木风动，遂致舌本络强言謇，右肢偏瘫，脉象细而兼数，细为脏阴之亏，数为营液之耗，根蒂不固，证属虚候，奈若辈不察病情，徒知发散攻风，泄气降痰，真阴被劫，元气愈伤，渐渐神溃如寐，一误再误，恐有昏厥之忧，虽有扁卢，亦无所施其技，议用复脉去姜、桂进之。炙甘草（二钱）、人参（一钱）、阿胶（二钱）、火麻仁（二钱）、麦门冬（二钱）、大生地（八钱）、大枣（四枚），水酒各半合煎。《南雅堂医案》

"病脉证并治"思路解析

本案辨病为类中风–中脏腑。平脉为细数，主阴虚有热，析证为阴虚风动，定治以滋阴息风，方以复脉汤加减。

43. 案四十三

脉左数右弦，真气不足，内风愈炽，舌强言謇，左肢麻木不仁，麻为气虚，木为湿痰败血壅阻所致，此系痰火入络，恐成偏枯之症，宜静养调理，或渐可收效。人参（三钱）、法半夏（一钱）、广皮（一钱）、白茯苓（二钱）、当归（二钱）、白芍药（一钱）、炙甘草（八分）、桑枝（五寸）。《南雅堂医案》

"病脉证并治"思路解析

本案辨病为类中风–中经络。平脉为左数右弦，数主热，弦主风痰，析证为痰热阻络，定治以化痰通络，方以六君子汤加减。

44. 案四十四

脉濡，按之则弦，右肢麻木，两足复酸痛难忍，此系肝风痰饮合而为病，类中之渐，切宜慎之。明天麻（二钱，煨）、白芍（一钱）、丹皮（一钱）、半夏（一钱）、何首乌（二钱）、刺蒺藜（一钱）、陈皮（一钱）、炙甘草（八分）、竹沥（一盏）、姜汁（半匙）。《南雅堂医案》

"病脉证并治"思路解析

本案辨病为类中风–中风先兆。平脉为濡弦，濡为痰湿，弦为风，析证为风痰阻络，定治以化痰息风通络，方中主要以天麻、蒺藜平肝息风，半夏、陈皮、竹沥以化痰，白芍、何首乌以养肝木之阴。

45. 案四十五

猝倒之后，舌喑不能言，四肢废而不举，痰声如锯，两目尚能转动，此症酷似中风。然平素体肥多痰，且按之脉滑而濡，故决其为痰症。盖诸症多生于痰，痰多成于湿，痰湿搏结，故卒然昏仆。此时若不治痰而治风，适足招风以生变，然仅治痰而不补正，亦不能冀其有效，必先大补其气血，气旺血盛则痰不化而自化矣，议方于后。人参（五钱）、黄芪（八钱）、当归身（五钱）、白术（五钱）、芍药（三钱）、大熟地（八钱）、白茯苓（三钱）、川芎（一钱）、肉桂（一钱）、甘草（一钱）。《南雅堂医案》

"病脉证并治"思路解析

本案辨病为类中风－中脏腑。平脉为濡滑，主痰湿内蕴，析证为痰湿中阻。定治以益气补血，气血旺盛则痰无所生，方以人参养荣汤主之。

46. 案四十六

洪楚峰孝廉中脏殆证再生奇验。洪楚峰孝廉病，遣使延诊。问其使曰：何候？曰：中风。问年几何。曰：耋矣。予曰：殆证也。辞不往，使者强之。将及门，闻邻人语云：病将就木，医来何为。若能起之，其卢扁乎。入视，身僵若尸，神昏不语，目阖口张，声鼾痰鸣，遗尿手撒，切脉虚大歇至。予曰：此中脏也。高年脏真已亏，况见五绝之候，不可为矣。其弟曰：固知病不可为，然尚有一息之存，安忍坐视，求惠一方，姑冀万一。勉处地黄饮子合大补元煎，以为聊尽人事而已，讵意服药后，痰平鼾定，目开能言，再剂神清食进，复诊更加河车、鹿茸，脉证大转。续订丸方付之，半载后因视他病，过其家，见翁矍铄如常矣。《程杏轩医案》

"病脉证并治"思路解析

本案辨病为类中风－中脏腑。平脉为虚大歇至，主阴阳两脱，析证为元气败脱，定治以阴阳双补，治以地黄饮子合大补元煎加减。

47. 案四十七

脉左大右濡，肝风震动，阳明脉空，舌强肢瘈，是属中络，议用缓肝息风。（大而濡，是类中常脉，水虚木亢，火盛土衰之候）。连翘、丹参、元参、

茯神、细生地、羚羊角。《评点叶案存真类编》

"病脉证并治"思路解析

本案辨病为类中风 – 中经络。平脉为左大右濡，大脉属热，濡脉属阴虚，析证为阴虚风热内动。定治以滋阴息风，方中丹参、玄参、生地以滋阴，连翘清热，羚羊角凉肝息风，茯神以安定神志。

48.案四十八

右痰，舌喑，足痱，头岑，面戴阳，呵欠，微呃，诊脉小濡而缓，此肾纳失司，肝风震突，但病起耳后暴肿，必兼温热客气，清上轻扬，肿势颇减。七日以来，当阴阳经气一小周天，不必以时邪引病为惑，昔河间《宣明方论》中，谓舌强难言，其咎在乎舌下筋脉不主流动，以肾脉萦及舌本耳，其主地黄饮子，取意浊药清投，机关渐灵，并无碍乎上气痰热，仿此法。熟地、肉苁蓉（漂淡）、远志（炒黑）、川石斛、茯神、枸杞子、牛膝、石菖蒲。《评点叶案存真类编》

"病脉证并治"思路解析

本案辨病为类中风 – 中经络。平脉为小濡缓，主阴虚，析证为肝肾阴虚，定治以地黄饮子滋补肝肾。

49.案四十九

族某，左体麻木，胫骨刺痛，腰膝痿软，能饮多痰，脉左大右濡，此阴虚生热而挟湿痰也。用薛氏六味地黄丸作汤剂，君茯苓，加生术、薏仁、牛膝、黄柏（俱酒炒）。十数服诸症悉退，步履如初。丹溪以麻为气虚，木为湿痰败血，其胫骨刺痛者，肾虚挟火也，腰膝痿软，肾将愈矣。法当戒饮，以六味汤滋化源，而君茯苓，佐术、薏，引用牛膝、黄柏以泄湿热，利腰膝，不犯先哲类中禁用风燥之例。《类证治裁》

"病脉证并治"思路解析

本案辨病为类中风 – 中经络。平脉为左大右濡，大主内热，濡主阴虚，且濡可主痰，析证为阴虚痰热，定治以滋阴化痰清热，方用六味地黄丸加减。

50.案五十

杨冬月办公，夜半猝倒榻下，不省人事，身热痰壅，口㖞舌强，四肢不收，脉左虚涩，右浮滑。先用姜汁热挑与之，痰顿豁。暂用疏风化痰药宣通经隧，神识渐清，右体稍能转侧，但左体不遂，语言模糊。证属真阴素虚，以河间地黄饮子，去桂、附、巴戟，加杞子、牛膝（俱酒蒸）、木瓜、何首乌。数十服，诸症渐退，稍能步履，惟左手不遂。前方加桂枝、姜黄数剂，左腋时时微汗，不一月，左手如常。按此症乃风自火出，火自阴亏，水不涵木，肝风内煽，痰火上乘，堵塞清窍，是以猝倒无知也。口㖞者，胃脉挟口环唇，寒则筋急，热则筋弛，或左急右缓，或右急左缓。（《张氏医通》曰：左寒右热则左急而右缓，右寒左热则右急而左缓；盖左中寒则逼热于右，右中寒则逼热于左，阳气不得宣通故也。）舌强者，舌本心苗，肾脉系舌本，心火盛，肾水衰，故舌强。肝主筋，胃主四肢，肝胃血虚，则筋不荣而成痿软也。左脉涩则水亏，右脉滑则痰盛，此偏枯之象已具，但非暂进豁痰，则经隧不开，汤液难下。用地黄饮子减去阳药，正以五志过极而生火，法当滋阴而风火自熄。河间谓中风瘫痪，非肝木之风，亦非外中于风，乃心火暴盛，肾水虚衰，不能制之，而热气怫郁，心神昏冒，猝倒无知也，亦有因五志过极而猝中者，皆非热甚，俗云风者，言末而忘其本也。制地黄饮子，原主补肾之真阴。但阴虚有二，有阴中之水虚，有阴中之火虚，火虚者桂、附、巴戟可全用，水虚者非所宜也。《类证治裁》

"病脉证并治"思路解析

本案辨病为类中风－中脏腑。平脉为左虚涩、右浮滑，左虚涩为肝肾阴精亏虚，右浮滑为风痰，析证为阴虚风动，痰热上扰，定治以地黄饮子加减滋阴息风，化痰通络。

51. 案五十一

孙高年上盛下虚，头眩肢麻，耳鸣舌强，值少阳司令，肝风内震，脉象浮洪，消谷善饥，便溏汗泄，皆液虚风动之咎。交夏火旺，遂口㖞言謇，此风火袭络，类中显然，最防倾仆痰涌。又午刻火升，头汗身热，其由来则本阴不交阳，无攻风劫痰之理。治以水涵木，兼摄虚阳。熟地（五钱）、五味子（五分）、麦冬（钱半）、茯神（三钱）、牡蛎（醋煅，研，三钱）、甘菊（炒，钱半）、鲜石斛（三钱）、白芍（二钱）、川贝母（钱半）、丹皮（一钱）、阿胶（水化，二钱）。三服诸症悉退，脉渐平，惟夜卧少安帖，此肝虚而魂失静镇也。原剂中加龙骨（煅，七分），接服无间。另订膏方，即用前味

加洋参、芡肉、莲实、桑枝取嫩者，熬膏收贮，窨退火气，每服五钱。能加意调摄，可望回春。《类证治裁》

"病脉证并治"思路解析

本案辨病为类中风－中经络。平脉为浮洪，浮为风阳，洪为内热，析证为阴虚内热，风阳上扰，定治以滋阴潜阳息风，方中熟地、麦冬、石斛、牡丹皮以滋阴，煅牡蛎以潜阳，菊花清肝热，阿胶、白芍以养肝血，茯神以安神。

52.案五十二

《九峰医案》曰：舌强语言謇涩，右臂麻木不舒。言乃心之声，赖肺金以宣扬，脾主四肢，其用在右，心火盛，肾水虚，将息失宣，五志过极，湿土生痰，机窍不利，脉来三五不调，类中复萌已著。理阳明和太阴佐化湿痰，不致阴阳离决，方克有济。人参三钱，白蒺藜三钱，白茯神三钱，白僵蚕二钱，福橘皮一钱，制半夏钱半，炙甘草五分，鲜竹茹钱半。

类中复萌，舌强言謇，右臂屈伸不利，心火暴甚，肾水虚衰，智意不和，湿痰阻窍，本拟泻心法，缘脉来甚慢如结代之状，尺部尤甚，仍从中治，理阳明和太阴亦可保其心肾。鲜首乌三钱、白蒺藜三钱、白茯神三钱、人参三钱、福橘皮一钱、制半夏二钱、白僵蚕二钱、冬白术钱半、炙甘草五分。

两进理阳明，和太阴，佐化湿痰，舌强渐和，语言渐展，右肢麻痹亦舒，胸次反觉不畅，清涎上溢，湿痰未化，心火未平，脉仍三五不调，未宜骤补，原方加减。鲜首乌五钱、白蒺藜三钱、白茯神三钱、福橘皮一钱、制半夏二钱、炙甘草五分、白僵蚕二钱、霜桑叶一钱、黑脂麻五钱。

病原已载，前方服药以来，舌强渐和，语言渐爽，肢痹已苏，胸次亦畅，经以心脉系舌本，脾脉连舌本，肾脉循喉咙，挟舌本，太阴不营，湿痰自生，肾水不生，心火自盛，必得三经平复，水升火降，中土畅和，机窍自展，现在湿土用事，午火司权，暂以桑麻六君加味，崇土养荣，和肝息风，引益肾水。人参二两、云茯苓二两、冬白术二两、炙甘草五钱、制半夏两半、福橘皮一两、霜桑叶两半、黑脂麻三两、黄菊花五钱，为末水叠丸，每早晚服三钱。《医略十三篇》

"病脉证并治"思路解析

本案辨病为类中风－中经络。平脉为涩，尺部尤甚，主肝肾精血亏虚，析证为肾精亏虚，痰浊中阻，定治以健脾益气，和胃化痰，中焦痰除，气机旺盛，则一身气机顺畅，后天之精得以填充，方以六君子汤加减。

53.案五十三

莳门金姓，早立门首，卒遇恶风，口眼㖞邪，嗫不能言。医用人参、桂、附诸品。此近日时医治风证不桃之方也。促余视之，其形如尸，面赤气粗，目瞪脉大，处以祛风消痰清火之剂。其家许以重赏，留数日。余曰：我非行道之人，可货取也，固请。余曰：与其误药以死，莫若服此三剂。醒而能食，不服药可也。后月余。至余家拜谢。问之，果服三剂而起，竟不敢服他药。惟腿膝未健，手臂犹麻，为立膏方而痊愈。此正《内经》所谓虚邪贼风也。以辛热刚燥治之固非，以补阴滋腻治之亦谬。治以辛凉，佐以甘温，《内经》有明训也。《洄溪医案》

"病脉证并治"思路解析

本案辨病为类中风 – 中脏腑。平脉为大，大主内热，析证为风痰火亢，定治以清热化痰息风。

54.案五十四

张由巷刘松岑，素好饮，后结酒友数人，终年聚饮，余戒之不止。时年才四十，除夕向店沽酒，秤银手振，秤坠而身亦仆地，口嗫不知人，急扶归。岁朝遣人邀余，与以至宝丹数粒，嘱其勿服他药，恐医者知其酒客，又新纳宠，必用温补也。初五至其家，竟未服药。诊其脉弦滑洪大，半身不遂，口强流涎，乃湿痰注经传腑之证。余用豁痰驱湿之品，调之月余而起，一手一足不能如旧，言语始终艰涩。初无子，病愈后连举子女，皆成立，至七十三岁而卒。谁谓中风之人不能永年耶？凡病在经络筋骨，此为形体之病，能延岁月，不能除根。若求全愈，过用重剂，必至伤生。富贵之人闻此等说。不但不信，且触其怒，于是谄谀之人群进温补，无不死者，终无一人悔悟也。《洄溪医案》

"病脉证并治"思路解析

本案辨病为类中风 – 中脏腑。平脉为弦滑洪大，弦滑主痰湿，析证为痰湿内阻，定治以豁痰祛湿。

55. 案五十五

咸丰纪元冬十月，荆人忽患头痛，偏左为甚，医治日剧。延半月，痛及颈项颊车，始艰于步，继艰于食，驯致舌强语謇，目闭神蒙，呼之弗应，日夜沉睡如木偶焉。医者察其舌黑，灌犀角、牛黄、紫雪之类，并无小效。扶乩求仙，药亦类是。乃兄周雨禾云：此证非孟英先生不能救，吾当踵其门而求之。及先生来视，曰：苔虽黑而边犹白润，唇虽焦而齿色尚津，非热证也。投药如匙开锁，数日霍然。缘识数语，并录方案如下，用表再生之大德，而垂为后学之津梁云。仁和蒋寅谨识。

真阴素亏，两番半产，兼以劳瘁，内风陡升，病起头疼，左偏筋掣，旬日不语，二便不行，不食唇焦，苔黑边白，胸腹柔软，神气不昏，脉至弦缓，并不洪数。此非热邪内陷，乃阴虚痰滞机缄，宜予清宣，勿投寒腻，转其关键，可许渐瘳。（十月二十五日初诊。）

石菖蒲、麸炒枳实、仙制半夏、盐水泡橘红（各一钱），鲜竹茹（四钱），旋覆花、茯苓、当归（各三钱），陈胆星（八分），钩藤（五钱，后下），竹沥一杯，生姜汁三小匙和服。苏合香丸涂于心下，以舒气郁。

舌稍出齿，未能全伸，苔稍转黄，小溲较畅，羞明头痛，显属风升；咽膈不舒，痰凝气阻。本虚标实，脉软且弦，不可峻攻，法先开泄。（二十六日再诊。）前方去胆星、半夏、茯苓，加枸杞三钱，淡苁蓉一钱，蒌仁五钱。

舌能出齿，小溲渐行，神识稍清，苔犹灰滞，头疼似减，语未出声，脉至虚弦，右兼微弱。本虚标实，难授峻攻。开养兼参，庶无他变。（二十七日三诊。）前方去枳实、旋覆、钩藤、竹沥、姜汁，加参须一钱，麦冬三钱，远志七分，老蝉一对，淡海蜇一两，兔苁三个。

稍能出语，尚未有声，舌色淡红，苔犹灰腻，毫不作渴，非热可知，脉软以迟，不食不便，宜参温煦，以豁凝痰。（二十八日四诊。）前方去雪羹，加酒炒黄连、肉桂心各五分。

苔渐化而舌渐出，语稍吐而尚无音，头痛未蠲，略思粥食，胃气渐动，肝火未平，久不更衣，脉仍弦软。徐为疏瀹，法主温通。（二十九日五诊。）前方去麦冬，加麻仁四钱，野蔷薇露二两和服。

连投温养，神气渐清，语亦有声，头犹左痛，苔退未净，大解不行，左脉微迟，法当补血。血充风息，腑气自行。（十一月初一日六诊。）前方去远志、菖蒲、老蝉，加天麻一钱，白芍二钱，桑椹三钱。

脉已渐起，尚未更衣，浊未下行，语犹错乱，时或头痛，寐则梦多。濡导下行，且为先授。（初二日七诊。）前方去天麻、桑椹，加牛膝三钱，生首乌四钱，柏子仁二钱。

虽已知饥，未得大解，肝无宣泄，时欲上冲。阴分久亏，岂容妄下。素伤思虑，肝郁神虚，脉软而迟，语言错乱。法当养正，通镇相参。（初三日八诊。）前方去白芍、首乌，加紫石英四钱，砂仁末炒熟地六钱，远志七分，菖蒲五分。

大解已行，并不黑燥。肝犹未戢，乘胃脘疼，幸已加餐，可从镇息。（初四日九诊。）参须、仙半夏（各一钱），砂仁末炒熟地（八钱），牡蛎（六钱），紫石英（四钱），归身（三钱），枸杞（二钱），淡苁蓉（一钱五分），川楝肉（一钱），酒炒黄连（三分），桂心（五分，研调）。三帖。

复得大解，苔退餐加。肝血久亏，筋无所养，头疼脘痛，掣悸不安。柔养滋潜，内风自息。（初七日十诊。）前方去半夏、连、楝，加炙草、橘饼各一钱，乌梅肉八分，四帖。

神气渐振，安谷耳鸣，脉弱口干，面无华色，积虚未复，平补是投。（十一日十一诊。）前方去桂心、橘饼、乌梅，加龟板六钱，麦冬、蒲桃干各三钱。十帖后，汛至体康而愈矣。《王孟英医案》

"病脉证并治"思路解析

本案辨病为类中风－中脏腑，病因为内伤积损，劳逸失调。首诊平脉为弦缓，弦主风，缓主本虚。析证为阴虚风动，痰热中阻。定治以涤痰汤加减清热化痰息风。后二至八诊，均随脉证辨治，在本方基础上加减用药。

第九次复诊析证为阴虚风动，心肾不交。定治以自拟方滋阴潜阳息风，益气化痰，交通心肾。方中主要以熟地、枸杞子、肉苁蓉补肝肾，牡蛎、紫石英潜阳息风，酒黄连、肉桂以交通心肾，当归、川楝子以助肝体阴用阳，人参、半夏益气化痰。十、十一诊均为本方基础上随证加减。

56. 案五十六

仁和胡次瑶孝廉，北上未归，其令正于仲夏陡患肢麻昏晕，速余往视。面微红，音低神惫，睛微赤，舌苔微黄，足微冷，身微汗，胸微闷，脉微弦。乃本元素薄，谋虑萦思，心火上炎，内风随以上僭也。不可误以为痰闭，而妄投香燥辛散之品。以人参、龙、蛎、菖、连、石英、麦冬、小麦、竹叶、

莲子心为方，两服而愈。寻与平补，以善其后。《王孟英医案》

"病脉证并治" 思路解析

本案辨病为类中风–中脏腑。平脉为微弦，弦主风，微主阴精亏虚，析证为阴虚风动，心火上炎，定治以滋阴潜阳息风，清心泄热。方中主要以龙骨、牡蛎、紫石英潜阳，竹叶、黄连、莲子心清心火，麦冬、小麦滋阴，石菖蒲醒神开窍，人参补益心气。

57. 案五十七

赖炳也令堂，年近古稀，患左半不遂。医与再造丸暨补剂，服二旬病如故。孟英按脉弦缓而滑，颧赤苔黄，音微舌謇，便涩无痰，曰：此痰中也，伏而未化。与犀、羚、茹、贝、菖、夏、花粉、知母、白薇、豆卷、桑枝、丝瓜络等药。服三剂而苔化，音渐清朗。六七剂腿知痛，痰渐吐，便亦通。既而腿痛难忍，其热如烙，孟英令涂葱蜜以吸其热，痛果渐止。半月后，眠食渐安。二旬外，手能握。月余，可扶腋以行矣。《王孟英医案》

"病脉证并治" 思路解析

本案辨病为类中风–中脏腑。平脉为弦缓滑，弦主风，滑主痰，缓主本虚，析证为风热痰扰。定治以自拟方清热化痰、息风通络。方中主要以犀角、羚羊角潜阳息风，竹茹、川贝母、法半夏、大豆黄卷清热化痰，天花粉、知母、白薇滋阴清热，桑枝、丝瓜络通络。

58. 案五十八

杨慎斋年四十许，素鸩酒，一日正午饮，忽杯落于地，家人急扶进床，急召余诊。目合神昏，面赤如朱，牙关紧闭，鼻息如雷，痰涎上壅，脉洪大而数。急用针刺百会及眉心、颊车，挖开牙关，连灌以至宝丹三粒，方用羚羊角、石菖蒲、胆南星、天竺黄、橘红、钩藤、桑叶、僵蚕、菊花、薄荷、郁金、全蝎等，至酉刻而稍苏。次日复诊，脉仍数大，仿资寿解语汤例，服三剂而始能言。舌本仍硬，大便不通，脉仍洪大，以防风通圣散每服五钱，更加大黄三钱，百沸汤和服，一日三次。至次日而便通，二足痿软无力，两手关节皆痛，如历节白虎风症，乃遵古法针、灸、熨、摩、熏、蒸、汤、丸、诸法并施，调理月余始痊。《一得集·卷中医案·中风瘫痪治验》

"病脉证并治"思路解析

本案辨病为类中风-中脏腑。首诊平脉为洪大数，主里热炽盛，析证为痰热闭窍。定治以自拟方和至宝丹清热化痰开窍。自拟方中主要以羚羊角、钩藤清热息风，胆南星、天竺黄、橘红清热化痰，桑叶、菊花、薄荷清肝热，石菖蒲、郁金醒神开窍，并配合针刺百会、印堂、颊车以醒神。二诊平脉为数大，为痰热阻络，以资寿解语汤加减清热化痰通络。三诊平脉为洪大，为痰热腑实，以防风通圣散加减清热化痰通腑。

59. 案五十九

李荔翁年近花甲，宿患痰火，累年医治，不能除根，去岁余用轻清之品，治之而愈，今春晚膳毕，正与诸孙嬉戏，忽觉右半身麻木不仁，少顷舌本连头俱麻，急来召余诊之。右三部脉俱洪大而数，左关尺脉劲滑利。余谓痰火上升，阻遏脉络所致，先刺两手曲池、少商出血，方用羚羊角、桑叶、钩藤、橘红、川贝、石菖蒲、郁金、天竺黄、远志、神砂、茯神、竹茹、竹沥等一剂而愈。次日再诊，脉平人安，乃用宁神和中略佐化痰，以善其后。乃郎今年北上，高捷翰苑，诸孙皆眉目清秀，俊雅能文，其厚福正方兴而未艾也。

《一得集·卷中医案》

"病脉证并治"思路解析

本案辨病为类中风-中经络。平脉为右洪大数，左关尺劲滑利，洪大数为热，劲滑利为风痰，析证为风热痰扰，定治以羚角钩藤汤加减清热化痰、息风通络。并针刺曲池、少商穴以清热醒神。

60. 案六十

萧山来某，素病痰火，作时言语謇涩，手颤足疲，频年医治罔效，就诊于余。脉洪大而滑，溢出寸口，大便常秘，而胃口颇旺。余曰：是痰火为患也。以羚羊角、石菖蒲、郁金、竹沥，少加姜汁、麦冬、远志、石斛、黄连、竹茹、茯神、生地、川贝母等为剂，并另吞白金丸三钱。接服数日，脉敛音清，手亦不颤，诸恙递减。乃去羚羊、竹沥、黄连、白金丸，加牡蛎、西洋参、生枣仁、龟板、阿胶、杞子、白蒺藜、天王补心丸，调理数剂而愈。

至次年新正，因纵酒而痰火又升，声音又涩，又就余治。余曰：痰为易生之物，若旧症复发，仍用前方常服，当以西洋参、辰砂、茯神、麦冬、淮山、菊花、杞子、蒺藜、石斛、远志、石菖蒲、橘红、牡蛎、川贝母、龙骨、竹沥为剂，青果膏入矾末少许，每早开水冲服四钱，惟酒宜少饮为妙。从此相安年余，后因不戒酒，且食厚味，而病又作。劝其行倒仓法吐去其痰，以清胃府，复疑惧交集，致病终不脱体。《一得集·卷中医案·来某痰火症治验》

"病脉证并治"思路解析

本案辨病为类中风–中经络。平脉为洪大而滑，洪大属热，滑属痰，析证为痰热壅阻。定治以自拟方合白金丸清热化痰开窍。方中主要以羚羊角清热息风，石菖蒲、远志、郁金清热醒神开窍，生地、麦冬、石斛滋阴清热，竹沥、竹茹、川贝母清热化痰。二诊，自拟方调整为滋阴清热化痰，合天王补心丹滋阴清热安神。后因饮食失宜复发，仍以前方加减为用。

61.案六十一

武林云栖梅家坞孙某，形体肥硕，平素喜啖肥甘，年近六旬，患偏枯症，左手不能展动，足亦如之，将及一载，时或神昏气急，大便不通，头目眩晕，如发痧状，邀余诊之。脉右三部滑大而数，左三部俱涩小，尺部微如蛛丝。余曰：右脉滑大，因痰食积滞，以致气道不能流通。左脉涩小，乃高年气血两虚，无以荣养经络，濡润筋骨也。左不升则右不降，其气血归并一边，而为偏枯之疾。时或神昏气急，大便秘结者，实由痰随气涌，肺气不克下降耳。法当去积化痰，从左引右，从右引左，从阴引阳，从阳引阴，俾气血流转，周身无滞。方用丹参、归、芍、柴胡、升麻，助其气血升于左，莱菔子、槟榔、木香、半夏、枳实，消其痰食降于右。服三剂而手足举，大便解，饮食亦进，眩晕不作矣。继用参、苓、归、芍、半夏、陈皮、丹参、升麻、柴胡、麻仁、桑枝等以调之，嘱其午前进食，午后减食，忌油腻厚味，以养胃中清静之气，乃不助浊阴以碍气也。服四五剂，居然下楼晋接，步履如常矣。后用参、芪、归、芍等大补气血，佐以消痰活络之品，三十剂以善将来。半载之疾，脱然而愈，快哉！《一得集·卷下医案·孙某偏枯症治验》

"病脉证并治"思路解析

本案辨病为类中风–中脏腑。平脉为右滑大数，左涩小、尺部微细，滑大属痰，数属热，涩小、微细属气血亏虚，析证为气血亏虚、痰热内阻。定治以自拟方益气补血，化痰消食。方中主要以当归、白芍、丹参补血活血，柴胡、升麻升提气机，木香行气，莱菔子、槟榔消食，半夏、枳实化痰。二诊，痰食积滞得消，则加入人参、茯苓等药以益气。

62. 案六十二

右痪舌喑无声，脉小微涩，病起上年十二月，仍能纳食。此中于脾络，治以宣通灵窍。白附子、熟半夏、茯苓、鲜石菖蒲根汁、姜汁浸竹节，早服地黄饮子。《扫叶庄医案》

"病脉证并治"思路解析

本案辨病为类中风–中经络。平脉为右小微涩，微涩属精血亏虚，析证为精血亏虚，痰蒙清窍，定治以自拟方合地黄饮子化痰开窍，补益肝肾。自拟方以白附子、半夏、茯苓、石菖蒲、竹节合奏化痰开窍之功。

63. 案六十三

王　两手关脉皆见一粒厥厥动摇之象，此脾虚木盛，内风动跃之候也。左半肢体麻木不仁，头眩面麻，此属偏枯，虑延仆中。制首乌、当归、白芍、茯苓、陈皮、煨天麻、秦艽、石决明、刺蒺藜、池菊、钩钩、桑枝。复　两关脉厥厥动摇之象大减，其内风有暗熄之机。左手屈伸稍安，左足麻木未愈。今拟补肾生肝，为治本之计。地黄饮子去桂、附。渊按：去附、桂，水中之火尚不虚也。《王旭高临证医案》

"病脉证并治"思路解析

本案辨病为类中风–中经络。平脉为关脉动，动属阴阳相搏。析证为血虚风动。定治以自拟方养血息风。方中主要以制首乌、当归、白芍养血，天麻、秦艽、石决明、蒺藜、钩藤息风，茯苓、陈皮助健运。二诊动脉减缓，则重在补虚，以地黄饮子补益肝肾。

64. 案六十四

丁　脉左弱为血虚，右弱为气虚，气血两虚，上为头眩，半身以下皆形麻木而成瘫痪，甚则心乱神昏，此肝风挟痰所致。法当清上补下。淡苁蓉、大生地、天冬、牛膝、元参、菖蒲、天麻、萆薢、茯苓、陈皮、黄柏、洋参。渊按：清阳明以利机关，养肝肾以滋阴血，运脾气以化湿痰，丝丝入扣。《王旭高临证医案》

"病脉证并治"思路解析

本案辨病为类中风 - 中脏腑。平脉为弱，主气血亏虚，析证为肝肾精血亏虚，气虚痰阻。定治以自拟方滋补肝肾，益气化痰。方中主要以肉苁蓉、生地、天冬补益肝肾精血，西洋参益气阴，石菖蒲、萆薢、茯苓、陈皮化痰，玄参、黄柏清热。

65. 案六十五

陆　素有痰饮咳嗽，土弱金虚。金虚不能制木，并不能生水；土弱不能御木之侮，并不能生金而化痰。病情有似风痰瘫痪，足软难行，口流涎沫，舌左半无苔，口常不渴，脉虚弦滑，大便坚燥。种种见症，皆显金土水不足而风痰有余。病根日久，调之不易，姑拟一方备采。苁蓉干、半夏、五味、牛膝（盐水炒）、麦冬（元米炒）、巴戟天、麻仁、熟地、茯神、陈皮、肉桂、竹沥、姜汁。《王旭高临证医案》

"病脉证并治"思路解析

本案辨病为类中风 - 中经络。平脉为虚弦滑，虚为本虚，弦滑为风痰，析证为肺肾阴虚，风痰阻络，定治为滋补肺肾，化痰通络，方用地黄饮子加减。

66. 案六十六

黎（左），气虚多湿之体，加以劳顿掣动阳气，致阳气挟痰上升，清旷之区，灵明之府，悉为浊所弥漫，以致神情呆钝，迷沉多睡，右手足运行不利，口眼㖞斜。脉弦而滑，苔白质腻。此由肝风挟痰，阻于心脾之络，为类中之症。刻在鸱张之际，恐阳气复上而不语神昏，痰从内闭，姑先开窍涤痰，以备商进。制半夏（二钱）、枳实（一钱五分）、广橘红（一钱）、广郁金（一钱五分）、菖蒲（七分）、赤白苓（各二钱）、炒远志（五分）、白僵蚕（炒，打，二钱）、白蒺藜（炒，三钱）、制南星（七分），人参再造丸（一丸，先化服）。

二诊：神情略为灵爽，沉迷多寐之象亦觉稍退，脉象柔和，未始不为起色。但右手足不能运用自如，口眼㖞斜，舌强言謇，不饥不纳，时见嗳噫，似呃非呃。右关脉沉滑有力，舌苔白腻，中心焦黄。浊痰之弥漫，心窍之闭阻，固得稍开，而火风鼓旋之势，尚在炽盛。总期药能续效，风火庶可救平耳。方草商之。制半夏（一钱五分）、瓜蒌仁（打，六钱）、远志肉（甘草汤炒，七分）、枳实（一钱五分）、制南星（七分）、甜广皮（一钱）、风化霜（冲，一钱五分）、九节菖蒲（七分）、郁金（用明矾三分化水磨冲，七分）、人参再造丸（一丸）。

三诊：昨云火风尚在炽盛之时，今面色带红，时欲起坐，即痰郁化火，火从内扰之象。正虚风火互煽，此际大有出入。再当清化痰火，以制其势。羚羊片（一钱五分）、天竺黄（三钱）、枳实（一钱）、茯苓（四钱）、九节菖蒲（五分）、粉丹皮（一钱五分）、广郁金（一钱五分）、制半夏（一钱五分）、广橘红（一钱）、白僵蚕（一钱五分）、竹沥（一两，滴入姜汁少许）。

四诊：昨卧甚安，起坐不宁之状已定，面色红赤较退，火象得以渐平。惟右半不遂，神呆不慧。其清旷之地，为痰湿弥漫，窍络被阻，神机不运。不能一时开豁，惟徐以图之而已。制半夏（三钱）、茯苓神（四钱）、天竺黄（三钱）、白僵蚕（炒，打，三钱）、橘红（一钱）、远志肉（甘草汤炒，五分）、陈胆星（七分）、白蒺藜（去刺，炒，三钱）、九节菖蒲（六分）、枳实（一钱二分）、竹沥（八钱，滴入姜汁少许）、杜合苏合丸（一丸，两次化服）。

五诊：神情渐清，稍能言语，病势大为转机。然寐不甚长，心中稍觉燥热，还是痰郁化火内扰之象，未能欲速图功。制半夏、竹茹、远志肉、茯神、天竺黄、枳实、陈胆星、瓜蒌仁、橘红、菖蒲、礞石滚痰丸（三钱，先服）。

六诊：大便畅行，神情较爽，言语亦清，寐亦安稳。药既应手，再以退为进。陈胆星、九节菖蒲、橘红、竹茹、茯苓、白蒺藜、制半夏、枳实、远志、广郁金、煨天麻、白金丸（四分，先服）。

七诊：脉症相安，病势逐日减退，幸矣幸矣。但饮食起居，急宜加意谨慎。若稍有感触而至复中，则非才疏者所敢许治。胆星、远志、广橘红、制半夏、天竺黄、枳实、九节菖蒲、广郁金、竹茹（姜汁炒），雪羹汤（煎汤代水）。

八诊：咳嗽大减，新感之邪渐解，言语亦渐能如旧，右手稍觉有力，除此者已觉应手，患此者未能满意。所以李士材云：外邪已解，内邪已除，而言语塞涩，半身不遂，未能即愈，宜久服六君兼补气养阴之品，使气旺血盛。气行而血灌注经络，经络既充，则举动自若矣。第体丰者多湿多痰，所以治痰在先。今湿痰渐化，则以养血补气之品，收效于后。拟方商正。台参须、当归、潞党参、云茯苓、制半夏、台白术、白芍、炙绵芪、广橘红、桑枝（酒炒）、竹沥（滴入姜汁少许）。《张聿青医案》

"病脉证并治"思路解析

本案辨病为类中风－中脏腑。首诊平脉为弦滑，主风痰，析证为风痰阻络，定治为以涤痰汤加减化痰息风，同时兼用人参再造丸扶正。

二诊平脉为右关沉滑有力，沉而有力主里实，滑主痰；析证为风痰火亢。定治为以自拟方清热化痰开窍，方用制半夏、制天南星、枳实、广陈皮以化痰，瓜蒌仁、芒硝以清热化痰通腑，石菖蒲、制远志化痰醒神开窍，郁金清热凉血，同时兼用人参再造丸扶正。此后三至七诊，根据风痰热邪气变化，增减用药。

八诊诸邪基本清除，析证为气血亏虚。定治以补养气血为主，方药以六君子汤加减。

67. 案六十七

冯（右）肝风挟痰，中于府络，骤然手足偏左不遂，口眼歪斜，言謇舌强。若以中络而论，尚无关于大局。但心中烦懊，烙热如燎，时索凉物，有时迷睡，神识时清时昧，呃忒频频。脉弦大而数，舌苔白腻。府络既阻，而痰火风复从内扰，神灵之府为之摇撼，所以懊憹莫名。痰在胸中，与吸入之气相激，所以频频呃忒，饮食不得下咽。若再覆中心络，必至神昏不语，诚极险又极可虞之际也。勉拟清镇护神，以御其痰火之直入，再参降胃化痰熄肝。即请商酌行之。制半夏（一钱五分）、天竺黄（三钱）、旋覆花（绢包，二钱）、九节菖蒲（五分）、陈胆星（一钱）、代赭石（四钱）、煨天麻（一钱五分）、茯苓神（各二钱）、竹茹（水炒，二钱）、净双钩（二钱）、濂珠（三分）、西黄（四厘，二味研末，梨汁先调服）。

二诊：神迷转清，烦懊较定，痰得略吐而出，未始非松动之象。然心胸之热，虽减于前，而犹团聚不化，时带呃忒。脉形弦滑，舌苔厚浊。眩晕不能转侧。火风挟痰上旋，犹恐发痉发厥。再泄木火以清痰热。川雅连（吴萸一分煎汁炒，四分）、白芍（酒炒，二钱）、制半夏（一钱）、代赭石（三钱）、黄芩（酒炒，一钱五分）、广皮（一钱）、炙柿蒂（三节）、天麻（煨，一钱五分）、旋覆花（绢包，一钱五分）、鲜竹茹（二钱）、生姜（打汁，三滴）。

三诊：心中热炽，日见轻松，舌强短缩，已能伸出，牙关略能进食，身体转动略为轻便，呃忒亦减，种种转机之象。泄热凉肝化痰，固属一定之理。但头昏眩晕，略一转侧，辄昏昏欲厥。脉形弦大。肝火风鸥张不熄，恐阴分劫烁，而舌起糜腐。羚羊片（先煎，二钱）、元参（三钱）、黑豆衣（三钱）、瓜蒌皮（三钱）、石决明（五钱）、池菊（二钱）、鲜生地（洗，打，六钱）、鲜竹茹（一钱五分）、陈关蜇（一两，洗淡）、大荸荠（三枚，拍碎，二味煎汤代水）。

四诊：昨诊痰火风劫阴，恐舌起糜腐，实症变成虚症。今诊脉弦大渐转细弱，舌苔果起白腐，上腭、两腮均布糜点，呃忒虽止，而多言妄笑。五志之火，尽从上亢，而真水欲竭，不能相济。一波未平，一波又起，恐药力不克抵制。勉拟救阴泄热，清护神明。阿胶珠（蛤粉炒松，三钱）、细生地（四钱）、川贝母（二钱）、西洋参（一钱）、生牡蛎（打，先煎，五钱）、大麦冬（去心，三钱）、东白芍（酒炒，一钱五分）、朱茯神（三钱）、濂珠粉（四分，分两次服）。

五诊：糜腐较化，多言妄笑稍定，略思纳谷，而食入中脘作痛。脉细弦转大。阴分稍复，而火风鸱张之下，风木干土。再育阴化痰，兼平肝木。金石斛（四钱）、半夏曲（盐水炒，一钱五分）、白蒺藜（去刺，炒，三钱）、钩钩（三钱）、女贞子（三钱）、大天冬（三钱）、川贝母（二钱）、石决明（先煎，五钱）、左金丸（包煎，七分）、橄榄膏（冲，三钱）、濂珠粉（三分，先服）。

六诊：导心胃之热下行，口糜大退，然犹未尽化，口舌作痛。每交阴分，辄心胸烦懊，无非阴亏火旺，火挟痰湿，上蒸胃口，得食则呃，亦食入与胃中之火相激耳。小溲热痛，不能即出，大便七日不行，再导热下行。大生地（三钱）、甘草梢（六分）、川石斛（三钱）、煅蛤粉（三钱）、青竹叶（二十片）、细木通（一钱）、白茯苓（三钱）、鲜竹茹（一钱五分）、凉膈散（四钱，包煎）。

七诊：糜腐已退，口舌作痛亦减。胃口熏蒸之火得以渐平，殊出望外。但肝气甚旺，中脘不舒，甚至有形攻突，气冲作呃，大便不行。再拟平肝调气。金铃子（一钱五分）、白芍（土炒，一钱）、刀豆子（磨，三分，冲）、左金丸（包煎，七分）、炒枳壳（一钱）、干橘叶（一钱）、煨天麻（一钱）、竹茹（一钱）、炙柿蒂（三枚）。

八诊：糜腐既退，未经复起，舌红色亦渐转淡，痛亦渐轻，眩晕多言妄笑，舌强发厥诸恙款，次第而退，岂人力所能致，此天相之也。但胸中气机未宣，吸入之气与冲气相激，时犹作呃。肾气不降，则腐气不行，大便不解。调气降胃，冀谷食渐增，府气渐通，庶可徐图恢复耳。川楝子（一钱五分）、干橘叶（一钱）、旋覆花（绢包，一钱）、刀豆子（五分，磨，分二次冲）、萎仁炭（五钱）、甜杏仁（三钱）、延胡索（一钱）、煅赭石（四钱）、炒枳壳（一钱）、车前子（一钱五分）、鲜竹茹（一钱）、炙柿蒂（三枚）。

九诊：中脘渐舒，诸恙亦日见起色。然至暮辄作呛咳，还是肝气逆而犯肺。大便未行。拟清金平木法。川贝母（二钱）、光杏仁（三钱）、茯苓神（各二钱）、鲜竹茹（一钱五分）、蛤黛散（绢包，三钱）、瓜蒌皮（四钱）、广郁金（一钱）、夜交藤（四钱）、干橘叶（一钱）、金铃子（一钱五分）、干枇杷叶（去毛，三片）、更衣丸（先服，一钱五分）。

十诊：得食则呃，是胃火与食相激，用黄连温胆汤法。川连（酒炒，三分）、法半夏（一钱五分）、竹茹（盐水炒，一钱五分）、柿蒂（三枚）、橘皮（盐水炒，一钱）、枳实（八分）、白茯苓（三钱）、枇杷叶（去毛，两片，淡姜汁炒）。

十一诊：胃纳稍起，呃逆亦减，前法参以镇逆。川雅连（吴萸汤炒，三分）、枳实（七分）、鲜竹茹（一钱五分）、海风藤（三钱）、煨赭石（三钱）、橘皮（盐水炒，一钱）、云茯苓（三钱）、制半夏（一钱五分）、桑寄生（酒炒，三钱）、木防己（一钱五分）、白僵蚕（炒，打，一钱五分）。

十二诊：平素偶服参苓，辄胃纳加增，神情振卓，其阳明中气之虚，未病先露。此次病发，忽然眩晕，左肢不遂，病发以左，口歪于右，一时神识昏乱，多言妄笑，不时目窜发厥，呃逆频频，显系火风挟痰上旋，乘阳明脉络之虚，抵隙而入。首方言中于府络者，即阳明大府之络也。叠进降火消痰熄热，火之内扰者渐平，风之上旋者自熄，眩晕由此而定，神情由此而清，发厥亦由此而止。岂知痰热甫平，而虚火复挟湿上腾，壅于胃口，以致通口糜腐，危险之境较前更甚。遂导热下行，兼用外治，糜腐次第而退，脉弦滑得以渐柔，饮食渐次而进，惟左手足不能举动，不知痛痒。吾人左半属血，右半属气。左半之血还行于右，是为气中之血，右半之气还行于左，是为血中之气。今火风郁阻络中，左血虽得右行，而右气不能左入，则偏左半身有血无气，所以望之如常，抚之无异，欲举而动之，则无气以运也。无气以运，欲动得乎。其祛风舒筋活络之品，似为必用之药，殊不知风不自生，血不行然后生风也。筋络不自病，有所以阻之者，然后筋不舒而络不宣，则是病在经络，而病之本实在阳明络空，火风阻之。经云：治病必求其本。拟通补阳明，化痰清络。台参须（另煎，冲，七分）、制半夏（一钱五分）、白茯苓（三钱）、羚羊片（先煎，一钱）、白僵蚕（一钱五分）、生于术（一钱）、薄橘红（一钱）、煨天麻（一钱）、生熟草（各二分）、竹沥（七钱）、姜汁（三滴）。

十三诊：类中大势已定，而偏左不遂，肩胛作痛，此由肝火风挟痰入络。直者为经，横者为络，邪既入络，易入难出，势不能脱然无累。病重之时，早经谈及，然既庆得陇，自宜望蜀。拟甘凉益胃，宣络化痰。台参须（六分）、生甘草（三分）、煨天麻（一钱五分）、茯苓神（各二钱）、生蒺藜（三钱）、大麦冬（三钱，去心）、制半夏（一钱五分）、陈胆星（七分）、黑豆衣（三钱）、晚蚕沙（三钱）、女贞子（三钱）、丹皮（二钱）、竹沥（一两）。

《张聿青医案》

"病脉证并治"思路解析

本案辨病为类中风-中脏腑。首诊平脉为弦大数，主风火炽盛，析证为风痰火亢。定治以自拟方镇肝息风，化痰开窍。方中主要以天麻、钩藤平肝息风，制半夏、天竺黄、石菖蒲、胆南星、竹茹、茯苓清热化痰，旋覆花、代赭石降气平冲，茯神、珍珠粉清热安神。二诊平脉为弦滑，主风痰。定治以原方基础上加减，增加清热化痰之品。三诊脉象弦大，风痰热三邪枭张，预防阴津煎灼，加入生地、雪羹滋阴之品。

四至六诊，脉象兼有细弱，细弱主阴虚，析证为阴虚风热内动，定治滋阴潜阳息风，于前方基础上加入潜镇之药。

七至十一诊，析证为肝火犯胃，胃气上逆，定治兼降逆平冲，于前方基础上加降气和胃之药。

十二至十三诊，析证为气虚风痰阻络，定治益气化痰，息风通络，方药以六君子汤加减。

68. 案六十八

徐（左）体丰于外，气弱于内。气弱则饮食酿痰，阻于心脾之络，风阳挟痰，乘势内煽，遂致舌强难言，右手足运行不利，神呆悲感，不能自主，喜笑无常。苔胖质腻，脉左弦右滑而不分明。痰得风而愈炽，风挟痰而益旺，类中之渐，势恐覆中，变生不测。姑拟补气之不足，泻痰之有余，佐以息风宣络，冀神清为幸。台参须、制半夏、远志肉、郁金、九节菖蒲、明天麻（煨）、天竺黄、制南星、橘红、白僵蚕（炒，打）、净双钩、苏合香丸。《张聿青医案》

"病脉证并治"思路解析

本案辨病为类中风－中脏腑，病因为内伤积损。平脉左弦右滑而不分明，弦主风，滑主痰，析证为气虚风痰阻络，定治以自拟方益气化痰，息风通络。方中主要以党参益气，制半夏、制天南星、橘红、天竺黄化痰，天麻、钩藤、炒僵蚕息风，石菖蒲、远志化痰醒神开窍。同时，配合苏合香丸化痰开窍。

69. 案六十九

陈（右）年近古稀，气血亏损，虚风暗动，心胸牵及咽喉热辣，环口作麻，四肢运用不便，脉象虚弦，舌光无苔，为类中根源。惟有培养气血，作保守之计。阿胶珠（二钱）、归身（二钱）、炒杞子（三钱）、黑豆衣（三钱）、天麻（煨，一钱）、大生地（四钱）、白芍（炒，一钱五分）、大麦冬（三钱）、女贞子（酒蒸，三钱）。《张聿青医案》

"病脉证并治"思路解析

本案辨病为类中风－中脏腑，病因为内伤积损。平脉为虚弦，弦主风，虚主本虚，析证为血虚风动，定治以自拟方养血息风。方中主要以阿胶珠、当归、白芍、枸杞子、黑豆衣、女贞子养血，生地、麦冬滋阴，天麻息风。

70. 案七十

朱（右）先自肝阳犯胃，呕吐不止，继则神昏发厥，左手足弛纵不仁，右手引动不止，目开手撒遗溺，舌伸不收，脉象虚弦。此由呕吐太过，阳明胃液耗残，遂致肝风乘阳明脉络之虚，猝然中络，胃脉通心，神机因而不运。类中之症，虚多实少，勉用救阴息风，以尽人力。大生地（四钱）、大麦冬（去心，二钱）、川石斛（四钱）、蛤粉（三钱）、丹皮（二钱）、大天冬（二钱）、大玄参（三钱）、川贝母（二钱）、阿胶珠（二钱）、梨汁（一两）、珍珠（三分）、金箔（三张，二味另研，调服）。转方用鲜地、鲜斛、天麦冬、元参、萝卜、青果、梨汁等。《张聿青医案》

"病脉证并治"思路解析

本案辨病为类中风－中脏腑。平脉为虚弦，弦主风，虚主阴津亏虚，析证为阴虚风动，定治以自拟方滋阴息风。方中主要以生地、麦冬、石斛、天冬滋阴，牡丹皮、玄参兼清虚热，蛤粉潜镇息风，阿胶珠养血，珍珠粉、金箔重镇安神。

71. 案七十一

某偏右不遂，舌强言謇，脉象弦滑少力，此气虚挟痰化风中络。党参、炒于术、广橘红、当归、菊花、黄芪、天麻、制半夏、白芍、茯苓、竹沥、姜汁。《张聿青医案》

"病脉证并治"思路解析

本案辨病为类中风－中经络。平脉为弦滑少力，弦主风，滑主痰，少力主气虚，析证为气虚风痰阻络，定治以六君子汤加减益气化痰息风。

72. 案七十二

王（左）四肢不遂，言语謇涩，脉濡而滑，此气虚而湿痰入络。类中之症，难望近功。奎党参（三钱）、九节菖（五分）、制半夏（三钱）、远志肉（五分）、广藿香（三钱）、苍术（麻油炒黄，一钱五分）、广橘红（一钱）、川草薢（二钱）、薏仁（四钱，生）、炒于术（二钱）、人参再造丸（一粒）。

二诊：中湿之后，络隧未和。温通和络泄湿，脉症相安，守效方出入再进。制半夏、枳壳、独活、草薢、泽泻、桑枝（酒炒）、橘红、杏仁、防己、薏仁、桂枝、蒌皮（炒）。《张聿青医案》

"病脉证并治"思路解析

本案辨病为类中风－中经络。平脉为濡滑，主痰湿中阻，析证为气虚痰阻，定治以自拟方益气化痰祛湿，方中党参、白术健脾益气，半夏、橘红、苍术化痰，草薢、薏苡仁利湿，石菖蒲、远志化痰醒神开窍。二诊兼入桑枝、桂枝等通络之药。

73. 案七十三

何（左）痰湿素盛，于五日前陡然口眼㖞斜，左手指屈伸不利，左关脉弦，右关脉滑，此痰湿阻于阳明之络，类中之先声也。急宜戒饮，以酒性上升而热故也。制南星、白僵蚕、煨天麻、广皮、桑寄生、木防己、左秦艽、独活，指迷茯苓丸。复诊稍好，改用人参再造丸。

二诊：脉症相安，然手仍带肿。经谓湿胜则肿。究之诸病之作，皆风火之所为也。炙绵芪、威灵仙、青防风、桂枝、制南星、野于术、羚羊片、左秦艽、汉木防己、生薏米、木猪苓、建泽泻、桑枝膏。《张聿青医案》

"病脉证并治"思路解析

本案辨病为类中风–中经络。平脉为左关弦，右关滑，主风痰，析证为风痰阻络，定治以自拟方合指迷茯苓丸化痰祛湿通络，方中主要以制天南星、陈皮化痰，天麻、僵蚕息风，桑寄生、防己、秦艽、独活除风湿。同时，配合人参再造丸益气。二诊析证为风湿热扰，于方中再入羚羊片清热息风，泽泻、猪苓清热利湿。

74. 案七十四

胡（右）诸恙较前稍轻，而阳气化风，鼓动不息，唇口蠕动，即频车牵掣，舌强难言。左脉弦大，右脉濡细。夫脾胃开窍于口，唇为脾之华，阳明之脉，环口而交于人中。今肝风所犯部位，皆脾胃两经所辖之区。经云：邪之所凑，其气必虚。苟非脾胃气虚，何致肝阳独趋其地。拟归芍六君，以补脾胃而御肝木，仍参介类以滋水潜阳。吉林参（一钱）、白茯苓（三钱）、朱茯神（三钱）、杭白芍（三钱）、阿胶珠（二钱）、白归身（一钱五分）、生于术（二钱）、炒枣仁（二钱）、生鳖甲（五钱）、生牡蛎（八钱）、煅龙齿（三钱）、上濂珠（三分）、上西黄（三厘，二味研细，分两次蜜水调服）。《张聿青医案》

"病脉证并治"思路解析

本案辨病为类中风–中经络。平脉为左弦大，右濡细，弦大主风热，濡细主气虚痰阻，析证为阴虚风动、气虚痰阻。定治以滋阴潜阳，益气化痰。方药以归芍六君子汤为主，同时加入鳖甲、牡蛎、龙骨等重镇息风之品。

75. 案七十五

左偏枯三载，饮食如常。五六日前大拇指忽发疔疮，阳明湿热之盛，略见一斑。前晚恶热，欲去衣被，昨晨复食面包，胃气壅实，甲木之气，不能下降，遂致肝风挟痰上升，清窍为之蒙闭，神昏不语，喉有痰声，脘腹饱满，头汗溱溱，而汗有秽气。脉象弦滑，舌红苔黄，中心霉黑，唇口蠕动。痰火蒙闭于内，湿热熏蒸于上。恐蒙闭不开，风阳震动，而致厥脱，勉拟清泄痰火，芳开蒙闭。请商。乌犀角（五分，磨冲）、天竺黄（二钱）、白蒺藜（三钱）、粉丹皮（二钱）、胆星（八分）、钩钩（三钱）、菖蒲根（三钱）、瓜蒌皮（三钱）、竹半夏（一钱五分）、至宝丹（一丸，菖蒲汤化服）。《张聿青医案》

"病脉证并治"思路解析

本案辨病为类中风－中脏腑。平脉为弦滑，主风痰，析证为痰热闭窍，定治以自拟方合至宝丹清热化痰，醒神开窍。自拟方主要以犀角、牡丹皮清热凉血，天竺黄、蒺藜、胆南星、石菖蒲、竹沥半夏清热痰，钩藤息风。

76. 案七十六

右营阴不足，肝火风上旋。由头痛而至口眼㖞斜，舌强言謇，脉细弦数。此风火蒸痰，袭入少阳、阳明之络。拟化痰平肝泄热。冬桑叶（一钱）、远志肉（三分）、白僵蚕（三钱）、池菊花（一钱五分）、粉丹皮（一钱五分）、黑山栀（三钱）、石菖蒲（三分）、煨天麻（一钱五分）、钩钩（三钱）、松罗茶（一钱）、青果（三枚）。《张聿青医案》

"病脉证并治"思路解析

本案辨病为类中风－中经络。平脉为细弦数，细主阴虚，弦主风，数主热，析证为阴虚风动，痰热内扰，定治以自拟方平肝息风，清热化痰。自拟方主要以天麻、钩藤平肝息风，桑叶、菊花、焦栀子、牡丹皮清肝热，石菖蒲、远志化痰开窍，僵蚕息风通络，松萝茶、青果清热化痰。

77. 案七十七

郑　惊风之后，风痰入络，舌强不语，步履举动，状如傀儡。兹则不时痉厥，厥则颧红火升，目斜口开手撒，四肢厥逆，脉细弦少力。络隧之中，虽有风痰内阻，而肝阴肾液已亏，以致风邪升动。拟育阴潜阳。生龟板（六钱）、白芍（二钱）、川贝母（二钱）、茯苓（三钱）、大淡菜（酒洗，二只）、生牡蛎（八钱）、磁石（三钱）、橘红（一钱）、阿胶（二钱）、金器（一件）。

二诊：介类以潜阳气，厥仆不止。风痰入络，痫疾也。方宜以退为进。竹沥半夏（一钱五分）、陈胆星（七分）、郁金（一钱五分）、僵蚕（三钱）、竺黄（三钱）、煨天麻（一钱五分）、白茯苓（三钱）、白蒺藜（三钱）、镇心丹（一丸）。

三诊：脉象弦滑，痫厥仍至。风痰入络，不易图治。陈胆星（五分）、天竺黄（三钱）、制半夏（一钱五分）、僵蚕（三钱）、白蒺藜（三钱）、煨天麻（一钱五分）、广橘红（一钱）、茯苓（三钱）、石菖蒲（四分）、钩钩（四钱）、远志（五分）。另服末药，制南星（八分）、炙蝎尾（二条，去毒）、辰砂（二分）、金箔（两张）、犀黄（四厘）、巴霜（三厘），研极细末，每服一分，开水调。《张聿青医案》

"病脉证并治"思路解析

本案辨病为类中风－中脏腑。首诊平脉为细弦少力，主阴虚风动，定治以自拟方滋阴潜阳息风。自拟方主要以龟板、生牡蛎、磁石滋阴潜阳，川贝母、茯苓、橘红化痰，淡菜补肝肾，阿胶、白芍养血柔肝。二、三诊平脉弦滑，主风痰，析证为风痰阻络。定治以自拟方清热化痰息风为主，竹沥半夏、胆南星、天竺黄、茯苓以清热痰，天麻、僵蚕、蒺藜以息风。

78. 案七十八

尹（左）语言謇涩，脉象左弦，右关带滑，此惊痰入络，机窍被阻，中厥之先声也。制半夏、枳实、橘红、郁金、僵蚕、煨天麻、茯苓、远志、菖蒲、竹沥、姜汁。《张聿青医案》

"病脉证并治"思路解析

本案辨病为类中风－中风先兆。平脉为左弦，右关滑，主风痰阻络，定治以涤痰汤加减化痰息风。

79. 案七十九

陈（右）高年精血亏损，肝风鸱张，头晕心中震痉，脉细弦尺涩，为类中之渐，图治非易。大生地、苁蓉、归身、菊花、木瓜皮、黑豆衣、杞子、白芍、杜仲。二诊：右足弛强不仁，头晕心中震痉，神烦不寐，舌色润而自觉干燥无津，良由精血亏耗，厥少二阴之火上炎。前法参以育阴降火。阿胶珠（三钱）、川雅连（鸡子黄拌炒，三分）、煅龙齿（三分）、甘杞子（三钱）、厚杜仲（三钱）、大生地（四钱）、炒枣仁（二钱）、干苁蓉（二钱）、朱茯神（三钱）、炒萸肉（一钱五分）。《张聿青医案》

"病脉证并治"思路解析

本案辨病为类中风－中风先兆。平脉为细弦尺涩，细弦主虚风内动，尺涩主肾脏精血亏虚；析证为肾精亏虚，肝风内动。定治以自拟方滋阴填精。二诊析证为精亏风火上扰，定治主以黄连阿胶汤滋阴清热息风。

80. 案八十

某眩晕耳鸣，四肢麻木，脉形弦滑，此胃有湿痰，胆木不降，有类中之虞。制半夏、枳实、天麻、竹茹、秦艽、净双钩、陈胆星、石决明、广橘红、山栀、磁朱丸（一钱五分）。《张聿青医案》

"病脉证并治"思路解析

本案辨病为类中风－中风先兆。平脉为弦滑，主风痰，析证为风痰阻络，定治以涤痰汤加减化痰息风，并合磁朱丸潜镇安神。

81. 案八十一

左平素痰多，交夏君火行令，火与痰合，遂致弥漫心窍，言语不能自如。今神识虽清，而健忘胃钝，左关脉滑。此痰阻于中，心肾不相交通。欲交心肾，当祛浊痰。参须（一钱）、制半夏（一钱五分）、陈胆星（五分）、橘红（一钱）、瓜蒌仁（三钱，炒）、远志（八分）、茯苓神（各二钱）、九节菖蒲（五分）、枳实（一钱）、姜竹茹（一钱）、竹沥（六钱，滴入姜汁少许）。

"病脉证并治"思路解析

本案辨病为类中风－中经络。平脉为左关滑，主痰，析证为痰热迷窍，定治以涤痰汤加减清热化痰息风。

82. 案八十二

方书每以左瘫属血虚，右痪属气虚。据述频年已来，齿疼舌赤，常有精浊。纳谷如昔，卒然右偏，肢痿舌强，口㖞语謇，脉浮数动。此乃肝肾两虚，水不涵木，肝风暴动，神必昏迷。河间所谓肝肾气厥，舌喑不语，足痱无力之证。但肾属坎水，真阳内藏，宜温以摄纳；而肝脏相火内寄，又宜凉以清之。温肾之方，参入凉肝，是为复方之用。地黄饮子去桂附，加天冬、阿胶。《静香楼医案》

"病脉证并治"思路解析

本案辨病为类中风－中经络。平脉为浮数动，浮主风，动数主痰热，析证为肝肾亏虚，风痰火亢。定治以地黄饮子加减补益肝肾，凉肝息风。

83. 案八十三

脉虚而涩，左半手足麻痹，食不知味。此气血不能运行周体，乃类中之渐也。桂枝、茯苓、归身、半夏、炙草、黄芪、天麻、首乌。《静香楼医案》

"病脉证并治"思路解析

本案辨病为类中风－中风先兆。平脉为虚涩，主血虚，亦主血行不畅，析证为气血亏虚，瘀阻脉络，定治以自拟方补益气血，疏通经络。方中主要以黄芪、炙甘草益气，当归、首乌补血，半夏、茯苓化痰，天麻息风，桂枝通络。

84. 案八十四

类中之余，足不任身，手难举物，尺脉无力。阴阳并弱。拟用河间地黄饮子法。熟地、苁蓉、川附、牛膝、石斛、远志、巴戟、甘菊。再诊：手之举动稍和，足之步履如旧。盖缘阳气难于充足耳。六君子汤加熟地、巴戟、白芍、川附、虎骨。又膏方：归芍六君子丸加虎骨、巴戟、菟丝、苁蓉、首乌、杜仲、萆薢。三诊：足部有力，步履不艰，补方得力可知。仍以前法。地黄饮子（地、巴、苁、萸、麦、斛、菖、苓、远、薄、味、附、桂。）去麦、味、菖，合异功散，加当归、芍药、蝎尾、竹油。（诒按：此病之由乎虚者，故用药专以补养收功。从前并未用疏风化痰之药，案中亦无见证。至末方诸恙就瘥，而忽加蝎尾、竹油二味，想必另有风痰见证也。）《柳选四家医案》

"病脉证并治"思路解析

本案辨病为类中风－中经络。首诊平脉为尺部无力，主肾虚，析证为肾精亏虚，定治以地黄饮子补益肾精，阴阳双补。二诊、三诊为地黄饮子加减。

85. 案八十五

怒则气上，痰即随之，陡然语言謇涩，口角流涎，月余不愈，所谓中痰中气也。然痰气为标，阳虚为本，所以脉息迟弦，小水甚多，肢麻无力。法宜扶阳为主，运中化痰佐之。六君子汤加川附、白芍、麦冬、竹油、蝎梢。（诒按：立方虚实兼到，所谓看似寻常，最奇特也，勿以平易忽之。）《柳选四家医案》

本案辨病为类中风－中经络。平脉为迟弦，迟为阳虚，弦主风痰，析证为阳虚风痰阻络。定治以六君子汤加减益气温阳，化痰息风。

86. 案八十六

内中风之证，忽然昏倒不省人事，《内经》所谓"血之与气并走于上"之大厥也。亦即《史记·扁鹊传》所谓"上有绝阳之络，下有破阴之纽"之尸厥也。此其风非外来，诚以肝火暴动与气血相并，上冲脑部（西人剖验此证谓脑部皆有死血，或兼积水），惟用药镇敛肝火，宁熄内风，将其上冲之气血引还，其证犹可挽回，此《金匮》风引汤所以用龙骨、牡蛎也。然龙骨、牡蛎，虽能敛火熄风，而其性皆涩，欠下达之力，惟佐以赭石则下达之力速，上逆之气血即可随之而下。曾治奉天大北关开醋房者杜正卿，忽然头目眩晕，口眼歪邪，舌强直不能发言，脉象弦长有力，左右皆然，视其舌苔白厚微黄，且大便数日不行，知其证兼内外中风也。俾先用阿斯必林瓦半，白糖水送下以发其汗，再用赭石、生龙骨、生牡蛎、蒌仁各一两，生石膏两半，菊花、连翘各二钱，煎汤，趁其正出汗时服之，一剂病愈强半，大便亦通。又按其方加减，连服数剂全愈。《重订医学衷中参西录》

本案辨病为类中风－脑充血。平脉为弦长有力，主风阳上亢，析证为肝阳上亢，气血上逆。定治以镇肝息风，引血下行，方以镇肝熄风汤为主。

87. 案八十七

脑充血头疼。谈丹崖，北平大陆银行总理，年五十二岁，得脑充血头疼证。病因：禀性强干精明，分行十余处多经其手设立，因此劳心过度，遂得脑充血头疼证。证候：脏腑之间恒觉有气上冲，头即作疼，甚或至于眩晕，其夜间头疼益甚，恒至疼不能寐。医治二年无效，浸至言语謇涩，肢体渐觉不利，饮食停滞胃口不下行，心中时常发热，大便干燥。其脉左右皆弦硬，关前有力，两尺重按不实。诊断：弦为肝脉，至弦硬有力无论见于何部，皆系有肝火过升之弊。因肝火过升，恒引动冲气胃气相并上升，是以其脏腑之间恒觉有气上冲也。人之血随气行，气上升不已，血即随之上升不已，以致脑中血管充血过甚，是以作疼。其夜间疼益剧者，因其脉上盛下虚，阴分原不充足，是以夜则加剧，其偶作眩晕亦职此也。至其心常发热，肝火炽其心火亦炽也。其饮食不下行，大便多干燥者，又皆因其冲气挟胃气上升，胃即不能传送饮食以速达于大肠也。其言语、肢体謇涩不利者，因脑中血管充血过甚，有妨碍于司运动之神经也。此宜治以镇肝降胃安冲之剂，而以引血下行兼清热滋阴之药辅之。又须知肝为将军之官，中藏相火，强镇之恒起其反动力，又宜兼有舒肝之药，将顺其性之作引也。处方：生赭石（轧细）一两，生怀地黄一两，怀牛膝六钱，大甘枸杞六钱，生龙骨（捣碎）六钱，生牡蛎（捣碎）六钱，净萸肉五钱，生杭芍五钱，茵陈二钱，甘草二钱。共煎汤一大盅，温服。

复诊：将药连服四剂，头疼已愈强半，夜间可睡四五点钟，诸病亦皆见愈，脉象之弦硬已减，两尺重诊有根，拟即原方略为加减，俾再服之。处方：生赭石（轧细）一两，生怀地黄一两，生怀山药八钱，怀牛膝六钱，生龙骨（捣碎）六钱，生牡蛎（捣碎）六钱，净萸肉五钱，生杭芍五钱，生鸡内金（黄色的，捣）钱半，茵陈钱半，甘草二钱。共煎汤一大盅，温服。

三诊：将药连服五剂，头已不疼，能彻夜安睡，诸病皆愈。惟经理行中事务，略觉操劳过度，头仍作疼，脉象犹微有弦硬之意，其心中仍间有觉热之时，拟再治以滋阴清热之剂。处方：生怀山药一两，生怀地黄八钱，玄参四钱，北沙参四钱，生杭芍四钱，净萸肉四钱，生珍珠母（捣碎）四钱，生石决明（捣碎）四钱，生赭石（轧细）四钱，怀牛膝三钱，生鸡内金（黄色的，捣）钱半，甘草二钱共煎汤一大盅，温饮下。效果：将药连服六剂，至经理事务时，头亦不疼，脉象已和平如常。遂停服汤药，俾日用生山药细末，煮作茶汤，调以白糖令适口，送服生赭石细末钱许，当点心服之，以善其后。

《重订医学衷中参西录》

"病脉证并治"思路解析

本案辨病为类中风－脑充血。首诊平脉为弦硬，关前有力，两尺重按不实，弦硬、关前有力主风阳上亢，尺按不实主肝肾阴亏，析证为上实下虚，肝肾阴虚，风火上扰，气血上逆，胃气上冲。定治以镇肝熄风汤加减滋补肝肾，潜阳息风，引血下行，降胃安冲。二、三诊据症于前方加减。

88.案八十八

脑充血兼偏枯。孙聘卿，住天津东门里季家大院，年四十六岁，业商，得脑充血证遂至偏枯。病因：禀性褊急，又兼处境不顺，恒触动肝火致得斯证。证候：未病之先恒觉头疼，时常眩晕。一日又遇事有拂意，遂忽然昏倒，移时醒后，左手足皆不能动，并其半身皆麻木，言语謇涩。延医服药十阅月，手略能动，其五指则握而不伸，足可任地而不能行步，言语仍然謇涩，又服药数月病仍如故。诊其脉左右皆弦硬，右部似尤甚，知虽服药年余，脑充血之病犹未除也。问其心中发热乎？脑中有时觉疼乎？答曰：心中有时觉有热上冲胃口，其热再上升则脑中可作疼，然不若病初得时脑疼之剧也。问其大便两三日一行，证脉相参，其脑中犹病充血无疑。

诊断：按此证初得，不但脑充血实兼脑溢血也。其溢出之血，着于左边司运动之神经，则右半身瘫废，着于右边司运动之神经，则左半身瘫废，此乃交叉神经以互司其身之左右也。想其得病之初，脉象之弦硬，此时尤剧，是以头疼眩晕由充血之极而至于溢血，因溢血而至于残废也。即现时之证脉详参，其脑中溢血之病想早就愈，而脑充血之病根确未除也。宜注意治其脑充血，而以通活经络之药辅之。处方：生怀山药一两，生怀地黄一两，生赭石（轧细）八钱，怀牛膝八钱，生杭芍六钱，柏子仁（炒捣）四钱，白术（炒）三钱，滴乳香三钱，明没药三钱，土鳖虫（捣）四大个，生鸡内金（黄色的，捣）钱半，茵陈一钱，共煎汤一大盅，调服。

复诊：将药连服七剂，脑中已不作疼，心中间有微热之时，其左半身自觉肌肉松活，不若从前之麻木，言语之謇涩稍愈，大便较前通顺，脉之弦硬已愈十之七八，拟再注意治其左手足之瘫废。处方：生箭芪五钱，天花粉八钱，生赭石（轧细）六钱，怀牛膝五钱，滴乳香四钱，明没药四钱，当归三钱，丝瓜络三钱，土鳖虫（捣）四大个，地龙（去土）二钱。共煎汤一大盅，温服。

三诊：将药连服三十余剂（随时略有加减），其左手之不伸者已能伸，左足之不能迈步者今已举足能行矣。病人问从此再多多服药可能复原否？答曰：此病若初得即治，服药四十余剂即能脱然，今已迟延年余，虽服数百剂亦不能保全愈，因关节经络之间瘀滞已久也。然再多服数十剂，仍可见愈，遂即原方略为加减，再设法以瞤动其神经，补助其神经当更有效。处方：生箭芪六钱，天花粉八钱，生赭石（轧细）六钱，怀牛膝五钱，滴乳香四钱，明没药四钱，当归三钱，土鳖虫（捣）四大个，地龙（去土）二钱，真鹿角胶（轧细）二钱，广三七（轧细）二钱，制马钱子末三分。药共十二味，先将前九味共煎汤一大盅，送服后三味各一半，至煎渣再服时，仍送服其余一半。

方解：方中用鹿角胶者，因其可为左半身引经（理详方剂篇四卷活络效灵丹后），且其角为督脉所生，是以其性善补益脑髓以滋养脑髓神经也。用三七者，关节经络间积久之瘀滞，三七能融化之也。用制马钱子者，以其能瞤动神经使灵活也（制马钱子法，详方剂篇七卷振颓丸下）。效果：将药又连服三十余剂，手足之举动皆较前便利，言语之謇涩亦大见愈，可勉强出门做事矣。遂俾停服汤药，日用生怀山药细末煮作茶汤，调以白糖令适口，送服黄色生鸡内金细末三分许，当点心用之，以善其后。此欲用山药以补益气血，少加鸡内金以化瘀滞也。说明：按脑充血证，最忌用黄芪，因黄芪之性补而兼升，气升则血必随之上升，致脑中之血充而益充，排挤脑中血管可至溢血，甚或至破裂而出血，不可救药者多矣。至将其脑充血之病治愈，而肢体之痿废仍不愈者，皆因其经络瘀塞血脉不能流通也。此时欲化其瘀塞，通其血脉，正不妨以黄芪辅之，特是其脑中素有充血之病，终嫌黄芪升补之性能助血上升，故方中仍加生赭石、牛膝，以防血之上升，即所以监制黄芪也。又虑黄性温，温而且补即能生热，故又重用花粉以调剂之也。《重订医学衷中参西录》

"病脉证并治"思路解析

本案辨病为类中风－脑充血。首诊平脉为弦硬，主风阳上亢，析证为风火上扰，气血上逆，瘀血阻络。定治以自拟方潜阳息风，引血下行，活血化瘀。方中以代赭石潜阳息风，牛膝引血下行，乳香、没药、土鳖虫活血通络，生地、白芍、柏子仁滋阴，山药补益气血，鸡内金健运，茵陈疏肝之气。二诊析证为气血亏虚，痰瘀阻络，以振颓汤合补脑振痿汤益气补血、化痰通络。

89. 案八十九

又在沧州治一建筑工头，其人六十四岁，因包修房屋失利，心甚懊恼，于旬日前即觉头疼，不以为意。一日晨起至工所，忽仆于地，状若昏厥，移时苏醒，左手足遂不能动，且觉头疼甚剧。医者投以清火通络之剂，兼法王勋臣补阳还五汤之义，加生黄芪数钱，服后更觉脑中疼如锥刺难忍，须臾求为诊视，其脉左部弦长，右部洪长，皆重按甚实。询其心中，恒觉发热。其家人谓其素性嗜酒，近因心中懊恼，益以烧酒浇愁，饥时恒以酒代饭。愚曰：此证乃脑充血之剧者，其左脉之弦长，懊恼所生之热也。右脉之洪长，积酒所生之热也。二热相并，挟脏腑气血上冲脑部。脑部中之血管若因其冲激过甚而破裂，其人即昏厥不复醒，今幸昏厥片时苏醒，其脑中血管当不至破裂，或其管中之血隔血管渗出，或其血管少有罅隙，出血少许而复自止。其所出之血著于司知觉之神经则神昏；著于司运动之神经则痿废。此证左半身偏枯，当系脑中血管所出之血伤其司左边运动之神经也。医者不知致病之由，竟投以治气虚偏枯之药，而此证此脉岂能受黄芪之升补乎？此所以服药后而头疼益剧也。遂为疏方亦约略如前，为其右脉亦洪实，因于方中加生石膏一两，亦用铁锈水煎药。

服两剂，头疼全愈，脉已和平，左手足已能自动。遂改用当归、赭石、生杭芍、玄参、天冬各五钱，生黄芪、乳香、没药各三钱，红花一钱，连服数剂，即扶杖能行矣。方中用红花者，欲以化脑中之瘀血也。为此时脉已和平，头已不疼，可受黄芪之温补，故方中少用三钱，以补助其正气，即借以助归、芍、乳、没以流通血脉，更可调玄参、天冬之寒凉，俾药性凉热适均，而可多服也。《重订医学衷中参西录》

"病脉证并治"思路解析

本案辨病为类中风－脑充血。首诊平脉为左弦长，右洪长，重按甚实，弦长属风阳，洪长属热盛，沉实属邪盛，析证为风痰火亢，气血上逆。定治以镇肝熄风汤清热潜阳息风，引血下行。二诊、三诊邪实得清，证转为气血亏虚、瘀血阻络。定治以自拟方益气补血，活血通络。方中以当归、白芍养血活血，黄芪益气，玄参、天冬滋阴，代赭石潜阳平息余风。

90. 案九十

脑充血兼腿痿弱。崔华林，天津金刚桥旁德兴木厂理事，年三十八岁，得脑充血兼两腿痿弱证。病因：出门采买木料，数日始归，劳心劳力过度，遂得斯证。证候：其初常觉头疼，时或眩晕，心中发热，饮食停滞，大便燥结，延医治疗无效。一日早起下床，觉痿弱无力，痿坐于地，人扶起坐床沿休息，移时，自扶杖起立，犹可徐步，然时恐颠仆。其脉左部弦而甚硬，右部弦硬且长。诊断：其左脉弦硬者，肝气挟火上升也。右脉弦硬且长者，胃气上逆更兼冲气上冲也。因其脏腑间之气化有升无降，是以血随气升充塞于脑部作疼作眩晕。其脑部充血过甚，或自微细血管溢血于外，或隔血管之壁些些渗血于外，其所出之血，若着于司运动之神经，其重者可使肢体痿废，其轻者亦可使肢体软弱无力，若此证之忽然痿坐于地者是也。至其心中之发热，饮食之停滞，大便之燥结，亦皆其气化有升无降之故，此宜平肝清热，降胃安冲，不使脏腑之气化过升，且导引其脑中过充之血使之下行，则诸证自愈矣。处方：生赭石（轧细）一两，怀牛膝一两，生怀地黄一两，生珍珠母（捣碎）六钱，生石决明（捣碎）六钱，生杭芍五钱，当归四钱，龙胆草二钱，茵陈钱半，甘草钱半。共煎汤一大盅，温服。

复诊：将药连服七剂，诸病皆大见愈，脉象亦大见缓和，惟其步履之间，仍须用杖未能复常，心中仍间有发热之时。拟即原方略为加减，再佐以通活血脉之品。处方：生赭石（轧细）一两，怀牛膝一两，生怀地黄一两，生杭芍五钱，生珍珠母（捣碎）四钱，生石决明（捣碎）四钱，丹参四钱，生麦芽三钱，土鳖虫五个，甘草一钱。共煎汤一大盅，调服。效果：将药连服八剂，步履复常，病遂全愈。《重订医学衷中参西录》

"病脉证并治"思路解析

本案辨病为类中风－脑充血。首诊平脉为弦硬，主肝阳上亢，析证为风火上扰，胃气上冲，气血上逆。定治以镇肝熄风汤加减平肝清热、降胃安冲。复诊脉象缓和，则于前方增土鳖虫等活血通络之品。

91. 案九十一

脑充血兼痰厥。骆义波，住天津东门里谦益里，年四十九岁，业商，得脑充血兼痰厥证。病因：平素常患头晕，间有疼时，久则精神渐似短少，言语渐形謇涩，一日外出会友，饮食过度，归家因事有拂意，怒动肝火，陡然昏厥。证候：闭目昏昏，呼之不应，喉间痰涎杜塞，气息微通。诊其脉左右皆弦硬而长，重按有力，知其证不但痰厥实素有脑充血病也。诊断：其平素头晕作疼，即脑充血之现证也。其司知觉之神经为脑充血所伤，是以精神短少。其司运动之神经为脑充血所伤，是以言语謇涩。又凡脑充血之人，其脏腑之气多上逆，胃气逆则饮食停积不能下行，肝气逆则痰火相并易于上干，此所以因饱食动怒而陡成痰厥也。此其危险即在目前，取药无及，当先以手术治之。手术：治痰厥之手术，当以手指点其天突穴处，穴在结喉下宛宛中，即颈与胸交际之处也。点法用右手大指端着穴，指肚向外，指甲贴颈用力向下点之（不可向里），一点一起，且用指端向下向外挠动，令其杜塞之痰活动，兼可令其喉中发痒作嗽，兼用手指捏其结喉以助其发痒作嗽。如此近八分钟许，即咳嗽呕吐。约吐出痰涎饮食三碗许，豁然顿醒，自言心中发热，头目胀疼，此当继治其脑部充血以求全愈。拟用建瓴汤方（在医论篇三卷）

治之，因病脉之所宜而略为加减。处方：生赭石（轧细）一两，怀牛膝一两，生怀地黄一两，天花粉六钱，生杭芍六钱，生龙骨（捣碎）五钱，生牡蛎（捣碎）五钱，生麦芽三钱，茵陈钱半，甘草钱半。磨取生铁锈浓水以之煎药，煎汤一盅，温服下。

复诊：将药服三剂，心中已不发热，头疼目胀皆愈，惟步履之时觉头重足轻，脚底如踏棉絮。其脉象较前和缓似有上盛下虚之象，爰即原方略为加减，再添滋补之品。处方：生赭石（轧细）一两，怀牛膝一两，生怀地黄一两，大甘枸杞八钱，生杭芍六钱，净萸肉六钱，生龙骨（捣碎）五钱，生牡蛎（捣碎）五钱，柏子仁（炒捣）五钱，茵陈钱半，甘草钱半。磨取生铁锈浓水以之煎药，煎汤一大盅，温服。效果：将药连服五剂，病遂脱然全愈。将赭石、牛膝、地黄皆改用八钱，俾多服数剂，以善其后。《重订医学衷中参西录》

"病脉证并治"思路解析

本案辨病为类中风－脑充血。首诊平脉为弦硬而长，重按有力，主肝阳上亢，析证为风痰火亢。定治以建瓴汤加减清热潜阳息风，引血下行。复诊脉象缓和，略有上盛下虚之象，则以镇肝熄风汤加减滋阴清热、潜阳息风。

92.案九十二

序中所述陈如深之治验，其病在丙辰七月，初觉髀枢不利，不半日而两足掣痛，并及右手。颐至诊视，已第三日，则四体俱僵，仰卧不可一动，引手察脉，即大痛呼号，惨于刀刃。其脉弦大有力，虽不甚洪数，而指下浑浊模糊，舌苔又满白垢腻，已知是痰壅气升之病。惟肢节痛楚，颇似风寒湿邪三气杂至之痹证。语言尚是清楚，而有时已觉謇涩。因询其颊车是否如常，则曰自今日起，已渐渐牵强。遂直断为肝火不藏，气血挟痰，上冲入脑，震动神经之病。是以病发猝暴，忽然而至。惟时大府三日不行，有欲解不得解之意，盖升多降少，地道不通，而气血上菀，神经为病，未有已也。因以清肝潜降、泄热涤痰、疏通大府为剂，方用羚角尖水磨冲服五分，生石决、生牡蛎、紫贝齿各一两，生玳瑁、青龙齿、生磁石各六钱，皆先煎，陈胆星、天竺黄、仙露半夏、生白芍、菜菔子各三钱，石菖蒲根、盐水橘红各一钱，礞石滚痰丸五钱，另用淡竹沥三两，加生姜汁三五滴，分三四次温服。甫尝一剂，是夜即掣痛大定，自起如厕，二便畅行。

明日复诊，即安坐床头，屈伸自若。此是肢体大病，初亦不敢必其果有捷效，而竟能应手有功者，则神经为病，动则俱动，静则俱静，足征伯龙所论，确是此病一定不易之真情。设或误认痛痹，投以疏风宣络、行经发散之剂，岂不气火愈浮，助其激动？为害又当何如！迫今岁八月，陈君又忽患髀关牵强，其时适发过疟疾二次，误谓外感未清，自服桂枝、柴胡、羌活、川芎等各三四分一服，遂致四肢大痛，不可转侧，牙关紧闭，舌短不伸，神志欲昏，殆将痉厥，乃悟及丙辰旧恙，飞函邀颐，而又自服潜镇化痰之法。比及颐至，则牙关已舒，手足已运，神清言楚，掣痛胥蠲，诸危症皆已锐减。则辛温通络之害，及潜阳摄纳之功，两两相形，尤其显著。惟脉来混浊，舌苔垢腻，见症与前年无异，仍授潜镇化痰，调治浃旬，任事如故。此君两度僵卧，见者无不以为势且瘫废，而幸能投剂速效者，是伯龙氏发明治法之第一实验。《中风斠诠》

"病脉证并治"思路解析

本案辨病为类中风－中脏腑。平脉为弦大有力，虽不甚洪数，而指下浑浊模糊，弦大有力主风阳上亢，不甚洪数主里热尚未炽盛，指下浑浊模糊主气机逆乱。析证为肝阳上亢，痰热腑实，气血上冲。定治以自拟方合礞石滚痰丸清热镇肝息风，化痰通腑。自拟方中主要以羚羊角、生石决明、生牡蛎、紫贝齿、生玳瑁、青龙齿、生磁石潜镇息风，胆南星、天竺黄、仙半夏、石菖蒲、橘红、竹沥清热化痰，白芍柔肝，莱菔子理气。

附　　录

附录一：脑卒中相关古籍

《备急千金要方》（唐·孙思邈）

《本草便读》（清·张秉成）

《本草单方》（明·缪仲淳）

《本草纲目》（明·李时珍）

《本草述钩元》（清·杨时泰）

《本草思辨录》（清·周岩）

《本草新编》（清·陈士铎）

《本经疏证》（清·邹澍）

《扁鹊神应针灸玉龙经》（元·王国瑞）

《扁鹊心书》（宋·窦材）

《辨证录》（清·陈士铎）

《病机汇论》（清·沈朗仲）

《成方切用》（清·吴仪洛）

《赤水玄珠》（明·孙一奎）

《重订医学衷中参西录》（清·张锡纯）

《丹溪心法》（元·朱丹溪）

《东医宝鉴》（朝鲜·许浚）

《风劳臌病论》（近代·恽树珏）

《风劳臌膈四大证治》（清·姜天叙）

《古方八阵》（明·张景岳）

《古今名医汇粹》（清·罗美）

《古今医案按》（清·俞震）

《古今医鉴》（明·龚信）

《胡庆余堂丸散膏丹全集》（清·胡光墉）

《华氏中藏经》（汉·华佗，疑为托名）

《黄帝内经》（战国·佚名）

《金匮要略》（东汉·张仲景）

《金匮翼》（清·尤怡）

《景岳全书》（明·张景岳）

《静香楼医案》（清·尤怡）

《兰台轨范》（清·徐大椿）

《类证治裁》（清·林佩琴）

《良方集腋》（清·谢元庆）

《林氏活人录汇编》（清·林开燧）

《柳选四家医案》（清·柳宝诒）

《罗氏会约医镜》（清·罗国纲）

《名方类证医书大全》（明·熊宗立）

《名医类案》（明·江瓘）

《明医杂著》（明·王纶）

《南雅堂医案》（清·陈修园）

《内科摘录》（清·文晟）

《奇效良方》（明·董宿）

《儒门事亲》（金·张从正）

《三因极一病证方论》（宋·陈无择）

《伤寒杂病论》（东汉·张仲景）

《沈氏尊生书·要药分剂》（清·沈金鳌）

《沈氏尊生书·杂病源流犀烛》（清·沈金鳌）

《慎疾刍言》（清·徐大椿）

《慎柔五书》（明·胡慎柔）

《圣济总录》（宋·赵佶）

《石室秘录》（清·陈士铎）

《食物本草》（明·卢和）

《食医心鉴》（唐·昝殷）

《寿世保元》（明·龚廷贤）

《素问病机气宜保命集》（金·刘完素）

《素问玄机原病式》（金·刘完素）

《孙文垣医案》（明·孙一奎）

《太平圣惠方》（宋·王怀隐）

《太医院秘藏膏丹丸散方剂》（宋·何大任）

《医学入门万病衡要》（明·洪正立）

《万病回春》（明·龚廷贤）

《万密斋·保命歌括》（明·万全）

《万氏家抄方》（明·万表）

《万氏家传保命歌括》（明·万全）

《王孟英医案》（清·王孟英）

《卫生宝鉴》（元·罗天益）

《卫生易简方》（明·胡濙）

《吴鞠通医案》（清·吴鞠通）

《雪潭居医约》（明·陈澈）

《严氏济生方》（宋·严用和）

《医碥》（清·何梦瑶）

《医方集宜》（明·丁凤）

《医方考》（明·吴昆）

《医方一盘珠全集》（清·洪金鼎）

《医贯》（明·赵献可）

《医家心法》（清·高鼓峰）

《医经溯洄集》（元·王履）

《医林改错》（清·王清任）

《医略十三篇》（清·蒋宝素）

《医门法律》（清·喻昌）

《医心方》（日·丹波康赖）

《医学从众录》（清·陈修园）

《医学纲目》（明·楼英）

《医学心悟》（清·程钟龄）

《医学正传》（明·虞抟）

《医宗宝镜》（清·邓复旦）

《医宗必读》（明·李中梓）

《医宗撮精》（明·黄承昊）

《医宗金鉴·刺灸心法》（清·吴谦）

《医宗金鉴·杂病心法》（清·吴谦）

《永类钤方》（元·李仲南）

《玉楸药解》（清·黄元御）

《寓意草》（清·喻嘉言）

《杂病证治准绳》（明·王肯堂）

《杂症会心录》（清·汪蕴谷）

《张氏医通》（清·张璐）

《张聿青医案》（清·张乃修）

《针灸聚英》（明·高武）

《针灸资生经》（宋·王执中）

《秘传证治要诀》（明·戴元礼）

《证治要诀类方》（明·戴元礼）

《证治准绳类方》（明·王肯堂）

《治法汇》（明·张三锡）

《中风斠诠》（清·张山雷）

《中风论》（清·熊笏）

《中风瘫痪验方》（清·汪启贤）

《众妙仙方》（明·冯时可）

《诸病源候论》（隋·巢元方）

附录二：脑卒中古籍名方汇总

安宫牛黄丸	防风通圣散
八宝回春汤	防己汤
八风汤	风引汤
八味顺气散	附子麻黄汤
八珍汤	附子散
半夏白术天麻汤	附子汤
贝母瓜蒌散	瓜蒂散
补阳还五汤	归脾汤
补中汤	桂枝续命汤
补中益气汤	滚痰丸
不换金丹	黑锡丹
仓公散	侯氏黑散
搐鼻散	虎胫骨酒
搐鼻通天散	虎潜丸
大八风汤	换骨丹
大定风珠	黄芪五物汤
大秦艽汤	活络丹
大续命汤	活络效灵丹
导痰汤	活命金丹
涤痰汤	加减续命汤
地黄饮子	建瓴汤
独活寄生汤	解毒雄黄丸
独活散	解语汤
独活汤	荆芥散
独参汤	蠲痹汤
独圣散	开关散
二陈汤	凉膈散
防风散	羚羊角散
防风汤	羚羊角汤

六君子汤　　　　　　　　疏风汤

六味汤　　　　　　　　　顺风匀气散

麻黄续命汤　　　　　　　四白丹

木香调气散　　　　　　　四君子汤

牛黄清心丸　　　　　　　四物汤

牛黄散　　　　　　　　　搜风顺气丸

排风汤　　　　　　　　　苏合香丸

七珍散　　　　　　　　　天麻钩藤饮

牵正散　　　　　　　　　天麻丸

羌活散　　　　　　　　　天麻圆方

羌活汤　　　　　　　　　天仙膏

羌活愈风汤　　　　　　　天雄散

秦艽升麻汤　　　　　　　调气平胃散

青州白丸子　　　　　　　铁弹丸

清热化痰汤　　　　　　　通顶散

清神解语汤　　　　　　　通关散

清痰顺气汤　　　　　　　乌荆丸

清心散　　　　　　　　　乌药顺气散

祛风至宝丹　　　　　　　稀涎散

人参顺气散　　　　　　　犀角散

如圣散　　　　　　　　　豨莶丸

三化汤　　　　　　　　　小续命汤

三黄汤　　　　　　　　　星附散

三生饮　　　　　　　　　星附汤

三圣散　　　　　　　　　星香散

三五七散　　　　　　　　星香汤

摄生饮　　　　　　　　　芎䓖汤

参附汤　　　　　　　　　续命汤

神仙解语丹　　　　　　　养荣汤

神效黄芪汤　　　　　　　愈风丹

省风汤　　　　　　　　　愈风散

舒筋保安散　　　　　　　愈风汤

匀气散

镇肝熄风汤

正舌散

至宝丹

竹沥汤

转舌膏

资寿解语汤

滋润汤

附录三：脑卒中古籍名词术语集

一、病名

1.中风

病名。出《灵枢·邪气脏腑病形》。又名卒中。卒暴昏仆，不省人事，或突然口眼歪斜，半身不遂，言语謇涩的病证。中风病因，历代医书论述不同。北宋以前大多宗《灵枢》《素问》作外风论治。金元时期刘河间谓中风非外中于风，乃因将息失宜，心火暴甚，肾水虚衰，不能制之；李东垣以中风非外来风邪，乃本气自病；朱丹溪谓中风大率主血虚有痰。王安道则谓刘、李、朱三说是以类中风之病视为中风立论，不知因于风者，为真中风；因于火、因于气、因于湿者，为类中风而非中风。中风辨证，分中络、中经、中腑与中脏。《金匮要略·中风历节病脉证并治》：邪在于络，肌肤不仁；邪在于经，即重不胜；邪入于腑，即不识人；邪在于脏，舌即难言，口吐涎。猝然昏仆，不省人事者，又有闭证和脱证之分。本病可见于脑血管意外及中毒性脑病等。（《中医名词术语精华辞典》）

2.卒中风（卒中）、猝中风（猝中）

病名。即中风。见《三因极一病证方论》卷二。一作猝中，又名卒中风。以中风为猝然发生，故名。（《中医名词术语精华辞典》）

3.真中风

病名。外中风邪而致的中风病。见《医经溯洄集·中风辨》。简称真中。与类中风之风从内生者不同。《医略十三篇》：真中风者，真为风邪所中。证见猝然倒仆，昏不知人，或口眼歪斜，半身不遂，舌强不能言。外见寒热等六经形证者，治以疏解风邪为主，用小续命汤加减；内有二便不通，形气尚盛者，治以通利为主，宜三化汤或局方麻仁丸；外无六经之形证，内无便溺之阻隔，仅见口眼歪斜，言语不利，或半身不遂等症者，宜养血祛风，用大秦艽汤加减。中风闭证，痰涎壅盛，昏不知人者，先予开窍，宜至宝丹之类；

脱证见口开、手撒、眼合、遗尿、鼻鼾、汗多者，治宜扶正固脱，用大剂理中汤或参附汤，本病见于脑血管意外等疾患。(《中医名词术语精华辞典》)

4. 类中风

病名。风从内生的中风病。简称类中。见《医经溯洄集·中风辨》。因非外中风邪，故亦称非风。由肾阴不足，心火炽盛，肝阳偏亢，肝风内动，或气虚血虚，或湿痰壅盛，化热生风所致。《类证治裁·中风论治》：河间主火，谓心火暴盛，肾水虚衰；东垣主气，谓猝中乃本气自病；丹溪主痰，谓湿生痰，痰生热，热生风，……皆辨明类中之由，与真中症异。《临证指南医案·中风》华岫云按：肝为风脏，因精血衰耗，水不涵木，木少滋荣，故肝阳偏亢，内风时起。有火中、虚中、湿中、寒中、暑中、气中、食中、恶中之分。(《中医名词术语精华辞典》)

5. 大厥

厥证之一。猝然昏厥重症，状如暴死者。出《素问·调经论》。血之与气并走于上，则为大厥，厥则暴死。气复反则生，不反则死。《类经·疾病类》解释其病机，谓血气并走于上则上实下虚，下虚则阴脱，阴脱则根本离绝而下厥上竭，是为大厥，所以暴死，若气极而反，则阴必渐回，故可复苏。如一去不反，则不能生。多见于脑血管意外。(《中医名词术语精华辞典》)

6. 薄厥

厥证之一。指厥由大怒而致者。《素问·生气通天论》：阳气者，大怒则形气绝，而血菀于上，使人薄厥。《普济方·薄厥》：黄芪汤。治恚怒气逆，上而不下则伤肝，血菀胸中，使人薄厥，甚则呕血、烦闷者。(《中医名词术语精华辞典》)

7. 煎厥

①厥证之一。属内热消灼阴液，逐渐虚羸的病证。《素问·生气通天论》：阳气者，烦劳则张，精绝，辟积于夏，使人煎厥。目盲不可以视，耳闭不可以听，溃溃乎若坏都，汩汩乎不可止。吴澄指出煎厥属虚损病证。他所撰《不居集》载述：人身肾与膀胱竭绝，于己午之月，故倦怠欲睡，瘦弱无力，尔时则宜补益；若或劳役犯房欲，精血内耗，阴火沸腾，致目昏耳闭，举动

懒倦,失其常度,五心烦热,如火燔灼,名曰煎厥。此亦虚损之类。②指肝气盛,突出善怒为主证。《素问·脉解》:所谓少气善怒者,阳气不治;阳气不治则阳气不得出,肝气当治而未得,故善怒。善怒者,名曰煎厥。(《中医名词术语精华辞典》)

8.暴厥

厥证之一。症见卒然昏厥,不省人事。《素问·大奇论》:脉至如喘,名曰暴厥。暴厥者,不知与人言。《景岳全书·杂证谟》:脉至如喘者,谓脉之急促如喘,此血气败乱之候,故致暴厥不言,即今人所谓中风不语之属也。(《中医名词术语精华辞典》)

9.风痱

病证名。四肢废而不用的疾患。见《诸病源候论·风病诸候》。简称痱。证见为四肢废而不用,身无痛。甚则可见口不能言,神志昏乱等。《金匮要略·中风历节病脉证并治》附录《古今录验》:续命汤,治中风痱,身体不能自收持,口不能言,冒昧不知痛处,或拘急不得转侧。《备急千金要方·诸风》治疗风痱用三味竹沥饮、竹沥汤。《杂病源流犀烛·中风源流》治风痱用换骨丹、疏风顺气圆、八宝回春汤等方。(《中医名词术语精华辞典》)

10.喑痱

病证名。一作瘖痱。出《素问·脉解》。为失语和下肢瘫痪并见的病证。口不能言曰喑,足废痿不能行立曰痱。由肾精亏虚、肾气厥逆所致。方贤谓:痱之状,舌喑不能语,足废不为用。多见于脑血管意外等疾患。治以滋肾阴为主,参用补肾阳、开窍、宁心等法。用地黄饮子、补骨脂丸等方加减。(《中医名词术语精华辞典》)

11.风懿(风癔)

病名。一作风癔。风中脏腑,证见猝然昏倒,不知人事,伴见舌强不能言,喉中窒塞感,甚则噫噫有声。《备急千金要方》卷八:风懿者,奄忽不知人,咽中塞窒窒然,舌强不能言,病在脏腑。《杂病源流犀烛·中风源流》:风懿,亦名风癔,其病亦在脏腑间,由痰水制火,闭塞心窍,故猝然昏倒,舌强不言,喉中窒塞,噫噫有声是也。但此症有汗身软者可治,无汗身直者不易治。风懿病有由于热者，则以痰火郁积而然，非清火不可，宜牛黄清心丸；有由于虚者，则以元弱痰横之故，非化痰不可，宜导痰汤。（《中医名词术语精华辞典》）

12. 击仆（仆击）

古病名。出《灵枢·九宫八风》。又称仆击。指突然仆倒的病证，即卒中。多由人体正气先虚，而为邪风入中所致。《医学纲目·肝胆部》中风：其卒然仆倒者，《经》称为击仆，世又称为卒中。（《中医名词术语精华辞典》）

13. 急风（卒中急风）

病名。突然跌仆，心神迷闷，牙关紧急，目睛上视之证。见《太平惠民和剂局方》卷一。因痰涎壅塞所致。证见头眩目花，突然跌倒，心神迷闷，牙关紧急，目睛上视等。治宜豁痰逐络，用碧霞丹、辰砂天麻圆等方。（《中医名词术语精华辞典》）

14. 小中风

病名。头晕眼花、跌仆不知人事而随即恢复者，不似中风之跌仆昏迷不醒、肢体瘫痪。以气血未败，故其证旋见旋止。本病与一过性脑缺血相似。（《中医名词术语精华辞典》）

15. 微风

病证名。指肌肉不自主地蠕动。《素问·调经论》：肌肉蠕动，命曰微风。多因风邪伤卫，亦可由内风所致。（《中医名词术语精华辞典》）

16. 暗风

病名。见《素问玄机原病式》。是一种与内风相似，由脏腑功能失调引致风阳上亢的疾病。发病过程缓慢，往往在不知不觉中逐步发病，遂以暗风为名。张杲《医说》指出暗风的主证是头眩眼黑，不辨东西。《医钞类编·头痛门》：暗风，头旋眼黑，昏眩倦怠，痰涎壅盛，骨节疼痛。治宜消风、清热、化痰，用羚犀汤、知柏地黄汤加竹茹、瓜蒌皮、黄芩，去黄柏方施治。（《中医名词术语精华辞典》）

17. 摊缓 （瘫缓风、摊缓风）

病证名。见《备急千金要方》卷七。又有瘫缓风、摊缓风等名。为瘫痪之轻证。《圣济总录》卷七：摊则懈惰而不能收摄，缓则弛纵而不能制物。故其证四肢不举，筋脉、关节无力，不可枝梧者，谓之摊；其四肢虽能举动，而肢节缓弱、凭物方能运用者，谓之缓。《太平圣惠方》用芎附汤施治。多见于神经、血管系统疾病。（《中医名词术语精华辞典》）

18. 猥退风

古病名。见《备急千金要方》卷八。一名腲腿风。属中风（杂病）一类的病证，以肢体偏瘫、失音为主证。（《中医名词术语精华辞典》）

19. 风腲腿

病名。因风邪侵袭所致骨节、肌肉、腰脚痹滞无力之证。见《圣济总录》卷十一。症见四肢不收，身体疼痛，肌肉虚满，骨节懈息，腰脚缓弱而不自觉知。治宜五加皮汤等方。（《中医名词术语精华辞典》）

20. 偏枯

病名。由营卫俱虚，真气不能充于全身，邪气侵袭于半身偏虚之处所致一侧上下肢偏废不用之证。又名偏风，亦称半身不遂。《灵枢·刺节真邪》：虚邪偏客于身半，其入深，内居荣卫，荣卫稍衰，则真气去，邪气独留，发为偏枯。其证或兼疼痛，久则患肢肌肉枯瘦。《灵枢·热病》：偏枯，身偏不用而痛，言不变，志不乱，病在分腠之间。《素问·大奇论》谓偏枯不喑能言，舌转灵活者易治，喑不能言者难治。治宜调阴阳、通经脉、益营卫。（《中医名词术语精华辞典》）

21. 瘫痪 （瘫痪风）

病证名。又名瘫痪风。见《外台秘要》卷十四。指肢体痿弱不用的病证。《医贯·中风论》：瘫者坦也，筋脉弛纵，坦然而不举也，痪者涣也，血气涣散而无用也。多由肝肾亏虚，气血不足，复因风、寒、湿、热、痰、瘀等邪气侵袭经络所致。症见四肢痿废，不能运动，轻则手足虽能活动，但肢节缓弱无力，须靠扶持方能运用。治宜审察病因，采用药物、针灸、推拿等综合

疗法。若一侧肢体偏废不用，称为偏枯，亦称为半身不遂。下肢瘫痪，属于半肢风的范畴。(《中医名词术语精华辞典》)

22. 舌喑

病名。喑，不能言也(《说文》)。《疡医大全》卷十五：舌喑者，中风而舌不转运，舌强不能言是也。《证治准绳·幼科》：若咽喉声音如故，而舌不能转运语言，则为舌喑。又《医学纲目》卷十：舌喑，乃中风舌不能转运之类，但舌本不能转运语言，而咽喉声音则如故也。包括暴病或热病后的失音、中风后失音及部分先天性发音困难者。治宜审证求因，辨证用药，如属中风失音者，治宜祛风豁痰，可选用小续命汤、温胆汤等。血虚风动。症见舌强不能言，治宜补益气血。可选用补中益气汤、归脾汤等加减。(《中医名词术语精华辞典》)

23. 语言謇涩

证名。症见舌体转动不灵，说话艰难或吐字不清的。亦称语言謇吃、口不能言。因风邪乘袭，痰涎壅盛所致，为中风主证之一。《华氏中藏经·论治中风偏枯之法》：人病中风偏枯，其脉数而面干黑黧，手足不遂，语言謇涩。《万病回春·中风》：其半身不遂，口眼㖞斜，语言謇涩，或瘫痪不伸，或舌强不语，痰涎壅盛，不省人事，牙关紧急，此皆中藏也。(《中医名词术语精华辞典》)

二、病因

1. 劳逸失度

过度劳累和过度安逸的总称。[《中医基础理论术语》(GB/T 20348—2006)]。

然烦扰阳和，劳疲筋骨，动伤神气，耗竭天真，则筋脉膹胀，精气竭绝，既伤肾气，又损膀胱，故当于夏时，使人煎厥。以煎迫而气逆，因以煎厥为名。(《重广补注黄帝内经素问·生气通天论》)

夫阳气者，卫外而为固也。起居有常，喜怒调节，则志气治而阳不扰。若动作烦劳，气乃张大。阳气张大，则真气耗而精绝。积至夏，阳气益盛，则卫外者躁而不静，此其证所以煎迫而厥逆，视听昏塞，溃溃汩汩，莫知所

以然也。(《圣济总录·补遗·煎厥》)

2. 饮食失宜

饮食不节，饮食不洁，饮食偏嗜等饮食失于常度的致病因素。[《中医基础理论术语》（GB/T 20348—2006）]

《医经原旨·杂病》：肥贵之人，每多厚味。夫肥者令人热中，甘者令人中满，热蓄于内，多伤其阴，故为此诸病。《素问经注节解·通评虚实论》：夫肥者令人热中，甘者令人中满，故热气内薄，发为消渴、偏枯、气满逆也。

3. 七情所伤

喜、怒、忧、思、悲、恐、惊七种情志变化过于强烈、持久或突然，直接伤及相应脏腑而为病。[《中医基础理论术语》（GB/T 20348—2006）]

《奇效良方·风门附论·风门》：此病皆由七情不调，气郁所致，以富贵汲汲，贫贱戚戚，久思不遂，郁郁而不得志者，成此气中之疾。《医方集宜·中风》：东垣云：中风者，非外来风邪，乃本气病也。凡人年逾四旬，气衰之际，或因忧喜忿怒伤其气，则多此疾。

4. 内伤积损

情志或行为不循常度，直接伤及脏腑而发病的致病因素。包括七情过极、过劳、过逸、饮食失宜等。[《中医基础理论术语》（GB/T 20348—2006）]

《景岳全书·非风》：非风一证，即时人所谓中风证也。此证多见卒倒，卒倒多由昏愦，本皆内伤积损颓败而然，原非外感风寒所致。《中风斠诠·论张伯龙之〈类中秘旨〉》：《素问》所论中风，皆指外邪而言，故汉唐风药，皆主散邪。而其论病，并无神魂昏愦、直视僵仆、口眼㖞斜、牙关紧闭、语言謇涩、失音烦乱、摇头垂涎、痰壅曳锯、半身不遂、瘫痪软弱、筋骨拘挛、抽搐瘛疭、汗出遗溺等症，可知此种见症，皆非外来之风，总由内伤，气血俱虚，水衰火炽而发。惟《素问·脉解》谓内夺而厥，则为喑痱，此肾虚也。

5. 外邪侵袭

源于自然界，通过肌表、口鼻侵入人体而发病的致病因素。包括六淫、

病气等。[《中医基础理论术语》（GB/T 20348—2006）]

《备急千金要方·养性·居处法》：凡人居止之室，必须周密，勿令有细隙，致有风气得入。小觉有风，勿强忍之，久坐必须急急避之，久居不觉，使人中风。古来忽得偏风，四肢不随，或如角弓反张，或失音不语者，皆由忽此耳。《中风论·论中风》：偏枯之中风，乃八方之风，详见《灵枢》黄帝与岐伯论八风篇中，此是四方贼风与卫气相袭，其入于人也，但在一隅，而不及营血，故起首无恶风、发热等症，且卫气本左右分布，两边各出，故病左者不及右，病右者不及左，此所以有偏枯之症也。

三、病机

1.风痰阻络

因风邪引动伏痰，或肝风挟痰，横窜经络，痹阻筋脉所致。临床以中风后半身不遂，手脚拘挛或震颤、搐动，口舌㖞斜，口角流涎，言语謇涩，舌强或短，舌苔白腻或黄腻，脉弦滑，可伴见眩晕、肢麻等为特征的证候。（《中医临床诊疗术语　第2部分：证候》）

《丹台玉案·中风门》：大法：中风诸症，总属风痰。初中之时，不论在表在里，必先以攻痰祛风为主，待其苏醒，然后审其经络，分其气血而治之，不可因其内气之虚，而骤用补剂。《中风斠诠·中风斠诠序》：惟是内风上扰，必挟胸中痰浊，随气而升，故当昏瞀眩仆之时，痰涌涎流，十恒八九，临时急救，必以泄降浊痰为第一要义，而滋腻药物皆非所宜。

2.风火上犯

因外感风火邪毒上扰清窍，或引动内火，风火交煽所致。临床以突发头痛、眩晕，骤然目赤或耳痛，牙痛，鼻咽疼痛，舌质红，舌苔薄黄，脉浮数或弦数，可伴见发热，面红，咽干，尿赤，便干等为特征的证候。（《中医临床诊疗术语　第2部分：证候》）

《症因脉治·中风总论·内伤中风症》：或本元素弱，劳役过度，五志厥阳之火，煎熬真阴，阴虚则热，热则风生，风火相搏，痰涎自聚，不由外邪，其病自发；或膏粱积久，湿热之气，上熏成痰，迷其心窍，亦能倒仆，而成内伤之症。《中风斠诠·论张伯龙之〈类中秘旨〉》：盖皆由木火内动，肝风上扬，以致血气并走于上，冲激前后脑气筋，而为昏不知人、倾跌猝倒、肢体不用诸症。

3. 痰热壅阻

泛指痰浊与邪热互结，或痰热内蕴，壅阻于经络、脏腑、官窍等部位，动风、伤阴等所引起的一类证候。（《中医临床诊疗术语　第2部分：证候》）

《丹溪心法附余·中风》：中风中气之症，乃痰火郁滞，便用散风泻火豁痰之剂，卒不能开，宜先用此等开郁行气之药治之，郁开气行，其病自已。《类证治裁·类证治裁卷之一·中风论治》：其痰火内生，轻则舌强难语；涤痰汤。重则痰壅神昏，至宝丹。

4. 瘀血内阻

泛指因瘀血凝积，阻滞气血，导致相关组织及脏腑器官功能障碍所引起的一类证候。（《中医临床诊疗术语　第2部分：证候》）

《素问·生气通天论》：阳气者，大怒则形气绝，而血菀于上，使人薄厥。《赤水玄珠·风门·中风》：是以古人论中风偏枯麻木等证，以血虚、瘀血、痰饮为言，是论其致病之源。

5. 元气败脱

因外感、内伤耗损真元，阴不恋阳，元气暴脱所致。临床以骤然冷汗淋漓，四肢逆冷，口开、手撒，气息微弱，二便失禁，神志昏愦，甚则昏迷不醒，瞳神散大，舌质暗淡或紫，脉微欲绝等为特征的证候。（《中医临床诊疗术语　第2部分：证候》）

《杂病广要·外因类·中风》：脱者，元气泄于外，邪气混于内，虽与峻补，而藏已伤残，故治难。《金匮翼·卒中八法·二曰固脱》：二曰固脱猝然之候，但见目合、口开、遗尿、自汗者，无论有邪无邪，总属脱症。脱则宜固，急在元气也。元气固，然后可以图邪气。

6. 肝肾亏虚

因肝肾两亏，筋髓失养所致。临床以下肢痿软无力，腰脊酸软，不能久立，甚则股胫肉消，痿废不用，舌质红，舌苔少，脉细数，可伴见眩晕，耳鸣，阳痿，遗尿等为特征的证候。（《中医临床诊疗术语　第2部分：证候》）

《医宗撮精·元气亏损中风昏晕等症》：诸方多言皆由气体虚弱，荣卫失调，或七情过度，以致真气耗散，腠理不密，邪气乘虚而入，忽焉中仆。其在左半体者，肝肾所居之地。肝主筋，肾主骨，肝藏血，肾藏精，精血枯槁，不能滋养，故筋骨偏废而不用也。河间曰："风病多因热甚。"俗云风者，言末而忘其本也。经云："汗出偏沮，使人偏枯。"如树木一枝津液不到，则此枝枯槁，被风所害。由此观之，实因肝肾二经，精血枯槁之所致也。

7. 阴虚风动

因阴液亏虚，经脉失养，虚风内动所致。临床以眩晕欲仆，肢体麻木，手足颤动或瘛疭，口眼抽动，舌质红，舌面光滑如镜，或有裂纹，脉细数或弦，伴见形体消瘦，五心烦热，口燥，咽干等为特征的证候。（《中医临床诊疗术语　第2部分：证候》）

《症因脉治·中风总论·内伤中风症》：【中风之因】或本元素弱，劳役过度，五志厥阳之火，煎熬真阴，阴虚则热，热则风生，风火相搏，痰涎自聚，不由外邪，其病自发。《中风斠诠·论中风之病，汉唐治法皆是外因，金元辨证乃识内因》：光绪中叶，蓬莱张伯龙著有《雪雅堂医案》，其论内风昏仆，谓是阴虚阳扰，水不涵肝，木旺生风而气升、火升、痰升，冲激脑经所致，是以顷刻瞀乱、神志迷蒙，或失知觉，或失运动，皆脑神经为之震动而失其功用之病。

8. 风中经络

因风邪卒中经络筋脉，痹阻气血所致。临床以突发口眼㖞斜，行步不正，神志清楚，或半身不遂，言语謇涩，或肢体拘急、挛痛，肌肤麻木、瘙痒，舌苔白，脉弦紧等为特征的证候。（《中医临床诊疗术语　第2部分：证候》）

《林氏活人录汇编·中风门·中经》：中经形症口眼㖞斜，手足不遂，外无六经形症，内无便溺阻隔，言语如故，饮食如常，神情不倦，心志不乱，病在分腠之间，故为轻也。《医述·杂证汇参·中风》：中经，则邪入于营脉之中，骨肉皆失所养，故躯壳为之重着，然犹在躯壳之间。

9. 风邪中腑

因年老体弱，或内伤积损，风邪卒中，邪入于腑，气血逆乱，痹阻于脑脉所致。临床以突然昏倒，苏醒后半身不遂，口眼㖞斜，言语謇涩，舌苔白

腻，脉浮弦或洪大，可伴见偏身麻木，二便不通或失禁等为特征的证候。（《中医临床诊疗术语 第2部分：证候》）

《寿世保元·中风》：中腑者，多着四肢，手足拘急不仁，恶风寒，为在表也，其治多易，用疏风汤之类。

10.风邪中脏

因年老体弱，或内伤积损，卒中风邪，邪入于脏，气血逆乱，血溢于脑所致。临床以突发昏仆，昏迷不醒，甚或呕吐不止，二便失禁，唇缓不收，口角流涎，目不识人，不能言语，食入即呛等为特征的证候。（《中医临床诊疗术语 第2部分：证候》）

《寿世保元·中风》：中脏者，多滞九窍，唇缓失音，耳聋目瞀，二便闭涩，为在里也，其治多难，用滋润汤之类。

11.正虚邪实

泛指因秉质虚弱，或久病劳损而复感邪实，或因邪气偏盛、治疗不当等而损及正气，以正虚与邪实并见，正虚为本，邪实为标等为特征的一类证候。（《中医临床诊疗术语 第2部分：证候》）

《丹溪治法心要·中风》：中风证，口眼㖞斜，语言不正，口角流涎，或全身，或半身不遂，并皆治之。此皆因元气平日虚弱，而受外邪，兼酒色之过所致。

四、证候

1.风痰阻络证

因风邪引动伏痰，或肝风挟痰，横窜经络，痹阻筋脉所致。临床以中风后半身不遂，手脚拘挛或震颤、搐动，口舌㖞斜，口角流涎，言语謇涩，舌强或短，舌苔白腻或黄腻，脉弦滑，可伴见眩晕、肢麻等为特征的证候。（《中医临床诊疗术语 第2部分：证候》）

《三因极一病证方论·料简类例》：舌强不能言者，以风入心脾经，心之别脉，系于舌本，脾之脉络胃，挟咽，连舌本，散舌下，风涎入其经络，故舌不转，而不能言也。《明医指掌·痰证》则论述了本证的主要表现：风痰多见半身不遂、口眼歪斜、筋挛、语涩、癫狂、麻痹、眩晕。丹溪以竹沥入痰药化风痰，以稀涎散吐风痰。

2.痰蒙清窍证

因痰浊上蒙清窍，壅蔽神机所致。临床以头重如蒙，或头胀昏痛，五官感觉迟钝，嗜睡、困乏，舌苔垢腻或厚，脉滑或弦等为特征的证候。（《中医临床诊疗术语　第2部分：证候》）

《病机沙篆·中风》：神气昏冒，痰涎逆冲于上，心主被障，故昏不知人。此系中脏而非中腑，闭症而非脱症，宜牛黄丸清心肺等治之。《金匮翼·卒中八法·一曰开关》：一曰开关，卒然口噤目张，两手握固，痰壅气塞，无门下药，此为闭证。闭则宜开，不开则死。

3.痰热闭窍证

因痰热壅盛，闭阻心窍，神识不用所致。临床以突然昏仆，口噤不开，喉中痰鸣，半身不遂，或神志昏蒙，项强，舌质红绛，舌苔黄腻，脉弦滑数，可伴见发热，痉挛等为特征的证候。（《中医临床诊疗术语　第2部分：证候》）

《通俗伤寒论》中记载"面赤气粗，口噤目张，两手握固，语言謇涩，身热便闭，神志昏沉，舌苔黄腻，胖短，此因痰火转闭。"《金匮玉函经二注·中风历节病脉证治》：由是诸腑经络受邪，变气则归于胃，胃得之则热甚，津液壅溢为痰涎，闭塞隧道，荣卫不行。胃之支，别脉上络于心者，并塞其神气出入之窍，故不识人也。

4.痰热腑实证

因痰热蕴结，腑气不通，浊邪上蒙清窍所致。临床以半身不遂，口眼㖞斜，食入易呛，口涎不收，言语謇涩，感觉减退或消失，腹胀，大便硬或秘结，头痛、目眩，咳咯痰多、色黄，舌体歪或短缩，舌质暗红，舌苔黄腻，脉弦滑，或偏瘫侧弦滑而大等为特征的证候。（《中医临床诊疗术语　第2部分：证候》）

《症因脉治·中风总论·外感舌音不清》：【舌音不清之症】身热口燥，面色多红，二便赤涩，神志昏沉，语言不便，此外感舌音不清也。舌音不清之因心经热甚，则舌纵而语塞；风中厥阴，则舌卷而难言；阳明邪盛，则舌根强硬；或风寒外束，顽痰壅于胞络，则心窍不开。此外感舌音不清之因也。

《古今医案按选·中风》：而类中风内，亦未尝无实证。（杨曰：此条未经人道，足补昔贤之缺。）所谓实者，其人素禀阳盛，过啖肥甘，积热酿痰，壅塞隧络。治宜化痰清热，流利机关，自始至终，忌投补滞。

5. 肝阳上亢证

因肝阴不足，阳亢上扰所致。临床以头目胀痛、眩晕、耳鸣、颜面潮红、口苦、咽干、急躁、易怒，烦劳郁怒则加重，甚则不寐、项强、足软、容易仆倒、舌质红、脉弦等为特征的证候。（《中医临床诊疗术语　第2部分：证候》）

《中风斠诠·序》：独至中风一症，昏厥暴仆，无非肝阳不靖，生风上扬，而证以古书，则此是内动之风。《素问》本不在中风之例，至《金匮》《甲乙》而始谓之中风，方且皆以为外感之寒风，则与肝气自旺、火盛风生之义，枘凿不合。《推求师意·卷之下·中风》中记载："戴人曰：暴僵暴仆，皆属厥阴肝木之无制也。肝木自甚，独风为然，盖肺金为心火所制，不能胜木故耳！"

6. 肝火痰热证

因肝火痰热互结，上扰心神所致。临床以突发昏仆、抽搐、吐涎，或作各种怪叫声，移时苏醒，则如常人，甚或二便自遗，舌质红，舌苔黄腻，脉弦滑而数，伴见平时急躁、易怒，心烦、失眠，口苦，咽干等为特征的证候。（《中医临床诊疗术语　第2部分：证候》）

《中风斠诠·论续命诸方，古人本以专治外因之寒风，而已并用寒凉，可见古时亦是肝火内燔之证》：然试以所见之昏眩猝仆者言之，则无非肝火内扰，木郁生风，气火上升，痰涎逆涌。《中风斠诠·论〈金匮〉之中风，本言外因，而所叙各证皆是内因之误》又记载：然以近今所见之昏瞀猝仆诸症言之，无一非肝阳暴动，气升火升，热痰上涌。

7. 风火上扰证

因外感风火邪毒上扰清窍，或引动内火，风火交煽所致。临床以突发头痛、眩晕，骤然目赤或耳痛，牙痛，鼻咽疼痛，舌质红，舌苔薄黄，脉浮数或弦数，可伴见发热，面红，咽干，尿赤，便干等为特征的证候。（《中医临床诊疗术语　第2部分：证候》）

《金匮翼·卒中八法·六曰除热风》：六曰除热风，内风之气，多从热化，昔人所谓风从火出者是也。是证不可治风，惟宜治热。《杂症会心录·中风》：倘内有燥热，风火相煽，亦令人暴厥，虽古法有白虎之方，然不若壮水补阴为稳。盖火之有余，乃水之不足；阳之有余，乃阴之不足也。

8.气血上逆证

因大怒气上，血随气逆，上壅清空所致。临床以情绪激动，恚怒、烦躁，眩晕，面红，身热，气粗，胸胁胀满，或目赤疼痛，失眠，鼻衄，甚则突然昏仆，舌质红，舌苔黄，脉弦数有力等为特征的证候。（《中医临床诊疗术语　第2部分：证候》）

《素问·调经论》：血之与气并走于上，则为大厥，厥则暴死。气复反则生，不反则死。《素问·生气通天论》记载：阳气者，大怒则形气绝，而血菀于上，使人薄厥。此当治血逆。

9.瘀血阻络证

因瘀血阻滞经络，或久病入络，伤损脉络所致。临床以患处刺痛，固定不移，或见紫斑、肿块，或见出血色暗，舌质紫暗，或有瘀点，脉涩等为特征的证候。（《中医临床诊疗术语　第2部分：证候》）

《灵枢·厥病》：真头痛，头痛甚，脑尽痛，手足寒至节，死不治。头痛不可取于腧者，有所击堕，恶血在于内，若肉伤，痛未已，可则刺，不可远取也。《古今名医汇粹》：半身不遂偏枯一症，皆由气血不周。经曰：风气通于肝，风搏则热盛，热盛则水干，水干则气不荣，精乃亡。此风病之所由作也。故曰：治风先治血，血行风自灭。

10.气虚证

泛指因先天禀赋不足，或后天调养不当，致使气虚失充或不摄、下陷、虚脱等所引起的一类证候。（《中医临床诊疗术语　第2部分：证候》）

《诸病源候论·风病诸候》：偏风者，风邪偏客于身一边也。人体有偏虚者，风邪乘虚而伤之，故为偏风也。其状或不知痛痒，或缓或纵，或痹痛是也。《医方集解·祛风之剂》中记载，李东垣曰：中风非外来风邪，乃本气自病也。凡人年逾四旬，气衰之际，或忧喜忿怒伤其气者，多有此证，壮岁之时无有也，若肥盛者则间有之，亦是形盛气衰而如此耳。昂按：此即东垣主乎气之说。

11. 元气亏虚证

因禀赋不足，或久病劳损，戕伐元气所致。临床以精神衰惫，全身无力，懒散少动，动辄气短，健忘、眩晕、耳鸣、腰膝酸软，面色无华，舌质淡，舌苔薄白，脉沉细无力，或伴见心悸、怔忡、喘促、浮肿、不孕、不育等。（《中医临床诊疗术语　第2部分：证候》）

《严氏济生方·诸风·中风论治》：大抵人之有生，以元气为根，荣卫为本，根气强壮，荣卫和平，腠理致密，外邪客气，焉能为害？或因喜怒，或因忧思，或因惊恐，或饮食不节，或劳役过伤，遂致真气先虚，荣卫失度，腠理空疏，邪气乘虚而入。《丹溪治法心要·中风》：中风证，口眼㖞斜，语言不正，口角流涎，或全身，或半身不遂，并皆治之。此皆因元气平日虚弱，而受外邪，兼酒色之过所致。

12. 元气败脱证

因外感、内伤耗损真元，阴不恋阳，元气暴脱所致。临床以骤然冷汗淋漓，四肢逆冷，口开、手撒，气息微弱，二便失禁，神志昏愦，甚则昏迷不醒，瞳神散大，舌质暗淡或紫，脉微欲绝等为特征的证候。（《中医临床诊疗术语　第2部分：证候》）

《扁鹊心书·中风》：至若脱证，惟一于虚，重剂参附或可保全，然不若先生之丹艾为万全也。予见近时医家，脱证已具三四，而犹云有风有痰，虽用参附而必佐以秦艽、天麻、胆星、竹沥冰陷疏散。是诚不知缓急者也，乌足与论医道哉。《证治汇补·中风》：脱者，元气泄于外，邪气混于内，虽与峻补，而藏已伤残，故治难。诸证皆然，不独中风也。

13. 血虚证

泛指因各种原因导致血虚失养，或阴血不足，外邪侵袭，或兼夹风、寒、湿、热、痰、瘀等内生邪实等所引起的一类证候。（《中医临床诊疗术语　第2部分：证候》）

《景岳全书·非风》中提出：凡非风口眼歪斜，半身不遂，及四肢无力，掉摇拘挛之属，皆筋骨之病也。夫肝主筋，肾主骨；肝藏血，肾藏精。精血亏损，不能滋养百骸，故筋有缓急之病，骨有痿弱之病，总由精血败伤而然。

即如树木之衰，一枝津液不到，即一枝枯槁。人之偏废，亦犹是也。经曰：足得血而能步，掌得血而能握。今其偏废如此，岂非血气衰败之故乎？《病机沙篆·中风》：口眼㖞斜耳鼻常静，故风息焉；口鼻常动，故风生焉。风摇则血液衰耗无以荣筋，故筋脉拘急、口目为僻、眦急不能卒视。

14. 气血亏虚证

因气血不足，形神失养所致。临床以神疲、乏力，气短、懒言，面色淡白或萎黄，头晕、目眩，心悸，失眠，健忘，唇甲色淡，舌质淡，脉弱或细等为特征的证候。（《中医临床诊疗术语　第2部分：证候》）

《证治百问·中风》：惟此中风之风，实不由东西南北外来之邪，纵有兼贼风虚邪之触而发者，亦不过十之一二，大都内为气血两虚，气虚则阴血不长，阴衰则热极风生，虚风内鼓，神气外驰，一时暴绝者多出乎不意。《疯痨臌膈辨·中风类中辨》：中脏之为病，多由老年气血虚衰，或肥人自恃形体丰厚，不知保养，恣意斫丧，真元日亏，至年逾半百，气血便衰，脏腑不虚而虚。

15. 肝肾阴虚证

因肝肾阴分亏虚，虚热内扰所致。临床以眩晕，耳鸣，五心烦热，低热，颧红，腰膝酸软，视物不清，甚则视歧，舌质红，舌苔少，脉细数，或伴见胸胁疼痛等为特征的证候。（《中医临床诊疗术语　第2部分：证候》）

《类经·肾风风水》：夫人生于阳而根于阴，根本衰则人必病，根本败则人必危矣。所谓根本者，即真阴也。《医学举要·杂症合论》：试以天道言之，其象亦然。凡旱则多燥，燥则多风，是以风木之火从乎燥，燥则阴虚之候也。故凡治内风者，专宜培补真阴以救根本，使阴气复则风燥自除矣。

16. 脾肾阳虚证

因脾肾阳气亏虚，虚寒内生所致。临床以腰酸无力，脐腹冷痛，得温稍缓，久泄不止，或五更即泻，完谷不化，或久痢赤白，或浮肿、少尿，舌质淡胖，舌苔白滑，脉迟缓，尺部无力，伴见畏冷、肢凉，面色㿠白等为特征的证候。（《中医临床诊疗术语　第2部分：证候》）

《素问·生气通天论》：阳气者，若天与日，失其所，则折寿而不彰。《素问经注节解·内篇·生气通天论》：汗出偏沮，使人偏枯。（按：阳气盛，则汗出通身，阳虚，则气不周流，而汗出一偏矣。气阻一边，故云偏沮，是名偏枯，今之半身不遂等证是也。）

17. 气虚中风证

气虚：泛指因先天禀赋不足，或后天调养不当，致使气虚失充或不摄、下陷、虚脱等所引起的一类证候。（《中医临床诊疗术语 第2部分：证候》）

《冯氏锦囊秘录·杂证大小合参·方脉中风合参》：中风一证，轻重有三，治各不同。中血脉者，病在半表半里，外无六经之证，内无二便之闭，但见口眼歪斜，半身作痛，不可过汗，以虚其卫，不可大下，以伤其营，惟当养血顺气，以大秦艽汤及羌活愈风汤和之。《病机沙篆·中风》：风之为言中也，肥人气居于表，中气必虚，土不生金，金气渐薄，肝无所慑，风木乃淫，复来乘土，中气益败，乘其中外邪袭之，则为真中。西北方风高，往往有之。

18. 气虚血瘀证

因邪伤正气，或气虚无以运血，血行瘀滞所致。临床以局部刺痛，痛处不移，舌质淡暗或紫，边有瘀点、瘀斑，脉沉细或涩，伴见面色暗淡，身倦、乏力，少气、懒言等为特征的证候。（《中医临床诊疗术语 第2部分：证候》）

《太平惠民和剂局方·论中风证候》记载：夫中风者，皆因阴阳不调，脏腑气偏，荣卫失度，血气错乱，喜怒过伤，饮食无度，嗜欲恣情，致于经道或虚或塞，体虚而腠理不密。风邪之气中于人也，其状奄忽，不省人事，涎潮昏塞，舌强不能言者，可先与通关散搐鼻，次服至宝丹，此药性凉，稍壮人可与，气虚及年高人不可与服，只与后药。《医略十三篇·真中风》：遍身麻痹，口目蠕瞤，眉棱骨痛，按之益甚，年逾四十，形丰脉软，风袭阳明，营卫俱伤，血凝气阻，名曰肉苛，慎防倾跌。

19. 气虚痰阻证

因气虚挟痰，痰浊留滞脏腑形体所致。临床以气短、乏力，咳喘、咳痰，或神识昏蒙、错乱，肌肤不仁，舌质淡或暗，舌苔腻，脉滑，或伴见瘿瘤瘰疬等为特征的证候。（《中医临床诊疗术语 第2部分：证候》）

《石室秘录·礼集·反医法》：中风与堕地之症，纯是气虚。气虚之人，未有不生痰者。痰重，卒中卒倒，有由来也。然则徒治其痰，而不补其气，即所以杀之也。三生饮，妙在用生人参一两，同生附、半夏、南星祛邪荡涤之药，驾驭而攻之。《医宗必读·类中风》记载："东垣以卒倒昏愦，皆属气虚。过于劳役，耗损真元，脾胃虚衰，痰生气壅，宜六君子汤。虚而下陷者，补中益气汤。"

20. 血虚挟痰证

因血虚亏损，又有痰浊内阻所致。临床以面色萎黄或淡白，头晕、眼花、心悸、多梦，咳吐痰浊，舌苔腻，脉细滑，或伴见神识昏蒙、错乱，肌肤不仁，瘿瘤、瘰疬等为特征的证候。（《中医临床诊疗术语　第2部分：证候》）

《丹溪心法·卷一·中风》：中风大率主血虚有痰，治痰为先，次养血行血。《赤水玄珠·风门·中风》：人之一身经络贯串谓之脉。脉者血之隧道也。血随气行，周流不停。筋者周布四肢百节，联络而束缚之，此属肝木。得血以养之，则柔和而不拘急。脉皆起于手足指端，故十二经皆以手足而名，筋则无处无之。

21. 阴虚火旺证

因阴分亏损，阴虚阳亢，虚火炽盛所致。临床以骨蒸潮热，低热或烘热，烦躁、易怒、失眠，头胀、眩晕，口燥、咽痛，大便干结，小便短赤，或阳强易举，遗精，梦交，舌质红、少津，中有裂纹，舌苔少或无，脉细数，甚或伴见衄血、咳血、吐血，便血，崩漏等各种血症，血色鲜红等为特征的证候。（《中医临床诊疗术语　第2部分：证候》）

《素问·六微旨大论》：相火之下，水气承之；水位之下，土气承之；土位之下，风气承之；风位之下，金气承之；金位之下，火气承之；君火之下，阴精承之。《推求师意·中风》记载，河间曰：中风瘫痪，非肝木实甚而发中之也，亦非外中于风，由乎平日衣服饮食安处动止，精魂神志情性好恶，五志过极，不循其宜，致失其常，久则气变兴衰，而心火暴甚，肾水衰弱不能制之，则阴虚阳实而热气怫郁，心神昏眊，筋骨不用，而卒倒无所知也。

22. 阴虚痰热证

因阴液亏虚，痰热内阻所致。临床以咳嗽，胸闷或痛，咳痰黄稠，甚则痰血，舌质红，舌苔黄腻，脉细滑数，伴见低热、盗汗，午后颧红，五心烦

热，咽干，口渴等为特征的证候。（《中医临床诊疗术语　第2部分：证候》）

《辨证录·中风门》：夫阴虚非血虚之谓，盖真阴之虚，肾水干枯，不能上滋于心，故痰来侵心，一时迷乱而猝中，及痰气既散，而心之清如故也。《先醒斋医学广笔记·卷之一·中风·治法大略》：真阴既亏，内热弥甚，煎熬津液，凝结为痰，壅塞气道，不得通利，热极生风，亦致猝然僵仆类中风证。或不省人事，或言语謇涩，或口眼歪斜，或半身不遂。

23. 阴虚风动证

因阴液亏虚，经脉失养，虚风内动所致。临床以眩晕欲仆，肢体麻木，手足颤动或瘛疭，口眼抽动，舌质红，舌面光滑如镜，或有裂纹，脉细数或弦，伴见形体消瘦，五心烦热，口燥，咽干等为特征的证候。（《中医临床诊疗术语　第2部分：证候》）

《读医随笔·证治类·中风有阴虚阳虚两大纲》：中风者，人间第一大病也，而《金匮》论之甚简，吾初亦怪仲景之太率略矣。细考其义乃知察脉审证、施治之法，已提纲挈领而无遗也……王节斋始畅发阴虚之论，叶天士始重讲阴虚之治，一洗前人惯用辛燥之习，而又遗阳虚一层矣。《辨证录·中风门》：人有素多内热，一旦颠仆，目不识人，左手不仁。人以为中风之症，谁知此乃肾水不足以养肝，肝木太燥，木自生风而自仆，非真中风也。

24. 阴虚阳亢证

因阴液亏虚，阳失制约而偏亢所致。临床以头胀晕痛，烦躁、易怒，失眠，目赤胀痛，或潮热、盗汗，两颧潮红，口干、咽燥，舌质红而干，脉细数或弦等为特征的证候。（《中医临床诊疗术语　第2部分：证候》）

《心印绀珠经·演治法》：所中风者，非由外伤于风耳，由平日饮食起居、性情好恶不修其宜而失常，久则气变兴衰，以使阳盛阴虚而为病也。《冯氏锦囊秘录·杂证大小合参·方脉中风合参》：衰老之人，气血俱虚，真水已竭，适因怒动肝火，火寡于畏，得以上升……男子乃色欲过多，下元水亏，不能制火，女人乃产后经后，去血过多，不能配气，适因忿怒动火，而气无所附，故随火而发越矣。阴也，血也，岂不为阳气之根本乎？

五、症状

1.四肢不收

手足瘫废或软弱无力，活动艰难。见《难经·十六难》。多因中风、气虚血枯或痰湿流滞所致。《外台秘要·中风及诸风》：凡初得风，四肢不收，心神昏愤。《脾胃论·肺之脾胃虚论》：脾胃之虚，怠惰嗜卧，四肢不收。《类证治裁·中风论治》：四肢不收，诸阳经皆起于手足，循行身体，如邪气客于肌肤，随其虚处停滞，与气血相搏，故肢不举。痰湿停滞者，用胃苓汤；脾胃气虚者，用补中益气汤；血枯生风者，用四物汤加钩藤、秦艽、防风、木瓜；肥人体虚多痰者，用六君子汤加秦艽、天麻、竹沥、姜汁。本证见于痿证、中风等。（《中医名词术语精华辞典》）

2.四肢不举

四肢不能抬举。出《素问·阴阳别论》：三阳三阴发病，为偏枯痿易，四肢不举。因风袭经络、脾胃虚衰及积热等因所致。《备急千金要方·诸风》：脾虚寒，厉风所伤，举体消瘦……四肢不举，身重，大小便利无度。《医门法律·中风门》：四肢不举，皆属脾土。膏粱太过，积热内壅者，为脾土瘀实，宜泻以开其壅；食少体羸，怠惰嗜卧者，为脾土虚衰，宜补以健其运。本证见于中风、偏枯、痿证等。（《中医名词术语精华辞典》）

3.四肢不用

四肢痿软无力，失去活动能力。因脾气虚弱，或痰火壅塞经络所致。《灵枢·本神》：脾气虚则四肢不用。《医权初编》卷上：脾病而四肢不用，有虚有实。《内经》专主于虚，调脾主四肢，今脾气虚弱，不能为胃行其津液，以灌溉乎四肢，故四肢不为用也。然体肥善饮，素多痰火者，一旦发动，经络壅塞，四肢疼痛亦不为用，此亦脾家之病，较前症更多。一宜补正，一宜涤荡。本证见于痿证、瘫痪等。（《中医名词术语精华辞典》）

4.四肢缓弱

四肢弛软无力。见《备急千金要方》卷八。多见于中风、痿证、痹证等

病。(《中医名词术语精华辞典》)

5. 手足瘛曳

手足筋脉弛缓无力，类似四肢不收。多由风邪乘袭经脉所致。《备急千金要方·诸风》：风懿不能言，四肢不收，手足瘛曳，独活汤方。《丹溪心法附余》卷一治中风虽能言，口不斜而手足瘛曳，用星附散。《奇效良方》卷二治风邪所攻，肌肤虚弱，手足瘛曳，筋脉不利，用赤弹丸。多见于中风、偏瘫等疾患。(《中医名词术语精华辞典》)

6. 手足缓弱

手足弛缓软弱无力，多由风、寒、湿邪阻遏经脉所致。《备急千金要方·诸风》：中风，身体疼痛，四肢缓弱不遂。可用羌活汤、五痹汤等方。本证可见于中风、痹证等。(《中医名词术语精华辞典》)

7. 筋枯

指血虚不能荣筋，影响肢节活动，动则作痛的病证。《丹溪心法·中风》：筋枯者，举动则痛，是无血不能滋养其筋。多见于慢性消耗性疾病，亦可见于中风后遗症及年老体衰之人。(《中医名词术语精华辞典》)

8. 筋缓

筋脉弛缓，不能随意运动。出《难经·十二难》。多由肾肝内绝（亏虚）或肝经受风、血热等因素所致。《杂病源流犀烛》：筋缓之原血热……宜五加皮散。此证每见于脑血管意外后遗症、进行性肌营养不良等症。(《中医名词术语精华辞典》)

9. 半身不遂（半身不随）

一侧肢体不能随意运动。中风病常见症之一。又名偏枯、偏风。《金匮要略·中风历节病脉证并治》：夫风之为病，当半身不遂。《类证治裁·中风论治》：半身不遂，因气血不至，故痛痒不知。经曰：营虚则不仁，卫虚则不用，营卫俱虚，则不仁且不用，常伴见口眼㖞斜，语言謇涩，或卒然昏倒。亦有先觉手足麻木，逐渐形成者。治宜养血祛风、温经通络、益气活血、补肾益精等法，选用大秦艽汤、大活络丹、小活络丹、补阳还五汤、八珍汤、地黄饮子等方。并宜配合针灸疗法。常见于脑血管意外后遗症。半身不遂见《诸病源候论·风病诸候》。(《中医名词术语精华辞典》)

10. 左瘫右痪

半身不遂之证，在左侧者称左瘫，在右侧者称右痪。《太平惠民和剂局方》卷一。属中风范畴。《素问·大奇论》论偏枯，有发于左者，有发于右者，亦即左瘫右痪。后世有以左瘫属血虚而中，治以四物汤加祛风、活血、化痰药；右痪属气虚而中，治以四君子汤加祛风、化痰之品。《寿世保元·中风》用上池饮统治左瘫右痪，辨其血虚为主或气虚为主，随证加减。(《中医名词术语精华辞典》)

11. 右枯（左枯）

右枯即右半身不遂。一名右痪。《类证治裁·中风论治》谓自丹溪始，认为右枯属气虚，用四君子汤。左枯，即左半身不遂。见《华氏中藏经·论痹》。又名左瘫。《类证治裁·中风论治》：自丹溪以左枯属血虚，用四物汤，但临证中不可拘于此说。(《中医名词术语精华辞典》)

12. 半肢风

身体一侧上下肢或两下肢不能运动的疾患。①指左侧或右侧肢体不能随意运动。见《医贯·中风论》。②指两下肢软弱，难于行动。《医贯·中风论》：半肢风者，……又有一等人，身半以上俱无恙，如平人。身半以下，软弱麻痹，小便或涩或自遗。多由肝肾精血亏损，或肾阴肾阳俱虚，筋骨失于濡养所致，治宜滋阴益精，补肾温阳，用地黄饮子等方。本病证多见于外伤、炎症、肿瘤等所致截瘫。(《中医名词术语精华辞典》)

13. 风偏枯

因于风湿所致偏枯证。见《诸病源候论·风病诸候》。《圣济总录》卷九论其病因为气血不足，腠理开疏，风湿客于分肉之间，久而不差，真气去，邪气独留，乃为偏枯之疾。证见半身不遂，肌肉枯瘦而痛，言语不变，神志不乱。治用天南星丸等方。(《中医名词术语精华辞典》)

14.口㖞（口僻）

亦称口僻。口唇歪斜于一侧。出《灵枢·经脉》。多由风寒阻滞经脉所致。《诸病源候论·风口㖞候》：风邪入于足阳明、手太阳之经，遇寒则筋急引颊，故使口㖞，言语不正，而目不能平视。《金匮翼》卷一：风入耳中，亦令口㖞。缘坐卧处对耳有窍，为风所中，筋牵过一边。治以祛风散寒，通络活血为主。亦可用外敷法。（《中医名词术语精华辞典》）

15.口眼㖞斜（口眼歪斜）

亦称口眼歪斜。口眼向一侧歪斜。出《灵枢·经筋》。多由经脉空虚，风痰乘袭所致。为中风的主要症状之一。《秘传证治要诀》卷一：中风之证，卒然晕倒不知人，或痰涎壅盛，咽喉作响，或口眼㖞斜，手足瘫缓，或半身不遂，或舌强不语。可见于脑血管意外，可按中风辨证治疗。又面瘫见口眼㖞斜者，治宜祛风、除痰、通络，方用牵正散。（《中医名词术语精华辞典》）

16.舌歪

舌伸出时歪斜不正，偏向一侧。见于中风或中风先兆，与口眼㖞斜及半身不遂同时出现。多因肝风内动，邪中经络，舌的一侧肌肉弛缓所致。（《中医名词术语精华辞典》）

17.口噤

牙关紧急，口不能张开。见《金匮要略·痉湿暍病脉证治》。因内有积热，外中风邪，痰凝气滞，瘀阻经络所致。《医碥》卷一：口噤即牙关不开也。由气血凝结于牙关，筋脉不能活动，以苏合丸或生南星、冰片、乌梅肉为末擦牙，或以郁金、藜芦末搐鼻，或针人中、颊车各四分。口噤不能开，用秦艽升麻汤；痰迷心窍，昏愦，口噤不能言，用涤痰汤（见《张氏医通》卷一）。可见于中风、痉病、惊厥等疾患。（《中医名词术语精华辞典》）

18.牙关紧急

牙关紧收，口不能开。见《卫生宝鉴·咽喉口齿门》。多由痰气风火壅阻经络所致。如卒中昏倒，不省人事，牙关紧急者，为中风痰。若皮肉破伤，风从疮口而入，证见项强，牙关紧，状如发痉，为破伤风。若因七情内伤，

气逆为病，痰潮昏塞，牙关紧急，为中气。（《中医名词术语精华辞典》）

19. 舌强

舌体伸缩不利的症象。见于外感热病热入心包，内伤杂病之中风证，亦可由热盛伤津或痰浊壅阻所致。《诸病源候论·风舌强不得语候》：今心脾二脏受风邪，故舌强不得语也。《医林绳墨》卷七：涎痰壅盛，则舌强而难吞。《杂病源流犀烛·口齿唇舌源流》：痰迷而舌强者，宜防己、僵蚕、木通、菖蒲、竹沥、山栀、南星、半夏、荆芥、陈皮。亦有中风病而舌强、舌卷、不能言者，宜大秦艽汤，若天热加知母五分。（《中医名词术语精华辞典》）

20. 唇缓舌强

属中风症状之一。即口唇弛缓，舌动謇涩，常伴语言不利。《类证治裁》卷一，唇缓舌强者，解语汤。（《中医名词术语精华辞典》）

21. 舌謇

又名舌涩。謇，口吃，言语不清。舌謇即舌体转动迟钝，言语不清。系指舌体转动不灵、语言謇涩之病证。多因脾胃积热，津液灼伤所致。症见舌体卷缩，转动不灵，言语不清。治宜清热生津，方用导赤散加减，或升麻葛根汤加减。若因中风、痰阻心窍者，宜豁痰开窍，用温胆汤加减。（《中医名词术语精华辞典》）

22. 舌喑

喑，不能言也（《说文》）。《疡医大全》卷十五：舌喑者，中风而舌不转运，舌强不能言是也。《证治准绳·幼科》：若咽喉声音如故，而舌不能转运语言，则为舌喑。又《医学纲目》卷十：舌喑，乃中风舌不能转运之类，但舌本不能转运语言，而咽喉声音则如故也。包括暴病或热病后的失音、中风后失音及部分先天性发音困难者。治宜审证求因，辨证用药，如属中风失音者，治宜祛风豁痰。可选用小续命汤，温胆汤等。久病多血虚风动。症见舌强不能言，治宜补益气血。可选用补中益气汤、归脾汤等加减。（《中医名词术语精华辞典》）

23.中风失音

系指由中风，邪中经络脏腑，经络瘀滞痹阻所致之失音者。《太平圣惠方》卷十九：故卒然无音，皆由风邪所伤。治宜补益气血，方用补中益气汤加减。（《中医名词术语精华辞典》）

24.卒喉痹

系指中风失语的病证。《备急千金要方》卷六：凡卒喉痹，不得语……治宜用小续命汤加减。（《中医名词术语精华辞典》）

25.语言謇涩（语言謇吃）

舌体转动不灵，说话艰难或吐字不清的症象。亦称语言謇吃、口不能言。因风邪乘袭，痰涎壅盛所致。为中风主证之一。《华氏中藏经·论治中风偏枯之法》：人病中风偏枯，其脉数而面干黑黧，手足不遂，语言謇涩。《万病回春·中风》：其半身不遂，口眼㖞斜，语言謇涩，或瘫痪不伸，或舌强不语，痰涎壅盛，不省人事，牙关紧急，此皆中脏也。（《中医名词术语精华辞典》）

26.口不能言

语言发生困难。可由中风等多种疾病导致。《杂病源流犀烛·中风源流》谓因肾脉之气不能上循喉咙，挟舌本，故不能言；而脾土不足，痰涎涌盛而謇涩，亦不能言。治宜养营汤、解语丹、涤痰汤、地黄饮子等方。（《中医名词术语精华辞典》）

27.哑风

病证名。出《解围元薮》卷一。①指痰湿壅遏肺系，致肺气实而声音不出。②指中风后出现的声哑无音，亦称喑痱。（《中医名词术语精华辞典》）

28.舌痹

病名。系指舌麻木而又活动不灵的病证。《赤水玄珠》卷三：舌痹或麻，此因痰气滞于心胞络。舌无故自痹者，不可作风热治，由心血不足，用理中汤合四物汤治之。舌乃心之苗，血贲亦可致舌失养而痹，中风亦可致舌痹。《疡医大全》卷十五：舌痹者，强而麻也。乃心绪烦扰，忧思暴怒，气凝痰火

而成。方用荆芥穗、雄黄研末，木通煎汤调下。若痰壅舌麻，生矾研末掺之。（《中医名词术语精华辞典》）

29. 僵仆

身体不自主地直挺挺地倒地。《素问·六元正纪大论》：目不识人，善暴僵仆。王冰注：筋骨强直而不用，卒倒而无所知也。《素问·厥论》：太阳厥逆，僵仆、呕血、善衄。（《中医名词术语精华辞典》）

30. 皮肤不仁（肌肤不仁）

肌肤麻木，不知痛痒的症象。又称肌肤不仁。由于邪入于肌肤或气血不足，气血运行不畅所致。《诸病源候论·风不仁候》：其状，搔之皮肤如隔衣是也。诊其寸口脉缓，则皮肤不仁。治宜益气养血、祛风通络等法。见于中风后遗症、痹证等疾患。（《中医名词术语精华辞典》）

31. 手足不仁

手足不知痛痒，不觉寒热的症象。出《素问·本病论》。由邪气壅盛，正气为邪气闭伏，郁而不发，荣卫血气虚少，不能通行所致。《金匮要略心典·腹满寒疝宿食病脉证治》：手足不仁，或身疼痛，阳痹于外也，此为寒邪兼伤表里，故当表里并治。可见于中风后遗症、痹证等疾患。（《中医名词术语精华辞典》）

32. 手指麻木（十指麻木）

亦称十指麻木。手指不觉痛痒，麻木不适。多因风湿入络，或气虚兼有湿痰，瘀血阻滞所致。常为中风先兆。《素问病机气宜保命集·中风论》谓中风先兆，可见大拇指及次指麻木不仁，或手足不用，或肌肉蠕动。治宜益气活血、祛风化湿涤痰，如补中益气汤加红花、姜黄，导痰汤加乌药、苍术，二陈汤加二术、桃仁、附子等。预防之法，宜慎起居，节饮食，远房帏，调情志。（《中医名词术语精华辞典》）

33. 视歧

系指视一物为二物的证候。出《灵枢·大惑论》。又名视一为二证。相当于今之复视。《灵枢·大惑论》：邪其精，其精所中不相比也，则精散，精散则视歧，视歧见两物。本病多由汇聚目中之精气，由于中风、痰、热邪等而使失去协调作用，以致精气散乱，约束失权所致。（《中医名词术语精华辞典》）

34. 视惑

系指视物颠倒紊乱的证候。出《灵枢》。视惑有两种情况：一是眼本身无病，而突然视物眩惑，颠倒紊乱，多由过喜、过怒等一时精神涣散而引起。待精神恢复正常，此症便消失。二是自视的异常改变。如视一为二，视赤为白等。（《中医名词术语精华辞典》）

六、治则

1. 急则治标

与缓则治本相对。在大出血或暴泻、剧痛、尿闭等标病、标症紧急的情况下，及时采用止血或止泻、止痛、利尿等救治标病、标症的方法，然后再治其本病的治疗原则。（《中医临床诊疗术语　第3部分：治法》）

《素问·标本病传论》：小大不利，治其标，小大利，治其本。张景岳注："二便不通，乃危急之候，虽为标病，必先治之，此所谓急则治其标也。"

2. 缓则治本

与急则治标相对。在病势相对缓和，或病情稳定的情况下，先治疗其本病，或采取以调理、补益等为主的治疗原则。（《中医临床诊疗术语　第3部分：治法》）

《素问·标本病传论》：病发而有余，本而标之，先治其本，后治其标；病发而不足，标而本之，先治其标，后治其本。姚止庵注："按：有余之病，易治而无变，故可由本以及标；不足之病，难治而多变，故当先标而后本。何者？以缓急之势不同也。"

3. 标本兼治

在病证出现标本并重的情况下，采用治标与治本相兼或同时并用的治疗原则。（《中医临床诊疗术语·第3部分：治法》）

《风劳臌膈四大证治·中风》：半身不遂，即偏枯之证。左为瘫，右为痪。经云：男子发左，女子发右。大率仆击偏枯证每相连而至。为治之初，亦先顺气，次辨风火痰虚，何有何无，要当以养正为本，而兼以治标之药。

七、治法

1.祛风化痰

疏风药与祛痰药并用，以治疗风痰偏盛、痰火动风等所致病证的治法。（《中医临床诊疗术语　第3部分：治法》）

唐宋时期及其以前治疗脑卒中多以外风立论，故一些医家临床常辨证使用祛风化痰法治疗脑卒中，古籍中常见方剂有小续命汤类方剂、疏风汤、侯氏黑散、芎劳汤等。《沈氏尊生书》：凡中风，六脉浮紧，风气太盛，心火暴升，痰涎壅遏于经络之中，宜小续命汤。

2.化痰息风通络

运用具有祛痰开窍、止痉息风、通畅脉络等作用的方药或相关疗法，以治疗风痰闭窍、痰阻经络等所致病证的治法。（《中医临床诊疗术语　第3部分：治法》）

化痰息风通络的代表方有半夏白术天麻汤及导痰汤等。《医学原理·痰门》：导痰汤治一切痰症。《元戎》云：痰因气郁所致，利气则痰自行。是以此方用橘红、枳壳利气，为本；南星、半夏豁痰，为标；生草泻火，和药。橘红苦辛温，二钱；枳壳苦辛温，二钱；半夏苦辛温，一钱；茯苓甘平，一钱；南星苦辛寒，八分；生草甘寒，一钱；加姜，水煎服。说明此方利气豁痰以通络。

3.化痰开窍

运用具有涤痰化浊、宣闭开窍等作用的方药或相关疗法，以治疗痰厥及痰迷心窍、浊毒闭神等所致病证的治法。（《中医临床诊疗术语　第3部分：治法》）

安宫牛黄丸是中医治疗热闭急症的"凉开三宝"之一，具有清热解毒、豁痰开窍的功效，《温病条辨》论安宫牛黄丸"此芳香化秽浊而利诸窍"。

《中风斠诠》：惟其所用开闭方药，则清心牛黄丸、苏合香丸、至宝丹等，皆是脑、麝芳香走窜耗气之品。清心牛黄丸、苏合香丸、至宝丹等亦为开窍之常用方剂。

4.镇肝息风

运用具有重镇潜阳、平肝息风等作用的方药或相关疗法，以治疗肝阳化风、肝阳暴亢等所致病证的治法。（《中医临床诊疗术语 第3部分：治法》）

张锡纯用镇肝熄风汤治疗内中风，其病机为肝肾阴虚，肝阳化风。《重订医学衷中参西录》：是以方中重用牛膝以引血下行，此为治标之主药。而复深究病之本源，用龙骨、牡蛎、龟板、芍药以镇息肝风。

5.理气化痰

理气行滞药与祛痰药并用，以治疗气滞痰凝、痰气交阻等所致病证的治法。（《中医临床诊疗术语 第3部分：治法》）

气作为推动人体各项生理功能正常运行的基础，早在明代医家就已经开始重视调气在治疗脑卒中的重要作用，提出"初得病，即当顺气""治痰先治气，气顺则痰清"等。《病机汇论》：治风先当顺气。中风卒然晕倒时，初无经络之可分，但以祛痰顺气为急。

6.清热化痰

清热药与祛痰药并用，以治疗痰热搏结所致病证的治法。（《中医临床诊疗术语 第3部分：治法》）

若邪热炽盛，煎灼津液，则痰火内生。《医学原理》：津液为热郁久而成痰。法当清热化痰。

7.益气活血

运用具有补气和血、活血行瘀等作用的方药或相关疗法，以治疗气虚血瘀等所致病证的治法。（《中医临床诊疗术语 第3部分：治法》）

王清任认为脑卒中为气虚所致，当以益气活血化瘀为治则，创立了以补阳还五汤为代表的方剂。《重订医学衷中参西录》：今之治偏枯者多主气虚之说，而习用《医林改错》补阳还五汤。同样说明了补阳还五汤可治气虚偏枯者。

8. 补血养血

泛指运用具有补养血液等作用的方药或相关疗法，以治疗血虚等所致病证的一类治法。（《中医临床诊疗术语 第3部分：治法》）

血是构成与维持人体生命活动的基本物质，若血运行失常，生成血瘀或血虚，均可以导致脑卒中的发生。早在明代就有医家提出"治风先治血"的理论，临床常用方剂有三圣散、黄芪五物汤、大秦艽汤等。《血证论》：失血家血脉既虚，往往感受外风发为痹痛，或游走不定，或滞着一处，宜黄芪五物汤重加当归、丹皮、红花。

9. 补益肝肾

用具有滋阴补肾养肝作用的方药，治疗肝肾阴虚证的治法。［《中医药学名词》（2004）］

明清时期明确提出中风的主要原因为肝木阳亢生风，肾精肝血亏虚则水不涵木，致肝阳偏亢而生内风，多见上实下虚之象。应以滋阴息风、补益肝肾之法治之，常用方剂有羌活愈风汤、地黄饮子等。《医宗金鉴》：羌活愈风汤治年近四旬，营卫不足，肝肾虚弱，风中经络。

10. 通腑法

通泄（通腑泻热）即用通大便以清除里热的方法。（《中医名词术语精华辞典》）

《伤寒论条辨》：下而通大便，通腑也。《广瘟疫论》亦言：热在肠胃者，当用下法。指出通大便可泻肠胃之热。

八、针灸

1. 曲池

手阳明大肠经穴。在肘横纹外侧端，屈肘，当尺泽与肱骨外上髁连线中点。手阳明大肠经的合穴。［《中医药学名词》（2004）］

曲池穴最早出自《灵枢·本输》，定位为：入于曲池，在肘外辅骨陷者中，屈臂而得之，为合，手阳明也。《医宗金鉴》也提到曲池穴的主治：曲池穴，主治中风，手挛，筋急，痹风，疟疾先寒后热等证。

2. 地仓

足阳明胃经穴。在面部，口角外侧，上直瞳孔。[《中医药学名词》(2004)]

《针灸甲乙经》中提到：口缓不收，不能言语，手足痿躄不能行，地仓主之。《圣济总录》中详细描述了地仓穴的定位、主治及针灸方法：地仓二穴，挟口吻旁四分外，如近下有脉微微动。跷脉、手足阳明之交会。若久患风，其脉亦有不动者。治偏风口㖞，目不得闭，失音不语，饮食不收，水浆漏落，眼睏动不止。病左治右，病右治左，针入三分，留五呼，得气即泻，灸亦得，日可灸二七壮，重者七七壮，其艾作炷，如麦子大，灸炷若大，口转㖞却灸承浆七七壮，即愈。

3. 百会

督脉穴。在头部，当前发际正中直上 5 寸，或两耳尖连线的中点处。[《中医药学名词》(2004)]

《针灸甲乙经》：顶上痛，风头重，目如脱，不可左右顾，百会主之。《圣济总录》补充道：百会一穴，一名三阳五会，在前顶后一寸五分，顶中央旋毛中，可容豆。督脉、足太阳交会于巅上。治小儿脱肛久不瘥，风痫中风，角弓反张，或多哭，言语不择，发即无时，盛即吐沫，心烦惊悸健忘，痎疟，耳鸣耳聋，鼻塞不闻香臭。针入二分，得愈即泻，可灸七壮至七七壮，即止。

4. 水沟

又称人中。督脉穴。在面部，当人中沟的上 1/3 与中 1/3 交点处。[《中医药学名词》(2004)]

《针灸甲乙经》提到：口不能水浆，㖞僻，水沟主之。《刺灸心法要诀》则在此基础上补充了更为全面的主治：水沟穴，主治中风口噤，牙关不开，卒中恶邪鬼击，不省人事，癫痫卒倒，口眼歪斜，风水面肿，及小儿急慢惊风等病。刺三分，留六呼，灸三壮至七壮，炷如小麦。然灸不及针。

5. 肩髃

手阳明大肠经穴。在肩部，三角肌上，臂外展，或向前平伸时，当肩峰前下方凹陷处。[《中医药学名词》(2004)]

《灵枢·经别》：手阳明之正，从手循膺乳，别于肩髃，入柱骨下，走大肠，属于肺，上循喉咙，出缺盆，合于阳明也。《针灸甲乙经》认为肩髃穴为手阳明、跷脉之会。《刺灸心法要诀》中补充了其主治及针灸方法：肩髃穴，主治瘫痪，手挛肩肿。针六分，灸五壮。

6. 合谷

手阳明大肠经穴。在手背，第一、二掌骨间，当第二掌骨桡侧的中点处。手阳明大肠经的原穴。[《中医药学名词》（2004）]

《灵枢·本输》定位：在（手）大指歧骨之间。《针灸甲乙经》中提到主治：在于大指次指间……痿痹臂腕不用，唇吻不收；聋，耳中不通；齿龋痛；喉痹；喑不能言；疳疟；狂易。《千金翼方》中补充了简易取穴的方法：在虎口后纵纹头，立指取之宛宛中。《圣济总录》将合谷的主治扩充到了热病及面部疾病等方面：合谷二穴，一名虎口。在手大指次指歧骨间陷中。手阳明脉之所过也，为原。疗寒热疟，鼻衄衄，热病汗不出，目视不明，头痛齿龋，喉痹，痿臂，面肿，唇吻不收，喑不能言，口噤不开。针入三分，留六呼，可灸三壮。若妇人妊娠不可刺，刺则损胎气。

7. 列缺

手太阴肺经穴。在前臂桡侧缘，桡骨茎突上方，腕横纹上1.5寸处。当肱桡肌与拇长展肌腱之间。手太阴肺经的络穴，八脉交会穴，通于任脉。[《中医药学名词》（2004）]

《灵枢·经脉》：起于腕上分间，去腕半寸。《外台秘要》综合前人所说，总结道：列缺，手太阴络，去腕上一寸半，灸五壮。甄权云：腕后臂侧三寸交叉头两筋骨罅宛宛中是也。主偏风口㖞，半身不随，腕劳，灸三壮。主疟，甚热，惊痫，如有见者，咳喘，掌中热，虚则肩背寒栗，少气不足以息，寒厥交两手如瞀，为口沫出。

8. 承浆

任脉穴。在面部，当颏唇沟的正中凹陷处。[《中医药学名词》（2004）]

《针灸甲乙经》提到取穴方法：承浆，一名天池，在颐前下唇之下，足阳明、任脉之会，开口取。《外台秘要》认为承浆穴主寒热凄厥鼓颔，癫疾呕沫，寒热，痉互引，口干，小便赤黄，或时不禁，消渴嗜饮，目瞑，身汗出，衄血不止，上齿龋。

9. 大迎

足阳明胃经穴。在下颌角前方，咬肌附着部的前缘，当面动脉搏动处。[《中医药学名词》（2004）]

《素问·气穴论》最早出现了大迎穴名，但未明确说明其定位及功能。《圣济总录》记载：大迎二穴，在曲颔前一寸二分骨陷中动脉，又以口下当两肩。足阳明脉气所发。治寒热颈痛瘰疬，口㖞，齿龋痛，数欠气，风痉口噤，牙疼颊颔肿，恶寒，舌强不能言。针入三分，留七呼，可灸三壮。兼治风壅面浮肿，目不得闭，唇吻瞤动不止，当针之顿愈。

10. 风府

督脉穴。在项部，当后发际正中直上一寸，枕外隆凸直下，两侧斜方肌之间的凹陷中。[《中医药学名词》（2004）]

《素问·骨空论》中详细描述了风府穴：风从外入，令人振寒，汗出头痛，身重恶寒，治在风府，调其阴阳，不足则补，有余则泻。大风，颈项痛，刺风府，风府在上椎。《针灸大成》：项后入发一寸，大筋内宛宛中，疾言其肉立起，言休立下。足太阳、督脉、阳维之会。《外台秘要》记载其功能主治：主头痛项急，不得顾侧，目眩，鼻不得喘息，舌急难言，狂易，多言不休，狂走欲自杀，目反妄见，暴喑不得言，喉嗌痛，足不仁。

11. 阳陵泉

足少阳胆经穴。在小腿外侧，当腓骨头前下方凹陷处。足少阳胆经的合穴，胆的下合穴，八会穴之筋会。[《中医药学名词》（2004）]

《灵枢·邪气脏腑病形》记载：其寒热者，取阳陵泉。《圣济总录》记载其取穴方法、刺灸法及主治：阳陵泉二穴，土也，在膝下一寸，外廉陷中。足少阳脉之所入也，为合。针入六分，得气即泻。又宜久留针。治膝伸不得屈，冷痹脚不仁，偏风半身不遂，脚冷无血色。又以蹲坐取之，日可灸七壮，至七七壮即止。

12. 三里

指足三里。足阳明胃经穴。在小腿前外侧，当犊鼻下 3 寸，距胫骨前缘一

389

横指（中指）。足阳明胃经的合穴，胃的下合穴。[《中医药学名词》（2004）]

《灵枢·五邪》中记载足三里可调脾胃阴阳失调：邪在脾胃，则病肌肉痛，阳气有余，阴气不足，则热中善饥；阳气不足，阴气有余，则寒中肠鸣腹痛。阴阳俱有余，若俱不足，则有寒有热。皆调于足三里。《刺灸心法要诀》则将其主治扩充到全身各部，并强调了其保健的作用：足三里穴，治中风，中湿，诸虚，耳聋，上牙疼，水肿，心腹鼓胀，噎膈哮喘，寒湿脚气，上、中、下三部痹痛等证。针五分，留七呼，灸三壮。此穴三十外方可灸，不尔反生疾。

13. 完骨

足少阳胆经穴。在头部，当耳后乳突的后下方凹陷处。[《中医药学名词》（2004）]

完骨穴出自《素问·气穴论》。《针灸聚英》记载其定位：完骨耳后入发际四分，足太阳、少阳之会。《外台秘要》记载其主治：主风头，耳后痛，烦心，足痛不收失履，口㖞僻，头项摇瘛，牙车急，癫疾，僵仆狂，虚面有气，齿牙龋痛，小便赤黄，喉痹，项肿，不可俯仰，颊肿引耳，痎疟，狂易。

14. 临泣

指足临泣。足少阳胆经穴。在足背外侧，当第4、5趾间，趾蹼缘后方赤白肉际处。足少阳胆经的腧穴。[《中医药学名词》（2004）]

《灵枢·本输》中提到足少阳胆经的脉气注于临泣，上行一寸半，陷者中也，为输。《针灸聚英》则认为其通带脉，合于目，上走耳后颊颈、缺盆、胸膈，主治二十五证。《扁鹊神应针灸玉龙经》记载：在小趾次趾本节后间陷中，去侠溪寸半，垂足取。治癫痫，中风身足不遂，腰腿难辛，寒湿脚气，手足顽麻，偏正头风，面痒，目赤眵泪，耳聋，喉痹牙痛，失饥伤饱，四肢浮肿，面黄肌瘦，气血不和，伤寒解利，多汗。

15. 冲阳

足阳明胃经穴。在足背最高处，当拇长伸肌腱与趾长伸肌腱之间，足背动脉搏动处。足阳明胃经的原穴。[《中医药学名词》（2004）]

《灵枢·本输》中记载冲阳穴为胃经的原穴，并定位：胃出于厉兑……过于冲阳，冲阳，足跗上五寸，陷者中也，为原，摇足而得之。《圣济总录》

谓：治偏风口眼㖞斜，肘肿，齿龋痛，发寒热，腹坚大不嗜食，振寒；久狂登高而歌，弃衣而走，足缓履不收。针入五分，可灸三壮。

16. 颊车

足阳明胃经穴。在面颊部，下颌角前上方约一横指（中指），当咀嚼时咬肌隆起，按之凹陷处。[《中医药学名词》（2004）]

《灵枢·经脉》：胃足阳明之脉……出大迎，循颊车，上耳前。《针灸甲乙经》将其定位为"在耳下曲颊端者中，开口有孔"。《备急千金要方》认为灸其可治口噤不语，卒中风，口噤不得开，灸机关（《千金翼》名颊车）二穴。穴在耳下八分小近前，灸五壮，即得语。《针灸聚英》提到：主中风牙关不开，口噤不语，失音，牙关痛，颔颊肿，牙不可嚼物，颈强不得回顾，口眼㖞。

17. 环跳

足少阳胆经穴。在股外侧部，侧卧屈股，当股骨大转子最凸点与骶管裂孔连线的外 1/3 与中 1/3 交点处。[《中医药学名词》（2004）]

《针灸甲乙经》记载其主治：腰胁相引痛急，髀筋瘈，胫痛不可屈伸，痹不仁，环跳主之。《扁鹊神应针灸玉龙经》详细说明其取穴方法及主治：环跳在髀枢中，丸子骨下。两腿间，系侧卧伸下足，屈上足取。治中风，身体不遂，血凝气滞，浑身腰腿风寒湿痹，生疮肿癞。

18. 风池

足少阳胆经穴。在项部，当枕骨之下，与风府相平，胸锁乳突肌与斜方肌上端之间的凹陷处。[《中医药学名词》（2004）]

《素问·气府论》中提及风池穴：足太阳脉气所发者，七十八穴……风府两傍各一。《针灸甲乙经》中也说：风池，在颞颥后发际陷者中，足三阳、阳维之会，刺三分，留三呼，灸三壮。《备急千金要方》认为其"主口㖞僻不能言"，《医学纲目》则认为"头眩目晕，要觅于风池"。《针灸聚英》总结道："风池　耳后颞颥后，脑空下，发际陷中，按之引于耳中，手足少阳、阳维之会。《素注》：针四分。《甲乙》：针三分。《铜人》：针七分，留三呼，灸三壮。《甲乙》：针一寸二分，患大风者，先补后泻，少可患者，以经取之。留五呼，泻七吸，灸不及针。日七壮，至百壮。"

19. 承泣

足阳明胃经穴。在面部，瞳孔直下，当眼球与眶下缘之间。[《中医药学名词》(2004)]

《针灸甲乙经》：目不明，泪出，目眩瞀，瞳子痒，远视，昏夜无见，目动与项口参相引，僻口不能言，刺承泣。《素问经注节解》：谓承泣二穴也，在目下七分，上直瞳子，阳跷、任脉、足阳明三经之会，刺三分，禁灸。

20. 外关

手少阳三焦经穴。在前臂背侧，当阳池与肘尖的连线上，腕背横纹上2寸，尺骨与桡骨之间。手少阳三焦经的络穴。[《中医药学名词》(2004)]

《针灸甲乙经》：口僻噤，外关主之。《扁鹊神应针灸玉龙经》则详细记载其定位及主治："外关通阳维，少阳络。在腕后二寸，前踝骨尖后，两筋中，覆手取。治伤寒，自汗盗汗，发热恶风，百节酸疼，胸满，拘急，中风半身不遂，腰脚拘挛，手足顽麻冷痛，偏正头风，眼中冷痛冷泪，鼻衄，耳聋，眼风。"

九、其他疗法

1. 刺血疗法

用针具或刀具刺破或划破人体特定的穴位或相关部位，放出少量血液，以治疗疾病的一种外治疗法。常用于高热、神昏、中暑、感冒、疼痛、风眩、急惊风、中毒、毒蛇咬伤等。(《中医临床诊疗术语　第3部分：治法》)

2. 吹鼻法

将药物研为极细粉末，以喷药器等器具把药粉吹入鼻内，经鼻黏膜吸收而治疗疾病的一种外治疗法。常用于头面与五官疾病，如头痛、牙痛、鼻衄、感冒、鼻鼽、天行赤眼等。(《中医临床诊疗术语　第3部分：治法》)

3. 熨法

将药物（如药袋、药饼、药膏、药酒等）加热后置于患者体表特定部位，做热熨或往复移动，以促使腠理疏松、经脉调和、气血流畅的一种外治疗法。常用于寒湿痹、气血瘀滞、虚寒劳损等。（《中医临床诊疗术语　第 3 部分：治法》）

4. 食疗法

按照中医理论，采用具有一定药理作用的食物，或配伍相关药物，制作成具有强身健体、防治疾病功效的膳食制剂，以辅助治疗或有益于疾病康复的一类饮食疗法。包括药膳、药饭、药粥、药酒、药茶、脏器等疗法。（《中医临床诊疗术语　第 3 部分：治法》）

附录四：古今度量衡对照

古方用药分量，尤其是唐代以前的方剂，从数字看，和现在相差很大，这是因为古代度量衡制度在各个历史时期不同所致。古称以黍、铢、两、斤计量，而无分名。到了晋代，则以十黍为一铢、六铢为一分、四分为一两、十六两为一斤（即以铢、分、两、斤计量）。

及至宋代，遂立两、钱、分、厘、毫之目，即十毫为一厘、十厘为一分、十分为一钱、十钱为一两，以上累计，积十六两为一斤。元、明以至清代，沿用宋制，很少变易，故宋、明、清之方，凡分者，是分厘之分，不同于晋代二钱半为一分之分。清代之称量称为库平，后来通用市称。

古方容量，有斛、斗、升、合、勺之名，但其大小，历代亦多变易，考证亦有差异，例如李时珍认为"古之一两，今用一钱，古之一升，即今之二两半"。同时，明代张景岳认为"古之一两，为今之六钱，古之一升，为今之三合三勺"。

兹引 1973 年版《中医名词术语选释》历代度量衡对照表（见附表 1），作为参考。

附表 1　历代度量衡对照表

年代	朝代		重量（一两折合克数）	容量（一升折合毫升数）	尺度（一尺折合厘米数）
公元前 1046 年—前 256 年	周		14.18	193.7	19.91
公元前 221 年—前 206 年	秦		16.14	342.5	27.65
公元前 206 年—公元 25 年	西汉		16.14	342.5	27.65
公元 25 年—公元 220 年	东汉		13.92	198.1	23.04
公元 220 年—公元 265 年	魏		13.92	202.3	24.12
公元 265 年—公元 420 年	晋		13.92	202.3	24.45
公元 420 年—公元 589 年	南朝	宋			24.51
		齐	20.88	297.2	
		梁	13.92	198.1	
		陈	13.92	198.1	

年代	朝代		重量 （一两折合 克数）	容量 （一升折合 毫升数）	尺度 （一尺折合 厘米数）
公元 386 年—公元 581 年	北朝	魏	13.92	396.3	29.51
		齐	27.84	396.3	29.97
		周	15.66	210.5	24.51
公元 581 年—公元 618 年	隋	开皇	41.76	594.4	29.51
		大业	13.92	198.1	23.55
公元 618 年—公元 907 年	唐		37.3	594.4	31.1
公元 907 年—公元 960 年	五代		37.3	594.4	31.1
公元 960 年—公元 1279 年	宋		37.3	664.1	30.72
公元 1279 年—公元 1368 年	元		37.3	918.8	30.72
公元 1368 年—公元 1644 年	明		37.3	1073.7	31.1
公元 1644 年—公元 1911 年	清		37.3	1035.5	32

附注：上表为古今衡量和度量的比较，仅系近似值。

至于古方有云"等分"者，非重量之分，是指各药斤两多少皆相等，大都用于丸、散剂，在汤、酒剂中较少应用。古代有刀圭、方寸匕、钱匕、一字匕等名称，大多用于散药。所谓方寸匕者，作匕正方一寸，抄散取不落为度；钱匕者，是以汉五铢钱抄取药末，亦以不落为度；半钱匕者，则为抄取一半；一字匕者，即以开元通宝钱币（币上有"开元通宝"四字）抄取药末，填去一字之量；至于刀圭者，乃十分方寸匕之一。其中一方寸匕药散约合五分，一钱匕药散约合三分，一字药散约合一分（草本药散要轻些）。另外，有以类比法作药用量的，如粒大麻子 = 1 440 粒小麻子。（特殊计量表见附表2）

附表2　特殊计量表

单位	含义	折算
方寸匕	量器，古尺1平方寸。形如刀匕	容量约2.7毫升；重量约：金石药2克，草木药1克
钱匕	计量单位。即汉代五铢钱。抄取药物不落为度	为方寸匕的6/10～7/10

单位	含义	折算
钱五匕	计量单位。即汉代五铢钱。但仅将药末盖住钱上的"五"字	为一钱匕的 1/4
刀圭	量器。形如刀头的圭角。端尖，中低	约一方寸匕的 1/10
一字匕	计量单位。即古铜钱"开元通宝"之四个铸字，计量时以药末填没一字	
铢	重量单位	汉代为 100 粒黍米的重量，二十四铢为一两；晋代为 10 粒黍米的重量，六铢为一分，四分为一两

古今医家对古代方剂用量，虽曾做了很多考证，但至今仍未做出结论。但汉代和晋代的度衡量肯定比现在的小，所以汉晋时代医方的剂量数字都较大。对古方仍录其原来的用量，主要是作为理解古方的配伍意义、结构特点、变化原因，以及临证用药配伍比例的参考。在临床应用时，应当参考近代中药学和近代各家医案所用的剂量，并随地区、年龄、体质、气候及病情需要而定。

根据我国国务院的指示，从 1979 年 1 月 1 日起，全国中医处方用药的计量单位一律采用以"g"为单位的国家标准。兹附十六进制与国家标准计量单位换算率如下：

1 斤（16 两）= 0.5 kg = 500 g

1 市两 = 31.25 g

1 市钱 = 3.125 g

1 市分 = 0.3125 g

1 市厘 = 0.03125 g

（注：换算尾数可以舍去。）